吉治仁志・西田直子◉監修
松浦純平◉編集

エビデンスに基づく

消化器看護ケア関連図

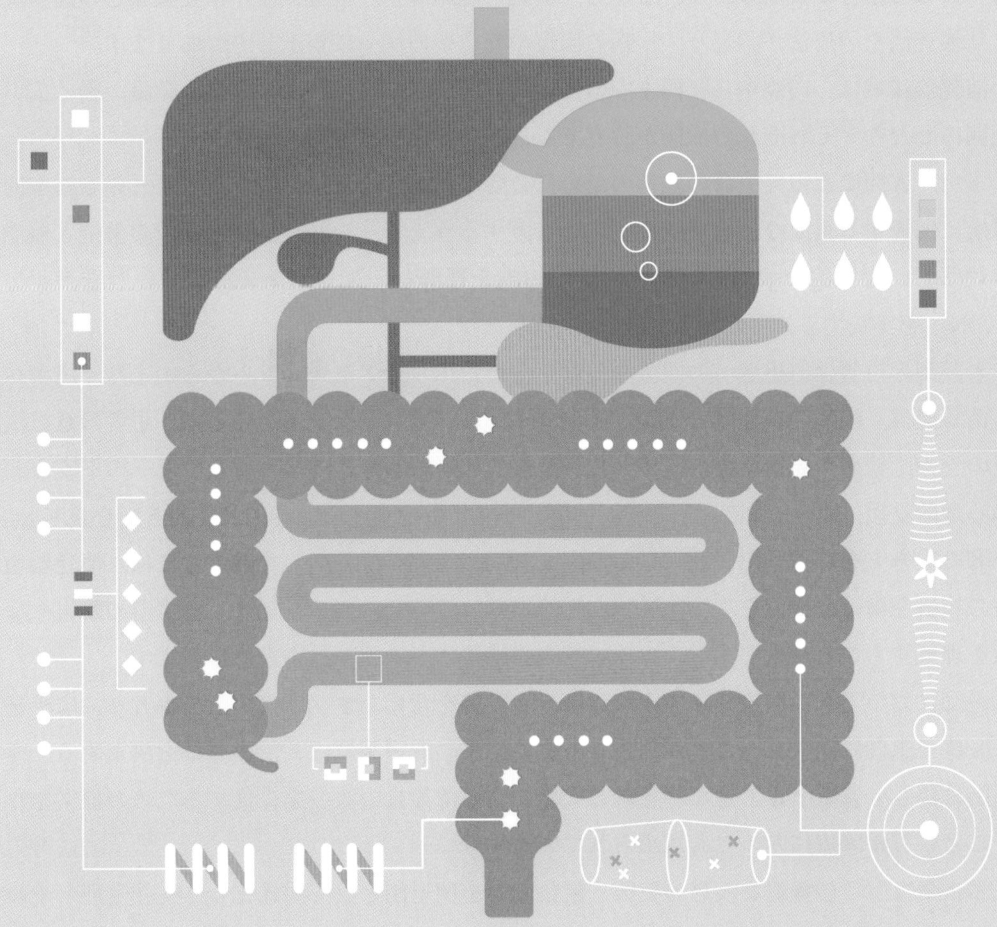

中央法規

はじめに

吉治仁志・西田直子＝監修
松浦純平＝編集

近年の医療の進歩はめざましく，高度化・複雑化され，検査法や治療法の開発もされてきています。悪性新生物による死因別の死亡率が日本では1981年以降1位で，2人に1人はがんにかかる今日であり，特に消化器領域においては，悪性新生物の中でも消化器がんの占める割合が大部分です。しかし，基礎・臨床医学，医療機器，検査法などの進歩により検査法や治療法が躍進し，疾病の回復や死亡率の減少に貢献しつつあります。

消化器領域は，口腔から肛門までの食道，胃・十二指腸，肝臓，胆嚢，膵臓，腸と広い範囲にわたり，それぞれの機能が特有であり，多くの疾病があります。

また，人間にとって生命の維持のために必要な食べること，排泄することという基本的欲求に関連する重要な領域であります。看護するうえで，複雑な消化器領域の構造と機能を理解し，専門的な病態・検査・治療の知識を理解し，エビデンスに基づいた看護ケア（EBN）を実践することが肝要です。

看護師の役割は，患者への問診や観察を含めたヘルスアセスメントから始まり，患者への情報提供，疾病の告知時の支援，インフォームド・コンセントへの参画，患者の意思決定の支援，検査や手術治療の支援，化学療法・放射線治療の支援，再発や死への不安などの心理的支援，ストーマ造設に関する支援など，患者や家族の精神的身体的苦痛を緩和し，患者の生き方を尊重した支援があります。このような看護ケアを実践するには，消化器領域の複雑な構造と機能を理解し，特有の検査や治療法について熟知し，各臓器の障害や病態を理解することが重要で，その上で特有の専門的な看護ケアが求められます。

医師においても、医療知識のみではなく看護師を含めたすべての医療従事者と共にチーム医療で患者に向き合うことが何よりも重要です。看護師には、治療方針を決定する上で医師に決して遠慮することなく患者の立場に立って最良の医療を提供するための提案を行うことが日常診療においても求められています。

本書では，この複雑な疾患の要因，観察内容を関連図として図式化し，病態生理と看護の視点を入れた関連図にしました。また，疾患ごとの看護ケアの根拠として観察ポイント，アセスメント，看護目標，看護ケアとして治療法に応じた内容を書いていただきました。

執筆者には，看護の視点からの構造と機能，各臓器の関連図は，医学・看護系大学で消化器領域を指導している看護教員，がん看護専門看護師，認定看護師の皆様に依頼し，コラムは集中ケア看護，手術室看護，皮膚排泄ケア看護，摂食嚥下障害看護，がん化学療法看護などの認定看護師の皆様にご協力をいただきました。本書は各々が長い臨床・研究の成果から導き出したエビデンスに基づいたケア・知見の結集です。

本書は消化器領域の症状別に 9 症状と疾患別 17 疾患に分け，構造と機能，病態，アセスメントから看護過程を理解できるように心がけました。そのため，最新の診療ガイドラインを含めた検査や治療を取り入れて看護ケアに結びつけました。消化器領域の検査，治療，手術は新しく開発・改良がされています。現地点での最新の情報を関連させていますが，今後も発展していくと考えられます。本書が学生や新人看護師に役立つことを願うとともに，この領域の医療チームとして協働する専門職の皆様にエビデンスに基づく看護ケアを実践していくことに留まらず、患者にとって最良の医療を提供することのために役立つことを希望します。

最後になりましたが，大変ご多忙な中，執筆依頼を心よく引き受けていただきました全国の約 40 名の執筆者の皆様方，本書の企画，編集から，関連図，図表の整理など，コロナ禍のなか多大なご尽力をいただきました中央法規出版の星野氏に深く感謝申し上げます。

凡例

●それぞれの症状·疾患に関する内容は「看護ケア関連図」＋その「解説」というように，2つに分けて構成している。必要と思われる情報は参考文献も含めて掲載した。

●「看護ケア関連図」は単純化し，特殊なもの・個別的なものを除いて，以下の原則に基づいて作成した。

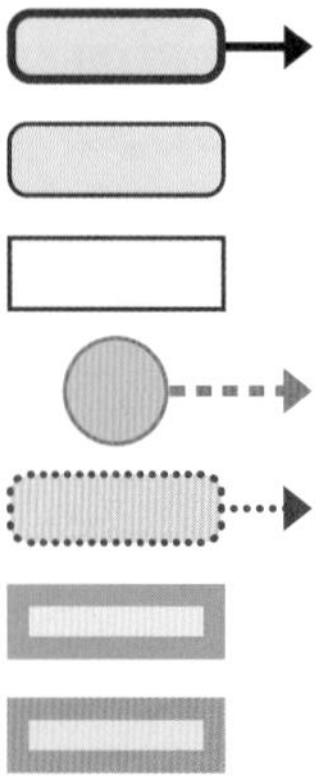

誘因・成因を含むその疾患に至る直接的・間接的原因

病態生理学的変化や状態の変化

病態生理学的変化に関連する症状

医師の指示による医学的処置

観察・アセスメントを含む看護ケア

その疾患から生じる全体像

分類，あるいは特殊な部分

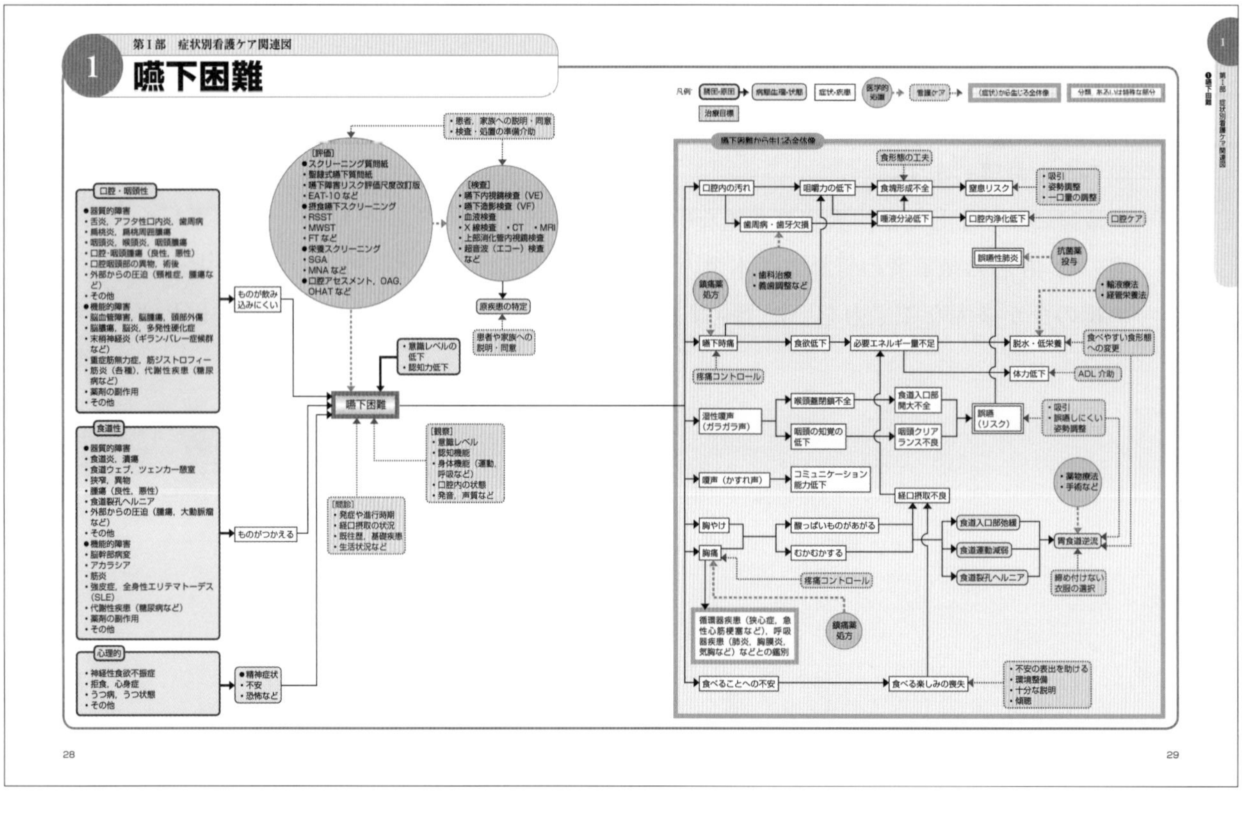

●「解説」では，基本的に以下のような構成をとった。

Ⅰ　病態生理

1. 定義
2. 解剖生理
3. メカニズム
4. 分類と症状
5. 検査・診断
6. 治療

Ⅱ　看護ケアとその根拠

1. 観察ポイント
2. 看護の目標
3. 看護ケア

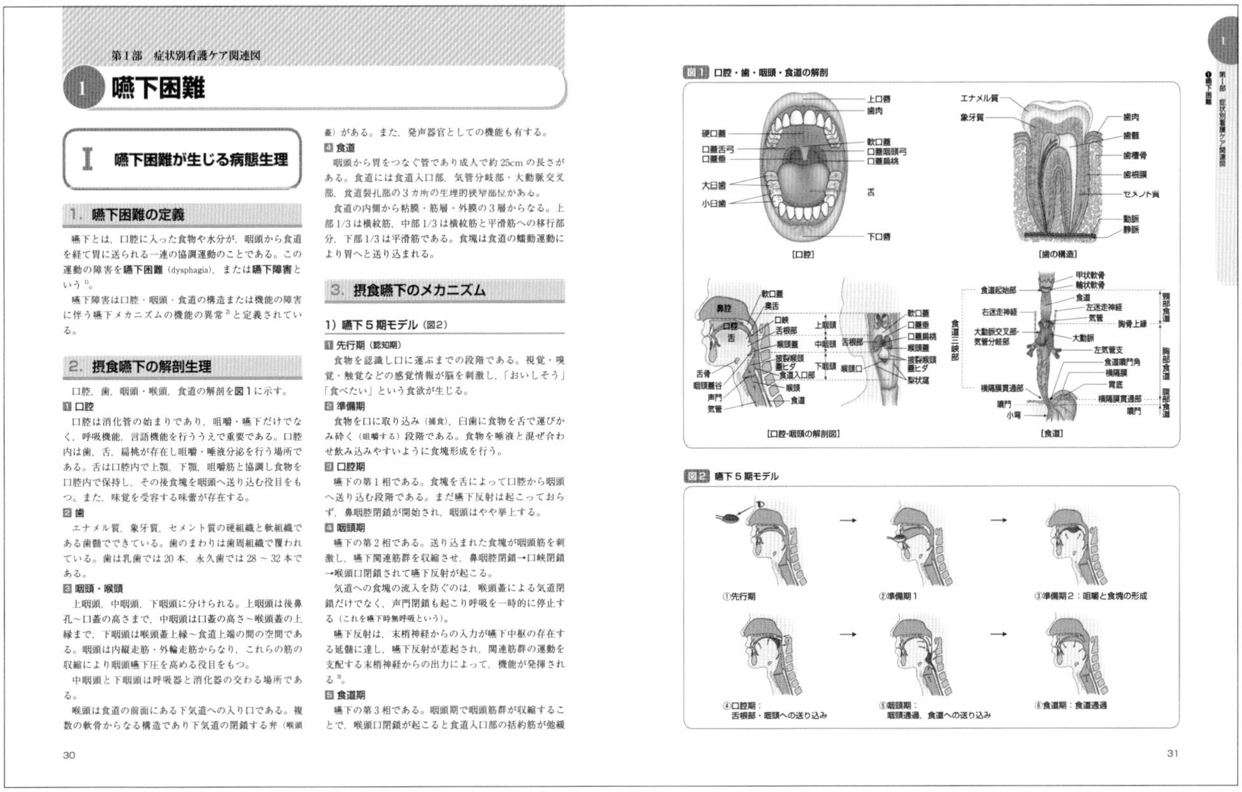

第Ⅰ部　症状別看護ケア関連図

1 嚥下困難

Ⅰ 嚥下困難が生じる病態生理

1. 嚥下困難の定義

嚥下とは，口腔に入った食物や水分が，咽頭から食道を経て胃に送られる一連の協調運動のことである。この運動の障害を**嚥下困難**（dysphagia），または**嚥下障害**という[1]。

嚥下障害は口腔・咽頭・食道の構造または機能の障害に伴う嚥下メカニズムの機能の異常[2]と定義されている。

2. 摂食嚥下の解剖生理

口腔，歯，咽頭・喉頭，食道の解剖を**図1**に示す。

1 口腔

口腔は消化管の始まりであり，咀嚼・嚥下だけでなく，呼吸機能，言語機能を行ううえで重要である。口腔内は歯，舌，扁桃が存在し咀嚼・唾液分泌を行う場所である。舌は口腔内で上顎，下顎，咀嚼筋と協調し食物を口腔内で保持し，その後食塊を咽頭へ送り込む役目をもつ。また，味覚を受容する味蕾が存在する。

2 歯

エナメル質，象牙質，セメント質の硬組織と軟組織である歯髄でできている。歯のまわりは歯周組織で覆われている。歯は乳歯では20本，永久歯では28～32本である。

3 咽頭・喉頭

上咽頭，中咽頭，下咽頭に分けられる。上咽頭は後鼻孔～口蓋の高さまで，中咽頭は口蓋の高さ～喉頭蓋の上縁まで，下咽頭は喉頭蓋上縁～食道上端の間の空間である。咽頭は内縦走筋・外輪走筋からなり，これらの筋の収縮により咽頭嚥下圧を高める役目をもつ。

中咽頭と下咽頭は呼吸器と消化器の交わる場所である。

喉頭は食道の前面にある下気道への入り口である。複数の軟骨からなる構造であり下気道の閉鎖する弁（喉頭蓋）がある。また，発声器官としての機能も有する。

4 食道

咽頭から胃をつなぐ管であり成人で約25cmの長さがある。食道には食道入口部，気管分岐部・大動脈交叉部，食道裂孔部の3カ所の生理的狭窄部位がある。

食道の内側から粘膜・筋層・外膜の3層からなる。上部1/3は横紋筋，中部1/3は横紋筋と平滑筋への移行部分，下部1/3は平滑筋である。食塊は食道の蠕動運動により胃へと送り込まれる。

3. 摂食嚥下のメカニズム

1）嚥下5期モデル（図2）

1 先行期（認知期）

食物を認識し口に運ぶまでの段階である。視覚・嗅覚・触覚などの感覚情報が脳を刺激し，「おいしそう」「食べたい」という食欲が生じる。

2 準備期

食物を口に取り込み（捕食），臼歯に食物を舌で運びかみ砕く（咀嚼する）段階である。食物を唾液と混ぜ合わせ飲み込みやすいように食塊形成を行う。

3 口腔期

嚥下の第1相である。食塊を舌によって口腔から咽頭へ送り込む段階である。まだ嚥下反射は起こっておらず，鼻咽腔閉鎖が開始され，咽頭はやや挙上する。

4 咽頭期

嚥下の第2相である。送り込まれた食塊が咽頭筋を刺激し，嚥下関連筋群を収縮させ，鼻咽腔閉鎖→口峡閉鎖→喉頭口閉鎖されて嚥下反射が起こる。

気道への食塊の流入を防ぐのは，喉頭蓋による気道閉鎖だけでなく，声門閉鎖も起こり呼吸を一時的に停止する（これを嚥下時無呼吸という）。

嚥下反射は，末梢神経からの入力が嚥下中枢の存在する延髄に達し，嚥下反射が惹起され，関連筋群の運動を支配する末梢神経からの出力によって，機能が発揮される[3]。

5 食道期

嚥下の第3相である。咽頭期で咽頭筋群が収縮することで，喉頭口閉鎖が起こると食道入口部の括約筋が弛緩

30

図1 口腔・歯・咽頭・食道の解剖

図2 嚥下5期モデル

1 第Ⅰ部　症状別看護ケア関連図 ❶嚥下困難

31

もくじ

A 消化器系の構造と機能

食べ物は消化管の入り口である口から取り込まれるが，何を食べるか，誰と食べるか，いつ食べるか，どのように食べるかなど，ひとにおける「食」行動は，単に空腹による身体の生理的な反応という意味だけではない。空腹でなくとも人との付き合いで食事をすることもあり，社会的な役割ももっている。どんな状況で食事をするかということは，身体の生理機能である消化や吸収に影響を与えることがある。

また，消化管を利用せずに点滴などで，栄養を直接血管内に入れることもできるが，そのような場合，消化管の壁が障がいされ，腸内細菌が体内に移行してしまうバクテリアルトランスロケーションを生じさせることもある。

ところで，生命活動を維持していく，つまり細胞が円滑に代謝を行うためには酸素・栄養などの物質を摂取し，そこで生じた老廃物を排泄することは必要な営みである。物質の摂取は口から消化管内へ，消化管から体内へ，そして血管から細胞内へ取り込まれることであり，排泄は細胞から排出された老廃物が血管へ排出されるが，それらの物質の中で水様性物質は腎臓等や，肝臓を介して胆管から十二指腸を経て消化管から，また，二酸化炭素は肺から排出される。そのため，消化管も排泄系の一経路となる。

つまり，この物質の摂取と排泄の働きの一部を担っているのが消化器系である。

I 消化管の概観，全体像

1．消化管の全体像

消化管の入り口は口腔で出口は肛門となっており，1本の管となっているため，よく「ちくわ」に例えられる**（図 1）**が，この管の中で，唾液腺，膵臓などの外分泌腺や消化管の粘膜上皮から消化液が分泌され，摂取した食物は消化液に含まれる酵素によって分解されていく。分解された物質は消化管から吸収され，体内の必要な場所（細胞）に運ばれ，そこで代謝されたり，貯蔵されたりする。

消化管の多くは横隔膜を境にし，横隔膜より下部の腹部にある。一部，口腔，咽頭，食道は横隔膜より上部に存在する。

図 1 消化管の全体像

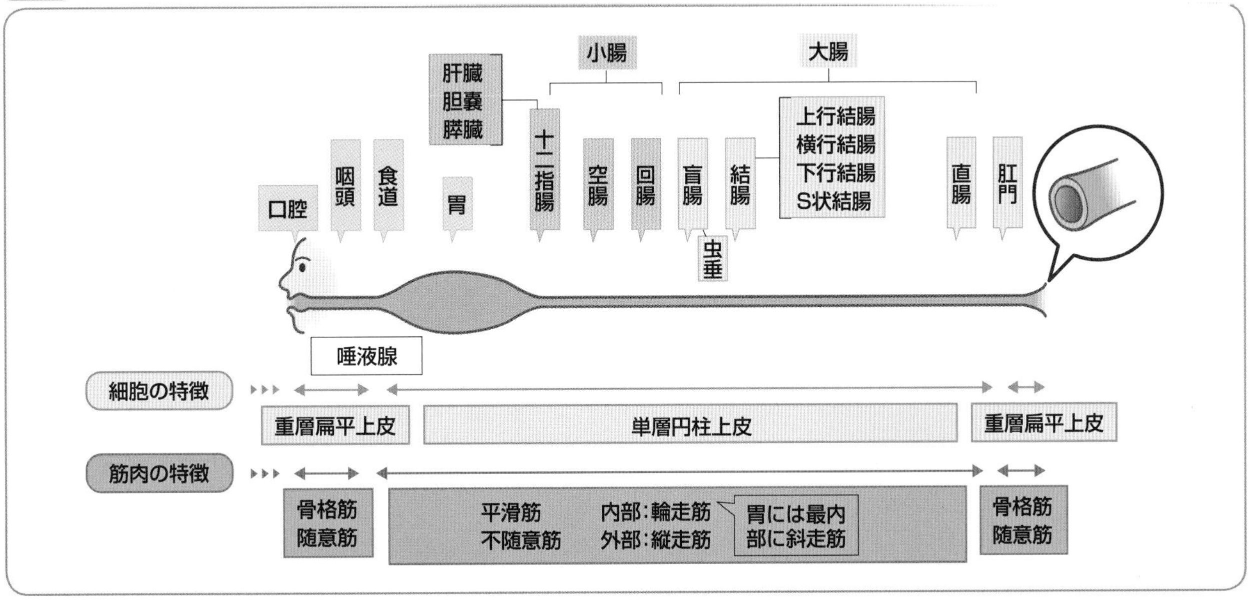

2. 消化管の構造

消化管は内腔から順に，粘膜，粘膜下組織，平滑筋，漿膜からなっている（**図2**）。

消化管の入り口と出口で見られる組織学的な特徴としては，刺激が大きいため，重層扁平上皮細胞で覆われており，胃，小腸など内部の消化吸収の働きがある部分は，単層円柱上皮となっている。

また，筋肉組織においても，入り口・出口は自分の意志で調節できる横紋筋である骨格筋支配であるのに対して，内部は自律神経系の調節の影響を受ける平滑筋となっている。消化管の平滑筋はほとんど内側が輪走筋，外側が縦走筋であるが，胃部だけは，最内部に斜走筋がある。

消化管の神経系は**腸管神経系**といわれ，その分布は粘膜下組織にマイスネル神経叢，平滑筋の輪走筋と縦走筋の間にアウエルバッハ神経叢が分布している。マイスネル神経叢は食道から内肛門括約筋まで分布しており，消化液の分泌に関与する。アウエルバッハ神経叢は小腸と大腸に分布し，平滑筋に作用して消化管の主な動きの蠕動運動に関与する（**図2**）。

最も外部の消化管は**漿膜**で覆われているが，入り口と出口，つまり，口腔から食道と直腸部では漿膜でなく，結合組織からなる**外膜**である。胃から大腸などを覆っている漿膜は臓器だけでなく，腹部の内面も覆っており，これを**壁側腹膜**という。また，腹腔にある器官の表面を覆う腹膜を**臓側腹膜**という。この壁側腹膜と臓側腹膜をつないでいる腹膜を**腸間膜**といい，この膜に血管が分布し，腸管への栄養・酸素を，腸管から吸収した物質を運搬する。腹膜で覆われていることで，腸管は腹腔内でもつれることも，摩擦を生じることもない。

消化管の多くはこの腹膜に覆われ，腹腔内にせり出した状態にあるが，十二指腸や膵臓は腹膜より後ろにあるため，**腹膜後器官**（**後腹膜器官**）といわれる（**図3**）。

図2 消化管（小腸）の断面

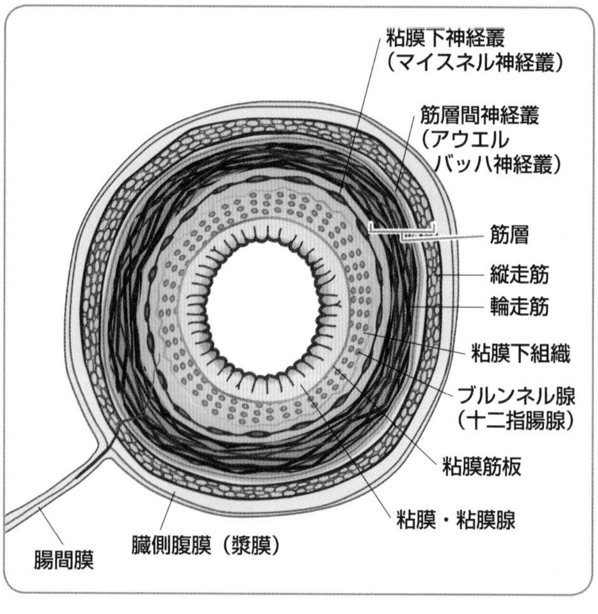

3. 消化管の働き

消化管の主な動きは，口から肛門に向かって食塊を移送する**蠕動運動**である。消化管は平滑筋で構成されているため，自律神経系によって調節されている。交感神経系が優位となると消化管運動や消化液の分泌は抑制され，副交感神経系が優位となると消化管運動と消化液の分泌が促進し消化が進む。

消化管運動には**平滑筋**が関与しており，この筋細胞が興奮することで収縮が生じる。筋の収縮のしくみは骨格筋の収縮のしくみに類似しており，興奮により，筋小胞体から遊離される Ca^{2+} が関与するが，それ以外にも細胞内に流入する Ca^{2+} も関与する。他の筋肉同様，太いフィラメントのミオシンフィラメントと細いフィラメントのアクチンフィラメントからなる**筋節**（**サルコメア**）が短くなることで収縮が生じている。しかし，詳細は不明

図3 腹膜と腸間膜

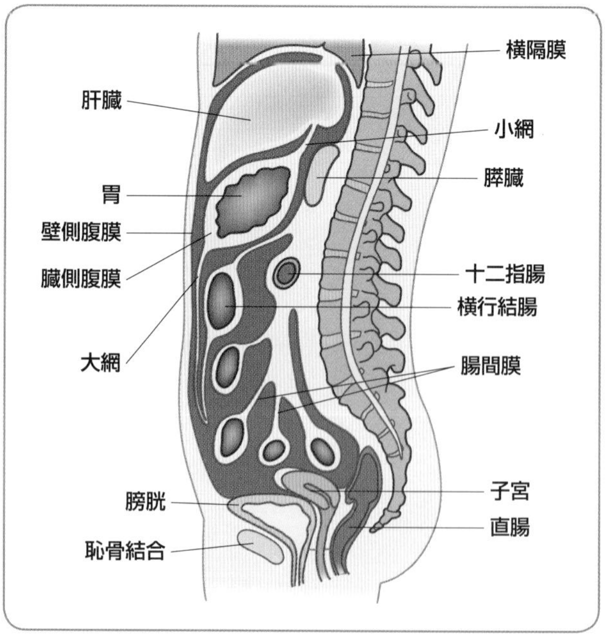

な点も多い。
食べ物を吸収できる形にするには消化酵素の働きが必要で，口腔内から小腸間の消化腺から分泌される消化液に含まれる酵素によって，糖質，脂質，蛋白質が消化される。

Ⅱ　口腔の構造と機能

1．口腔内の消化

口腔内の消化に関与する唾液腺としては主なものが3対あり，耳下腺，顎下腺および舌下腺で，いずれも口腔内に導管が開口している（**図4**）。
耳下腺は最も大きい腺であり，糖質分解酵素であるα-アミラーゼを分泌し，デンプンの分解に関与するが，この酵素が単糖まで分解することはない。他の腺からは粘液が分泌され，粘膜保護の役割を担う。

2．咀嚼

咀嚼は歯を使って食べ物をかみ砕くことであるが，この歯は成長によって生え替わり，乳歯が20本，永久歯が32本となる。乳歯は生後6～7カ月で生え始め，6歳頃から永久歯に生え替わり始め，20歳でほぼすべて生え終える。

図4　咀嚼筋と唾液腺

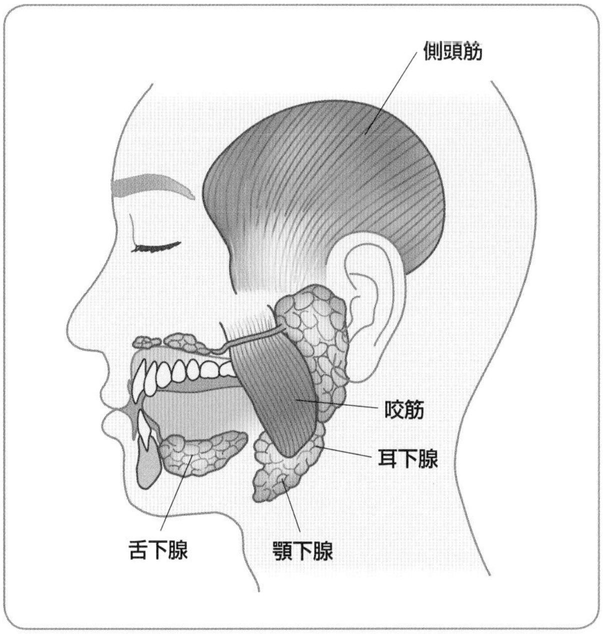

歯は象牙質，エナメル質及び歯髄でできており，エナメル質は酸に触れるとCa^{2+}などが溶け出すことから，食物残渣が口腔内に残ったままであると齲蝕が，酸性の食品を常に摂取すると酸蝕が生じる。
咀嚼するにはこの歯を動かす必要があり，それには咀嚼筋が働く。咀嚼筋には，咬筋，側頭筋，内側翼突筋，外側翼突筋があり，咀嚼することで，食塊がかみ砕かれ，唾液と混ざり，消化が進む。また，咀嚼することで唾液の分泌も亢進する（**図4**）。

3．味覚

口腔内に入った食べ物は舌により，その味をとらえることができる。舌には味をとらえる受容器もしくは味覚に関与するチャネルが存在する。その受容器やチャネルは**味蕾**《みらい》という構造内にある味細胞の味毛（微絨毛）にある。味蕾は乳頭という舌の表面が突出した構造の部分にあり，舌にある乳頭には有郭乳頭，葉状乳頭，茸状乳頭，糸状乳頭があるが，糸状乳頭には味蕾は存在していない。
これらの受容器に化学物質が付着する，もしくはチャネルを化学物質が通過することで味細胞が興奮し（**図5**），この状態を顔面神経，舌咽神経および迷走神経を介して延髄の孤束核に伝え，味覚野へ投射する（**図6**）。
味覚は嗅覚に影響を受けている。その例として，頭頸部の腫瘍で喉頭全摘出の術後は，空気の流れが鼻腔にいかず，嗅覚が低下し，同時に味覚も損なわれる。

図 5　味細胞による味の受容

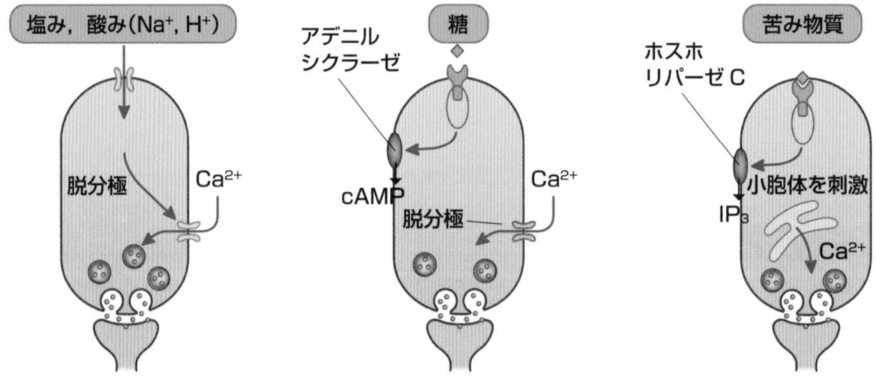

塩み，酸みがイオンチャネルに作用すると，脱分極し，細胞が興奮することにより Ca^{2+} を細胞内に取り込み，伝達物質を放出し，求心性神経を刺激する。

糖や苦み，うまみの物質はレセプターに結合することで，興奮し，Ca^{2+} が伝達物質を放出し，求心性神経を刺激する。
IP_3：イノシトールトリスリン酸

図 6　味覚と触覚の伝導路

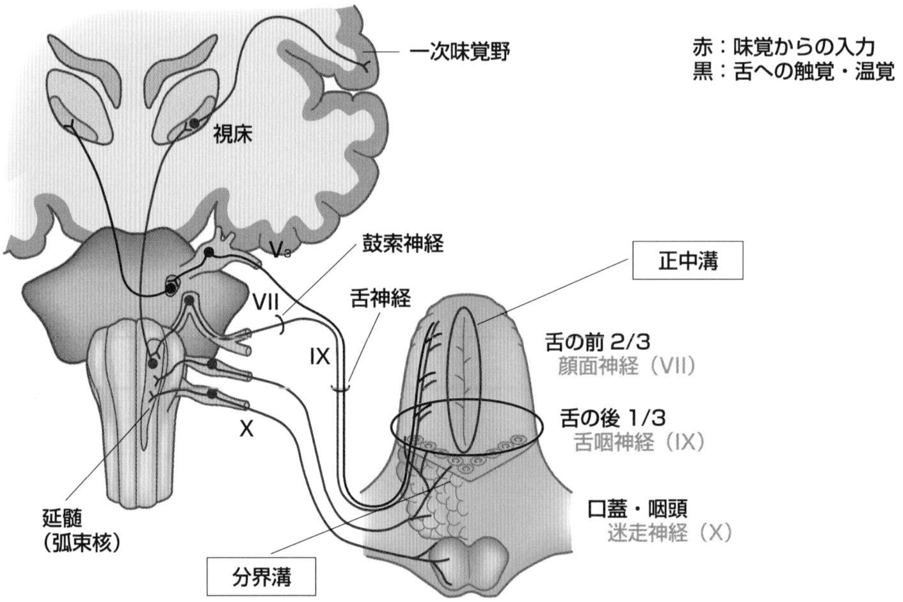

III　嚥下のしくみ

口腔でかみ砕かれ，唾液と混ざった食塊は舌の動きにより，咽頭に送られる。口腔から胃へ食塊を送るしくみは嚥下と呼ばれる。この嚥下のプロセスについては**図7**に示す。

食塊が口腔から咽頭へ舌を使って送られる際に，鼻へ食塊が入らないように，軟口蓋が鼻方向への気道を閉塞する（口腔咽頭相）。

このときの動きは随意運動により行われる。また，食道は喉頭部分で気管の後ろに位置するため，食事をして，飲み込む際に気管に食塊が入らないように喉頭蓋が気管をふさぎ，食道内に食塊は誘導される（咽頭食道相）。

図7　嚥下のプロセス

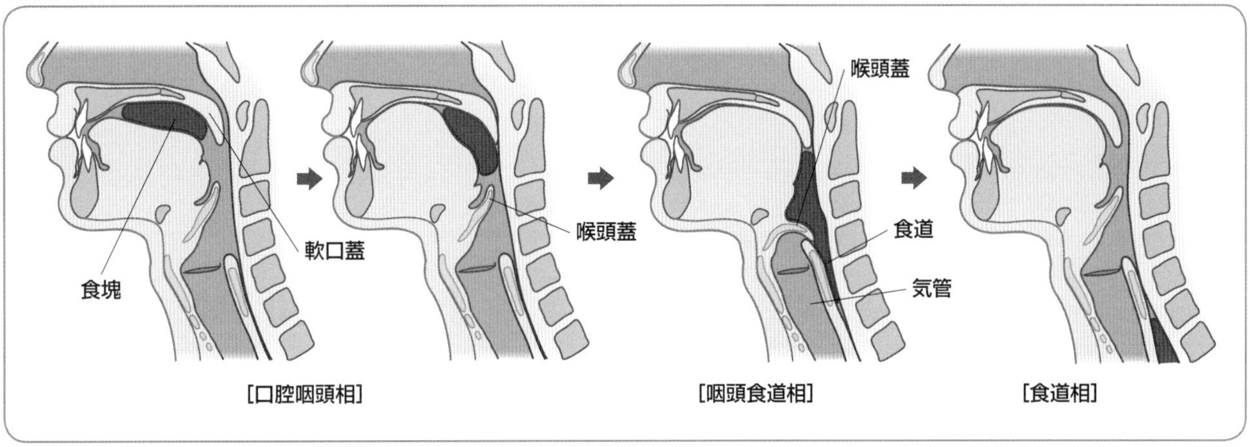

図8　胃の構造と胃腺

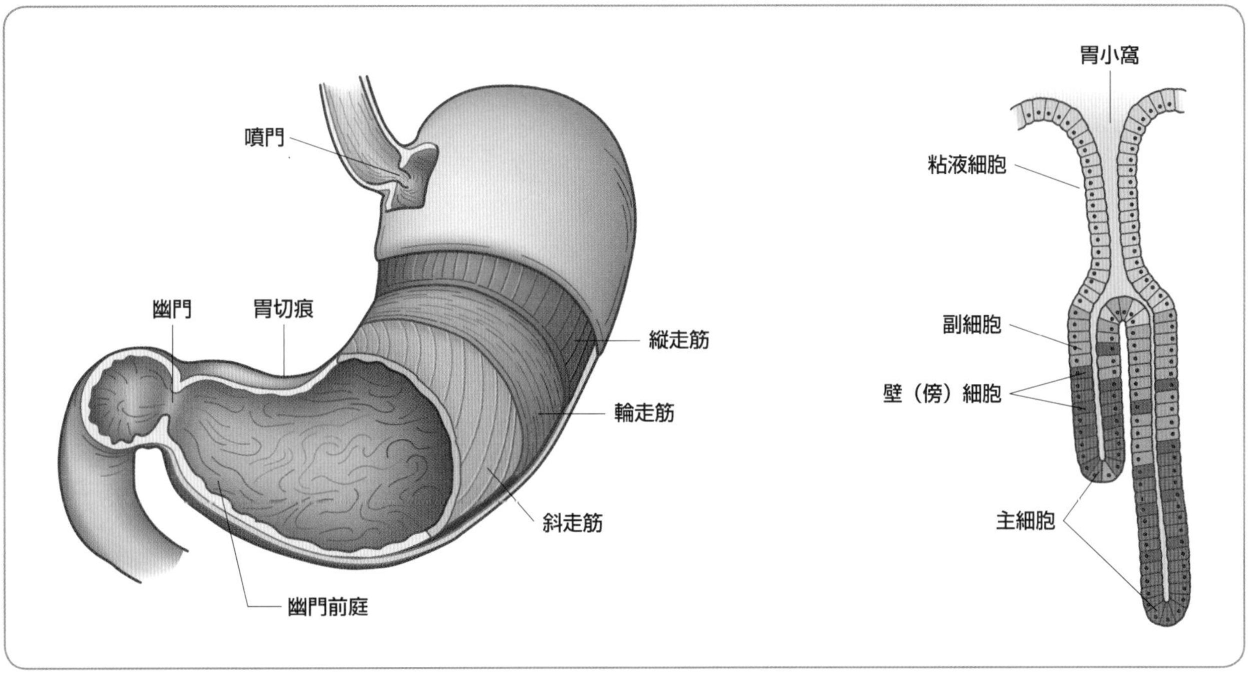

このときに，喉頭蓋が閉じず，食塊が気道に入ってしまうと誤嚥となり，嚥下性肺炎を生じることがある。食道に入った食塊は蠕動運動により胃へ運ばれる（食道相）。

蠕動運動により移動するため，食道に食塊が入っていれば，横になって食事をしても，また，逆立ちをしても逆流はせず胃へ移送される。このように嚥下運動は，食塊が飲み込まれる際の口腔から食道を通しての運動で，口腔咽頭相，咽頭食道相，食道相の３つの相で構成されている。

Ⅳ　胃での消化吸収

1．胃の構造

胃は食道から続き，横隔膜の下に位置する。

胃の構造は**図8**に示しているが，入り口となる食道との境は**噴門**，出口となる十二指腸との境は**幽門**である。

胃は，食道と十二指腸の間の袋状器官で，噴門部の近くで，噴門より上部にあり，広くなっている部分を胃底部といい，中央部分が胃体部，幽門に近い部分は幽門部や幽門前庭という。

胃体部と幽門部の境にはくびれがあり，胃切痕という。胃の粘膜部分は窪んだ小さな孔があり，これを胃小窩といい，複数の細胞で構成されている。

いちばん奥には蛋白質分解酵素を分泌する主細胞，壁の部分には内因子や塩酸を分泌する壁（傍）細胞，胃内腔に近い部分は粘膜を保護するための粘液を分泌する副細胞がある（図8）。また，胃内腔表面にも粘膜保護のための粘液を分泌する粘液細胞で覆われている。

2. 胃の働き

胃の主な働きは，食べ物を貯留し，体温に温め，粥《かゆ》状の液状にし，十二指腸へ少量ずつ規則的に送る働きをもつ。このときに，胃の中では，蛋白質分解酵素のペプシンの作用により，蛋白質のペプチド結合を切断し，小さい分子とする。この蛋白質を分解する酵素は主細胞から分泌される不活性型のペプシノーゲンが傍細胞から分泌される塩酸の作用により活性化し，ペプシンとなることで作用する。

胃の運動は主に蠕動運動で，胃内容物を混和させる弱い蠕動と空腹時に生じる強い蠕動があり，この強い蠕動のことを**飢餓収縮**という。

胃液は自律神経の副交感神経系の作用で分泌が亢進するが，この自律神経の調節だけでなく，消化管ホルモンのガストリンやヒスタミンなどによっても分泌が促進する。

V 小腸での消化吸収

1. 小腸の構造と働き

小腸は十二指腸，空腸，回腸で構成されており，十二指腸には総胆管と膵管が開口している。小腸の内腔面はヒダ（**輪状ヒダ**）があり，その表面にはたくさんの突起（**絨毛**）がみられる（図9）。

この突起を拡大すると，1つひとつの細胞にも微絨毛が密集し，表面積を約600倍広くする構造となっている。また，この微絨毛の部分は刷子縁といわれ，刷毛に例えられており，この毛の部分に酵素が付着していることで，この膜の部分で行われる消化のことを**「膜消化」**といい，管腔内で行われる消化の**「管腔内消化」**と区別

図9　小腸の構造

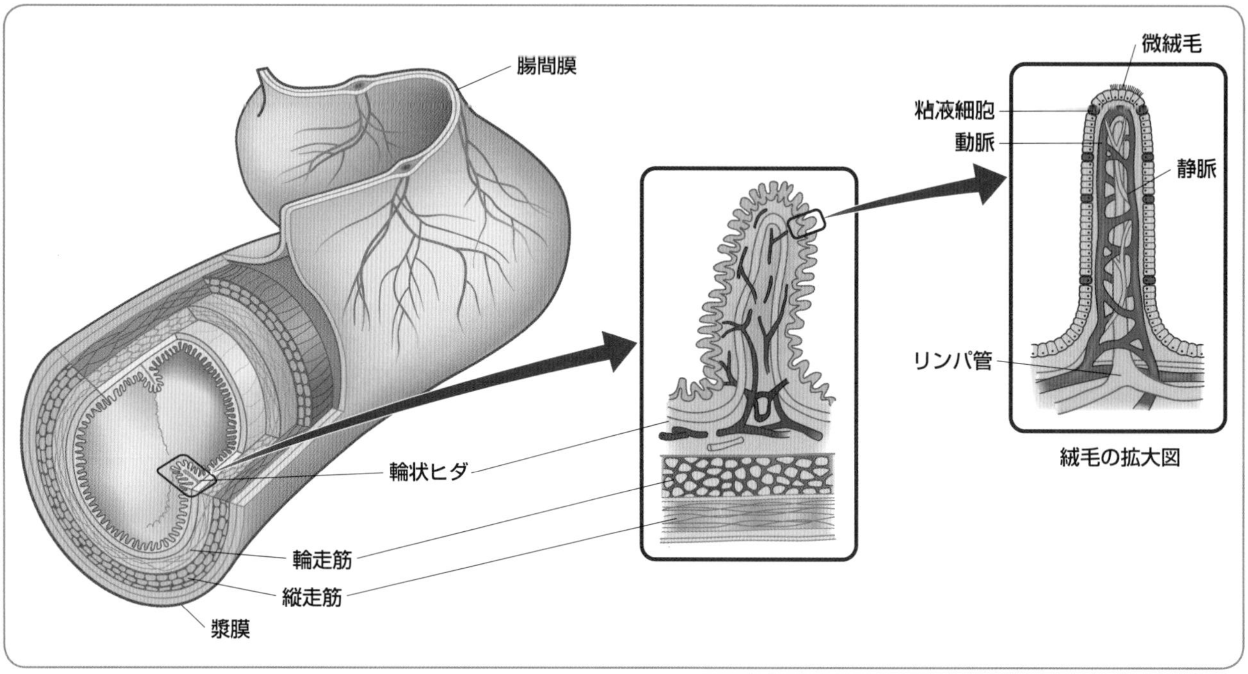

している。小腸の構造の特徴はこの内腔の変化だけでなく，十二指腸の粘膜下組織に多くの粘液腺（ブルンネル腺）があり，アルカリ性に富む消化液を分泌する。さらに，回腸にはパイエル板というリンパ節と同じ構造をもつ部分がある。

消化管は「ちくわ」の内腔と一緒で，外界に開いた構造をしているため，外部から食物を取り込む器官である。つまり，外界からの食べ物に混じって異物が入ってくると，それを体内に取り込まないようにする免疫系が回腸に備わっている。消化管は異物にとって障壁となっており，身体を守る。

そのため，長期間の絶食などが続くと消化管のこれらの働きが侵され，障壁として役立たなくなるため，細菌などが門脈に侵入し，全身を巡ることになる。これが**バクテリアルトランスロケーション**で，致命的な状態となる**敗血症**や**多臓器不全**（multiple organ dysfunction syndrome：MODS）をもたらす。

2. 小腸の消化のしくみ

1 消化液

小腸での消化には**「管腔内消化」**と**「膜消化」**がある。十二指腸に膵管と総胆管が開口しており，膵液と胆汁が流れ出る。この消化液の中に含まれる消化酵素や消化を助ける役割をする物質が糖質，蛋白質，脂質の分解を行う。

膵液の中には糖質分解酵素のαアミラーゼ，蛋白質分解酵素のトリプシノーゲン，キモトリプシノーゲン，プロエラスターゼやプロカルボキシペプチダーゼが含まれており，脂質分解酵素のリパーゼも分泌される。蛋白質分解酵素は不活性の状態で分泌され，腸管内で活性化される**（図10）**。そのため，腸管腔内で消化が生じ，このことを「管腔内消化」という。

2 栄養素の消化

栄養素（糖質，蛋白質，脂質）の消化について**図11**に示す。

例えば，糖質のデンプンはαアミラーゼでデキストリ

図10 小腸での消化酵素の活性化のしくみ

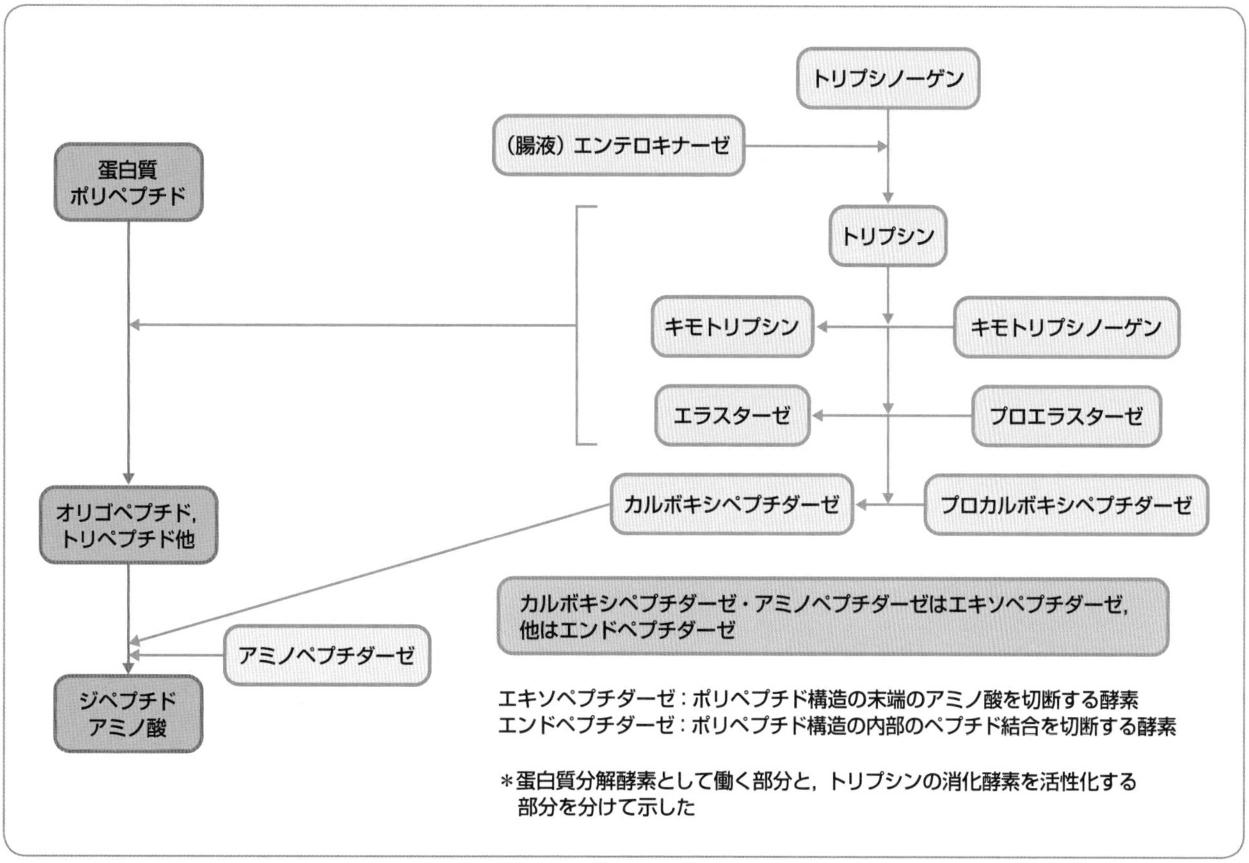

図11　栄養素の消化

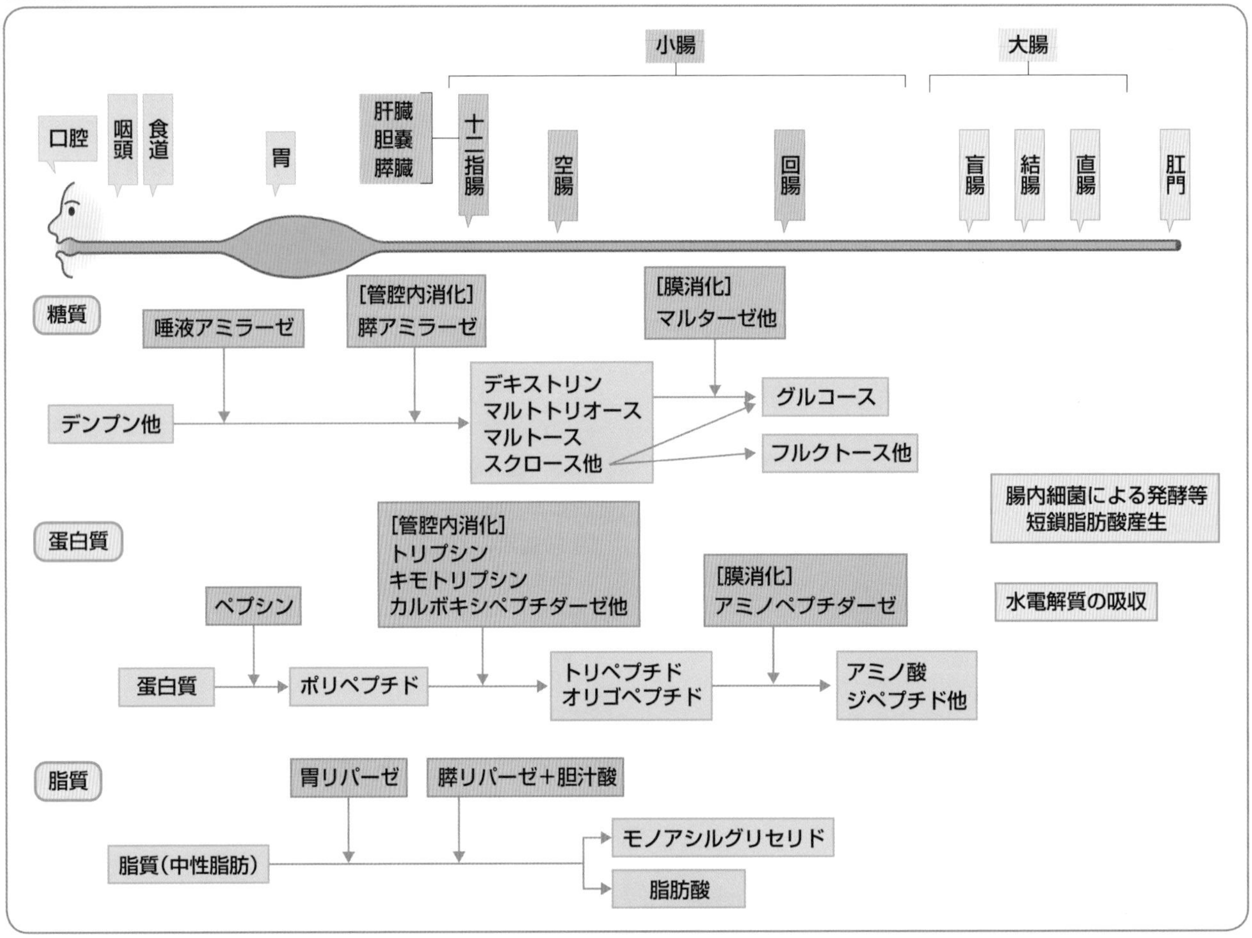

ン，マルトースなどに分解されるが，αアミラーゼは膵液に含まれており，この消化は「管腔内消化」である。その後，腸上皮細胞の微絨毛にあるマルターゼなどの酵素により，マルトースはブドウ糖などの単糖に分解され，そのまま上皮細胞内に吸収され，門脈に入る。この膜で行われている消化が**「膜消化」**である。「膜消化」は糖質だけでなく，蛋白質でもみられる。

蛋白質は「管腔内消化」である程度小さくなるが，腸上皮細胞にアミノペプチダーゼが付着しており，この作用でアミノ酸に分解することができ，そのまま上皮細胞に吸収され，門脈に入る。

食事に含まれる脂質の多くは**中性脂肪**であり，これはグリセロールに脂肪酸が結合した構造となっている。その中でも3つの脂肪酸がグリセロールに結合した**トリアシルグリセロール**が大部分のため，中性脂肪=トリアシルグリセロールとして説明されることが多い。その分解には脂質分解酵素の**リパーゼ**が作用する。リパーゼは唾液腺や胃腺でも分泌され，それぞれ舌リパーゼや胃リパーゼといわれるが，これらの活性は高くないため，脂質の分解にはあまり役立っていない。

脂質の分解に重要なのは，膵液中のリパーゼと胆汁中の胆汁酸の作用である。小腸に入ってきた脂肪滴は，胆汁酸により**乳化（エマルジョン）**することで，水溶液の中で小滴に分かれることになる。小さく分かれることで，リパーゼが作用する面積が増える利点が生じ，分解が円滑に行えることになる。

脂質はこのリパーゼにより，モノアシルグリセロールと脂肪酸に分かれ，この状態で腸管上皮細胞に吸収される（図12）が，腸管上皮細胞内で再度，中性脂肪に合成し，他にもリン脂質，コレステロールエステルやアポ蛋白質とともにキロミクロンに蓄えられ，リンパ管に入る。

図12　脂肪の分解のしくみ

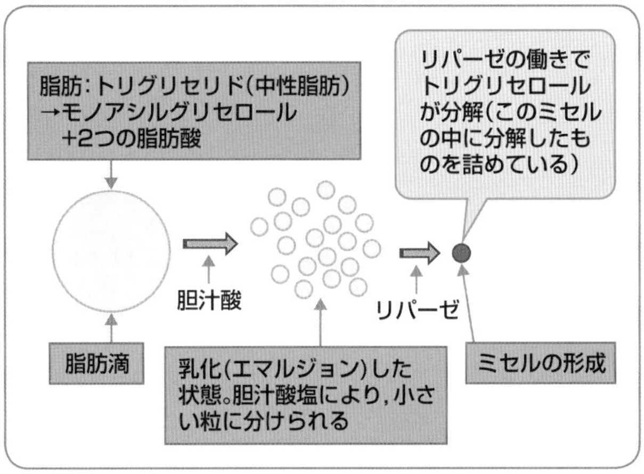

3. 腸管の運動

腸管の運動には**蠕動運動**と**分節運動**，**振り子運動**があり，食塊の移送や消化液との混和の役割がある。蠕動運動は食べ物を口側から肛門側へ移動させるしくみで，この動きには腸管の筋層間神経叢であるアウエルバッハ神経叢が関与する腸内反射による。食塊により粘膜への刺激がアウエルバッハ神経叢に影響し，口側の輪走筋は収縮し，肛門側の輪走筋が弛緩することで蠕動運動が生じる。

残りの運動の分節運動では輪走筋が使用され，振り子運動では縦走筋が使用されるが，働きとして食塊と消化液などの混和を行うことである。小腸での運動の中で，絨毛も収縮と弛緩を繰り返し，消化管ホルモンのビリキニンはこの運動を促進する働きをもっている。

VI 肝臓，胆嚢および膵臓の構造と機能

肝臓は右季肋部，横隔膜下に位置し，膵臓は後腹膜臓器で，膵臓からの主膵管と総胆管が1つになって十二指腸に開口している（図13-b）。

この部分はファーター乳頭（大十二指腸乳頭）といわれる。膵管には主膵管と副膵管があり，副膵管は単独で，十二指腸に開口しており，この部分は小十二指腸乳頭という。膵臓は内分泌腺でもあるが，外分泌腺としての機能ももち，消化酵素を含む消化液はこの外分泌から分泌される。消化酵素が多く含まれる膵液を分泌するのは腺房細胞で，アルカリ性に富む膵液を分泌するのは導管細胞である（図13-c）。ここで分泌される消化酵素は不活性型で，これが十二指腸に入り，腸内で活性化される。

腸管からの酵素により活性化していくが，活性化され

図13　肝臓，胆嚢と膵臓の構造

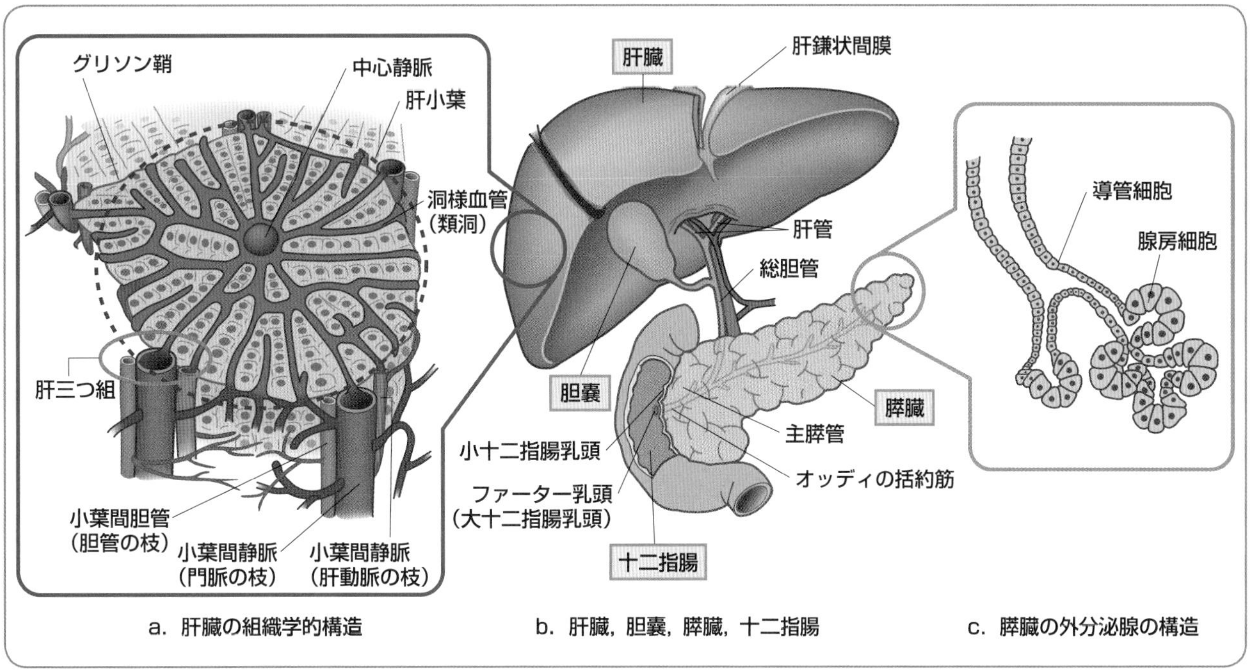

a．肝臓の組織学的構造　　b．肝臓，胆嚢，膵臓，十二指腸　　c．膵臓の外分泌腺の構造

たものが他の不活性の状態のものを活性化していく役割をもっている。これらの酵素を含んでいる膵液の分泌調節には消化管ホルモンがかかわっている。コレシストキニン（cholecystokinin：CCK）は十二指腸に入ってきた糜粥の消化産物の刺激で分泌されるが，膵臓の腺房細胞を刺激し，消化酵素に富む膵液の分泌を促進する。セクレチンは胃からの酸性の消化産物が刺激となるため，膵臓の導管細胞からアルカリ性に富む膵液が分泌される（**図13-c**）。

肝臓の機能的単位は肝小葉である。これは肝細胞が索状に並んでおり，索と索の間に毛細血管（類洞）があり，真ん中の中心静脈に流れ込む。中心静脈を中心とした六角形の構造をしており，その周りは結合組織のグリソン鞘で囲まれている。この六角形の頂点に肝三つ組がある。ここには胆管の枝，門脈の枝，固有肝動脈の枝がある。この門脈と固有肝動脈の枝の中にある血液は類洞に流れ込む。肝細胞で産生された胆汁は胆細管から胆管に流れ込み，胆嚢に蓄えられる（**図13-a**）。

Ⅶ 消化管ホルモン

ホルモンは細胞間で情報伝達するのに作用する物質のことで，内分泌細胞で産生され，血中に分泌され，その後，標的細胞に作用する。消化管で作用するものを消化管ホルモンという。消化管ホルモンについて，**表1**に示すが，消化液の分泌に関与したり，消化管運動を調節したりする働きをもつ。

主なものとして，胃のガストリン（G）細胞から分泌されるガストリン，小腸粘膜の内分泌細胞から分泌されるコレシストキニン（CCK）や十二指腸や空腸粘膜のセクレチン（S）細胞から分泌されるセクレチン，そして飢餓収縮時に作用するモチリンがある。

ガストリンは胃のG細胞から分泌され，血中に乗っ

図14 消化管ホルモンの作用

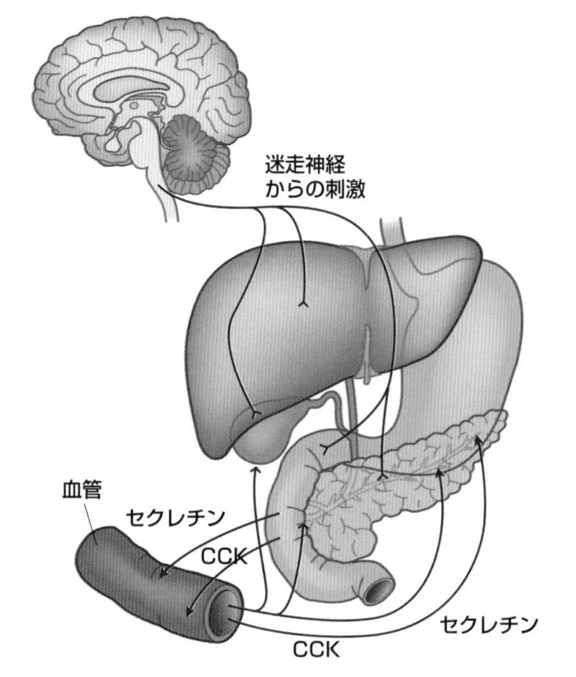

表1 消化管ホルモンのまとめ

<table>
<tr><th>消化管ホルモン</th><th>産生細胞</th><th>標的器官</th><th>作用</th></tr>
<tr><td>ガストリン</td><td>胃幽門前庭部のG細胞</td><td>胃</td><td>胃酸の分泌亢進，胃の運動促進</td></tr>
<tr><td>セクレチン</td><td>十二指腸や空腸のS細胞</td><td>膵臓</td><td>アルカリ性に富む膵液の分泌亢進，胃酸分泌抑制</td></tr>
<tr><td>CCK（コレシストキニン）</td><td>十二指腸や空腸のI細胞</td><td>• 膵臓，胆嚢，オッディの括約筋
• 十二指腸や空腸</td><td>消化酵素に富む膵液分泌，胆嚢収縮，オッディの括約筋弛緩</td></tr>
<tr><td>モチリン</td><td>空腸のMo細胞</td><td>十二指腸や空腸</td><td>上部消化管運動の亢進</td></tr>
<tr><td>GIP（胃抑制ペプチド）</td><td>十二指腸や空腸のK細胞</td><td rowspan="2">迷走神経や視床下部</td><td>インスリン分泌促進</td></tr>
<tr><td>グレリン</td><td>胃</td><td>食欲増進</td></tr>
</table>

て循環し，胃に作用して胃液の分泌を促進する。特に壁細胞から分泌される塩酸（HCl）の分泌に関与している。

コレシストキニンは胃の内容物，特に脂質を含む消化産物が小腸粘膜に触れることで分泌され，主膵管と総胆管の出口にあるオッディの括約筋を弛緩させ，胆嚢を収縮させる働きがある。これによって，膵液や胆汁が十二指腸に流れ出るため，脂肪の分解が促進する。

セクレチンは胃から酸性の粥状の消化産物が十二指腸に触れることで分泌され，膵臓の外分泌腺の導管細胞からアルカリ性に富む膵液を分泌させ，小腸内を酸性状態から防ぐ作用がある（**図 14**）。

これ以外にも十二指腸腺（ブルンネル腺）からもアルカリの腸液を分泌している。このような消化吸収に直接関与する消化管ホルモン以外にも食欲を増進させるグレリンなどもある。グレリンは胃から分泌されるペプチドホルモンで迷走神経や視床下部に作用する他，摂食を抑制するホルモンのレプチンと拮抗するホルモンである。

Ⅷ 大腸の構造と機能

大腸は盲腸，結腸，直腸からなる。小腸から盲腸に移行する部分は**回盲弁**といい，いったん盲腸に移送された消化産物が回腸に逆流しないようになっている（**図 15**）。

1. 盲腸

盲腸の下部に長さ約 7cm の虫垂があり，この部分はリンパ小節が多く，免疫に関与する。虫垂の先端部分の位置は左右上前腸骨棘を結んだ線の右側 1/3 にあり，ランツ（Lanz）点という。虫垂炎などの際に圧痛が生じるのは臍と右上前腸骨棘を結んだ線上の右上前腸骨側 1/3 の部分で，マックバーニー（Mcburney）点という（**図 16**）。

2. 結腸

結腸は上行結腸，横行結腸，下行結腸，S 状結腸となり，その先に直腸が続く。直腸の先は肛門である。大腸

図 15　大腸と肛門部の構造

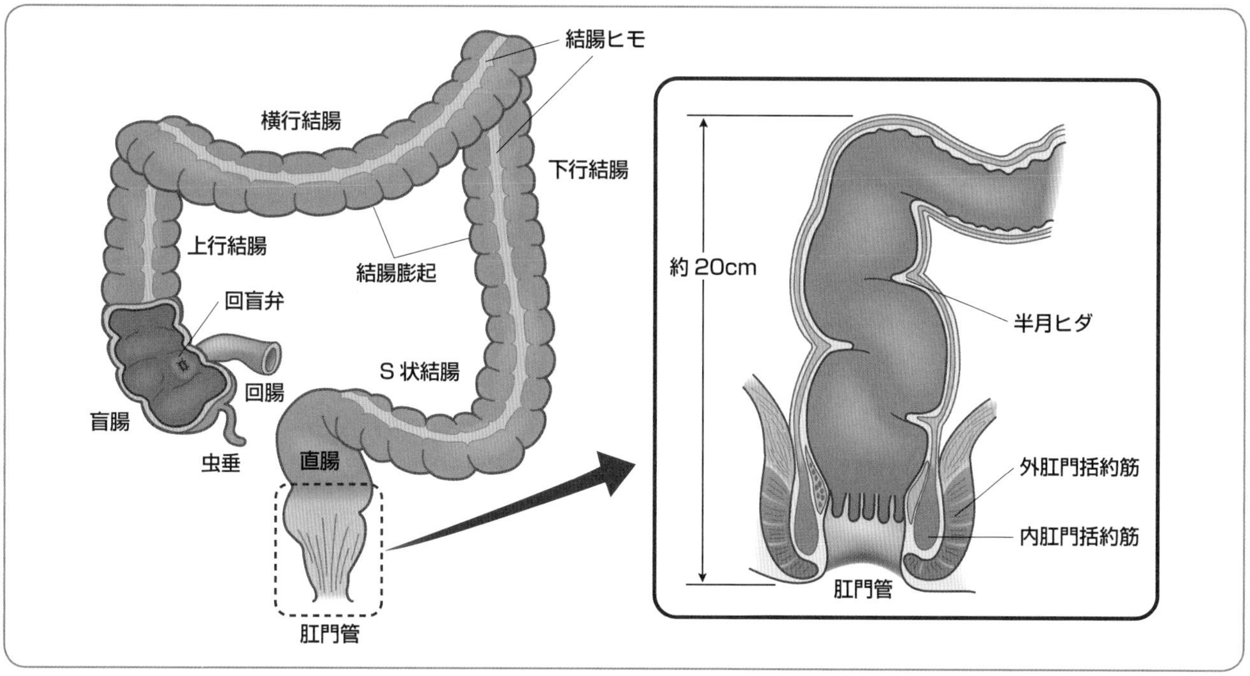

図16 **腹部の圧痛点**

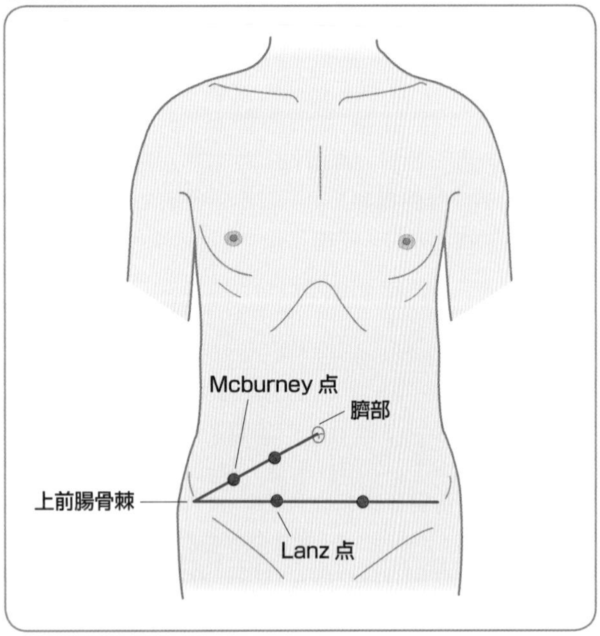

の外観は小腸とは違って，微絨毛や絨毛などはなく，縦走筋が変化した結腸ヒモが3本ある。輪状のくびれがあり，そのくびれは，内腔に突き出したヒダとなっており，それを**半月ヒダ**，くびれ間の盛り上がっている部分は**結腸膨起**という（図15）。

3. 直腸

直腸は長さ約20cmで，男性では膀胱の後ろ，女性では子宮や膣の後ろに位置する。直腸より先の出口には肛門管があり，ここには2つの括約筋が存在する。1つは平滑筋からなる内肛門括約筋で，もう1つは骨格筋からなる外肛門括約筋である。

大腸の中には多くの細菌が生息している。この腸内細菌の働きは，小腸で消化されず，大腸に運ばれた糖質や蛋白質などを分解し，糖質から短鎖脂肪酸に変換する。この腸内細菌による消化は生物学的消化といわれる。蛋白質はアミノ酸やアンモニア，硫黄化合物などに代謝する。短鎖脂肪酸は腸管上皮細胞の主なエネルギー源となる。また，短鎖脂肪酸は大腸での水，ナトリウムなどの電解質の吸収にも関与し，短鎖脂肪酸が減ると消化管運動の異常や下痢などを起こす。

Ⅸ 排泄のしくみ

食物は口から肛門までの約9mの消化管を通るが，その時間は，摂取して消化吸収を経て肛門に到達するのに，24～72時間を要する。小腸では数時間の滞在であるが，大腸の通過時間は約24時間でその間に，粥状のものが水分や電解質が吸収され，便として固形に形成される。大腸の蠕動運動は1日に1～2回程度であるが，食事をし，胃に食べ物が入るとその下にある横行結腸からS状結腸にかけての強い蠕動が生じる。この反応を**胃-結腸反射**といい，この蠕動運動で直腸に内容物が送られる。

便は通常，直腸には存在しておらず，S状結腸にある。直腸に便が入ってくると直腸壁が伸展（内圧40～50mmHg）され，その刺激が求心性の骨盤神経（副交感神経）を介して仙髄に送られる。仙髄から反射的に遠心性の骨盤神経に伝わり，直腸の蠕動促進，内肛門括約筋の弛緩を生じ，排便を促進するように作用する。これは**排便反射**といわれる（図17）。

この反射だけではなく，直腸の伸展情報は腰髄にも伝わり，そこから下腹神経（交感神経）を介して内肛門括約筋の弛緩が抑制される。仙髄に到達した情報は上行して橋にある排便中枢に作用するとともに大脳皮質に到達し，便意を生じる。

便意を生じても排便ができない状況と判断すると第2～4仙髄にあるオヌフ核から出る陰部神経を介して外肛門括約筋を意識的に収縮させ，がまんをすることができる。この外肛門括約筋は骨格筋のため意識的に調整することができる。排便ができる状況下では，外肛門括約筋を弛緩させ，腹圧を掛けるように息むことで円滑に排便することができる。

直腸に便が入ってきても，意識的に我慢することができるため，トイレに行かず，我慢していると直腸内の便から水分が吸収されて固くなる。また，直腸が伸展しているという刺激に慣れることで刺激を感じなくなると便意が消失し，排便が起きず，長期にわたると便秘となる。この便秘のことを習慣性便秘という。

便秘で排便が行われない場合，大腸には便が貯留しているため，腸管からガスの成分が吸収され，全身に循環し悪影響を起こす。

図 17　排便反射

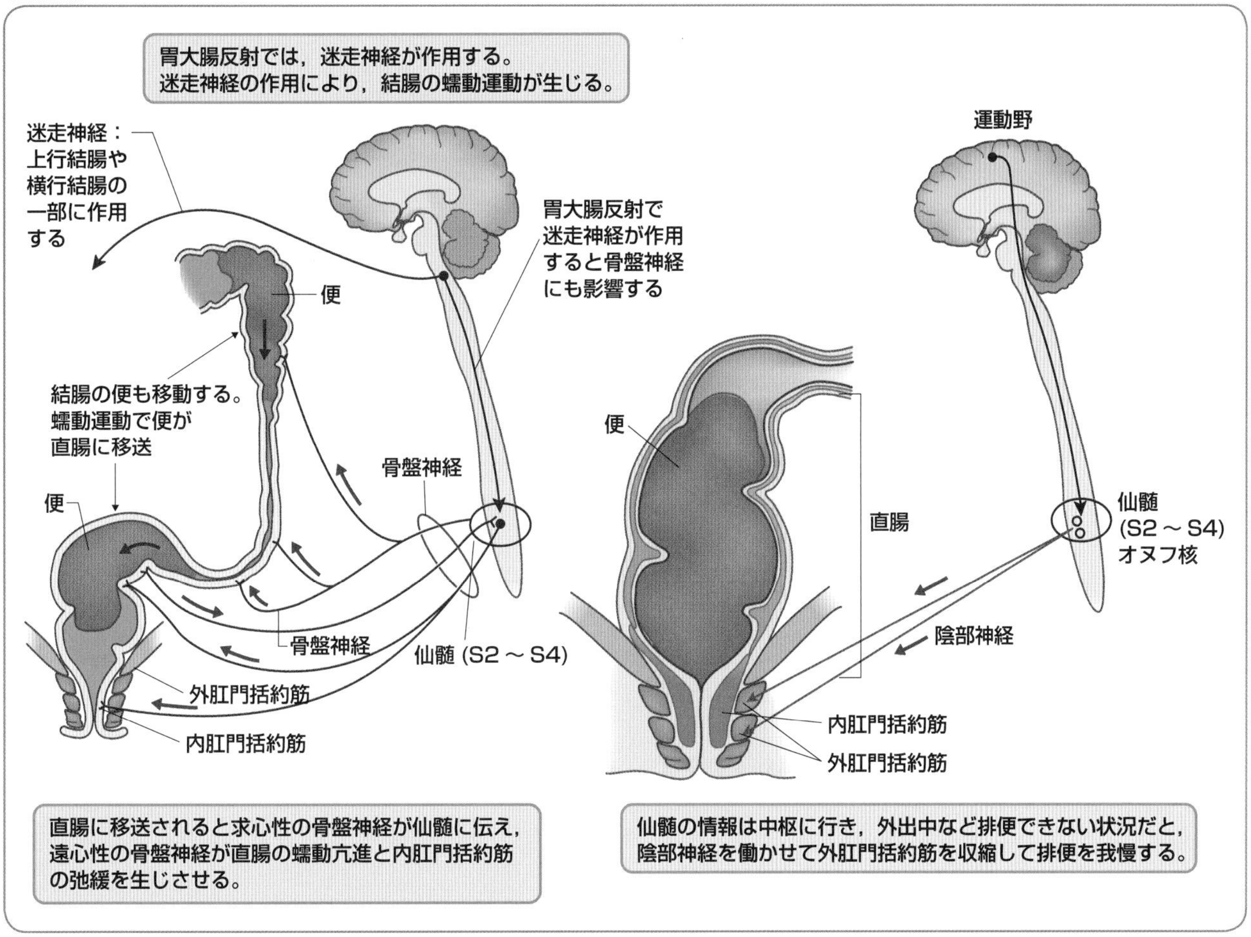
胃大腸反射では，迷走神経が作用する。
迷走神経の作用により，結腸の蠕動運動が生じる。
迷走神経：
上行結腸や
横行結腸の
一部に作用
する
胃大腸反射で
迷走神経が作用
すると骨盤神経
にも影響する
便
結腸の便も移動する。
蠕動運動で便が
直腸に移送
便
骨盤神経
骨盤神経
仙髄 (S2 ～ S4)
外肛門括約筋
内肛門括約筋
直腸に移送されると求心性の骨盤神経が仙髄に伝え，
遠心性の骨盤神経が直腸の蠕動亢進と内肛門括約筋
の弛緩を生じさせる。
運動野
便
直腸
仙髄
(S2 ～ S4)
オヌフ核
陰部神経
内肛門括約筋
外肛門括約筋
仙髄の情報は中枢に行き，外出中など排便できない状況だと，
陰部神経を働かせて外肛門括約筋を収縮して排便を我慢する。

B 消化吸収に関連したフィジカルアセスメント

I 口腔から食道：咀嚼や嚥下の状態の観察

口腔内の観察では，歯，舌，口腔内，咽頭の状態を観察する。歯では，齲《う》歯の有無や歯肉炎など歯茎の状態も観察する。咀嚼が十分にできる状態かを判断する。義歯の場合は，義歯がきちんと合っており，咀嚼が可能かをみる必要がある。舌や口腔内，咽頭に関しては炎症の有無を確認する。口内炎や咽頭炎などがあれば，咀嚼はできても飲み込みづらいなどが生じることも考えられる。口臭の有無も胃腸の障害，肝臓の障害などで生じるため，気をつける必要がある。

咀嚼をする際や口を開けた際に痛みが有るかどうかについても聞き取りを行い，耳下腺部分の腫れなどについても観察を行う。痛みや腫れがある場合，不正咬合や顎関節や耳下腺などの炎症があることが考えられる。

嚥下の際に，円滑に飲み込みができているかを観察する。飲み込む際にむせるなどが生じる場合には嚥下に何らかの問題が生じている可能性があり，誤嚥を起こしやすい状態とも考えられるため，継続した観察が必要である。

II 腹部の状態のアセスメント

1．腹部の区分

腹部を**図 18** のように 9 カ所に分ける方法と 4 分割する方法があり，ここでは 9 分割する方法での説明を行う。9 分割は，左右の肋骨下線を結ぶ線，左右の前上腸骨棘を結ぶ線が上下の 2 つの横線で，縦線としては，腹直筋の右側の外側と左側の外側を通る 2 本でこれの横線と縦線が交わることで腹部を 9 つに区分できる。

右上から，右上腹部，心窩部，左上腹部，右側腹部（右腰部），臍部，左側腹部（左腰部），右鼠径部，下腹部（恥骨上部），左鼠径部である。それぞれの区分の下にある臓器は**図 18** に示す通りである。

図 18　フィジカルアセスメント時の腹部の区分

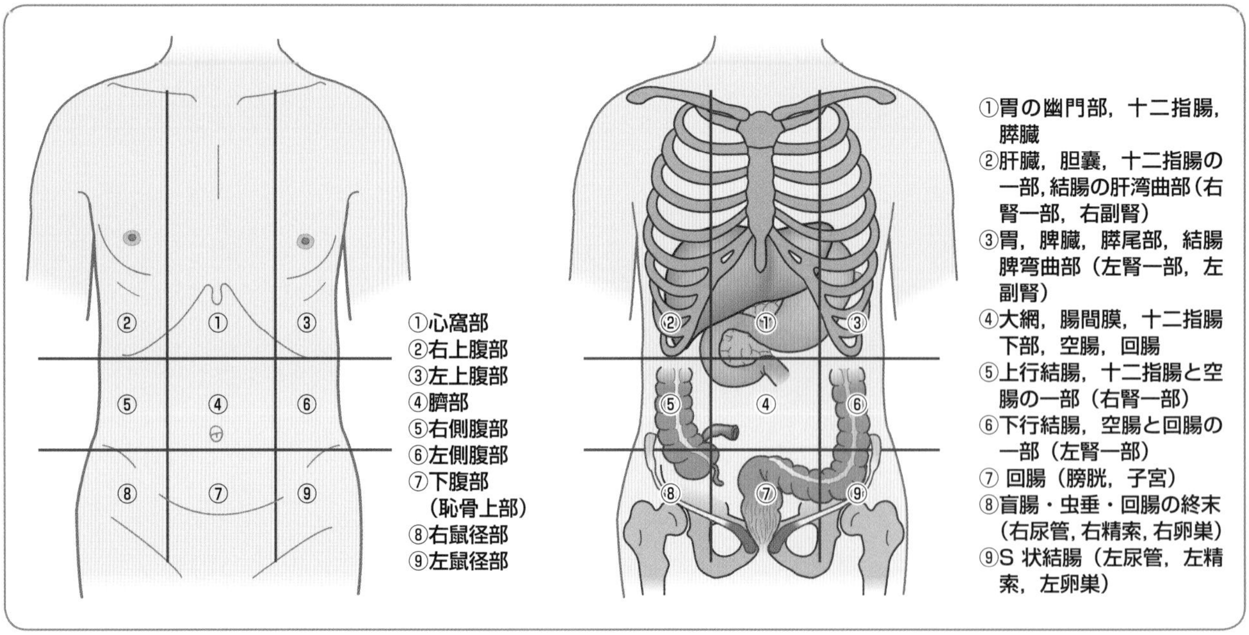

2. 腹部の視診

腹部の症状と，視診，触診，打診，聴診などによる情報を統合してアセスメントする必要がある。腹部を観察する際に，**腹部全体をみて，腹部の膨隆，左右の対称性**などをみる

その後，**腹壁の状態として，皮膚の色，線条，出血斑，血管の怒張**などの観察を行う。ヘルニアなどではヘルニアが生じているところは膨隆しており，痛みがある場合がある。腹水が溜まっていると立位と仰臥位などの体位の違いで，腹水の貯留する位置が違ってくる（図19）。立位では下腹部に貯留し，下腹が出たようになる。仰臥位では両脇腹に貯留する。

太った場合に，皮膚が急激に引っ張られることにより，肉割れを起こし，その部分が新しい場合はピンク色，古くなると白色になる。妊娠，出産した女性にみられる妊娠線がこれと同様のしくみである。

血管の怒張は，肝硬変などで門脈圧亢進が生じているような場合，腹壁上にメデューサの頭といわれる血管が臍を中心に放射状に浮き出た状態がみられる。

腹痛を訴える患者の臍周囲や左側腹部に斑状皮下出血を認めるときには，腹腔内で出血が生じている可能性がある。臍周囲の場合は急性出血性膵炎，十二指腸潰瘍穿孔や肝臓がん破裂が考えられ，左側腹部では急性出血性膵炎が考えられる。

臍の状態も観察する必要があり，臍が裏返り突出しているとヘルニアや腹水が考えられる（図19）。

3. 腹部の触診

腹部に触れて変化を調べることも必要で，**腹部を触れて柔らかいか，張った状態か**を調べる。この触診をする際には，対象者が緊張して力を入れると，正確な状態が調べられないので，力を抜いて楽にしてもらう。それが難しいようだったら，口呼吸をしてもらうなどの工夫が必要である。もちろん，検査をする者の手が冷たけれ

図19 腹部の視診

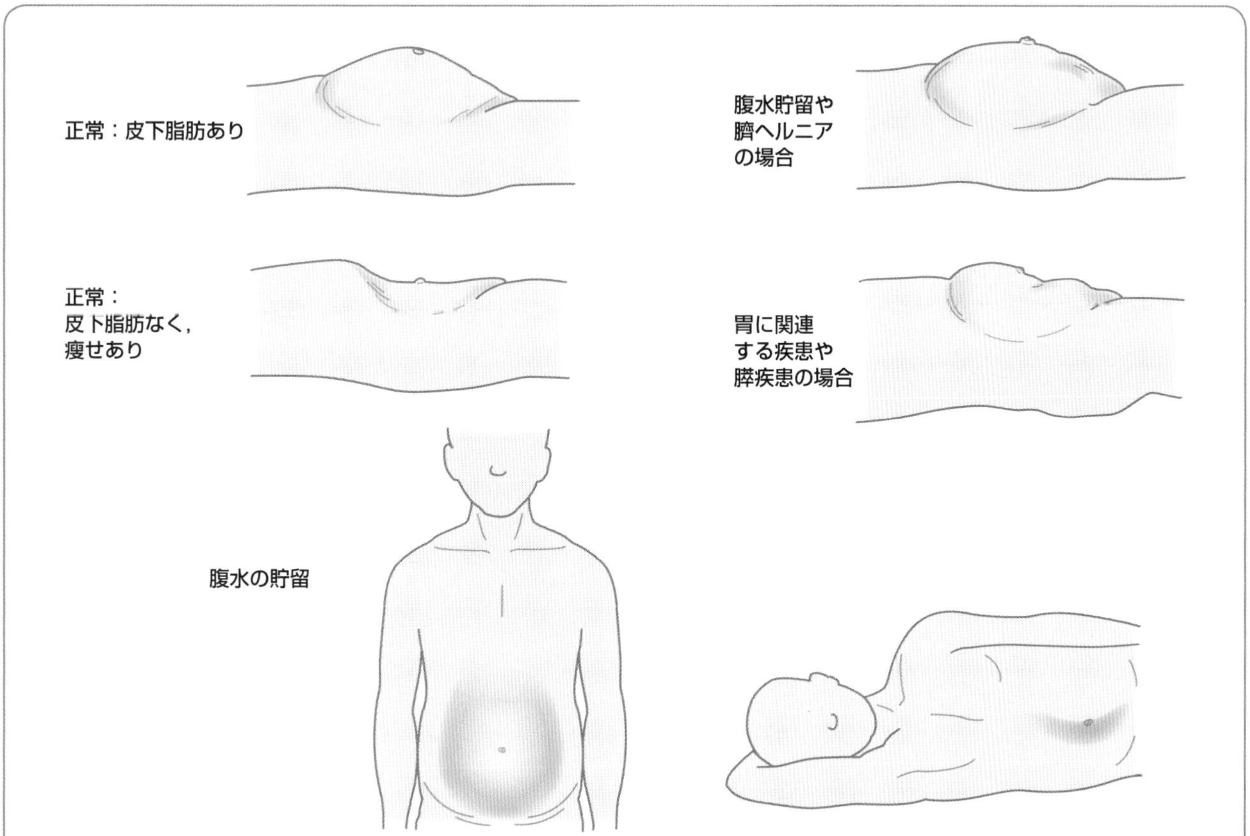

ば，触られただけで，緊張するので，検査者は手を温めておく必要がある。便秘などがあれば，腹部が張った感じをとらえることができる。

9つに分けた部分を1カ所ずつ軽く触れることで，**筋性防御**の有無を調べる。これは触診している際に腹壁の緊張が認められる状態である。ただし，触診した際に痛みを伴い，それによって腹壁が緊張することもある。この緊張は痛みによるものであるので，注意をそらすことで消失することがある。腹腔内で炎症が生じている場合は無意識状態でも腹壁の緊張がみられる。

腹部の痛みは**図20**のように臓器がある体表ではなく，違った場所でとらえる場合があり，**関連痛**といわれている。このような知識は正確にアセスメントするうえで必要となる。

触診により，痛みが生じる場合，圧迫し，圧迫した手を外すことで，腹膜が跳ね返り，さらに強い痛みとして感じることを**反動痛（反跳痛）**という。炎症が壁側腹膜へ拡大している場合に生ずる反応である。虫垂炎ではMcburney点での圧痛が観察される（**図16**参照）。圧痛がある場合，皮膚の知覚過敏を調べると，この過敏領域が腹膜刺激の場所を反映することが示されている。安全ピンの先や綿棒の先などで皮膚を軽く刺激すると過剰な感覚を感じることがある（**図20**）。

図20　内臓痛と知覚過敏

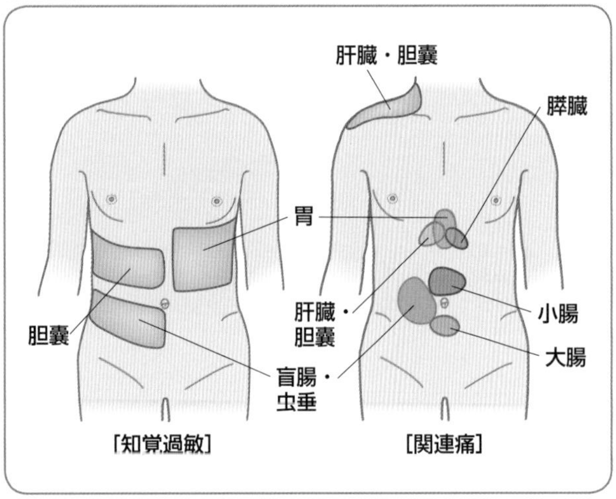

肝臓や脾臓は触診により，位置の確認ができる。肝臓を触診する場合は，左手を第11～12肋骨の高さで背中側に置き，右手で腹部を抑える（**図21**）。

右季肋部から腹部に置いた右手で，対象者に通常の呼吸をしてもらい，その後，深呼吸を行ってもらう。吸気時に横隔膜が下方に移動するので，肝臓も同時に移動し，右手に触れることがある。他には，肋骨に沿って指を腹部に押し当てたまま，肋骨弓に向かって押し上げる。その際に対象に深呼吸をしてもらうと吸気時に肝臓の辺縁が触れる。この辺縁の状態を触知する。

脾臓は後腹膜の近くにあるので通常は触れないが，触れる場合は脾臓の腫大が疑われる。脾臓の触診を行う際には，半側右側臥位となり，背中側に左手を置き，右手で左肋骨下線に触れる。右側臥位になっているので，脾臓が重力により，右内側に移動して，触れやすくなる。

4. 腹部の打診

打診することで，打診音の違いにより，**臓器があるのか，腔所があるのか**などをとらえることができる。腹部でガスが貯留しているような場合は**鼓音**が聴かれる。肝臓の位置を確かめるために打診が行われる。

図21　肝臓の触診の方法

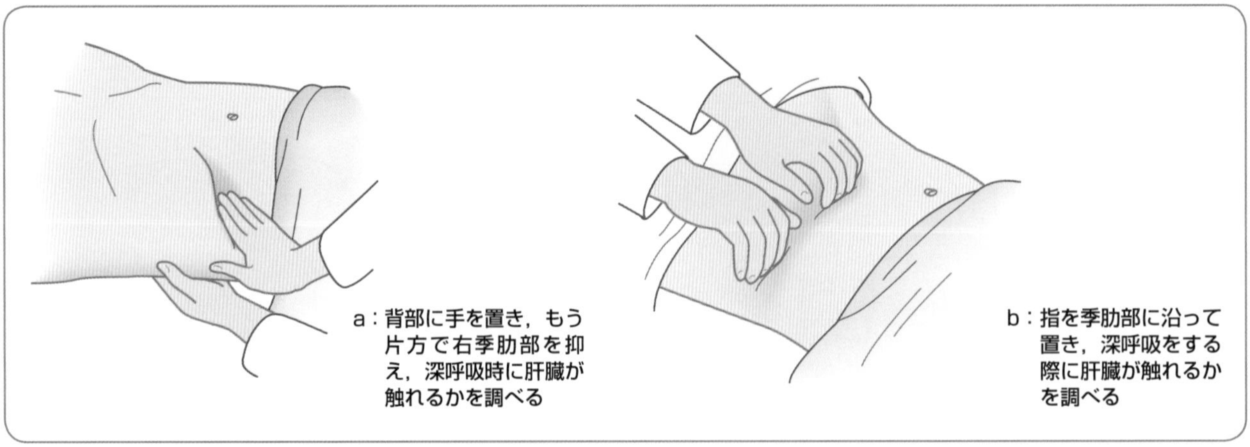

図 22　腹水の確認方法

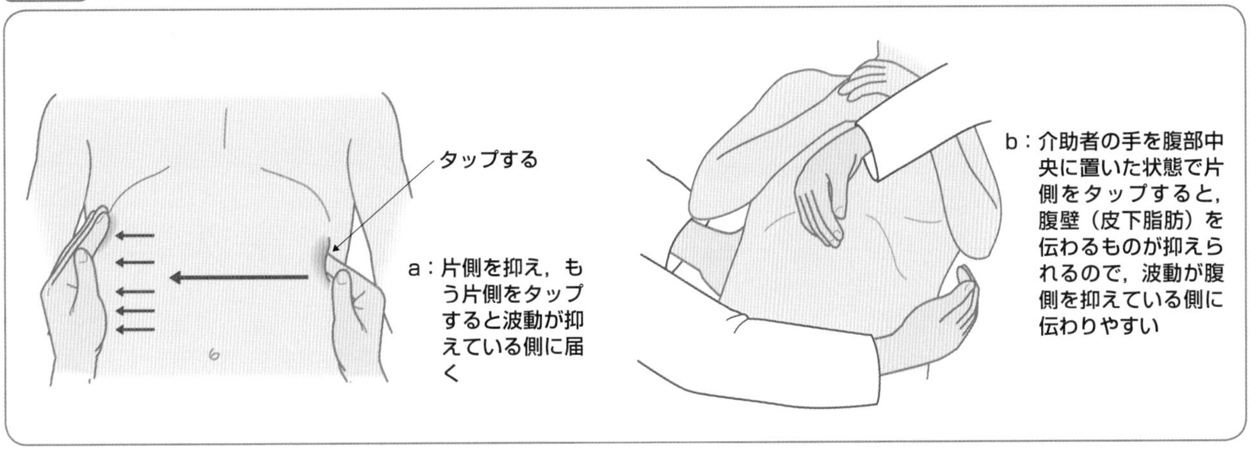

下方は臍部あたりで右鎖骨中央線上を胸部方向に打診していくと，鼓音の部分から濁音に変化していくが，濁音が最初に聴かれた部分が肝臓の下縁となる。また，胸部の第５肋間あたりから右鎖骨中央線上を腹部のほうに打診していくと，肺の共鳴音の部分から濁音に変化するところがある。この部分が肝臓の上縁となる。

通常の呼吸や深呼吸時にどのように変化するかについても観察することができる。腹水が貯留している場合，片方の脇腹に手を置き，反対側の脇腹をタップすると波動が脇腹に置いた手に伝わる（**図 22**）。

中央部に介助者の手を置いたとしても腹水が貯留していれば，タップした際の波動は反対側に伝わる（**図 22**）。

5. 腹部の聴診

腹部の聴診では，腸管の動きを**腸雑音**として，とらえることができる。腸雑音は比較的高い音であるので，膜型の聴診器でとらえる。食事をとっていない場合はこの音が減少する。全く聞かれないとなると麻痺性イレウスが考えられる。逆にこの腸雑音が増加する場合は下痢などで腸管の動きが活発な場合が考えられる。

Ⅲ　肛門部のアセスメント

肛門部では，腫れ，発赤や出血の有無などの視診に加え，対象者から肛門部の痛み，瘙痒感などの有無に関して確認するとともに，排便の状態についても大切な情報となるので確認が必要である。下痢や便秘ということももちろんであるが，便の色なども重要である（**表 2**）。

直腸診を行う際には左側臥位で膝部と腰部を屈曲させ，力を入れないように口呼吸をしてもらい，リドカインを付けた人差し指を挿入する。指に腫瘤が触れた場合，その大きさ，硬さ，位置，痛みの有無を確認する。また，便の有無などを調べることにも指診は用いられ，必要であれば摘便の処置が必要となる。指診終了後に出血がないかも確認する。

［田中美智子］

《参考文献》

1）福島亮治：バクテリアルトランスロケーションと栄養管理，その研究の歴史と臨床栄養管理との関連．外科と代謝 53(6)：337-341，2019．
2）清水健太郎：ICU 患者における腸内細菌叢．モダンメディア 65(11)：233-239，2019．
3）林恭三：ペプチド性消化管ホルモン．生産と技術 20(5)：2-7，1968．
4）William F. Ganong，岡田泰伸監：ギャノング生理学．pp483-527，丸善出版，2005．
5）Frederic H. Martini, et al，井上貴央監訳：カラー人体解剖学構造と機能―ミクロからマクロまで．pp503-529，西村書店，2003．
6）高木都：排便反射における肛門機能温存と手術―基礎から臨床．日本大腸肛門病会誌 60：191-197，2007．
7）細谷憲政監，武藤泰敏編著：消化・吸収―基礎と臨床．pp1-359，第一出版，2002．
8）小澤瀞司，福田康一郎総編，本間研一・他編：標準生理学，第７版．pp781-856，医学書院，2010．
9）宮城征四郎，徳田安春編：疾患を絞り込む・見抜く，身体所見から臨床診断．pp146-161，羊土社，2011．
10）藤田恒夫：腸は考える．pp1-222，岩波書店，2000．
11）Violet H. Barkauskas，花田妙子，山内豊明，中木高夫監訳：ヘルス・フィジカルアセスメント，下巻．日総研出版，1998．

表 2　便の性状

項目	正常（成人）	異常	
量	1 回量 100 ～ 250g		
形状	有形軟便	● 兎糞状便 : 乾燥して硬い便 ● 泥状便 : 液体に近い便	● 水様便 : 液状
色調	黄褐色	● 黒色，タール様 : 上部消化管からの出血 ● 鮮紅色 : 下部消化管出血 ● 濃褐色 : 溶血性黄疸	● 灰白色 : 胆汁分泌不足，閉塞性黄疸 ● 黒褐色 : 肉類摂取過剰，鉄剤服用
臭気	スカトール (蛋白質の分解生成物) などによる臭気	● 酸臭 : 下痢便の場合，消化不良，胆汁欠乏，脂肪の過食 ● 一般に，糖質を多くとることによる発酵亢進	● 腐敗臭 : 膵疾患，慢性腸炎，直腸がん ● 一般に，肉類などの蛋白質の分解
混入物	なし	● 血液，粘膜，膿汁，寄生虫	

＊コンチネンス : 排便・排尿を意図しないときに便もれ・尿もれなしでいられること，排便・排尿が正常なコントロール下にあることをコンチネンス（continence）という。反対に，意図しない便や尿の排出が生じることを失禁（incontinence）という。

（大倉美保：排泄の援助．基礎看護技術Ⅱ，p60，メヂカルフレンド社，2014．より）

第I部

症状別看護ケア関連図

1 嚥下困難

口腔・咽頭性

●器質的障害
- 舌炎，アフタ性口内炎，歯周病
- 扁桃炎，扁桃周囲膿瘍
- 咽頭炎，喉頭炎，咽頭膿瘍
- 口腔·咽頭腫瘍（良性，悪性）
- 口腔咽頭部の異物，術後
- 外部からの圧迫（頸椎症，腫瘍など）
- その他

●機能的障害
- 脳血管障害，脳腫瘍，頭部外傷
- 脳膿瘍，脳炎，多発性硬化症
- 末梢神経炎（ギラン-バレー症候群など）
- 重症筋無力症，筋ジストロフィー
- 筋炎（各種），代謝性疾患（糖尿病など）
- 薬剤の副作用
- その他

→ ものが飲み込みにくい

食道性

●器質的障害
- 食道炎，潰瘍
- 食道ウェブ，ツェンカー憩室
- 狭窄，異物
- 腫瘍（良性，悪性）
- 食道裂孔ヘルニア
- 外部からの圧迫（腫瘍，大動脈瘤など）
- その他

●機能的障害
- 脳幹部病変
- アカラシア
- 筋炎
- 強皮症，全身性エリテマトーデス（SLE）
- 代謝性疾患（糖尿病など）
- 薬剤の副作用
- その他

→ ものがつかえる

心理的

- 神経性食欲不振症
- 拒食，心身症
- うつ病，うつ状態
- その他

→ ●精神症状
- 不安
- 恐怖など

嚥下困難

- 患者，家族への説明・同意
- 検査・処置の準備介助

［評価］
●スクリーニング質問紙
- 聖隷式嚥下質問紙
- 嚥下障害リスク評価尺度改訂版
- EAT-10 など

●摂食嚥下スクリーニング
- RSST
- MWST
- FT など

●栄養スクリーニング
- SGA
- MNA など

●口腔アセスメント，OAG，OHAT など

［検査］
- 嚥下内視鏡検査（VE）
- 嚥下造影検査（VF）
- 血液検査
- X 線検査　・CT　・MRI
- 上部消化管内視鏡検査
- 超音波（エコー）検査など

原疾患の特定

患者や家族への説明・同意

- 意識レベルの低下
- 認知力低下

［観察］
- 意識レベル
- 認知機能
- 身体機能（運動，呼吸など）
- 口腔内の状態
- 発音，声質など

［問診］
- 発症や進行時期
- 経口摂取の状況
- 既往歴，基礎疾患
- 生活状況など

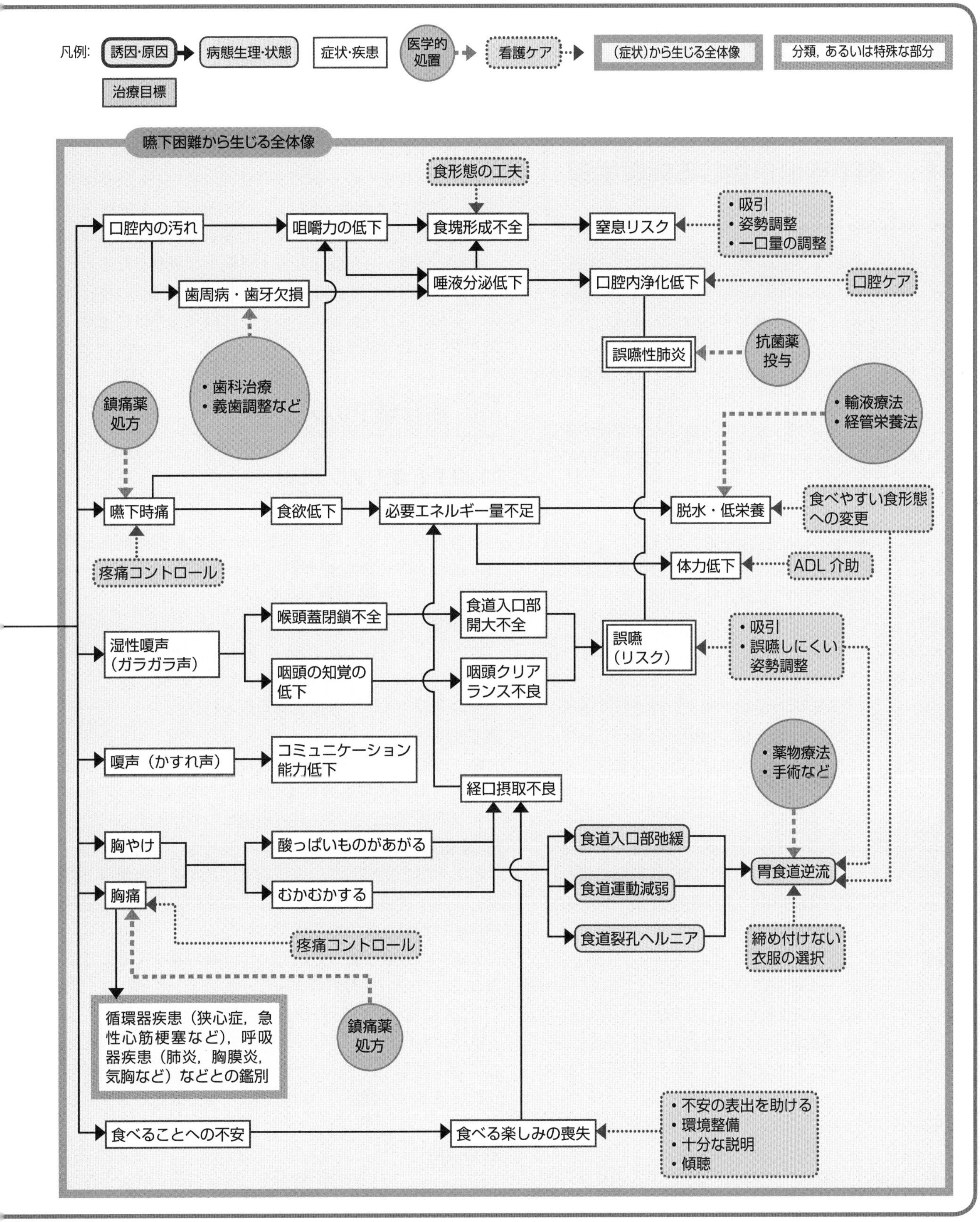
凡例:
誘因･原因
病態生理･状態
症状･疾患
医学的処置
看護ケア
(症状)から生じる全体像
分類，あるいは特殊な部分
治療目標
嚥下困難から生じる全体像
食形態の工夫
口腔内の汚れ
咀嚼力の低下
食塊形成不全
窒息リスク
・吸引
・姿勢調整
・一口量の調整
歯周病・歯牙欠損
唾液分泌低下
口腔内浄化低下
口腔ケア
誤嚥性肺炎
抗菌薬投与
・歯科治療
・義歯調整など
・輸液療法
・経管栄養法
鎮痛薬処方
嚥下時痛
食欲低下
必要エネルギー量不足
脱水・低栄養
食べやすい食形態への変更
疼痛コントロール
体力低下
ADL 介助
喉頭蓋閉鎖不全
食道入口部開大不全
湿性嗄声（ガラガラ声）
誤嚥（リスク）
・吸引
・誤嚥しにくい姿勢調整
咽頭の知覚の低下
咽頭クリアランス不良
嗄声（かすれ声）
コミュニケーション能力低下
・薬物療法
・手術など
経口摂取不良
胸やけ
酸っぱいものがあがる
食道入口部弛緩
胃食道逆流
胸痛
むかむかする
食道運動減弱
疼痛コントロール
食道裂孔ヘルニア
締め付けない衣服の選択
循環器疾患（狭心症，急性心筋梗塞など），呼吸器疾患（肺炎，胸膜炎，気胸など）などとの鑑別
鎮痛薬処方
・不安の表出を助ける
・環境整備
・十分な説明
・傾聴
食べることへの不安
食べる楽しみの喪失

1 嚥下困難

Ⅰ 嚥下困難が生じる病態生理

1. 嚥下困難の定義

嚥下とは，口腔に入った食物や水分が，咽頭から食道を経て胃に送られる一連の協調運動のことである。この運動の障害を**嚥下困難**（dysphagia），または**嚥下障害**という[1]。

嚥下障害は口腔・咽頭・食道の構造または機能の障害に伴う嚥下メカニズムの機能の異常[2]と定義されている。

2. 摂食嚥下の解剖生理

口腔，歯，咽頭・喉頭，食道の解剖を**図1**に示す。

1 口腔

口腔は消化管の始まりであり，咀嚼・嚥下だけでなく，呼吸機能，言語機能を行ううえで重要である。口腔内は歯，舌，扁桃が存在し咀嚼・唾液分泌を行う場所である。舌は口腔内で上顎，下顎，咀嚼筋と協調し食物を口腔内で保持し，その後食塊を咽頭へ送り込む役目をもつ。また，味覚を受容する味蕾が存在する。

2 歯

エナメル質，象牙質，セメント質の硬組織と軟組織である歯髄でできている。歯のまわりは歯周組織で覆われている。歯は乳歯では20本，永久歯では28～32本である。

3 咽頭・喉頭

上咽頭，中咽頭，下咽頭に分けられる。上咽頭は後鼻孔～口蓋の高さまで，中咽頭は口蓋の高さ～喉頭蓋の上縁まで，下咽頭は喉頭蓋上縁～食道上端の間の空間である。咽頭は内縦走筋・外輪走筋からなり，これらの筋の収縮により咽頭嚥下圧を高める役目をもつ。

中咽頭と下咽頭は呼吸器と消化器の交わる場所である。

喉頭は食道の前面にある下気道への入り口である。複数の軟骨からなる構造であり下気道の閉鎖する弁（喉頭蓋）がある。また，発声器官としての機能も有する。

4 食道

咽頭から胃をつなぐ管であり成人で約25cmの長さがある。食道には食道入口部，気管分岐部・大動脈交叉部，食道裂孔部の3カ所の生理的狭窄部位がある。

食道の内側から粘膜・筋層・外膜の3層からなる。上部1/3は横紋筋，中部1/3は横紋筋と平滑筋への移行部分，下部1/3は平滑筋である。食塊は食道の蠕動運動により胃へと送り込まれる。

3. 摂食嚥下のメカニズム

1）嚥下5期モデル（図2）

1 先行期（認知期）

食物を認識し口に運ぶまでの段階である。視覚・嗅覚・触覚などの感覚情報が脳を刺激し，「おいしそう」「食べたい」という食欲が生じる。

2 準備期

食物を口に取り込み（捕食），臼歯に食物を舌で運びかみ砕く（咀嚼する）段階である。食物を唾液と混ぜ合わせ飲み込みやすいように食塊形成を行う。

3 口腔期

嚥下の第1相である。食塊を舌によって口腔から咽頭へ送り込む段階である。まだ嚥下反射は起こっておらず，鼻咽腔閉鎖が開始され，咽頭はやや挙上する。

4 咽頭期

嚥下の第2相である。送り込まれた食塊が咽頭筋を刺激し，嚥下関連筋群を収縮させ，鼻咽腔閉鎖→口峡閉鎖→喉頭口閉鎖されて嚥下反射が起こる。

気道への食塊の流入を防ぐのは，喉頭蓋による気道閉鎖だけでなく，声門閉鎖も起こり呼吸を一時的に停止する（これを嚥下時無呼吸という）。

嚥下反射は，末梢神経からの入力が嚥下中枢の存在する延髄に達し，嚥下反射が惹起され，関連筋群の運動を支配する末梢神経からの出力によって，機能が発揮される[3]。

5 食道期

嚥下の第3相である。咽頭期で咽頭筋群が収縮することで，喉頭口閉鎖が起こると食道入口部の括約筋が弛緩

図1　口腔・歯・咽頭・食道の解剖

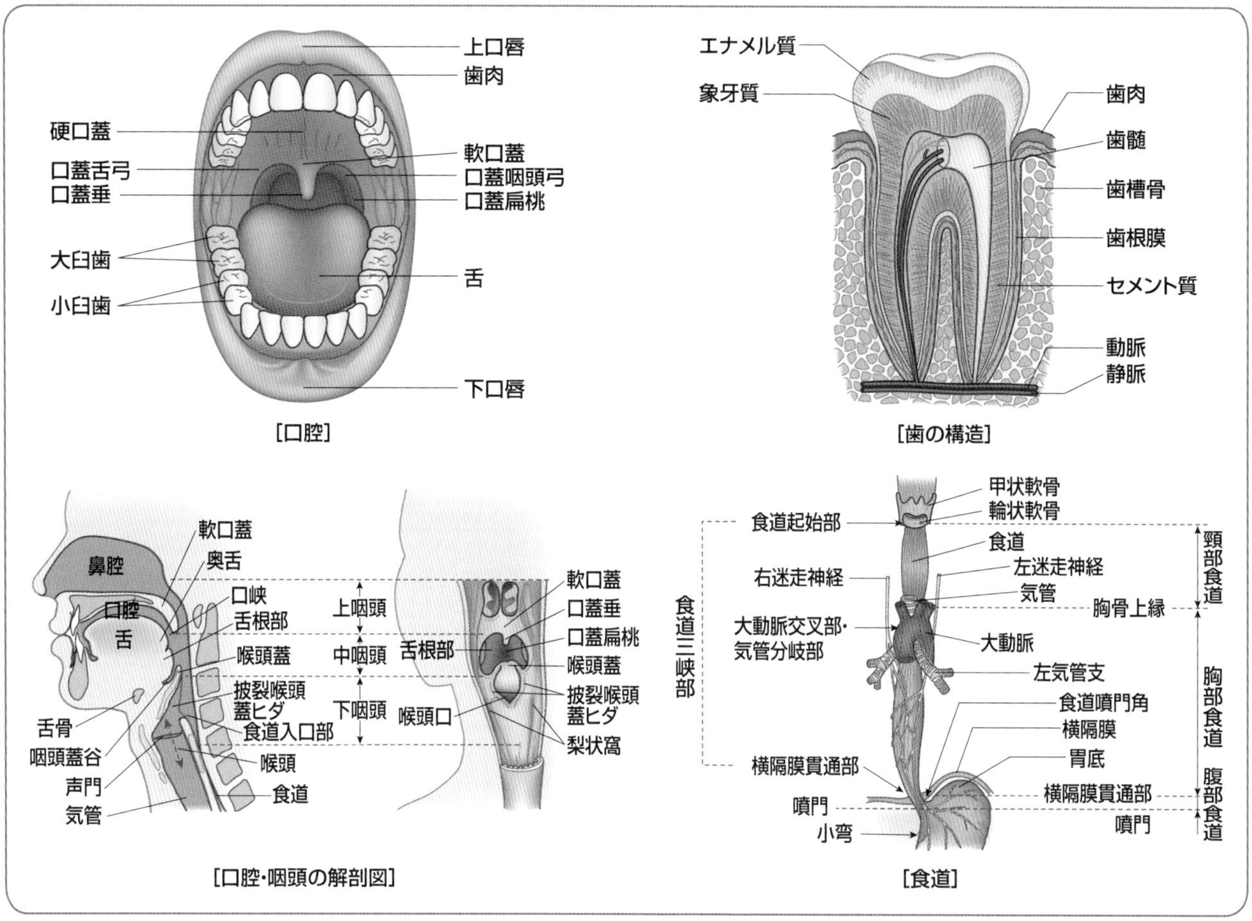

図2　嚥下５期モデル

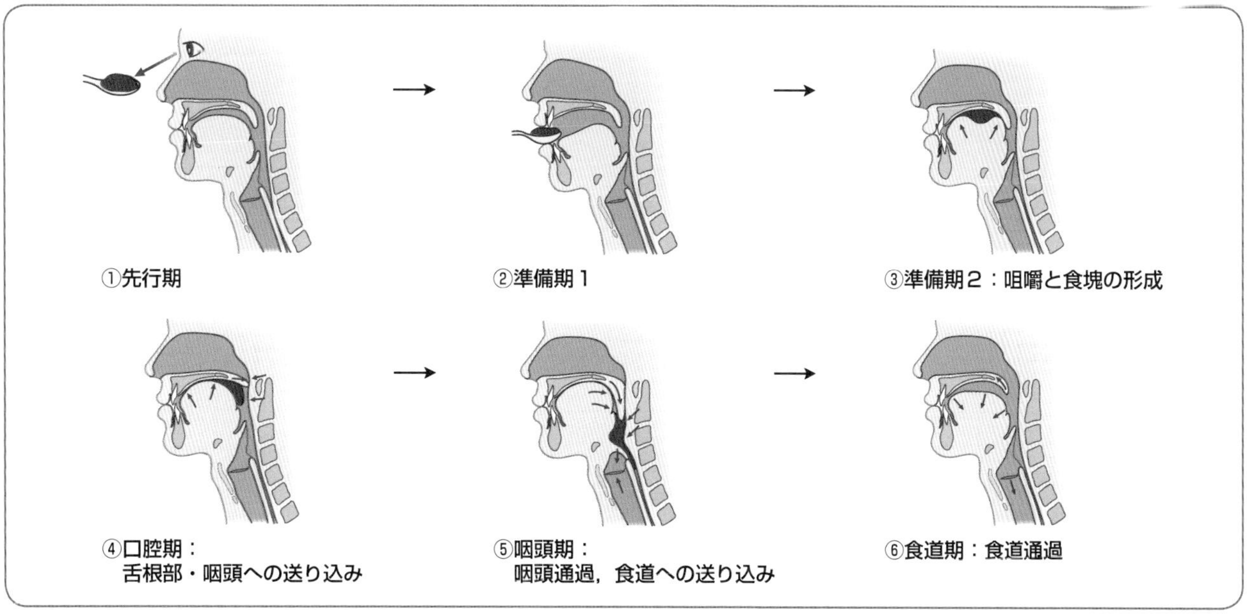

する。その後，食道の蠕動運動・食物の重力により胃へと送り込む。

食道入口部は食塊が通過すると食道から咽頭への逆流，呼吸による空気の流入を防ぐため直ちに閉鎖する。

2）嚥下運動の期（stage）と相（phase）

健常者が水分を“指示に従って嚥下（命令嚥下）”したときは期（stage）と相（phase）がほぼ一致するが，固形物を“自由に食べる（自由嚥下）”ときなどは，食塊が咽頭に入っても（咽頭相）嚥下反射は起こらない（＝咽頭期）ことがある。

健常者では固形物の咀嚼中に stage Ⅱ transport と呼ばれる口腔から咽頭への食塊移送が起こり，食塊形成が喉頭蓋谷で起こる。これを嚥下のもう1つのモデル**「プロセスモデル」**という[4]**（図3）**。

プロセスモデルは，咀嚼嚥下のプロセスを4つのステージに分けて説明している。口から食べた物を，臼歯部まで運び（stage Ⅰ transport），その後に食物を咀嚼し，唾液と混ぜ合わせ（processing），咀嚼してできた食塊を少しずつ咽頭へと送る（stage Ⅱ transport）。咽頭に送られた食塊は少しづつ蓄積され，口腔内に残った食塊と一緒になって嚥下される（swallowing）。プロセスモデルでは，咀嚼しながら（processing）咽頭に送り込む動作（stage Ⅱ transport）をオーバーラップしながら行っている。4期モデルでは各ステージが重なりあうことはなく進んでいく。

4. 嚥下障害の分類と症状

嚥下障害は器質的障害と機能的障害に分けられる**（表1）**。器質的障害は解剖学的に異常が認められ，機能的障害は神経系および筋系の働きに異常が認められる。

嚥下困難は「食物が飲み込みにくい」と感じる口腔・咽頭性の嚥下障害と「飲み込んだものがつかえる」と感じる食道性の嚥下障害に分けられる[5]。

また，認知症やうつ病などの心理的原因の嚥下障害，薬剤性や術後，放射線治療後，経鼻経管チューブなどの医原性の嚥下障害もある。

消化器疾患においては口腔，咽頭，食道などの器質的な疾患による通過障害のほか，麻酔時の気管挿管による合併症や，気道分泌が喀出できず，術後無気肺や肺炎が起こることもある。これらは，術後の回復過程において摂食嚥下障害の要因となりうる。

5. 嚥下障害の検査・診断

嚥下障害の診断・評価の流れを**図4**に示す。

1）主訴・病歴

本人・家族から症状を聴取する**（表2）**。その症状は生活のなかでどの程度支障があるのかも聞き出す。また病歴では脳血管疾患の既往や肺炎での入院歴や基礎疾患の有無などが必要である。

2）身体所見・神経学的所見

身体所見では誤嚥性肺炎，脱水，栄養障害の徴候を見逃さないようにする。神経学的所見は重要であり認知症の有無，呼吸のコントロールが摂食嚥下訓練の成果につながる。また実際の食事場面を見ることも重要である。

図3 嚥下のプロセスモデル

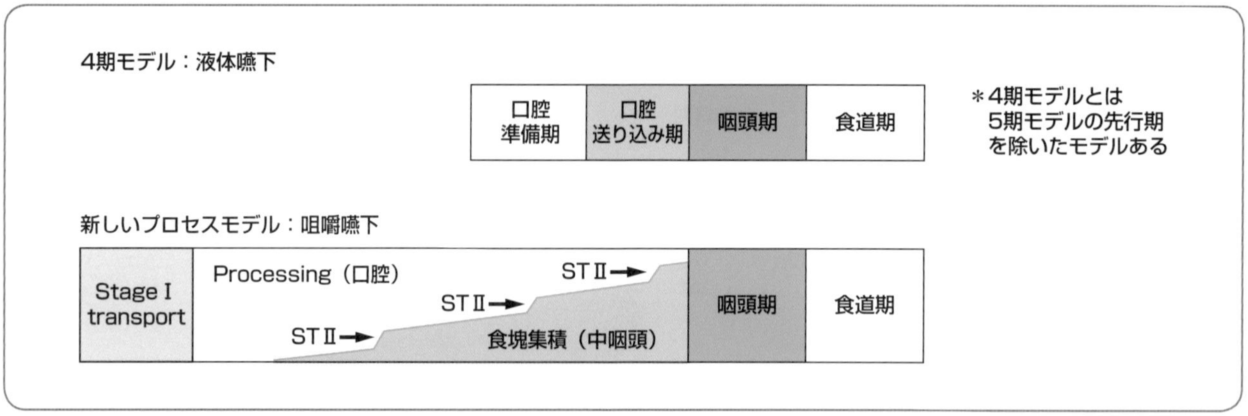

（松尾浩一郎：プロセスモデルを考慮した摂食嚥下リハビリテーション．MB Medical Rehabilitation 202：45，2017．より）

表1 摂食嚥下障害の原因疾患

A．器質的原因（通路障害）			
口腔・咽頭	●舌炎，アフタ，歯槽膿漏 ●扁桃炎，扁桃周囲膿瘍 ●咽頭炎，喉頭炎，咽後膿瘍 ●口腔・咽頭腫瘍（良性，悪性） ●口腔咽頭部の異物，術後 ●外からの圧迫（甲状腺腫，腫瘍など） ●その他	食道	●食道炎，潰瘍 ●ウエブ（web；膜） ●憩室（Zenker） ●狭窄，異物 ●腫瘍（良性，悪性） ●食道裂孔ヘルニア ●外からの圧迫（頸椎症，腫瘍など） ●その他
B．機能的原因（感覚・運動障害）			
口腔・咽頭	●脳血管障害，脳腫瘍，頭部外傷 ●脳膿瘍，脳炎，多発性硬化症 ●パーキンソン病，筋萎縮性側索硬化症 ●末梢神経炎（ギラン－バレー症候群など） ●重症筋無力症 ●筋ジストロフィー ●筋炎（各種），代謝性疾患 ●認知症，サルコペニア ●薬剤の副作用，その他	食道	●脳幹部病変 ●アカラシア ●筋炎，ミオパチー ●強皮症，全身性エリテマトーデス ●薬剤の副作用 ●くるみ割食道 ●胃特異的食道運動障害 ●逆流性食道炎 ●その他
C．心理的原因			
●拒食，心身症，うつ病，うつ状態，その他			

（藤島一郎，谷口洋：脳卒中の摂食嚥下障害，第3版．p5，医歯薬出版，2017．より）

3）スクリーニング検査

1 質問紙（表3～5）

患者，家族に行ってもらう問診で容易に診断できるツールである。質問紙に回答してもらうことで普段の食事中の様子や具体的な症状を知ることができる。

2 機能検査（表6）

専門的な検査ができなくても行えるスクリーニング検査である。ベッドサイドで簡便にできる方法である。

4）専門的検査

嚥下造影検査（VF），**嚥下内視鏡**（VE）がある。VFは造影剤を用いて放射線科で行う検査であり，食物を口の中に入れる所～胃の中に入るまでの流れが観察できる。

VEはベッドサイドで食べたい食物を用いて行うことができる。内視鏡を経鼻的に挿入し，咽頭・喉頭内の様子がみられ，粘膜の異常の早期発見もできる。患者に苦痛を与える場合もあるが，ベッドサイドで患者・家族へ同時に説明できる。

5）嚥下困難フローチャート

嚥下困難感は嚥下障害の訴えではあるが，口腔期，咽頭期，食道期のどこに問題があるかを調べる必要がある。嚥下困難のフローチャートを**図5**に示す。

上部消化管内視鏡検査で器質的疾患の有無を評価できる。**PPI（プロトンポンプ阻害薬）テスト**では，試験的にPPIを投与し症状の改善を判定する。改善すれば**非びらん性胃食道逆流**（NERD）と診断され，改善がみられなければ食道内圧検査や食道造影検査などの専門的検査を行い，**食道運動障害**の診断を行う。

また，胸痛を伴う嚥下困難は，心疾患との鑑別をする必要がある。

6．嚥下困難の治療

診断された疾患に対する介入を行う。薬物療法，栄養療法・食事療法，手術療法，放射線療法などがある。

また，嚥下評価に合わせた嚥下リハビリテーションを行う。リハビリテーションには食物を使用しない間接訓

図4 嚥下障害の診断・評価の流れ

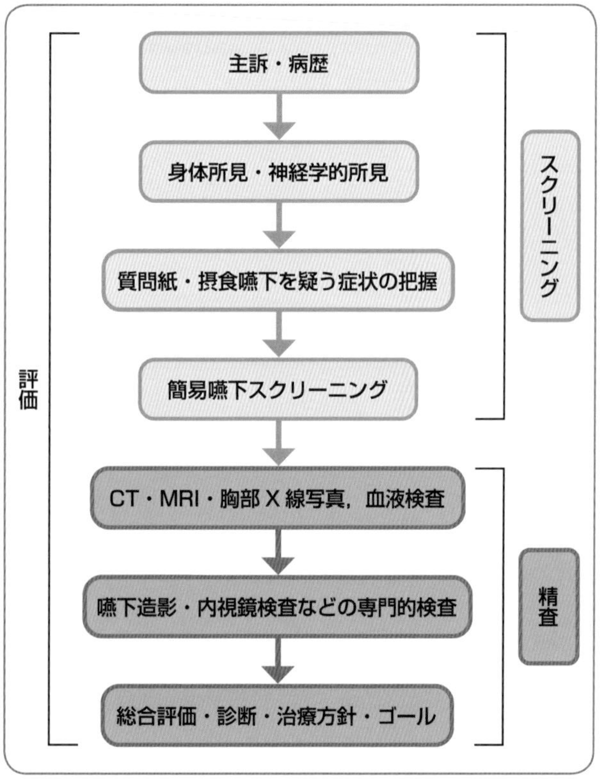

（藤島一郎：スクリーニングと精査，評価．嚥下障害ポケットマニュアル，第3版．p37，医歯薬出版，2016．より）

表2 嚥下障害を疑う主な症状

むせ	どういう食品でいつむせが出現するか
咳	食事中，食後の咳は多くないか。夜間，就寝中の咳はないか
痰の性状，量	食物残渣はないか，食事を開始してから痰の量は増えたか
咽頭異常感，食物残留感	どこに違和感を感じるか
嚥下困難感	食品による差異はないか
声	食後に声の変化はないか。ガラガラ声，かすれ声ではないか
食欲低下	むせたり，苦しいから食べないなど嚥下障害が原因のことがある
食事内容の変化	飲み込みやすい物だけを選んでいないか
食事時間の延長	口の中にいつまでも食べ物を貯めている。なかなか飲み込まない
食べ方の変化	上を向いて食べる。汁物と交互に食べている。口からこぼれる
食事中の疲労	食事に伴う低酸素血症はないか
口腔内の汚れ	歯垢，食物残渣，口臭はないか

（藤島一郎：スクリーニングと精査，評価．嚥下障害ポケットマニュアル，第3版．p38，医歯薬出版，2016．より一部改変）

表3 聖隷式嚥下質問紙

あなたの嚥下（飲み込み，食べ物を口から食べて胃まで運ぶこと）の状態について，いくつかの質問をいたします。ここ2，3年からごく最近のことについてお答えください。
いずれも大切な症状ですので，よく読んでA，B，Cのいずれかに丸をつけてください

①肺炎と診断されたことがありますか？	A. 繰り返す	B. 一度だけ	C. なし
②やせてきましたか？	A. 明らかに	B. わずかに	C. なし
③物が飲み込みにくいと感じることがありますか？	A. しばしば	B. ときどき	C. なし
④食事中にむせることがありますか？	A. しばしば	B. ときどき	C. なし
⑤お茶を飲むときにむせることがありますか？	A. しばしば	B. ときどき	C. なし
⑥食事中や食後，それ以外の時にものどがゴロゴロ（痰がからんだ感じ）することがありますか？	A. しばしば	B. ときどき	C. なし
⑦のどに食べ物が残る感じがすることがありますか？	A. しばしば	B. ときどき	C. なし
⑧食べるのが遅くなりましたか？	A. たいへん	B. わずかに	C. なし
⑨硬いものが食べにくくなりましたか？	A. たいへん	B. わずかに	C. なし
⑩口から食べ物がこぼれることがありますか？	A. しばしば	B. ときどき	C. なし
⑪口の中に食べ物が残ることがありますか？	A. しばしば	B. ときどき	C. なし
⑫食物や酸っぱい液が胃からのどに戻ってくることがありますか？	A. しばしば	B. ときどき	C. なし
⑬胸に食べ物が残ったり，つまった感じがする	A. しばしば	B. ときどき	C. なし
⑭夜，咳で眠れなかったり目覚めることがありますか？	A. しばしば	B. ときどき	C. なし
⑮声がかすれてきましたか？（がらがら声，かすれ声など）	A. たいへん	B. わずかに	C. なし

（大熊るり・他：摂食・嚥下障害スクリーニングの為の質問紙の開発．日摂食嚥下リハ会誌 6(1)：3-8，2002．より）

表4　嚥下障害リスク評価尺度改訂版

あなたのここ3カ月くらいの食事中に出現する症状についておたずねします。次の症状がどれくらいあったか「いつもある」「時々ある」「まれにある」「ほとんどない」の中から1つ選んで○をつけてください

No.		3点	2点	1点	0点
①	水分や食べ物が鼻にあがる	いつもある	時々ある	まれにある	ほとんどない
2	食べ物をいつまでも飲み込まず噛んでいる	いつもある	時々ある	まれにある	ほとんどない
③	水分が飲み込みにくい	いつもある	時々ある	まれにある	ほとんどない
④	ご飯が飲み込みにくい	いつもある	時々ある	まれにある	ほとんどない
⑤	食べ物がのどにひっかかる感じがする	いつもある	時々ある	まれにある	ほとんどない
⑥	食べ物がのどに残る感じがする	いつもある	時々ある	まれにある	ほとんどない
7	食事中や食後に濁った声に変わる	いつもある	時々ある	まれにある	ほとんどない
8	水分や食べ物が口に入ったとたんにむせたりせき込んだりする	いつもある	時々ある	まれにある	ほとんどない
9	水分や食べ物を飲み込むときにむせたりせき込んだりする	いつもある	時々ある	まれにある	ほとんどない
10	水分や食べ物を飲み込んだ後にむせたりせき込んだりする	いつもある	時々ある	まれにある	ほとんどない
11	水分を飲み込むときにむせる	いつもある	時々ある	まれにある	ほとんどない
12	ご飯を飲み込むときにむせる	いつもある	時々ある	まれにある	ほとんどない
13	噛むことが困難である	いつもある	時々ある	まれにある	ほとんどない
14	硬い食べ物を避け，軟らかい食べ物ばかり食べる	いつもある	時々ある	まれにある	ほとんどない
⑮	口がパサパサしていると感じる	いつもある	時々ある	まれにある	ほとんどない
⑯	パサパサ，モサモサした食べ物は飲み込みにくい	いつもある	時々ある	まれにある	ほとんどない
17	口から食べ物がこぼれる	いつもある	時々ある	まれにある	ほとんどない
18	ことばが明瞭ではない	いつもある	時々ある	まれにある	ほとんどない
⑲	食べ物を飲み込んだ後に舌の上に食べ物が残る	いつもある	時々ある	まれにある	ほとんどない
20	食べるのが遅くなる	いつもある	時々ある	まれにある	ほとんどない
㉑	食べ物や酸っぱい液が胃からのどに戻ってくる	いつもある	時々ある	まれにある	ほとんどない
㉒	食べ物が胸につかえる感じがする	いつもある	時々ある	まれにある	ほとんどない
㉓	胸やけがする	いつもある	時々ある	まれにある	ほとんどない

嚥下障害リスク評価尺度は，咽頭期機能（No.1 ～ 7），準備・口腔期機能（No.13 ～ 20），食道期機能（No.21 ～ 23）で構成される。▩で示したNo.2，7 ～ 14，17，18，20 の 12 項目は，嚥下障害リスク他者評価尺度であり，家族が評価できる項目である

（文献 6，7 を参考に作成）

練，食物を使用する直接訓練がある。間接訓練では機能向上のための口腔ケア，呼吸訓練などがある。

直接訓練を行う際には安全に食事が摂れるように嚥下調整食を提供することがある。

必要エネルギーが経口から摂取できないときは経管栄養，点滴などを行い，低栄養・脱水を予防する。

表5　EAT-10 日本語版

問い：以下の質問について，あなたはどの程度経験されていますか？					
質問項目	問題なし		→		ひどく問題
①飲み込みの問題で，体重が減少した	0	1	2	3	4
②飲み込みの問題が，外食に行くための障害になっている	0	1	2	3	4
③液体を飲み込むときに，余分な努力が必要だ	0	1	2	3	4
④固形物を飲み込むときに，余分な努力が必要だ	0	1	2	3	4
⑤錠剤を飲み込むときに，余分な努力が必要だ	0	1	2	3	4
⑥飲み込むことが苦痛だ	0	1	2	3	4
⑦食べる喜びが飲み込みによって影響を受けている	0	1	2	3	4
⑧飲み込むときに，食べ物がのどに引っかかる	0	1	2	3	4
⑨食べるときに咳が出る	0	1	2	3	4
⑩飲み込むことはストレスが多い	0	1	2	3	4
合計点が3点以上の場合，嚥下の効率や安全性について専門医に相談することをお勧めします					

（若林秀隆，栢下淳：摂食嚥下障害スクリーニング質問紙票 EAT-10 の日本語版作成と信頼性・妥当性の検証．静脈経腸栄養 29(3)：871-876，2014．より）

表6　主な嚥下検査

名称	方法	判定	意義
①反復唾液嚥下テスト（反復嚥下テスト）（RSST）	口腔内を湿らせた後に，空嚥下を30秒間繰り返す	30秒で2回以下が異常	随意的な嚥下の繰り返し能力をみる。誤嚥との相関がある，安全なスクリーニングテスト
②水飲みテスト	原法：30mLの水を嚥下。2～3mLで様子をみて，安全を確認してから30mLを施行する	5秒以内にむせずに飲めれば正常。それ以外は嚥下障害疑いか異常。動作全体を観察	口への取り込み，送り込み，誤嚥の有無などのスクリーニングテスト
③改訂水飲みテスト（modified water swallow test：MWST）	冷水3mLを嚥下させる。❹以上なら合計3回施行し，最も悪い嚥下を評価する	❶嚥下なし ❷嚥下あり，むせないが呼吸変化あり ❸嚥下あり，むせるか湿性嗄声あり ❹嚥下あり，むせない湿性嗄声もない。追加嚥下2回不能 ❺「❹」に加え，追加を指示し，30秒以内に2回から嚥下可能	30mLの水飲みテストでは，誤嚥が多く危険と判断される症例があることから開発された
④食物テスト（food test：FT）	ティースプーン1杯（3～4g）のプリンを摂食。空嚥下の追加を指示30秒観察する	改訂水飲みテストに準じて評価および口腔内残留を評価し，残留があれば陽性とする	水飲みテストに対して嚥下しやすいプリンを用いたテストである。改訂水飲みテストとともに開発された
⑤パルスオキシメーター	摂食場面でのモニターとして使用する	90％以下または初期値より1分間の平均で3％低下で摂食中止とする	誤嚥の有無など，90％はほぼ動脈血酸素分圧60mmHgと同じ
⑥頸部聴診法	通常の聴診器で頸部聴診を行う	嚥下音と嚥下前後の呼吸音の変化を聞く	誤嚥・咽頭残留の疑い

（藤島一郎：すぐにできる精査のスクリーニング．新版ナースのための摂食・嚥下障害ガイドブック，p46，中央法規出版，2013．より）

図5　食道運動障害診療指針

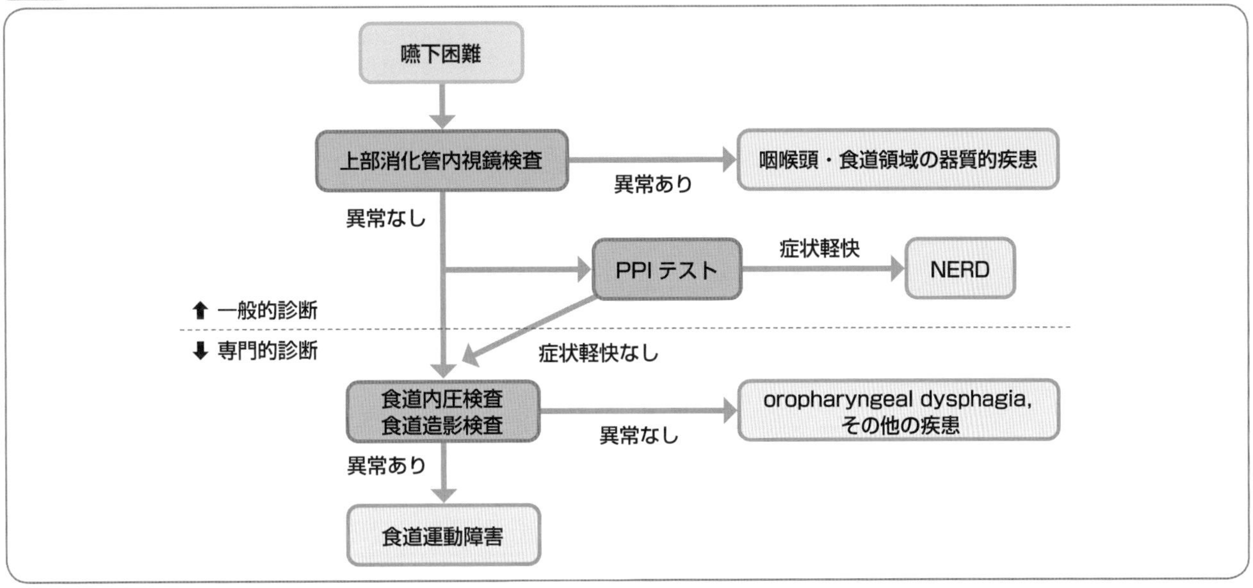

（栗林志行：嚥下困難．日本消化管学会編，食道運動障害診療指針，p59，2016，南江堂．より許諾を得て転載）

Ⅱ　嚥下困難の看護ケアとその根拠

嚥下困難をきたす患者は低栄養や誤嚥のほか，経口摂取に対する苦痛を感じることもある。食べられないことへのあせりや不安，食べることへの恐怖を感じ，「食べる楽しみ」の喪失へとつながる。そのため，食事の援助や精神的援助が必要である。

1．嚥下困難の観察ポイント

1）日常生活の変化

低栄養になると筋力低下がみられ，活動低下がみられる。体重減少が生じ，屋外での活動が少なくなり，ひきこもりがちになる。筋力低下により転倒リスクも高くなる。

2）食事の変化

食事摂取量の低下や固形物を避ける，水分を避けるようになる。食事中に胸をたたく，嗚咽を伴うことがある。臥床時には唾液をティッシュでぬぐい取るなどの変化を観察する。

3）口腔内の変化

筋力低下がみられると嚥下関連筋の低下もみられる。咀嚼力が低下し，唾液の分泌も低下する。唾液の自浄作用が弱くなり口腔内環境が悪くなり，口腔粘膜障害，歯周病，歯牙の欠損などにつながる。また，口腔内環境が悪いと誤嚥性肺炎のリスクとなる。

2．嚥下困難の看護目標

❶嚥下困難による低栄養，脱水，窒息，誤嚥を予防する
❷嚥下困難による日常生活の改善を図り廃用に陥らないようにする
❸嚥下困難による食事に対する苦痛を軽減する

3．嚥下困難の看護ケア

嚥下困難は長期的な援助をいつ用途する場合があるため，焦らず不安を表出できるよう精神的な援助が必要である。また，入院中だけでなく退院後も継続できるようなケアを患者・家族と相談しつつ生活に組み込んでいく。

1）口腔ケア（間接訓練に含まれるが日常生活援助でもある）

口腔内の観察を行い，食前には嚥下体操，アイスマッ

表7 主な嚥下訓練

間接訓練	• 嚥下体操 • のどのアイスマッサージ • 嚥下反射促通手技 • ブローイング	• バルーン法 • K-point 刺激法 • 皮膚のアイスマッサージ • 頭部挙上訓練
直接訓練	• 体幹角度と頸部前屈位 • 一口量の調整 • スプーンの選択 • スライスゼリー丸のみ法 • スプーンによる介助法 • 嚥下調整食と段階的摂取訓練 • 水分摂取法（とろみのつけ方，食具の工夫）	• 息こらえ嚥下 • 複数回嚥下 • 交互嚥下 • 横向き嚥下 • 一側嚥下 • 頸部突出法 • 薬の飲み方

サージや頬のマッサージ，口腔粘膜ストレッチを行い，口腔機能向上を図り，食べるための準備を行う。食後は口腔内の汚れを取り除き患者に爽快感を与える。

2）嚥下訓練（表7）

嚥下評価が行われている場合はゴール設定を行い，そこに向けた多職種とのチームアプローチが必要である。評価後に摂食条件が設けられたときはその内容に従って訓練を行う。

1 間接訓練

食物を使わないで行う訓練である。バルーン法は食道入口部の拡張を目的とした訓練である。

2 直接訓練

食物を使って行う訓練である。

3）代償的手法

機能的に障害が残存しても，残された機能で代償することで，能力的な向上を目指すアプローチ方法である[6]。

水分で誤嚥しそうな場合は水分にとろみをつけたり，咀嚼力の弱い人や残存歯の少ない人は窒息リスクが高くなるため食材を軟らかくしたり刻んだりする食事の工夫を行う。

口腔から咽頭への送り込みに障害がある場合は，リクライニング角度を調整し体位の工夫を行う。

4）リスク管理

嚥下困難（嚥下障害）のリスクとして誤嚥・栄養障害がある。誤嚥を起こさせないように食事の工夫や体位の工夫を行う。

また，ベッドサイド，食事場面では吸引のできる環境を整える。栄養障害を予防するために摂取状況の把握，体重の変化に注意し生活動作の状況を把握する。

5）消化器疾患術後の嚥下困難の看護ケア

1 肺合併症を予防する

術後の主な合併症に無呼吸と肺炎がある。麻酔薬による呼吸筋運動の抑制や呼吸中枢の抑制，創部痛により痰の喀出が不十分なときに，痰が気道に溜まることで無気肺になる。無気肺となった部分に細菌が繁殖し，肺炎となる。

これらを予防するために，術前から呼吸訓練を行い，術後の痰の喀出方法，深呼吸の仕方などを習得する。また，歯科医との連携を行い，口腔内環境を整える。術後は適切に鎮痛薬を使用しながら早期離床を図り，絶食期間中であっても口腔ケアを行い，誤嚥性肺炎の予防に努める。

2 反回神経麻痺に注意する

気管挿管での手術を受ける場合，手術操作により反回神経の障害を受けやすい。抜管後に嗄声がみられるようであれば，反回神経麻痺を疑う。

反回神経麻痺になると声門の運動障害が起こり，声門閉鎖不全となり誤嚥しやすいため，術後，飲水許可が出たときは嚥下検査を行い，嚥下障害の有無を評価する。

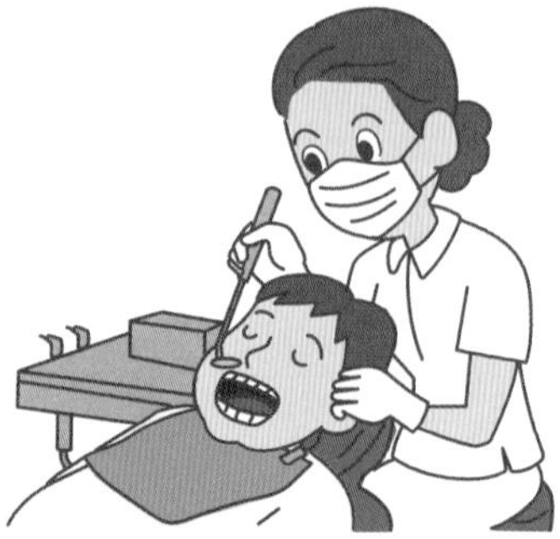

3 嘔気・嘔吐に注意する

手術や麻酔の影響で，術後の腸管は運動麻痺の状態になる。術後48～72時間程度で自然に回復する。術後72時間以上経っても腸管運動が改善されず，腹部膨満や嘔気・嘔吐がみられた場合は術後イレウスを疑う[8)]。

この状態になると，食事の開始が延期され絶食期間が延長されるため嚥下機能の低下につながる。術後の早期離床は嚥下機能にも大きく関与する。術後の患者さんから，「おなかが空いた」と言われたら回復徴候と考えてよい。

［田尻留美子］

《引用文献》

1）永田博司：嚥下困難．系統看護学講座　専門分野Ⅱ　消化器　成人看護学5，第14版．p46，医学書院，2016.
2）T．ヘザー・ハードマン，上鶴重美編：NANDA-I 看護診断─定義と分類 2018-2020，原書第11版．p204，医学書院，2018.
3）阿部伸一：基本のきほん　摂食嚥下の機能解剖，p59，医歯薬出版，2014.
4）Palmer JB, Hiiemae BDS（伊勢村厚子，鈴木美保，才藤栄一訳）：口腔と咽頭における食塊送り込みの統合─嚥下生理に関する新しいモデル．日摂食嚥下リハ会誌 1：25-30，1997.
5）医療情報科学研究所編：病気がみえる vol.1　消化器，第6版．p49，メディックメディア，2020.
6）深田順子・他：高齢者における嚥下障害リスクに対する他者評価尺度に関する研究．日摂食嚥下リハ会誌 10(3)：220-230，2006.
7）若林秀隆，栢下淳：摂食嚥下障害スクリーニング質問紙票 EAT-10 の日本語版作成と信頼性・妥当性の検証．静脈経腸栄養 29(3)：871-876，2014.
8）佐藤正美：回腹術を受ける患者の看護．系統看護学講座　別巻　臨床外科看護各論　第9版，p327，医学書院，2021.

《参考文献》

1）依田光正：リハビリテーションのアプローチのしかた．向井美惠・鎌倉やよい編，摂食・嚥下障害ベストナーシング，p53，学研メディカル秀潤社，2014.
2）才藤栄一・他監，出江紳一・他編：摂食嚥下リハビリテーション，第3版，医歯薬出版，2016.
3）栗林志行：嚥下困難．日本消化管学会編，食道運動障害診療指針，p59，南江堂，2016.
4）藤島一郎，藤森まり子，北條京子編著：新版ナースのための摂食・嚥下障害ガイドブック．p46，中央法規出版，2013.
5）松尾浩一郎：プロセスモデルを考慮した摂食嚥下リハビリテーション．MB Medical Rehabilitation 202：45，2017.
6）大熊るり・他：摂食・嚥下障害スクリーニングの為の質問紙の開発．日摂食嚥下リハ会誌 6(1)：3-8，2002.
7）深田順子・他：高齢者における嚥下障害リスクに対するスクリーニングシステムに関する研究．日摂食嚥下リハ会誌 10：31-42, 2006.

NOTE

Column 消化器看護ケアにおける嚥下訓練－誤嚥防止機能を中心に

嚥下訓練を行うにあたり，まずは摂食嚥下機能のメカニズムを理解し，障害を引き起こす原因疾患を正確にとらえることが重要となる。

特に消化器疾患では，口腔や咽頭，食道，悪性腫瘍などの手術による問題として，解剖（身体構造）の変化や痛み，さらに既往歴などから中枢神経系の問題，加齢に伴う摂食・嚥下機能の低下について情報収集する。

ここでは消化器疾患における外科手術後の痛みによる誤嚥のリスク，反回神経麻痺，蠕動運動の機能の低下より疑われる嚥下障害の問題をふまえたアセスメントおよび訓練を紹介する。

1．アセスメント

消化器疾患における外科手術後は，早期に肺活量や咳嗽力が低下する[1]。また痛みによる呼吸の抑制などが，呼吸器合併症の要因になる。特に1週間以内では痛みのコントロールと痛みを伴わない呼吸訓練が重要となる[2]。一方，外科手術の合併症である反回神経麻痺においては，直接，嚥下機能に影響することは少ない[3]。しかし，外科的手術後の反回神経麻痺は咳嗽力に影響し痛みと負の相関がある[4, 5]。咳嗽力の低下は，誤嚥防止機能の低下であり嚥下障害では随意的な咳嗽力が弱いと誤嚥を起こしやすい[6]。

以上のことから，外科手術後の日数，呼吸時や咳嗽時の痛みの有無，反回神経麻痺による声質，発声持続時間の低下および随意的咳嗽力を把握しておく必要がある（図1）。

図1 アセスメントの流れ

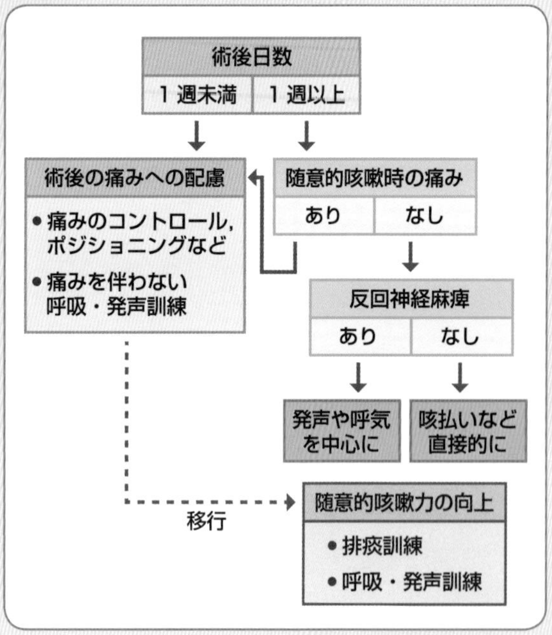

2．嚥下訓練

嚥下訓練を行うにあたり重要なポイントは「呼吸」「発声」である。

訓練は，左記のアセスメントの流れを参照し内容を検討していく。まず術後は，痛みに配慮した軽い呼吸訓練（図2）から始め，その後，反回神経麻痺の有無を確認し，呼吸のコントロール（図3）を行う。また随意的咳嗽力の向上（図4）では息を力強く止める活動から随意的な咳嗽へと進めていく。

［山田祐子］

《文献》

1）Ali J, Weisel RD, Layug AB, et al: Consequences of postoperative alterations in respiratory mechanics. Am J Surg 128: 376-378, 1974.

2）豊田章宏，平松和嗣久，金沢郁夫・他：外科手術前後の呼吸リハビリテーションと肺機能の経時的変化．リハビリテーション医学 38(9)：769-774，2001.

3）進武幹，前山忠嗣，森川郁郎・他：反回神経麻痺における誤嚥；臨床例の検討．耳鼻 31：416-420，1985.

4）田平一行，濱田真一：食道癌外科的術後の咳嗽力に影響する要因の検討．第52回日本理学療法学術大会抄録集 44（Suppl2），2017.

5）濱田真一：食道癌術後の咳嗽力における反回神経麻痺の影響．第50回日本理学療法学術大会抄録集 42(2)，2015.

6）丸川征四郎，山内順子：手術侵襲が呼吸器にもたらす影響．臨床リハ 4(2)：118-122，1995.

7）福岡達之：嚥下障害患者に対する随意咳嗽の空気力学的測定と誤嚥の関連．言語聴覚研究 8(3)：131-138，2011.

図2 嚥下訓練（軽い呼吸訓練）：呼吸・発声に注目する

術後の痛みへの配慮

消化器疾患の患者さんは，特に手術療法による痛みを伴うことが問題となる。咳払いによる痛みの出現のため咳嗽力が低下し，嚥下障害を起こしやすい。よって口腔内に問題がない場合は，発声・発語を用いた訓練を取り入れることができる

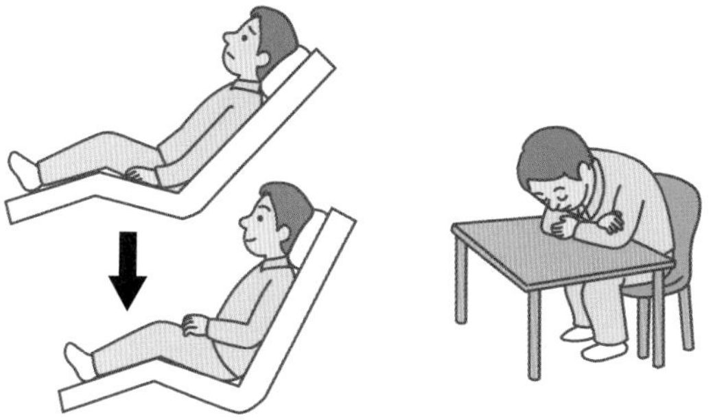

身体を起こす　　テーブルを前にもたれる

①ポジショニング
＊可能な限り身体を起こすことが大事であるが，机を前にもたれると痛みが少なるケースもある

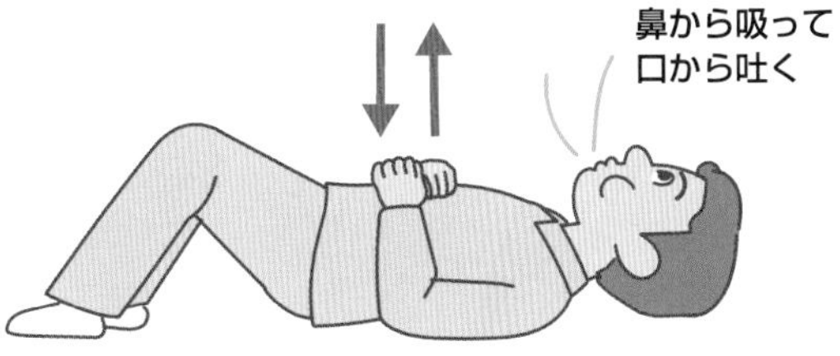

お腹に手を当てる

②腹式呼吸

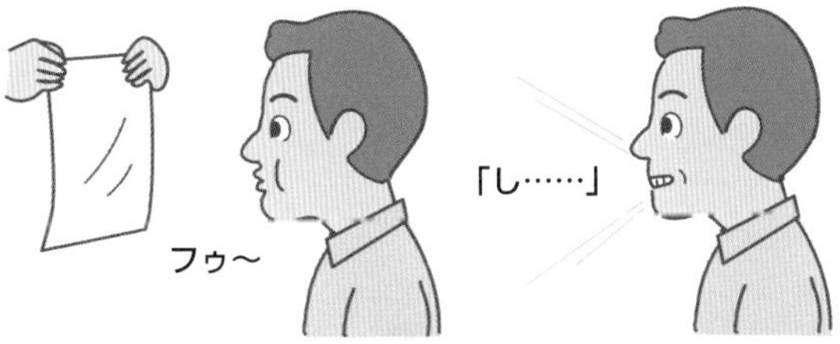

ゆっくり長く吹く　　痛みがあるとき

③ソフトブローイング
＊口をすぼめると胸部周囲の痛みが出ることもあるので「イ」の口の構えで，息を吐くことも考慮する

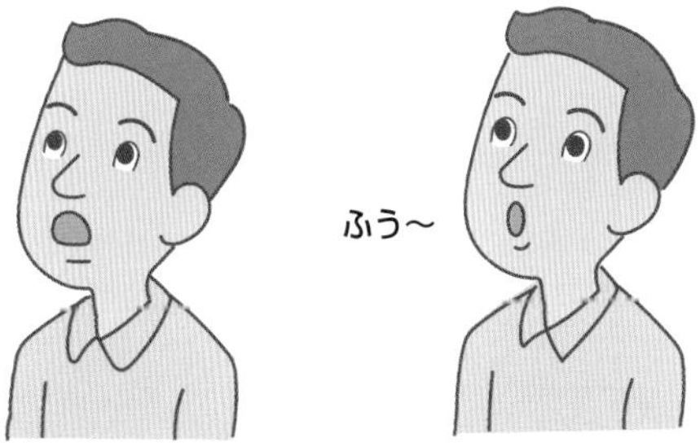

④発声持続
＊力強く発声すると痛みを伴うこともあるので「はぁ～」「ふぅ～」のような，呼気を利用したほうが優しく発声できる（カラオケや詩吟などにも有効）

図3　嚥下訓練（呼吸コントロール）：反回神経麻痺による影響がある場合

手術により声帯の動きに問題が生じる。咽頭にうまく力が入らないことで排痰ができず，誤嚥性肺炎を起こしやすい。呼吸法を取り入れるとよい

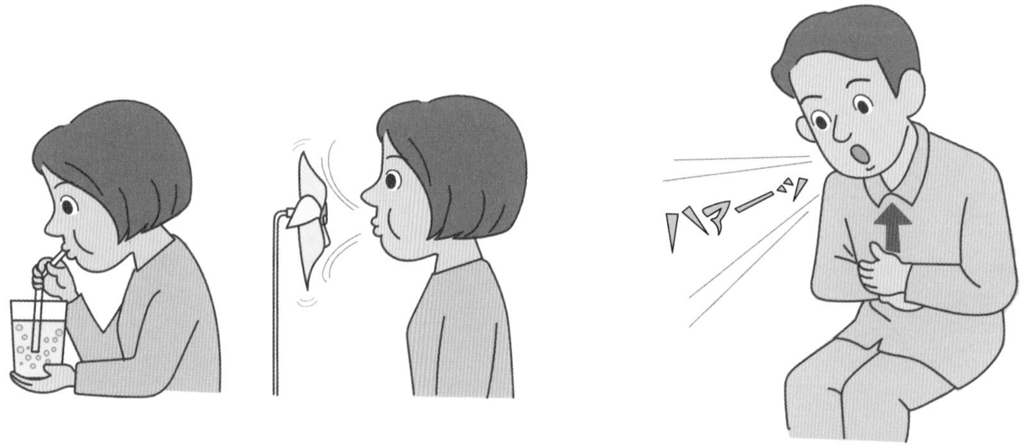

①ハードブローイング
＊ストローでコップに入った水を吹くなどの負荷をかけるなどが有効である

②ハッフィング
＊声帯の閉鎖が難しいので，吐く息の力で痰を出すようにする

図4　嚥下訓練：随意的咳嗽力の向上

反回神経麻痺による問題がなければ随意的に咳嗽力を高め，誤嚥リスクを減らすことが重要となる。
＊咳払いは有効であるが，回数を多くすると声帯に負担をかけるので注意が必要である

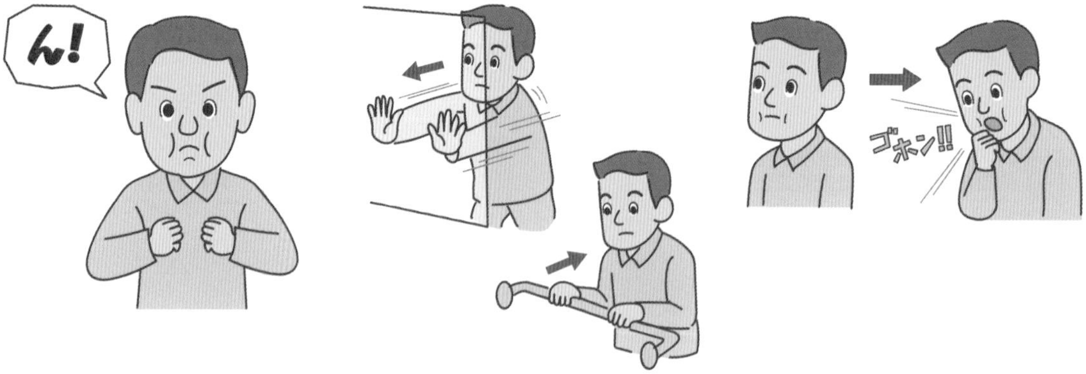

①息こらえ
＊咳払いの力をためる練習である。できるだけ身体全体の力を使って息を止める

②プッシング
＊息こらえのときに壁を押す。手すりを引く等して全身の力を使いやすくする

③咳払い
＊息こらえの力を咳で一気に外に出す

NOTE

2 嘔気・嘔吐

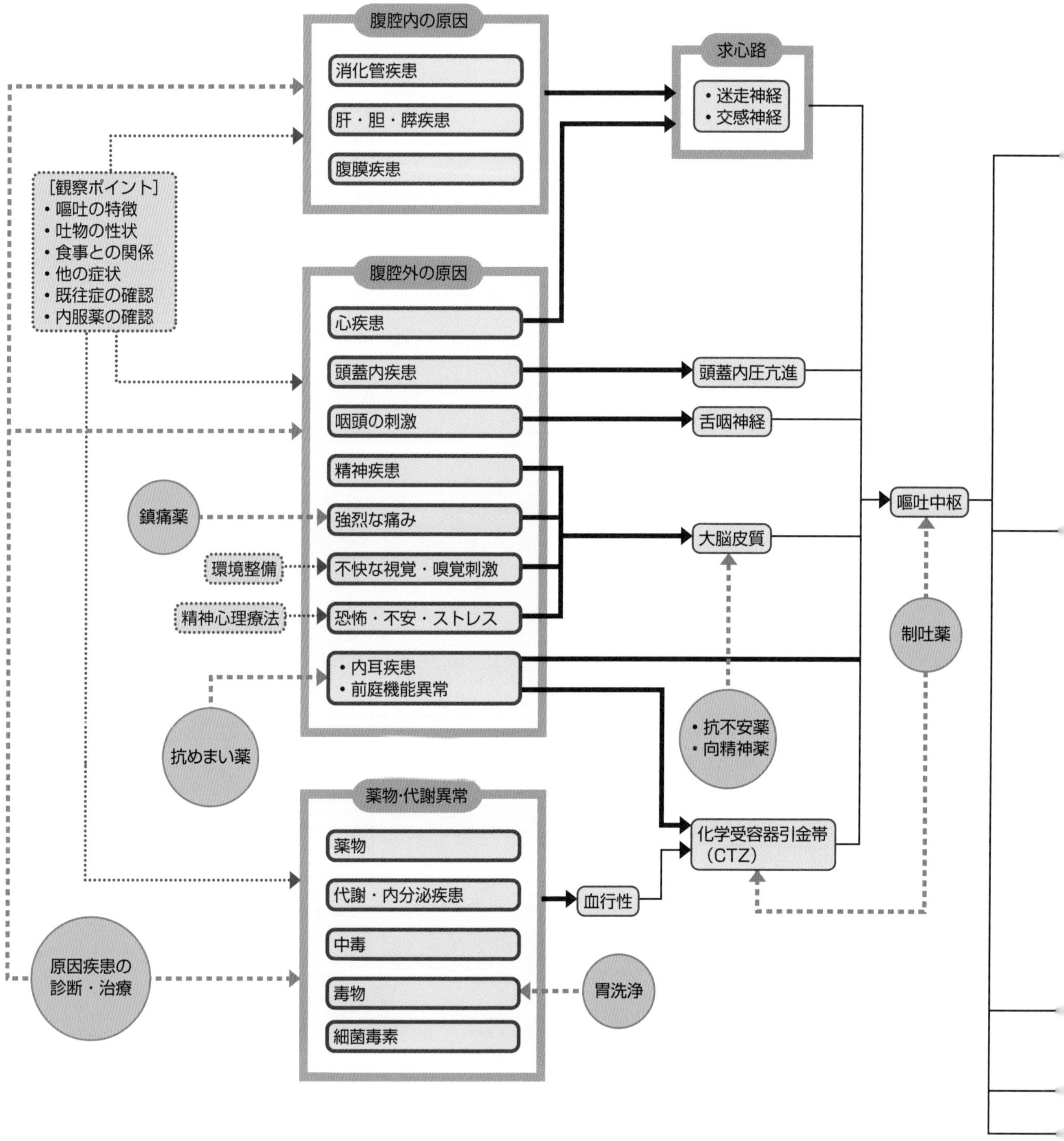

腹腔内の原因
消化管疾患
肝・胆・膵疾患
腹膜疾患
求心路
・迷走神経
・交感神経
[観察ポイント]
・嘔吐の特徴
・吐物の性状
・食事との関係
・他の症状
・既往症の確認
・内服薬の確認
腹腔外の原因
心疾患
頭蓋内疾患
頭蓋内圧亢進
咽頭の刺激
舌咽神経
精神疾患
鎮痛薬
強烈な痛み
嘔吐中枢
大脳皮質
環境整備
不快な視覚・嗅覚刺激
精神心理療法
恐怖・不安・ストレス
制吐薬
・内耳疾患
・前庭機能異常
抗めまい薬
・抗不安薬
・向精神薬
薬物·代謝異常
化学受容器引金帯
（CTZ）
薬物
代謝・内分泌疾患
血行性
中毒
原因疾患の
診断・治療
毒物
胃洗浄
細菌毒素

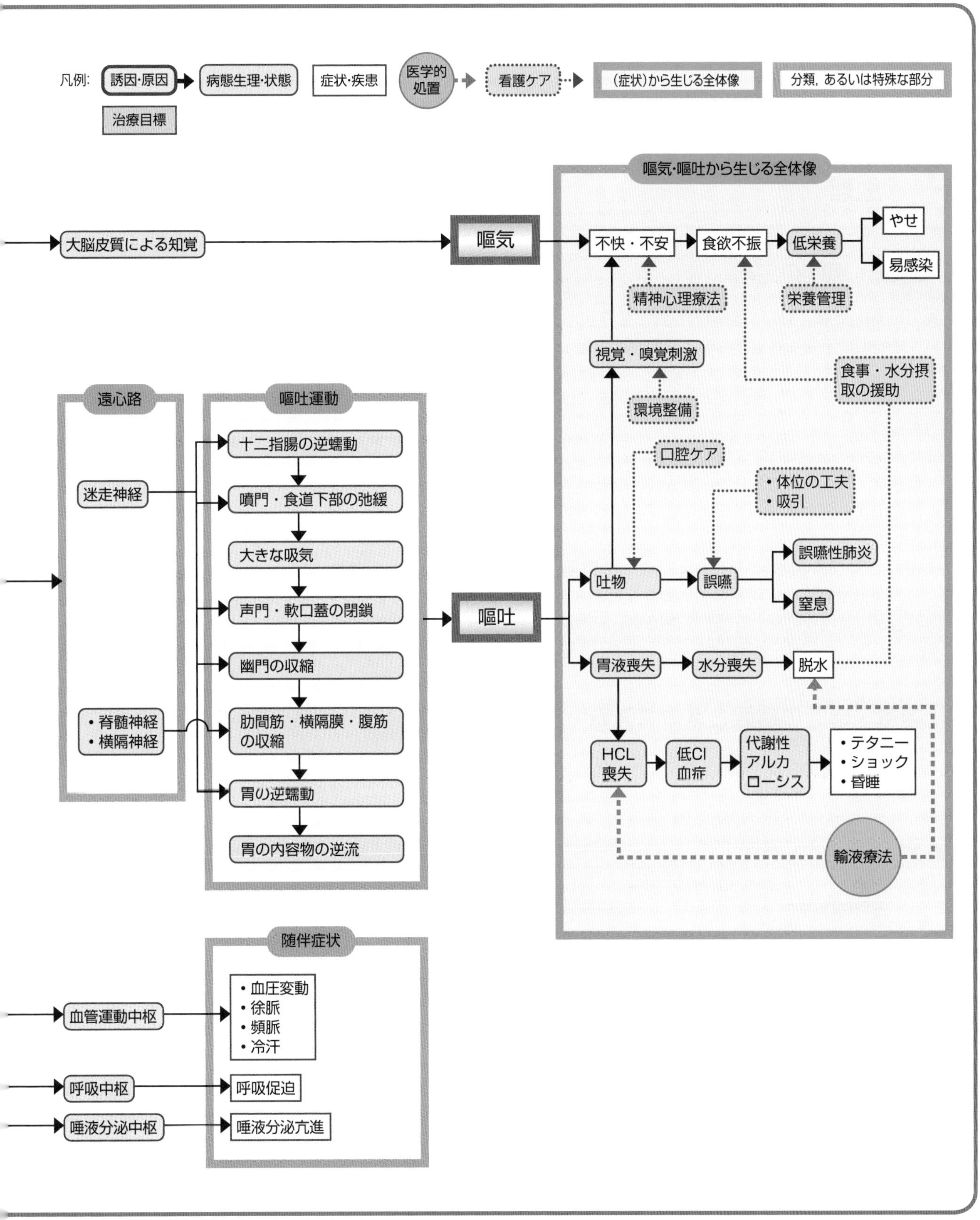
凡例:
誘因·原因
病態生理·状態
症状·疾患
医学的処置
看護ケア
(症状)から生じる全体像
分類, あるいは特殊な部分
治療目標
大脳皮質による知覚
嘔気
嘔気·嘔吐から生じる全体像
不快・不安
食欲不振
低栄養
やせ
易感染
精神心理療法
栄養管理
視覚・嗅覚刺激
環境整備
食事・水分摂取の援助
口腔ケア
・体位の工夫
・吸引
遠心路
迷走神経
・脊髄神経
・横隔神経
嘔吐運動
十二指腸の逆蠕動
噴門・食道下部の弛緩
大きな吸気
声門・軟口蓋の閉鎖
幽門の収縮
肋間筋・横隔膜・腹筋の収縮
胃の逆蠕動
胃の内容物の逆流
嘔吐
吐物
誤嚥
誤嚥性肺炎
窒息
胃液喪失
水分喪失
脱水
HCL喪失
低Cl血症
代謝性アルカローシス
・テタニー
・ショック
・昏睡
輸液療法
随伴症状
血管運動中枢
・血圧変動
・徐脈
・頻脈
・冷汗
呼吸中枢
呼吸促迫
唾液分泌中枢
唾液分泌亢進

2　嘔気・嘔吐

I　嘔気・嘔吐が生じる病態生理

1. 嘔気・嘔吐の定義

嘔気（nausea）とは，口から胃の内容物を吐き出しそうという主観的で不快な感覚である。**悪心**や**吐き気**とも表現される。嘔吐（vomiting）とは，胸腔内圧と腹腔内圧の反射的な上昇により，胃の内容物を口から吐き出すことである。

嘔気は，「むかむかする」「気持ち悪い」「吐きそうだ」等と表現され，嘔吐の前兆として体験されることが多いが，頭蓋内圧亢進時の嘔吐のように，嘔気を伴わず嘔吐することもある。

嘔吐が起こっても何も吐き出さないことを**空嘔吐**（retching），嘔気や腹筋・横隔膜の反射運動を伴わずに，胃の内容物が口腔内に出現することを**逆流**（regurgitation）という。

2. 嘔気・嘔吐の病態とメカニズム

図1は嘔気・嘔吐のメカニズムである。嘔吐の原因となる信号が延髄にある嘔吐中枢に達すると，嘔吐中枢が刺激されて興奮する。嘔吐中枢は直接刺激される場合と，化学受容器引金帯（chemoreceptor trigger zone：CTZ）を介する場合がある。興奮した嘔吐中枢から出た信号は迷走神経，交感神経，体性運動神経を介して，嘔吐運動を引き起こす。

嘔気は嘔吐と同様，嘔吐中枢に刺激が加わることにより生じると考えられているが，そのメカニズムは十分には明らかにされていない。「悪心の機序はあまりわかっていないが，悪心が意識知覚を要することより，大脳皮質が関与している可能性が高い」[1]と考えられている。

1）嘔吐中枢と化学受容器引金帯

1 嘔吐中枢（VC）

嘔吐中枢（vomiting center：VC）の興奮が，直接的に嘔気・嘔吐を引き起こす。嘔吐中枢は，脳幹の延髄の外側網様体に存在する。しかし，嘔吐中枢については不明な部分も多くあり，嘔吐にかかわる領域は1カ所ではなく，脳幹のいくつかの神経核により調節されるネットワークであると考えられている。

嘔吐中枢に刺激を伝える神経伝達物質の受容体として，ドパミン受容体，ムスカリン受容体，ヒスタミン受容体，セロトニン受容体，ニューロキニン1（NK1）受容体などがある。

また，嘔吐中枢の周辺には呼吸中枢，血管運動中枢，唾液分泌中枢など自律神経系の中枢が存在し，嘔吐中枢

図1　嘔気・嘔吐のメカニズム

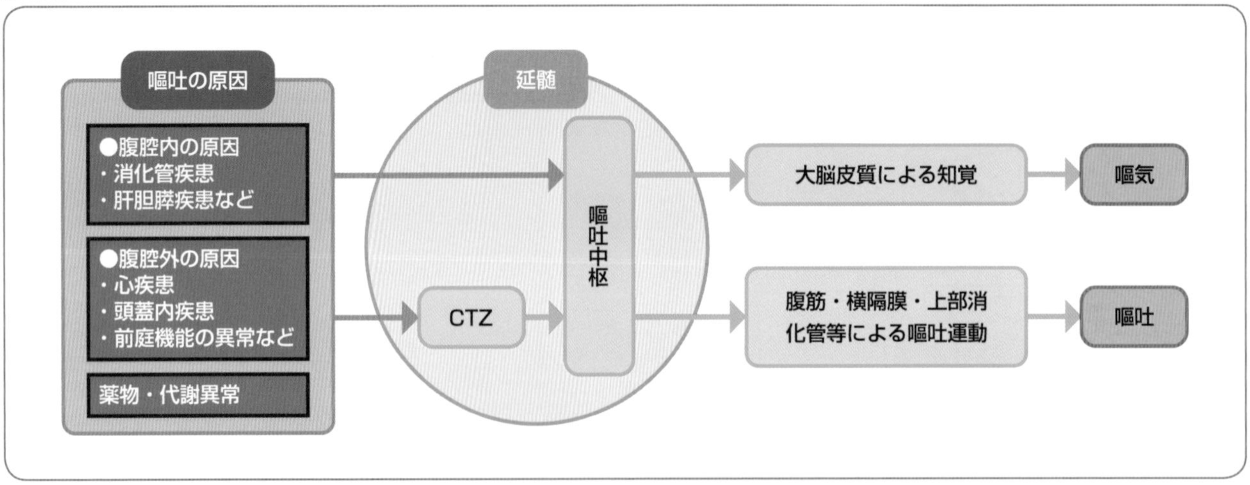

が興奮するとこれらの中枢も刺激を受ける。そのため嘔気・嘔吐時には自律神経系の随伴症状が出現する。

2 化学受容器引金帯（CTZ）

CTZ は直接的には嘔吐を引き起こさず，原因となる物質の刺激を受けて，嘔吐中枢を刺激する。CTZ は延髄の最後野に存在し，脳脊髄液が流れている第 4 脳室に面している。ドパミン受容体，ヒスタミン受容体，ニューロキニン受容体が存在しており，血液脳関門が存在しないため，血液や脳脊髄液中のさまざまな物質（代謝物，ホルモン，薬物，細菌の毒素など）の影響をそのまま受ける。

2）嘔吐運動

嘔吐運動は，胃の内容物を効果的に吐き出すために起こる“上部消化管（食道，胃，十二指腸）と筋肉（横隔膜，腹筋）の協調運動”である。つまり胃内容物を，胃から口までのルートをつくる運動と，胃から口まで運ぶ運動がほぼ同時に起こっているといえる（**図2**）。

①十二指腸から胃に向かう逆蠕動が起こる
②胃の上部，噴門，食道の下部が弛緩する
③反射的に大きく息を吸い込むのと同時に声門と軟口蓋が閉鎖する
④吸気の後，呼吸が止まり，胸腔内圧が高まる
⑤幽門が輪状に強く収縮する
⑥肋間筋，横隔膜，腹筋が収縮し，胸腔内圧，腹腔内圧，胃内圧が高まる
⑦胃の逆蠕動による胃内容物の逆流が起こる
⑧胃内容物が，胃内圧，腹腔内圧，胸腔内圧の高まりを受けて，一気に口まで運ばれる

図2 嘔吐運動

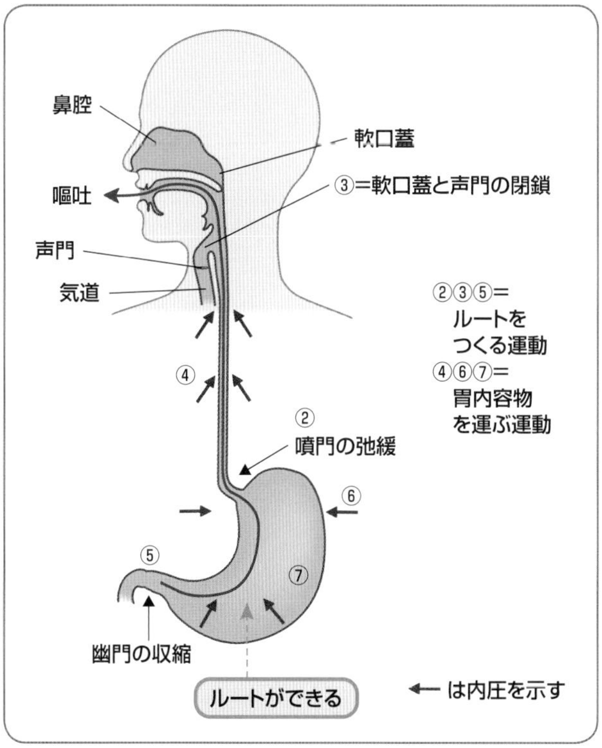

3）嘔気・嘔吐の原因

嘔気・嘔吐の原因は非常に多く，主なものを**表 1** に示す。これらの原因は，❶腹腔内にあるもの，❷腹腔外にあるもの，❸薬物，代謝異常によるもの，の大きく 3 つに分類することができる[1)]。

1 腹腔内に原因があるもの

嘔気・嘔吐の原因としては最も多い。急性腹症，胃・十二指腸潰瘍，イレウス，消化管の感染症などのさまざまな消化管疾患が原因となる。これらの疾患では消化管や腹膜への刺激が迷走神経や交感神経を介して嘔吐中枢を刺激する。

2 腹腔外に原因があるもの

心筋梗塞やうっ血性心不全などの心疾患，脳出血や脳腫瘍など頭蓋内圧が亢進する頭蓋内疾患，メニエール病などの内耳疾患が嘔気・嘔吐の原因となる。

外科手術後にも嘔気・嘔吐は起こる。手術操作による胸膜や腹膜への機械的刺激や麻酔の影響が原因となる。

精神心理的な要因も嘔気・嘔吐の原因になる。激しい感情の変化や不快な臭気・光景などの刺激が大脳皮質を介して嘔吐中枢を刺激する。このような刺激は個人差が強く，習慣化されやすい。摂食障害の患者は，意図的に口腔内に指を入れて舌根や咽頭にある舌咽神経を刺激し，その刺激が嘔吐中枢に伝わって嘔吐を引き起こす。

3 薬物，代謝異常によるもの

薬物が化学受容器引金帯を刺激して，副作用として嘔気・嘔吐を引き起こすことも多い。シスプラチン（抗悪性腫瘍薬），ジギタリス（強心薬），オピオイド（モルヒネなど麻薬性鎮痛薬），フェイトニン（抗てんかん薬），アミノフィリン（気管支拡張薬）などさまざまな薬物が嘔気・嘔吐の原因となる。

また，硬膜外麻酔も第 4 脳室に面している化学受容器引金帯を刺激し，嘔気・嘔吐を引き起こす。

尿毒症，糖尿病性ケトアシドーシス，甲状腺機能亢進症，副腎不全などの内分泌・代謝性疾患も血液中の物質が化学受容器引金帯を刺激して嘔気・嘔吐の原因となる。アルコール中毒や肝不全などの中毒症も同様に

表1 嘔気・嘔吐の主な原因

腹腔内の原因		腹腔外の原因		薬物・代謝異常	
閉塞性の通過障害	●幽門閉塞 ●小腸閉塞 ●大腸閉塞 ●上腸間膜動脈症候群	心疾患	●心筋梗塞 ●心筋症 ●心不全	薬物	●抗悪性腫瘍薬 ●オピオイド ●抗菌薬 ●ジゴキシン ●アミノフィリン ●経口血糖降下薬 ●経口避妊薬
消化管感染症	●細菌性 ●ウイルス性	内耳疾患	●メニエール病 ●前庭神経炎 ●良性発作性頭位めまい症 ●動揺病	内分泌・代謝疾患	●妊娠 ●尿毒症 ●ケトアシドーシス ●肝不全 ●甲状腺疾患 ●副甲状腺疾患 ●副腎不全
炎症性疾患	●胆嚢炎 ●膵炎 ●虫垂炎 ●肝炎	頭蓋内疾患	●悪性腫瘍 ●脳出血・脳梗塞 ●膿瘍 ●水頭症	中毒	●アルコール ●薬物
消化管運動の障害	●胃不全麻痺 ●腸管偽閉塞症 ●胃食道逆流症（GERD）	精神疾患	●摂食障害 ●抑うつ ●心因性嘔吐症	その他	●細菌毒素
その他	●胆石疝痛 ●放射線照射	術後嘔吐	●麻酔薬 ●腹腔内手術，婦人科手術 ●オピオイド使用		
		その他	●強烈な痛み ●不安・恐怖・ストレス ●不快な視覚・嗅覚刺激		

（文献1，5を参考に筆者が作成）

CTZを刺激する。

妊娠の初期に嘔気・嘔吐が起こることは「つわり」として一般的にもよく知られている。これは内分泌の異常や精神心理的な要因と考えられており，重度の嘔気・嘔吐で脱水や電解質異常が引き起こされるものを「妊娠悪阻」という。

3. 嘔気・嘔吐の分類と症状

1）分類

嘔吐中枢の刺激の発生場所により，脳内に原因がある「中枢性嘔吐」と末梢臓器の刺激によって反射的に起こる「末梢性嘔吐（反射性嘔吐）」に分類されるが，嘔気・嘔吐そのものの症状は同じである。

しかし，先天性幽門狭窄症による噴水状の嘔吐や，頭蓋内圧の亢進による嘔気を伴わない突然の嘔吐というように，原因となる疾患による特徴的な嘔吐もある。

さまざまな疾患が嘔気・嘔吐の原因になるため，原因疾患の症状や徴候についても同時に観察していくことが重要となる。

2）随伴症状

嘔吐中枢の興奮が，周辺にある血管運動中枢，呼吸中枢，唾液分泌中枢を刺激する。そのため，嘔気・嘔吐時には，血圧の変動，徐脈や頻脈，顔面蒼白，冷汗，呼吸促迫，唾液分泌亢進などが随伴症状として現れる。

特に，呼吸・循環器系への負荷は全身状態の悪化をもたらすこともあるため注意が必要である。また，むかつきや気持ち悪さのため，食欲不振となる。

3）合併症

嘔吐が頻回になると，肉体的疲労や精神的不安が増大するだけでなく，❶窒息や誤嚥性肺炎，❷脱水や電解質異常，❸マロリー－ワイス症候群などの合併症を引き起こす。さらに嘔気・嘔吐が慢性的に持続すると栄養状態の悪化，体重減少を引き起こす。

1 窒息，誤嚥性肺炎

意識障害を伴う場合には，吐物による窒息の危険がある。また，嘔吐時に声門の反射的閉鎖が不完全な場合は，容易に吐物が肺に吸入され，誤嚥性肺炎を生じる。麻痺のある患者，脳血管疾患などにより寝たきりの高齢者などは誤嚥性肺炎を起こしやすい。

2 脱水，電解質異常

激しい嘔吐により大量の胃液を吐出すると，体内の水分と Cl^- が大量に失われてしまう。そのため，脱水や低クロール血症，代謝性アルカローシスといった電解質異常を引き起こす。これらがさらに悪化すると，テタニー，ショック，昏睡なども引き起こされる。

3 マロリー－ワイス症候群

頻回な嘔吐により，食道に裂傷を生じ，出血してしまう状態をマロリー－ワイス症候群という。これにより吐物に血液が混じる。

4. 嘔気・嘔吐時の診察と検査

1）診察

問診，バイタルサインの測定，視診，触診，聴診，打診によるフィジカルアセスメントを行う。問診では嘔吐の状況や吐物の性状，随伴症状，既往，妊娠の有無等を確認する。まずは，緊急的な処置が必要かどうかを判断するため，下記の有無を確認することが重要である。

①気道閉塞
②呼吸困難
③ショック徴候
④意識障害
⑤腹膜刺激症状
⑥髄膜刺激症状

2）検査

上記の診察に加え，吐物の検査，血液検査，尿検査，腹部エコー，腹部X線検査が行われる。心筋梗塞が原因となることもあるので，心電図検査も行われる。状態によっては，原因検索のために内視鏡検査，CT，血管造影も行われる。

5. 嘔気・嘔吐の治療

嘔吐による気道閉塞を起こさないように，回復体位とも呼ばれる側臥位をとらせ，生命に危険がある場合は救命処置が行われる。嘔気・嘔吐に対しては，対症療法と原因となる疾患の治療が行われる。

1 薬物療法

- 制吐薬：抗ヒスタミン薬，抗コリン薬，ドパミン拮抗薬，セロトニン受容体拮抗薬，ニューロキニン1（NK1）受容体拮抗薬など
- 消化管運動促進薬：メトクロプラミド塩酸塩，モサプリドクエン酸塩，イトプリド塩酸塩，ドンペリドンなど
- その他：抗めまい薬，抗不安薬

2 輸液療法

嘔吐により喪失した水・電解質の補正を行う。

3 消化管の安静

絶食や食事内容の制限により消化管を安静に保つ。

4 胃管挿入・胃吸引

胃内容物の除去し，胃内圧の減圧により嘔吐を軽減させる。

5 胃洗浄

嘔吐の原因となる薬物，毒物を除去する。

6 胃部の冷罨法

胃蠕動運動の抑制し，胃からの刺激を軽減する。

7 イレウス管挿入

小腸の排液や腸管内の減圧を行う。

8 精神心理療法

不安を表出させ，心の安静を保つ。

Ⅱ 嘔気・嘔吐の看護ケアとその根拠

1. 嘔気・嘔吐の観察ポイント

これまで述べてきたように嘔気・嘔吐の原因はさまざまであるため，原因の鑑別を念頭においた観察が必要になってくる。初期の観察としては，診察の項で述べたような緊急性が高いかどうかを判断するための観察を行う必要がある。

問診や全身のフィジカルアセスメントはもちろん，嘔気・嘔吐の特徴や吐物の性状や食事時間と嘔吐との関係についての観察も原因の鑑別につながる重要な情報となる（**表2**）。

❶吐物の性状では，においや混入物を観察する
❷食事との関係については，食事の有無，食後の経過時間を確認する
❸嘔気・嘔吐以外の症状の観察も，原因となる疾患のアセスメントに重要な情報である

2. 嘔気・嘔吐時の看護目標

❶嘔吐による窒息や誤嚥を起こさない
❷嘔気・嘔吐の回数・吐物量が減少し，苦痛が軽減する
❸嘔気・嘔吐の合併症を起こさない

3. 嘔気・嘔吐の看護ケア

1）緊急時

ショック症状，頭蓋内圧亢進症状，急性腹症など救急救命処置が必要となる場合がある。

❶気道確保と誤嚥防止
❷静脈ルート確保，指示の薬物療法，輸液療法の実施
❸バイタルサイン，意識レベル，心電図モニター，パルスオキシメーターなどの継続的なモニタリング

2）嘔吐時

嘔吐は患者の安楽を著しく阻害するため，苦痛を最小限にする援助が必要となる。

1 体位の工夫

誤嚥防止のため側臥位が基本であるが，仰臥位の場合は顔を横に向ける。またギャッチアップ45°，膝を曲げるなどで，腹部の緊張を緩めることができる。

2 含嗽，口腔ケア

吐物の臭気，不快感，味が口腔内に残っていると，不快なだけでなく，さらなる嘔吐を誘発するため，速やかに口腔内を清浄に保つ。

3 冷罨法

胃部の冷罨法により胃蠕動を抑制する。また，患者の好みに合わせ，額などを冷やすことによって心地よさを提供する。

3）食事

❶絶食，食事内容の制限など医師の指示を確認する
❷可能な限り経口摂取をすすめる。食事形態の変更や栄養補助食品の利用など，摂取しやすく，水分・栄養を補うための工夫をする。嘔気・嘔吐が遷延し，栄養状態が悪い場合は，NST（栄養サポートチーム）とも連携する

4）環境整備

視覚や嗅覚の刺激による嘔気・嘔吐を誘発しないように，患者にとって快適な環境整備が必要となる。

❶吐物の速やかな除去や換気
❷汚染された寝衣・寝具の交換
❸騒音や照明の調整

5）薬物療法の管理

❶医師の指示により与薬（制吐薬，消化管運動促進薬）を行う
❷嘔気・嘔吐を観察し，薬物療法の効果をアセスメントする

6）輸液の管理

脱水や電解質バランスの異常に注意する。

7）精神心理療法

❶リラクセーション・気分転換を行う
❷指圧（内関，新門）を行う
❸タッチング・軽擦法（背中をさするなど）を行う
❹訴えをよく聴き，不安を軽減する

［茅野友宣］

表2 観察のポイントと考えられる疾患

観察のポイント		考えられる主な疾患・状態
嘔吐の特徴	嘔気を伴わない嘔吐	頭蓋内圧亢進
	空嘔吐	慢性胃炎，妊娠時の心因反応
	噴水状嘔吐	先天性幽門狭窄症（小児）
吐物の性状	酸性臭	胃・十二指腸潰瘍
	糞臭・便汁の混入	下部消化管の閉塞（下位小腸・大腸のイレウス）
	腐敗臭・膿の混入	胃残渣物の細菌増殖
	胆汁の混入（胆汁：黄緑色の苦味のある液体）	幽門部の開存，胃切除後，十二指腸乳頭より下部の空腸閉塞
	血液の混入（新鮮血・コーヒー残渣様）	上部消化管の出血性潰瘍・腫瘍
	食物残渣	幽門狭窄
食事との関係	空腹時	頭蓋内圧亢進，妊娠
	食直後	食道の狭窄，精神的嘔吐
	食後１～４時間後	胃十二指腸病変，黄色ブドウ球菌食中毒
	食後 12 ～ 48 時間	幽門部から十二指腸の狭窄
	なし	胃がん，その他の悪性腫瘍
他の随伴症状	頭痛，意識障害，巣症状	頭蓋内圧亢進，脳血管疾患
	意識障害，呼気アンモニア臭	肝性脳症（肝硬変，肝がん）
	クスマウル大呼吸，呼気アセトン臭	糖尿病性ケトアシドーシス
	胸痛	心筋梗塞
	腹部症状（腹痛，腹部膨満，圧痛，下痢）	消化管疾患，腹膜疾患，肝・胆道疾患・膵疾患
	腹痛，吐血	食道静脈瘤破裂，上部消化管出血
	腹痛，筋性防御	消化管穿孔，腹膜炎
	嚥下障害	舌・咽頭・食道疾患
	めまい，耳鳴り	メニエール病，動揺病
	眼痛	緑内障
	疝痛発作	胆石，尿路結石
	下腹部痛	異所性妊娠

（文献 1，5 を参考に作成）

《引用文献》

1）ダン L．ロンゴ・他編著，福井次矢・黒川清日本語監：ハリソン内科学，第 4 版．p254，メディカル・サイエンス・インターナショナル，2013.

《参考文献》

1）日本緩和医療学会編：がん患者の消化器症状の緩和に関するガイドライン 2017 年版．p15，金原出版，2017.

2）奈良信雄編著：ナースの内科学，改訂第 10 版．中外医学社，2017.

3）小澤瀞司・福田康一郎総編集：標準生理学，第 7 版．医学書院，2010.

4）岡元和文編著：症状・徴候を看る力！―アセスメント，初期対応，観察とケア，第 2 版．総合医学社，2018.

5）高木永子監：看護過程に沿った対症看護―病態整理と看護のポイント，第 5 版．学研メディカル秀潤社，2018.

6）深井喜代子監：ケア技術のエビデンス．へるす出版，2006.

3 腹痛

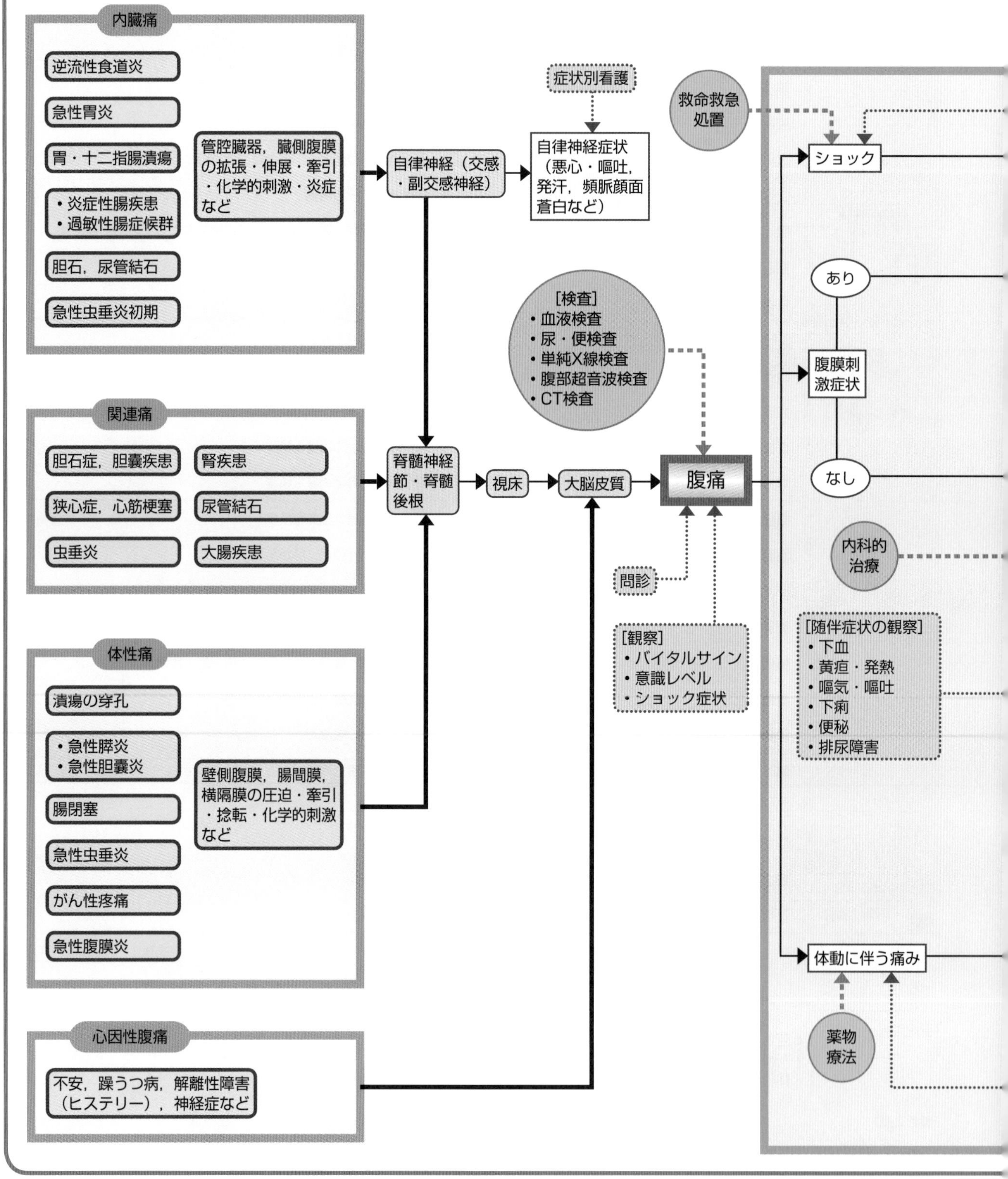
内臓痛
逆流性食道炎
急性胃炎
胃・十二指腸潰瘍
・炎症性腸疾患
・過敏性腸症候群
胆石，尿管結石
急性虫垂炎初期
管腔臓器，臓側腹膜の拡張・伸展・牽引・化学的刺激・炎症など
関連痛
胆石症，胆嚢疾患
腎疾患
狭心症，心筋梗塞
尿管結石
虫垂炎
大腸疾患
体性痛
潰瘍の穿孔
・急性膵炎
・急性胆嚢炎
腸閉塞
急性虫垂炎
がん性疼痛
急性腹膜炎
壁側腹膜，腸間膜，横隔膜の圧迫・牽引・捻転・化学的刺激など
心因性腹痛
不安，躁うつ病，解離性障害（ヒステリー），神経症など
自律神経（交感・副交感神経）
症状別看護
自律神経症状（悪心・嘔吐，発汗，頻脈顔面蒼白など）
救命救急処置
ショック
[検査]
・血液検査
・尿・便検査
・単純X線検査
・腹部超音波検査
・CT検査
脊髄神経節・脊髄後根
視床
大脳皮質
腹痛
問診
[観察]
・バイタルサイン
・意識レベル
・ショック症状
あり
腹膜刺激症状
なし
内科的治療
[随伴症状の観察]
・下血
・黄疸・発熱
・嘔気・嘔吐
・下痢
・便秘
・排尿障害
体動に伴う痛み
薬物療法

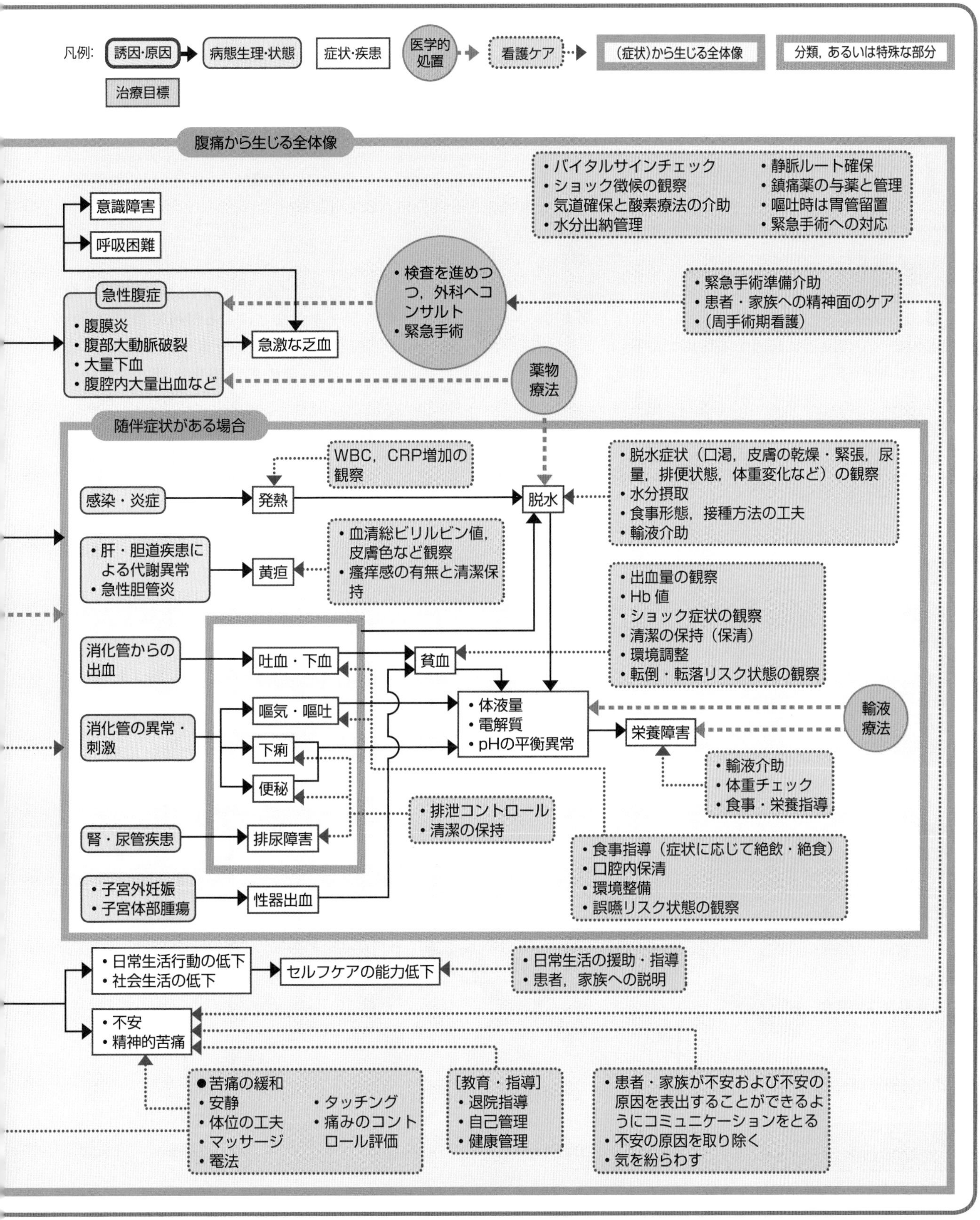
凡例:
誘因·原因
病態生理·状態
症状·疾患
医学的処置
看護ケア
(症状)から生じる全体像
分類，あるいは特殊な部分
治療目標
腹痛から生じる全体像
・バイタルサインチェック
・ショック徴候の観察
・気道確保と酸素療法の介助
・水分出納管理
・静脈ルート確保
・鎮痛薬の与薬と管理
・嘔吐時は胃管留置
・緊急手術への対応
意識障害
呼吸困難
急性腹症
・腹膜炎
・腹部大動脈破裂
・大量下血
・腹腔内大量出血など
急激な乏血
・検査を進めつつ，外科へコンサルト
・緊急手術
・緊急手術準備介助
・患者・家族への精神面のケア
・(周手術期看護)
薬物療法
随伴症状がある場合
WBC，CRP増加の観察
感染・炎症
発熱
脱水
・脱水症状（口渇，皮膚の乾燥・緊張，尿量，排便状態，体重変化など）の観察
・水分摂取
・食事形態，接種方法の工夫
・輸液介助
・肝・胆道疾患による代謝異常
・急性胆管炎
黄疸
・血清総ビリルビン値，皮膚色など観察
・瘙痒感の有無と清潔保持
・出血量の観察
・Hb 値
・ショック症状の観察
・清潔の保持（保清）
・環境調整
・転倒・転落リスク状態の観察
消化管からの出血
吐血・下血
貧血
消化管の異常・刺激
嘔気・嘔吐
下痢
便秘
・体液量
・電解質
・pHの平衡異常
栄養障害
輸液療法
・輸液介助
・体重チェック
・食事・栄養指導
腎・尿管疾患
排尿障害
・排泄コントロール
・清潔の保持
・食事指導（症状に応じて絶飲・絶食）
・口腔内保清
・環境整備
・誤嚥リスク状態の観察
・子宮外妊娠
・子宮体部腫瘍
性器出血
・日常生活行動の低下
・社会生活の低下
セルフケアの能力低下
・日常生活の援助・指導
・患者，家族への説明
・不安
・精神的苦痛
●苦痛の緩和
・安静
・体位の工夫
・マッサージ
・罨法
・タッチング
・痛みのコントロール評価
[教育・指導]
・退院指導
・自己管理
・健康管理
・患者・家族が不安および不安の原因を表出することができるようにコミュニケーションをとる
・不安の原因を取り除く
・気を紛らわす

3 腹痛

Ⅰ 腹痛が生じる病態生理

1. 腹痛の定義

腹痛（abdominal pain）とは，心窩部から恥骨上部までの腹部のすべての臓器に起因する疼痛である。

腹痛は時間の経過とともに，その部位や程度に変化がみられることから，腹痛がどの部位から始まって，時間の経過とともにどのように変化して現在に至っているか，痛みが周期的か持続的かを把握することが重要である。

2. 腹痛のメカニズム

腹痛は病態生理学的に「内臓痛」「体性痛」「関連痛」の3つに分類される（図1）[1,2)]。

1）内臓痛

消化管や膀胱などの腹腔内臓器官の平滑筋の攣縮，管腔臓器の拡張・伸展・牽引などによる機械的刺激や消化液などの化学的刺激，血行障害や炎症による刺激（第1ニューロン）は，交感神経節の神経細胞を経て脊髄後根に入る。

次に第2ニューロンが上行し，脳幹を通って視床に達し，さらに第3ニューロンが大脳皮質体性感覚野領域に達して内臓痛を発生させる。部位がはっきりせず漠然とした痛みが多く，周期的（間欠的）である。

図1　痛みのメカニズム

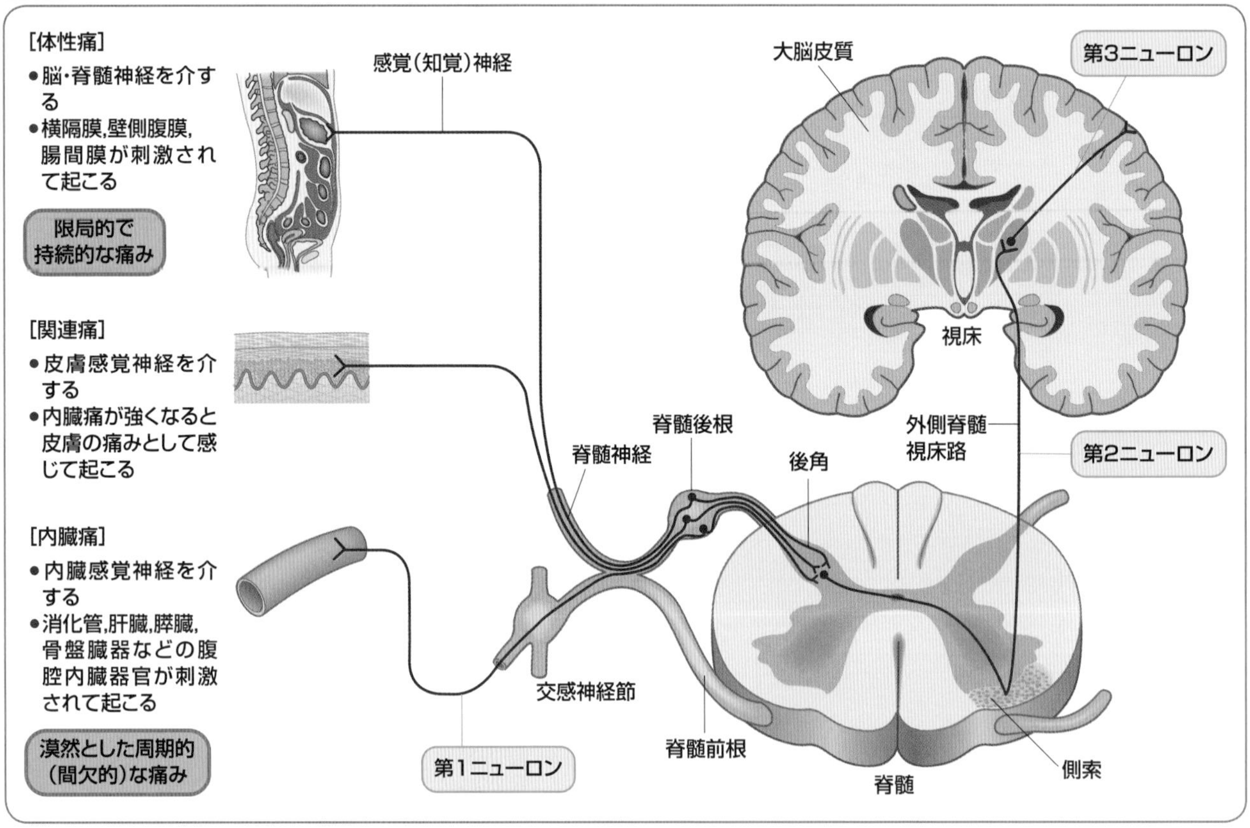

（文献1，2を参考に作成）

自律神経が両側支配であることから，疼痛は正中線に沿った領域に，両側対称性に発生することが多い。また，自律神経の主に交感神経が関連しており，内臓痛とともに自律神経症状（嘔気・嘔吐，頻脈，発汗，顔面蒼白など）を伴うことがある。

2）体性痛

体性痛は**腹膜痛**とも呼ばれる。壁側腹膜，横隔膜，腸間膜などに分布する感覚（知覚）神経が，圧迫，牽引，捻転などの機械的刺激や消化液などの化学的刺激を受け，その刺激が脳・脊髄神経求心路を通って大脳皮質体性感覚野領域に達して体性痛を発生させる。

体性痛は激しい持続的な痛みで，原因となる部位に限局している。

腹部を触診すると，筋性防御，反跳痛（ブルンベルグ徴候）を認める。腹部を伸展させることで痛みが増強するため，常に身体を丸めている，背筋を伸ばした歩行が困難となる。

1 筋性防御

病巣部の刺激が対応する筋肉に伝わって筋原線維を過剰に収縮させ，腹筋が反射的に緊張して硬くなる現象をいう。筋性防御は，指腹で腹壁をゆっくり押していくと，その腹壁周辺の筋肉が収縮して押している指腹が下から押し上げられるような抵抗を感じることで確認できる。

2 反跳痛（ブルンベルグ徴候）

腹部を圧迫した手を離したときに生じる強い痛みを反跳痛という。これは炎症が壁側腹膜まで波及し，伸展などの刺激に対して過敏に反応するために起こる症状である。

3）関連痛

別名，**放散痛**とも呼び，病変部位から離れた部位に感じる疼痛である。

内臓痛を伝える知覚神経と皮膚の痛みを伝える知覚神経が，同じ脊髄後根に入り隣接し合うため，内臓痛を皮膚の痛みとして感じる。

膵炎での背部痛や胆石症での右肩痛と背部痛などがある。

3．腹痛の分類と症状

1）腹痛の分類

腹痛は，発生機序（内臓痛，体性痛，関連痛など）による分類，腹痛が出現した部位による分類などさまざまである。

腹痛部位による分類では，腹部を４区分または９区分に分けて表現する（**図２**）。

右側腹部に痛みがある場合は，右尿管結石，右腎盂腎炎，上行結腸憩室炎など腹痛部位によって疾患を推測することができる。腹腔内のどの位置にどの臓器があるかなど，解剖を熟知しておくことが重要である。

2）腹痛の症状

腹痛は消化器症状として最も頻繁にみられる症状の１つであり，さまざまな臓器の障害や疾患によりもたらされる。腹部にある消化器臓器の疾患だけでなく，心筋梗塞，狭心症，腹部大動脈解離などの血管系疾患や婦人科系疾患，泌尿器科系疾患など多くの臓器の異常でも起こることに注意が必要である[3]。

症状として，発熱，吐血・下血，下痢・便秘，吃逆（しゃっくり），嘔気・嘔吐，黄疸，排尿障害，性器出血，脱水などの随伴症状や，不安，腹膜刺激症状（急性腹症），ショックなどがある。

急性腹症

急性腹症とは，発症１週間以内の急性発症で，手術などの迅速な対応が必要な腹部（胸部も含む）疾患である。近年では，医療の進歩，回復手術以外の選択も増えたため，早期に治療を必要とするという表現に変わってきている。

消化管穿孔，急性胆嚢炎，腸間膜動静脈血栓症，腸閉塞（イレウス），外傷などが対象となる[2]。

4．腹痛の検査・診断

1）問診

問診は，腹痛の原因を判断するために，重要な情報収集の手段である。

しかし，痛みの程度は，その感受性によって個人差がある。訴え方と重症度が一致しないことがあるため注意が必要である。また，糖尿病の基礎疾患がある患者や高齢者は痛みの訴えが少ないことがあるため，家族からの

図2　腹痛の部位（9区分）と主な疾患

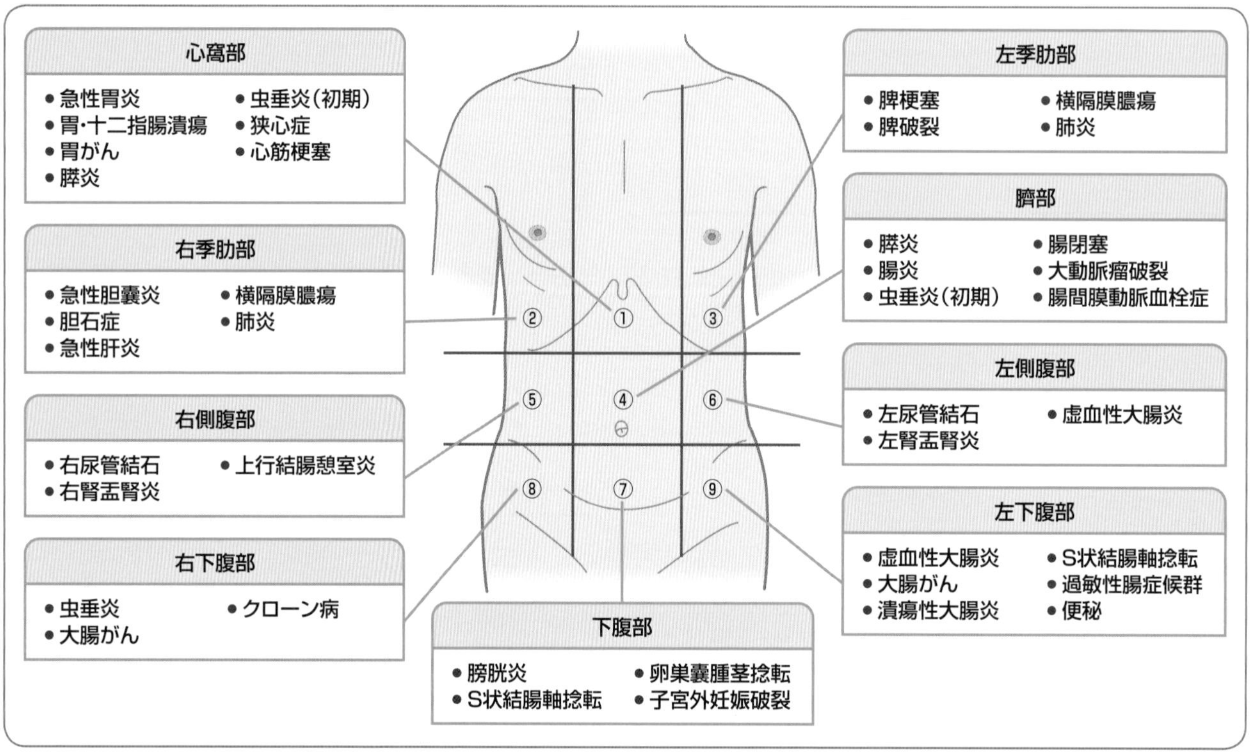

（加藤拓次：消化管　症候．浅野嘉延，吉山直樹編，看護のための臨床病態学，改訂4版．p162，南山堂，2020．を参考に作成）

情報収集や非言語的コミュニケーションをもちいて，統合してアセスメントすることが重要である。

■ 問診のポイント

①痛みの確認
- 腹痛の部位：腹部全体か限局しているか
- 痛みの時期と経過：いつから痛いか，漸増性か，発作性と消退を繰り返しているか
- 痛みの性質：鈍痛，疝痛，自発痛，圧痛，叩打痛
- 痛みの閾値：スケールを用いて評価

②腹痛前の食事の時間と内容
③随伴症状（発熱，嘔気・嘔吐，吐血・下血，下痢・便秘，排尿障害，性器出血）の有無
④既往歴（腹痛の原因となるような疾患を以前指摘されたか，開腹手術の既往，鎮痛薬の内服歴）
⑤生活歴（喫煙歴，飲酒歴）
⑥女性の場合は，妊娠の可能性など

2）検査

腹痛の検査には，血液検査・尿検査・便検査・単純X線検査・腹部超音波（エコー）検査・腹部CT検査などがある（**表1**）。

表1　検査所見

検査の種類	所見
血液検査	●腹腔内臓器や腹膜に炎症がある場合は，白血球増多やCRPの上昇 ●ヘモグロビン（Hb）値の低下から貧血傾向がわかり，消化管出血の可能性を推測できる ●血小板の減少は，急性腹症を疑う ●膵胆道系を疑わせる場合は，ビリルビン値やアミラーゼ値の上昇
尿検査	●泌尿器系疾患による腹痛に有用である ●尿路結石の場合は潜血反応がみられる
便検査	●消化管出血による腹痛に有用である
単純X線検査	●横隔膜下に腹腔内遊離ガス像（free air）の存在が確認できれば，消化管穿孔の診断となる
腹部超音波（エコー）検査	●実質臓器の異常の診断や腹水の有無などの診断に有用である
腹部CT検査	●腹腔内の異常をかなりの精度で客観的に評価できる

3）診断

来院時，患者がどのような姿勢で歩行しているかを確認するとともに，顔色やバイタルサインなどから全身状態を把握する。バイタルサインが安定していれば，問診や診察，検査などを行い，素早く診断を鑑別していく[4]。

ショック徴候（血圧低下，頻脈，顔面蒼白，冷や汗，四肢冷感）や意識レベル低下などは，出血や敗血症などが予測されるため，直ちに緊急処置が必要である。また，反跳痛や筋性防御など腹膜刺激症状（急性腹症）がみられた場合は，外科にコンサルトする。

緊急を要しない場合は，随伴症状の有無と腹痛の部位，検査結果から腹痛の原因を判断し，対症療法とともに原因疾患の治療にあたる。

5. 腹痛の治療

腹痛の治療には外科的治療と内科的治療がある。外科的治療には開腹手術と腹腔鏡下手術，内視鏡下手術があり，内科的治療には胃腸管の減圧療法，輸液療法，安静療法，食事療法，薬物療法，心理療法がある[3]（表2）。

表2 内科的治療

内科的治療	解説
胃腸管の減圧療法	●単純性イレウス，消化管穿孔（軽度），麻痺性イレウスの進行を避ける場合は，経鼻・経肛門より管を挿入し，胃・腸管の減圧を図る
輸液療法（体液・電解質の補正）	●発熱，出血，下痢，嘔吐などにより血管内脱水や電解質喪失が考えられる場合は，補正する
安静療法	●侵襲のある臓器への負担を軽減し，安静を図る。身体的疲労のための回復を図り，回復のための身体予備力を高める
食事療法	●食事が原因となる場合もあるため，規則正しい食事習慣を身につけ，原因となる疾患に対しての食事指導を行う ●激しい腹痛時は禁食とする
薬物療法	●薬物で腹痛が軽減してしまうと腹腔内に起こっている危険な症状を隠蔽し，診断を誤ってしまうことがあるため，薬物を使用するときには，十分に注意する
●鎮痙薬 ●硫酸アトロピン ●臭化ブチルスコポラミン ●塩酸パパベリン	●対症療法で使用した場合，薬剤の即効性と持続性，原因疾患の増強の有無，副作用の有無と程度を評価する
●解熱・鎮痛薬 ●スルピリン ●アセトアミノフェン ●アスピリン	●まれに喘息発作の誘発，アナフィラキシーショックが起こる場合があるため注意する
●非麻薬性鎮痛薬 ●ペンタゾシン	●中枢神経の働きを抑制することで鎮痛効果がある ●呼吸抑制を起こすことがあるので注意する
●麻薬性鎮痛薬 ●塩酸モルヒネ	●排便反射の抑制により，便秘症状を起こしやすいため，排便コントロールが必要である。また，呼吸抑制が起こるため，呼吸状態の観察は重要である ●禁忌：黄疸を伴う疾患や急性膵炎の場合は，オッディ括約筋を収縮させ胆汁や膵液の排出を抑制するため禁忌
●精神安定薬・催眠鎮静薬	●心因性の腹痛の場合に効果がある。体性痛や内臓痛の場合でも，環境やその他の理由により過剰に興奮していたり，不安を生じたりするときに併用して用いる
心理療法	●心因性の腹痛の場合，専門医にコンサルトし，診察・治療を行う

（池松裕子・山内豊明編：症状別・徴候別アセスメントと看護ケア．pp775-776，医学芸術新社，2008．を参考に作成）

Ⅱ 腹痛の看護ケアとその根拠

1. 腹痛の観察ポイント

1）情報収集

腹痛がいつからあるのか，どの部位（腹部全体か限局しているか）に，漸増性か発作性に出現と消退を繰り返しているか，痛みの性質，持続時間，どうすれば楽になるか，発熱，黄疸，嘔気・嘔吐，下血などの随伴症状，薬物との関係，既往歴，食事や便通との関係などを情報収集する。女性の患者の場合は，最終月経や妊娠の可能性についても確認する。

2）身体所見（腹部の観察）

腹部全体の膨隆ならば腹水貯留か単なる肥満か，限局性膨隆ならば部位はどこか観察する（**表3**）。

心窩部の膨隆ならば胃や肝臓に，下腹部の膨隆ならば膀胱や子宮に，原因があることを予測できる。

視診以外に，日頃から腸蠕動を聴診しておくと，甲高い金属音聴診時は腸閉塞の早期発見ができる。

腹痛の触診をする場合，強い痛みを訴えている部位を触診すると，それによって関連する部位や周囲の痛みが，連鎖反応的に増強してしまうことがあるため，強い痛みを訴えている部位の触診は最後に行う。

2. 腹痛の看護目標

❶腹痛による苦痛が緩和される
❷腹痛時における随伴症状が緩和される
❸腹痛に対しての対処行動および予防ができる
❹患者・家族が不安を表出することができる

3. 腹痛の看護ケア

1）苦痛の緩和

腹痛が起こったら，まず安楽な姿勢で処置を待たなければならない。安楽にすることは，痛みによる体力低下の予防にもなる。腹痛が持続すると不安が増強するので，少しでも痛みによる苦痛が緩和できるように援助する。

1 体位の工夫（図3）

心身の安静を図るために臥床安静とする。また，胃腸管のけいれんからくる腹痛で，腹部を強く圧迫することによって疼痛がやわらぐものは，腹部の下に枕やクッションを敷いて，かがんだ姿勢または腹臥位をとらせるとよい。

腹部膨満のある場合は排ガスに努め，膝を曲げ，腹壁

表3 腹痛のフィジカルアセスメント

フィジカルアセスメント		ポイント
視診	・腹部膨隆　・手術跡 ・腹壁静脈瘤怒張　・皮下出血 ・ヘルニア　・黄疸の有無	・膨隆部位によって，原因となる臓器を予測することができる
聴診	・腸蠕動の有無や亢進・低下などの程度 ・金属性雑音の有無	・金属雑音は腸閉塞時に聴診することができる ・貯留している腸の内容物が狭窄している部位を通過するときに確認できる
打診	・濁音・鼓音の有無	・濁音がある場合は，複数の貯留が考えられる ・下腹部に腹部膨満があり，濁音がある場合はイレウスや腸軸捻転の可能性がある
触診	・腹壁の緊張（筋性防御）・硬さ ・圧痛の部位・程度 ・反跳痛（ブルンベルグ徴候）の有無 ・臓器や主流の蝕知 ・波動の有無	・腹痛の触診では，患者が強い痛みを訴えている部位は後で行う。理由は，疼痛が強い部位を触診すると，それに関連する部位や周囲の痛みが連鎖反応的に増強してしまうことがあるため，患者の訴えを十分に聞いた後に触診したほうがよい ・反跳痛や筋性防御などの腹膜刺激症状を呈していれば，急性腹症を予測する

図3　腹痛時の体位

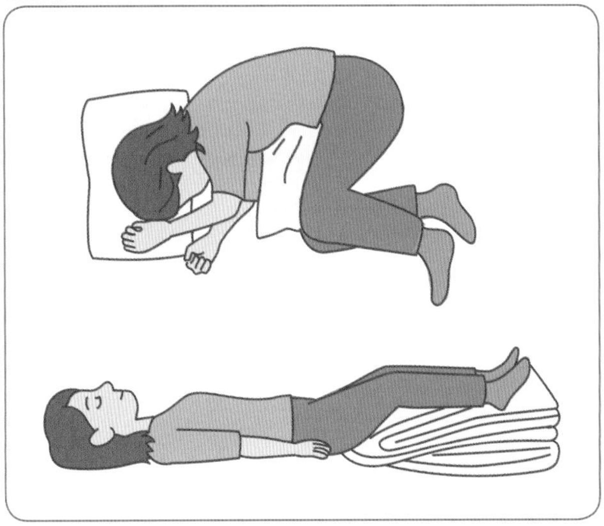

の緊張をやわらげる体位が望ましい。

2 罨法

一般に温めると平滑筋の緊張がやわらぎ，苦痛や腹部膨満感が緩和される。温湿布・腹巻などで保温に努める。

局所の急性炎症（虫垂炎・腹膜炎など）が疑われる場合は，炎症を助長させるため，温湿布は禁忌である。

3 効果的な鎮痛薬の与薬方法

鎮痛薬は，腹痛が激しくなってからの与薬よりも，それ以前の与薬のほうが効果を発揮し，患者の苦痛を少なくできる。

したがって，患者自身がこのことを理解し，自分で感じる前兆あるいはそれに該当する変化や動機などがあった場合は，遠慮なく鎮痛薬を要求できるよう，あらかじめ十分説明しておく必要がある。

4 腹痛のコントロールの評価

腹痛は，主観的症状であることから，客観的な疼痛スケールの活用と同時に，患者の言語表現を重視する。さらに随伴症状，表情，姿勢，体動ならびに鎮痛薬の種類（オピオイド・非オピオイド鎮痛薬，鎮痛補助薬など），与薬量，回数ならびにその患者の腹痛を少しでも緩和できる薬物以外のもの（例：マッサージ，指圧，罨法，音楽）などを総合的にみて，どれが患者にとって最も効果がみられるのか腹痛のコントロールを分析・評価し，記録に追加・修正する。

2）食事指導

吐血・下血，嘔気・嘔吐，激痛を伴う場合は消化管の安静を保つため絶飲，絶食となる。口渇が強いときは氷片を口に含ませたり，冷水で含嗽を行う。

また，口腔内の感染や口腔内が汚れていることによる気分不快などが予測されるため，気分を紛らわすことも併せて，口腔内保清を実施する。

食事については，症状が軽減すれば医師の指示によって，消化の良いものを少量から開始する。胃を刺激する酸味・香辛料・濃厚な味つけのものは避け，消化・吸収がよく胃に負担がかからないものを選択する。食事は時間をかけて，ゆっくりと落ち着いた気分でとれるようにする。

消化器疾患の種類によって食事内容（例えば胆石・胆嚢炎患者は脂肪の多い食品は避ける）を選択する。食事と時間的な関係も観察することが必要である。

3）排泄のコントロール

便秘や下痢を繰り返さないように，食事や水分管理，規則正しい生活，症状に応じた薬剤使用などによって排泄のコントロールを行う。

4）生活指導

消化管疾患による疼痛は自律神経の支配を受けているため，感情の動揺や緊張が影響することが多い。精神の緊張は，胃・十二指腸液の分泌異常や腸蠕動亢進を起こすので過労は避ける。

睡眠を十分にとり，規則正しい生活をし，食後は少しでもゆっくりと休めるような時間をつくって，精神的なゆとりがもてるように指導する。

5）ショックの予防

吐血・下血などを伴うとき，また激痛のあるときにはショック症状に注意する。疼痛をコントロールすることでショックの予防となり，かつ精神的な安定のためにも疼痛の緩和に努める。医師からの指示で鎮痛薬・鎮静薬を使用することがあり，確実に投与できるようにする。

バイタルサインを正確に把握し，全身状態をアセスメントすることによってショック症状の早期発見に努める（表4）。

6）不安

腹部を触診するときは，腹壁の緊張を緩めるために，軽く膝を屈曲させ，楽に口呼吸するように患者に説明する。また，緊張・不安の緩和のみならず，腹部への気持ちの集中を避けるために患者とコミュニケーションをと

表4　救急救命処置

- ①バイタルサインの確認
- ②気道確保と酸素療法
- ③血管確保
- ④鎮痛薬の与薬と管理
- ⑤水分出納の管理
- ⑥悪心・嘔吐時は胃管挿入
- ⑦緊急手術への対応

る。

汎発性腹膜炎，腸閉塞，腸間膜動脈血栓症，腹部大動脈瘤破裂，子宮外妊娠の破裂など，緊急開腹手術をしなければならないこともある。短い時間の中で処置等が進められ，患者は痛みがあるうえに手術という選択で，不安はかなり大きくなることが予測される。また，家族も心の準備ができていない状況で手術を受け入れなければならないため，患者と同様，不安が増強する。

看護師は短い時間の中で，どのようなことが不安なのか，どのようにすると不安が軽減できるのか，患者・家族の立場で考え援助していくことが重要になる。

7）教育・指導

1 情報提供

患者・家族に治療の必要性を十分に説明し，理解と協力を得る。そして，患者とともに目標を設定し，患者自身の意欲・やる気を引き出し，自分自身の治療に積極的に向き合えるように支援する。

2 自己管理

服薬管理や体調管理など，患者自身のセルフケア能力を引き出せるように支援する。また，慢性的に腹痛が生じる場合，どのような状態のときに生じるのかを把握し，腹痛のリスクを抑えるような行動がとれるように働きかける。

［青池智小都］

《引用文献》

1）加藤拓次：消化管　症候．浅野嘉延，吉山直樹編，看護のための臨床病態学，改訂4版，p162，南山堂，2020.
2）井平稚恵：腹痛．池松裕子・山内豊明編，症状別・徴候別アセスメントと看護ケア，p768，医学芸術社，2008.
3）前掲書2，p775.

《参考文献》

1）阿部俊子監：エビデンスに基づく症状別看護ケア関連図，改訂版．中央法規出版，2013.
2）松田明子・他：系統看護学講座 専門分野Ⅱ 消化器　成人看護学5，第14版．医学書院，2014.
3）森山美智子，木原康樹，宇野真理子・他編：エビデンスに基づく循環器看護ケア関連図．中央法規出版，2019.
4）急性腹症診療ガイドライン出版委員会編（日本救急医学会，日本プライマリ・ケア連合学会，日本医学放射線学会，日本産婦人科学会，日本血管外科学会）：急性腹症診療ガイドライン2015．医学書院，2015.
5）医療情報科学研究所編：フィジカルアセスメントがみえる．メディックメディア，2015.
6）佐藤まゆみ，林直子編：成人看護学　急性期看護Ⅱ　救急看護・クリティカルケア，改訂第3版．南江堂，2019.
7）齋藤宣彦：看護につなげる病態生理―よくある症状の仕組みがわかる．照林社，2016.
8）井上智子，窪田哲朗編：緊急度・重症度からみた症状別看護過程＋病態関連図，第3版，p650，医学書院，2019.
9）高木永子監：看護過程に沿った対症看護―病態生理と看護のポイント，第5版，p689，学研メディカル秀潤社，2018.

Column 腹部外傷

1．腹部外傷が生じる病態生理

1）腹部外傷の定義と分類

腹部外傷（abdominal trauma）は「鈍的外傷」と「鋭的（穿通性）外傷」に大別される。

1 鈍的外傷：交通事故，工事現場などの労災事故，墜落，暴力

ハンドル等により腹部に直接外力が加わるものと，急な減速（高所からの転落や衝突事故）による剪断力で生じる**臓器損傷**がある。腹部外傷の大半を占めるが，目で見える損傷に比べて診断・治療が容易ではないため注意が必要である。

2 鋭的（穿通性）外傷：刺創，銃創，杙創《よくそう》

ナイフなどによる刺創では，大血管や肝臓などの実質臓器を穿通すると循環血液量減少性ショックに至る。銃創は刺創と比べて重症化しやすく，銃器の種類や損傷時の生体との距離，射入部位などにより損傷の程度も異なる。杙創では，工事現場等の鉄筋等に墜落して受傷することが多いため，腹部以外の外傷にも注意が必要である。

穿通性損傷では必ずしも臓器損傷を引き起こすとは限らないため，受傷部位と血管，実質臓器や管腔臓器との位置関係（穿通する方向，成創器の種類など）によって重症度は異なる。

2）腹部外傷の病態生理

腹部には血管，肝臓や脾臓などの実質臓器，胃や大腸，小腸などの管腔臓器が存在する。損傷が腹部に限局される場合と，交通事故等によくみられる多発外傷があり，受傷機転も考慮しながら診療を進めていく必要がある。

腹部外傷により大血管や実質臓器が損傷すると，腹腔内や後腹膜腔に大量の血液が貯留し，循環血液量減少性ショックに至ることが多い。一般的に**腹腔内出血**では1,500～3,000mLの出血量が推定される。しかし，出血量が循環血液量の30%以下（体重50kgで約1,000mL）であれば，生体の代償機能が働き，血管収縮と心拍数増加によって血圧低下が生じないことも多い[1)]。

また，動脈性出血や複数箇所からの出血では受傷早期から臨床所見が出現しやすいが，後腹膜腔は体表から深い位置にあるため，外見上の変化やバイタルサイン等の臨床所見が現れにくい。

気づいたときには，すでに重症化していることもまれではないため，呼吸回数の増加や心拍数の上昇など，状態の変化に注意が必要である。

さらに，管腔臓器や膵臓が損傷すると，細菌が多数存在する内容物が腹腔内に流入する。腹腔内は無菌状態であるため，組織汚染から腹膜炎が引き起こされる。炎症が進行すると生命の危機を招く可能性があり，重症化する前に開腹術を行わなければならない。

また，まれに腹部の鈍的外傷により横隔膜損傷を併発するケースもあり，腹部だけにとらわれず全体像を把握する必要がある。

3）腹部外傷の診断・検査

1 画像診断

①超音波検査

迅速かつ非侵襲的で繰り返し行うことができる検査である。外傷診療ではFAST（Focused Assessment with Sonography for Trauma）として，腹腔内出血・心嚢液貯留・血胸の有無を確認する。損傷臓器の特定や重症度の評価を行い，緊急処置の判断の指標となり得る。

②腹部X線検査

近年では，ほとんどの施設でCT検査が行えるため，腹部X線検査をしないことも多い。銃弾等の穿通性異物の有無（腹腔を貫通しているかどうか）の判断に用いられることがある。

③腹部CT検査

出血性病変の有無とその活動性を評価するための造影ダイナミックCTが行われる。血腫の有無や造影剤の血管外漏出像がないかどうかを評価する。

2 血液・尿検査

①血液検査

血算・生化学・凝固検査，血液ガス分析を行い，貧血や膵・肝機能障害，血液凝固障害，代謝性アシドーシスの有無を確認する。

輸血に備え，血液型の同定や輸血交差適合試験，輸血前保存検体の採取を行う。

②尿検査

腎臓・膀胱，尿管損傷のスクリーニングとして血尿の有無を確認する。肉眼的血尿から顕微鏡的血尿まで，血尿の程度には差があるため，目に見える症状だけに捉われないように注意する。

4）腹部外傷の治療

腹部外傷治療の基本は，**A（気道），B（呼吸），C（循環）の安定化**である。生理学的異常の有無を早期に認知し，治療的介入の優先順位を判断することが重要である。循環血液量減少性ショック（**図1**）となる血管損傷による出血や，消化管損傷に起因する腹膜炎への対処が重要である。

1 内科的治療

まずは初期輸液療法を行う。温めた乳酸または酢酸リンゲル液などの等張電解質輸液を成人では1～2L急速投与する。初期輸液療法で循環の安定化が図れるかどうかが，その後の治療を左右するため，経時的な観察が重要となる。

循環動態が不安定，または30％以上の循環血液量の喪失が予測される場合には，総輸液量が3L以上となる前に輸血を開始すべきである。ショックを伴う場合は，受傷直後より血液凝固障害が生じているため，早期に濃厚赤血球（RBC）と新鮮凍結血漿（FFP）の投与を開始する。

補助的な止血療法として，トラネキサム酸の投与が行われる。安価な薬剤であり，血栓形成などの大きな合併症もないため，重症度にかかわらず幅広く使用することができる。一方，高価ではあるが，大量出血患者に対してフィブリノゲン製剤やプロトロンビン複合体製剤を使用することもある。

2 IVR（Interventional Radiology）

血管内からのアプローチによって動脈性出血の止血治療を試みる。

①大動脈遮断バルーン（intra-aortic balloon occlusion：IABO）

バルンカテーテルを挿入し，一時的な血流コントロールを図る。

②経カテーテル動脈塞栓術（transcatheter arterial embolization：TAE）

さまざまな塞栓物質を使用し，血管内を塞栓させ止血を図る。

3 開腹術

初期輸液に反応しない場合は，速やかに開腹術による止血を行う。

図1 ショックの分類

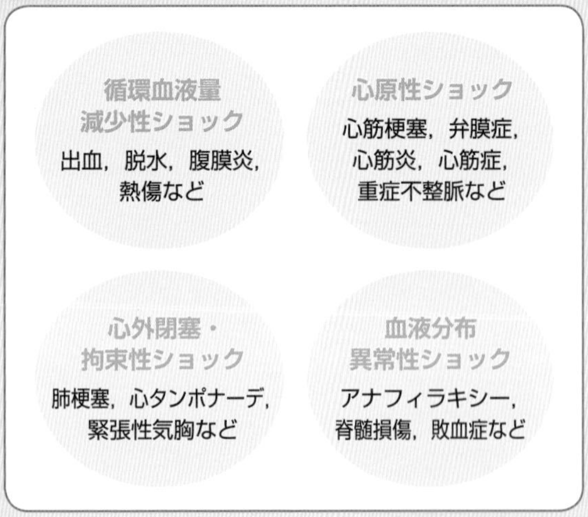

2．腹部外傷の看護

体表観察や受傷機転から臓器損傷を推定するためには，体表の直下および周囲の解剖学的知識が不可欠である。損傷部位だけにとらわれず，胸郭から骨盤までの腹腔が存在する全領域を腹側・背側ともに観察する必要がある。

腹腔には，肝臓・脾臓などの実質臓器と消化管などが存在しており，これらの臓器が損傷すると，血液やガス，消化液，便中などの管腔内容物が貯留する。壁側腹膜の直接損傷や消化液等の貯留があると腹痛や反跳痛，筋性防御として現れる。後腹膜腔には，大動脈や下大静脈，十二指腸・膵臓・腎臓および尿管などが存在する。腹膜より外側で腹部体幹を構成する筋肉までの軟部組織であり，腹腔の背側に位置する。前述したとおり，体表から深い位置にあるため臨床症状が出現しにくく，損傷の評価が難しい。

受傷部位から考えられる臓器損傷だけでなく，周辺臓器への障害の可能性を考えながら観察，診察・検査の介助を進めていく必要がある。

1）腹部外傷患者の看護の実際

1 事前準備

腹部外傷では，診察と処置・看護ケアが同時に行われるため，事前の準備と迅速な初期対応が求められる。

モニタリング機器や気道・循環管理物品，医薬品や超音波診断装置，人工呼吸器やシリンジポンプ等のME機器をいつでも使用できるように事前準備しておくことが必要である。

また患者状態の詳細や感染症の有無が不明なことも多く，個人防護用具の着用を基本とした感染予防対策も忘れてはならない。

2 フィジカルアセスメント

①問診

- 受傷機転（どのような状況で受傷したのか）
- 疼痛の有無とその部位
- 疼痛の程度（NRS）と性状（持続痛・間欠痛）
- 時間経過
- 放散痛の有無
- 随伴症状の有無
- 既往歴，服薬状況（抗凝固薬の内服の有無など）

②視診

- 下部胸部から腹部前面まで，側腹部・鼠径部および会陰までの外表面の皮膚色や外傷の有無（挫創・裂創，刺創，銃創，穿通性異物など）
- 腹部膨隆の有無
- 手術痕の有無
  ▶打撲痕やシートベルト痕，タイヤ痕などは外傷の程度や損傷臓器の推定に重要な情報となる

③聴診

表 腹膜刺激症状

圧痛	圧迫で痛みが生じるのもの
反跳痛	圧迫した手を急に離した際に生じる痛み
筋性防御	患者の意思によらない腹壁筋の緊張

- 腸蠕動音および腸雑音の有無
  ▶血液や消化管内容物が腹腔内に存在すると，腸管麻痺を引き起こす

④触診

- 腹壁の緊張度
- 圧痛や反跳痛，筋性防御（**表**）などの腹膜刺激症状の有無とその位置
  ▶腹部に力が入った状態では正しく評価できないため，仰臥位で両膝を立て，腹壁の緊張がない状態で評価する

⑤打診

- 腸管ガスの有無
  ▶腸管麻痺による腸管内ガス貯留では，臍部を中心に鼓音を聴取。大量の腹腔内液体貯留ではびまん性の濁音を聴取する

3 緊急度・重症度の判断（トリアージ）

生命維持のための生理学的機能に異常がないかを判断する。ショック（**図2**）の早期認知と迅速な処置介入が患者の生命予後を大きく左右する。

4 救急処置と検査の実施および介助

ショックへの対応や輸血に備え，20G以下の留置針で2本以上の静脈路を確保する。また，造影検査が迅速に行えるように輸液ルートに造影用の耐圧チューブをセットしておくなど，検査と診断・治療がスムーズに進むようにすることも大切である。

5 身体的苦痛の緩和と生体機能の安定化の促進

安楽な体位の保持や指示薬の投与など，顕在化している苦痛を緩和できるように援助する。鎮痛薬には麻薬を使用することもあり，取扱いには十分注意する。外表面の観察や検査等で肌を露出する場面が多いが，低体温は血液凝固障害を助長するため，積極的な加温を行う。

図2 ショックの5徴候

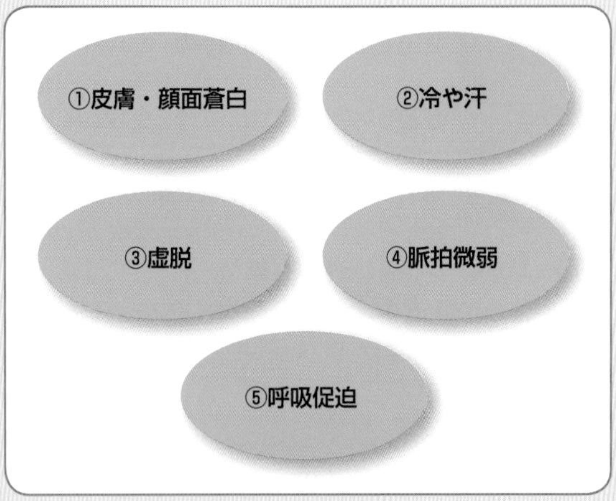

また，外傷によって引き起こされた生理学的・解剖学的異常を早期に発見し，診断・治療的介入を行っていくため，即時介入できるように外傷看護に対する知識や救急看護技術を身につけておく必要がある。

6 患者と家族への心理的支援

腹部外傷の多くは突然の受傷であり，予期しない事態に患者やその家族は不安や戸惑い，時には怒りを抱いていることもある。重症外傷症例では，患者が意思決定できないことも多く，家族による代理意思決定が必要となる。検査・処置と並行しながら，本人だけでなく家族への心理的支援ができるようにチーム内で協働していく必要がある。

7 倫理的配慮

救急医療領域では，救命が第一優先となるため医療者主導で医療が展開されていくことが多い。看護師は，患者・家族の擁護者として常に人の命や尊厳を尊重することができるように，患者・家族の心情や心理的変化を受け止めながら中立的立場で看護を展開していくことが大切となる。

8 医療チーム内での調整

救急外来では，医師だけでなく放射線技師や臨床検査技師，薬剤師，CE（臨床工学技士）など多くの職種が同時に一人の患者の救命にかかわるため，医療チーム間での情報共有や連絡を密に行い，連携しながら診療と治療を進めていくことが重要である。

［久利衣子］

《文献》

1）日本外傷学会監：外傷専門診療ガイドライン JETEC―戦略と戦術，そしてチームマネジメント 改訂第2版．へるす出版，p208，2018.

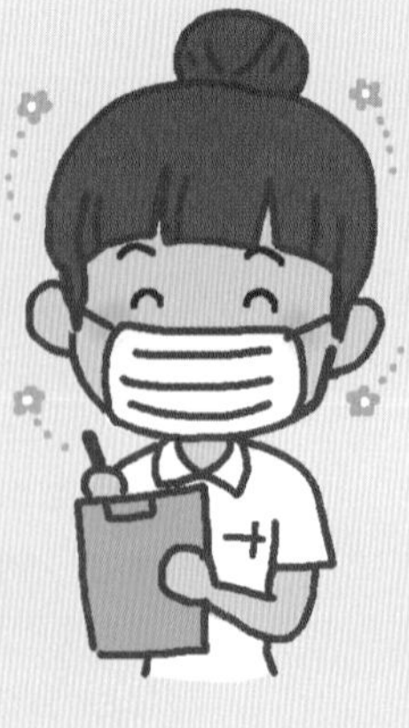

NOTE

4 吐血・下血

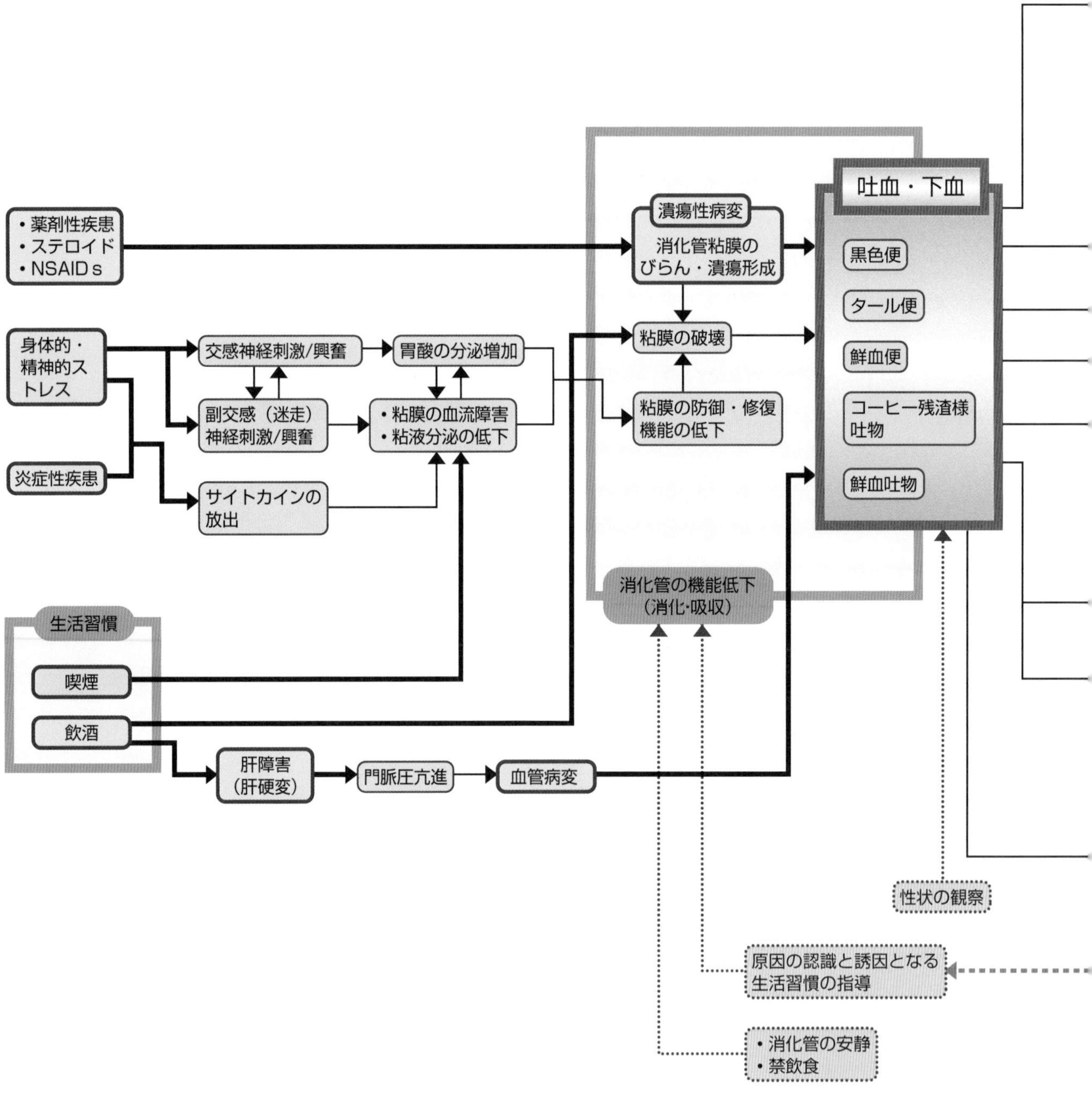
・薬剤性疾患
・ステロイド
・NSAIDｓ
身体的・精神的ストレス
炎症性疾患
交感神経刺激/興奮
副交感（迷走）神経刺激/興奮
サイトカインの放出
胃酸の分泌増加
・粘膜の血流障害
・粘液分泌の低下
潰瘍性病変
消化管粘膜のびらん・潰瘍形成
粘膜の破壊
粘膜の防御・修復機能の低下
消化管の機能低下（消化･吸収）
吐血・下血
黒色便
タール便
鮮血便
コーヒー残渣様吐物
鮮血吐物
生活習慣
喫煙
飲酒
肝障害（肝硬変）
門脈圧亢進
血管病変
性状の観察
原因の認識と誘因となる生活習慣の指導
・消化管の安静
・禁飲食

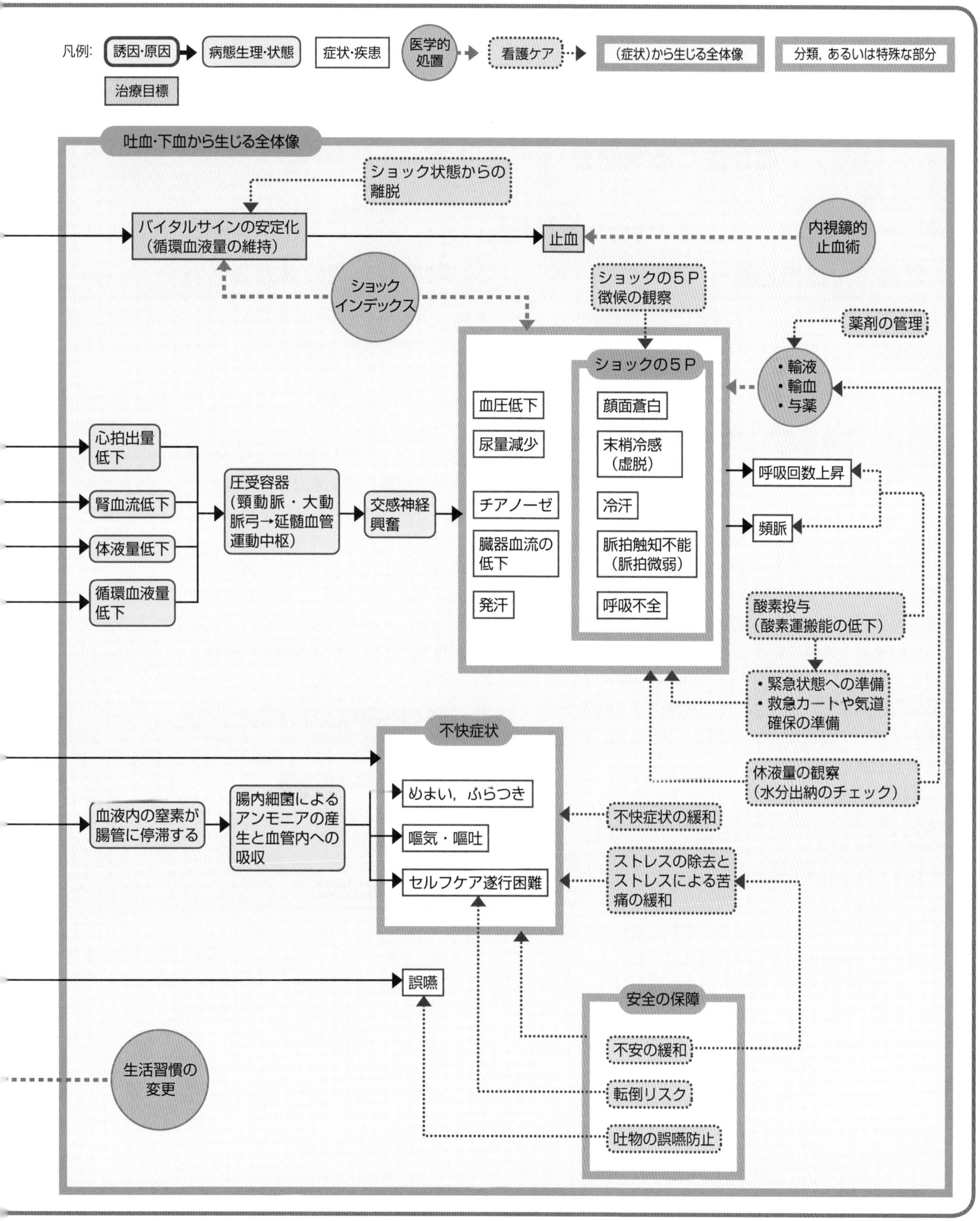
凡例:
誘因·原因
病態生理·状態
症状·疾患
医学的処置
看護ケア
(症状)から生じる全体像
分類，あるいは特殊な部分
治療目標
吐血·下血から生じる全体像
ショック状態からの離脱
バイタルサインの安定化（循環血液量の維持）
止血
内視鏡的止血術
ショックインデックス
ショックの５Ｐ徴候の観察
薬剤の管理
・輸液
・輸血
・与薬
ショックの５Ｐ
血圧低下
尿量減少
チアノーゼ
臓器血流の低下
発汗
顔面蒼白
末梢冷感（虚脱）
冷汗
脈拍触知不能（脈拍微弱）
呼吸不全
呼吸回数上昇
頻脈
心拍出量低下
腎血流低下
体液量低下
循環血液量低下
圧受容器（頸動脈・大動脈弓→延髄血管運動中枢）
交感神経興奮
酸素投与（酸素運搬能の低下）
・緊急状態への準備
・救急カートや気道確保の準備
休液量の観察（水分出納のチェック）
不快症状
めまい，ふらつき
嘔気・嘔吐
セルフケア遂行困難
不快症状の緩和
ストレスの除去とストレスによる苦痛の緩和
血液内の窒素が腸管に停滞する
腸内細菌によるアンモニアの産生と血管内への吸収
誤嚥
安全の保障
不安の緩和
転倒リスク
吐物の誤嚥防止
生活習慣の変更

4 吐血・下血

Ⅰ 吐血・下血が生じる病態生理

1. 吐血・下血の定義

何らかの原因により上部・下部消化管で出血が生じ，肉眼的に確認できる血液成分が嘔吐もしくは肛門から排泄されること。

2. 吐血・下血を起こす消化器官の解剖生理

吐血・下血に関与する消化管（食べ物を摂取，消化し，排便するに至るまでの経路）は，口腔，食道，胃・十二指腸，小腸（空腸・回腸），大腸そして肛門であるが，小腸の十二指腸と空腸を分けるトライツ靱帯を境にその上部を上部消化管，下部を下部消化管と称される。

消化器官への血流は主に，腹腔動脈，上腸間膜動脈，下腸間膜動脈の３系統の動脈から供給されている。腹部大動脈からの腹腔動脈は主に，下部食道，胃・十二指腸，上腸間膜動脈は主に十二指腸，小腸，横行結腸までに血流を送る。下腸間膜動脈は主に，下行結腸，S状結腸，直腸の上部に血流を送る。

消化管壁の構造は，粘膜層，粘膜下層，筋層，漿膜からなるが，例外として食道は漿膜がなく外膜で覆われている。

消化管は食物の通過や消化液の分泌や接触による強い刺激にさらされるため，刺激に強い重層扁平上皮という細胞で覆われている。また，栄養の吸収と消化液の分泌を行う部分では単層円柱上皮で覆われている。

胃と十二指腸の機能は，食物の消化作用と身体にとって有害な物質の侵入を阻む防御機能であり，胃は胃液を分泌し胃壁を運動（蠕動運動）させて食物と消化液を混和し消化させ，十二指腸へと送り込む。十二指腸ではセクレチン，パンクレオザイミンなどのホルモンの放出が起こり，膵液の分泌を促しガストリンの分泌を抑制する働きをもつ。

小腸は十二指腸に続く腸管で回盲弁から結腸に移行する。大腸は小腸に続く腸管で，口側から盲腸，結腸（上行結腸，横行結腸，下行結腸，S状結腸）直腸からなり，肛門から体外へと排泄が起こる。小腸・大腸の機能は消化と吸収である。これら消化管は副交感神経（迷走神経）と交感神経の二重支配を受けている。

3. 吐血・下血のメカニズム

吐血は主に上部消化管に生じる腫瘍，炎症性疾患，潰瘍性病変，血管病変，薬剤性疾患，その他の原因で生じる（**表1**）。

上部消化管である胃や十二指腸は上皮の修復と創傷治癒が繰り返され機能している。その防御機構や修復機構が弱まったとき，または胃液などの酸度が高い消化液による化学的侵襲が強すぎたり，接触が長引く場合には上皮が損傷され（**びらん**），粘膜下層より深く筋層に達する**潰瘍**形成が起こると，この部分には動静脈が存在するため大出血に至る可能性がある（**図1**）。

下血（下部消化管出血）を生じる頻度が高い疾患は，大腸憩室出血，大腸毛細血管拡張症，大腸炎，大腸悪性腫瘍，内視鏡的ポリープ切除術後，痔疾などである。

4. 吐血・下血の分類と症状

1）吐血・下血の原因疾患

吐血と下血のそれぞれの原因疾患等を**表１**と**表2**に示す。

2）吐血・下血の性状

1 吐血

吐血は，出血が起きてから血液が消化管に停滞する時間経過と出血量により，吐物の性状が変化する。

出血が胃液の作用を受けると黒色に変化するが，大量出血の場合は上部消化管からの出血も鮮血便として現れることがある。

食道からの出血および大量出血は鮮血の吐物，胃・十二指腸からの出血では胃液により血液が変化し，黒色やコーヒー残渣様の吐物となる。

加えて，口腔内出血や鼻出血を嚥下したものや食道からの出血でも，いったん胃内に停滞したものはコーヒー

表1 吐血の原因疾患と部位

	食道	胃	十二指腸
腫瘍	食道腫瘍 （がん，悪性リンパ腫など）	胃腫瘍 （がん，悪性リンパ腫など）	十二指腸腫瘍 （がん，悪性リンパ腫など）
炎症性疾患	逆流性食道炎	急性胃粘膜病変	急性十二指腸粘膜病変
潰瘍性病変	マロリー－ワイス症候群	消化性胃潰瘍	消化性十二指腸潰瘍
血管病変	●食道静脈瘤 ●食道血管腫	●胃静脈瘤 ●胃前庭部毛細血管拡張症 ●胃血管腫	十二指腸血管腫
薬剤性疾患	薬剤起因性食道潰瘍	薬剤起因性胃潰瘍	
その他	内視鏡処置後		

（文献1～2を参考に作成）

図1 びらんと潰瘍

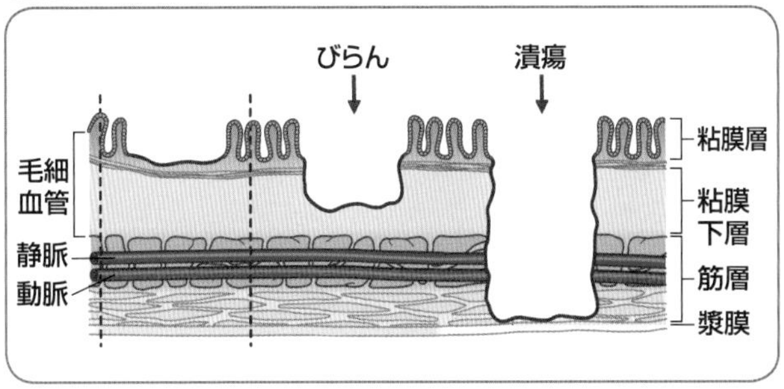

残渣様を呈する。

2 下血

上部消化管からの出血が下血として現れる場合は，少なくとも消化管内に14時間以上，最長3～5日停滞していたことが示唆される[3)]。

下血の性状は，黒色のタール便と新鮮血に近い鮮血便とに分けられる。

3）出血による全身状態の不安定化の程度

吐下血は出血量や出血が継続する時間によって，循環血液量減少や貧血による全身状態の変化が起こり患者の訴えも異なる。特に循環血液量減少に伴うショック状態の重症度を把握することが重要である（**表3**）[4)]。

ショック徴候は，**“ショックの5P”**といわれ，顔面蒼白（pallor），虚脱（prostration），冷汗（perspiration），呼吸不全（pulmonary deficiency），微弱な脈拍（pulselessness）が出現する。その他の訴えや症状として口渇，倦怠感，失神，不穏を呈することがある。

表2 下血の原因疾患

下部消化管出血の主な原因疾患	
腫瘍	●大腸悪性腫瘍（がん，悪性リンパ腫）
炎症性疾患	●潰瘍性大腸炎 ●クローン病
感染性疾患	●カンピロバクター腸炎 ●腸管出血性大腸炎 ●アメーバ赤痢
血流障害	●虚血性腸炎 ●急性出血性直腸潰瘍
血管病変	●血管拡張症 ●血管腫
薬剤性疾患	●抗菌薬起因性腸炎
その他	●内視鏡処置後 ●大腸憩室 ●痔疾

（文献1～2を参考に作成）

血液量は体重の約8%で，出血が全血液量の30%を上回ると血圧が低下し始める[5)]が，それまでは収縮期血圧は維持されるため，重症度を判定するには血圧の変化は鋭敏とはいえず，先にバイタルサインの変化として頻脈，呼吸数上昇，尿量減少，意識の変容（不安や昏迷，意識レベル低下）をきたす。

表3 ショックインデックス（ショックインデックス＝心拍数 / 収縮期圧）

ショックインデックス	出血量	循環血液量減少率
＜0.5	約 750mL 未満	約 15%未満
0.5 ～ 1.0	約 1,000mL	約 23%まで
1.5 前後	約 1,500mL	約 33%
2.0 以上	約 2,000mL	約 43%以上

（文献 1，2，4 を参考に作成）

4）その他の症状

下痢，嘔気・嘔吐，腹痛，発熱がみられる。

5. 吐血・下血の検査・診断

1）全身状態の観察と確認

1 問診

嘔気・嘔吐，下痢，体重減少，食欲不振，出血の状況，出血量，既往歴（消化性潰瘍，ピロリ菌感染，肝疾患，腸疾患など），基礎疾患，生活習慣（飲酒，喫煙，海外渡航，摂取した物と時間など），内服薬（抗凝固薬や非ステロイド性抗炎症薬：Non-Steroidal Anti-Inflammatory Drug；NSAIDs，アスピリン，ステロイド薬），便の色などを問診する。

2 視診・触診

黄疸，腹部膨満，腹壁静脈怒張，腹部腫瘤の触知，腹水，肝脾腫の有無，くも状血管腫，手掌紅斑などの肝硬変を疑う身体所見の確認する。

3 血液検査

末梢血液検査，生化学検査，凝固能異常，BUN/ クレアチニン比（30 以上は上部消化管出血の疑い）などが行われる。

2）画像検査

1 腹部単純 X 線検査

誤嚥の可能性や穿孔による所見の確認を行う。

2 腹部 CT 検査

出血源の検索を行う。

3 腹部超音波（エコー）検査

腹水や腸管の浮腫，肝疾患などについての精査する。

3）内視鏡検査

直視下に観察でき，出血源が確認できた場合には，止血処置など続けて実施される。目的は出血源の検索，出血病変の診断，出血状況を確認し止血法の選択から止血術の実施である。

ショック状態での緊急内視鏡検査は原則禁忌であるが，止血がショック状態からの離脱に重要となる場合は，厳重なモニタリングのうえ，実施されることがある。

6. 吐血・下血の治療

1）保存療法

飲食を中止し，内服薬や注射薬で消化管潰瘍治療薬などの与薬を行うことにより，止血や潰瘍の回復を待つ方法である。

処方例として，アルギン酸ナトリウム製剤，プロトンポンプインヒビターなどが用いられる。

次項の止血術を施行後も同様の与薬が行われることがある。

2）内視鏡的止血術

1 局注法

エタノール，エピネフリン，高張食塩水エピネフリンなどの薬剤を使用し，穿孔を回避しながら出血血管を収縮させ，血小板を粘着させることで血栓が形成される。

2 機械的止血法

- **クリップ止血法**：出血部位や露出血管を直接把持する方法
- **内視鏡的結紮法**（EBL：endoscopic band ligation）：ゴムバンドなどを用いて静脈瘤などを結紮する方法

3 熱凝固法

- 高周波止血鉗子により通電させ熱により凝固させる方法

4 アルゴンプラズマ凝固法

- アルゴンガスを使用した出血部位の焼灼方法

5 ヒータープローブ法

- 出血部位に発熱するプローブを押し当て熱凝固させ止血する方法

6 薬剤散布法

- トロンビン液，アルギン酸ナトリウム粉末，フィブリノゲン液などの薬剤を散布する方法で，広い範囲の粘膜面からの出血や他の内視鏡的止血術の補助，併用療法として用いられることが多い。

3）止血後の再出血予防

再出血予防にはプロトンポンプ阻害薬やH_2受容体拮抗薬の投与により，再発予防を図る。

再出血は止血法にもよるが，治療当日から翌日までが最多でその後2週間以内に生じるものが多い。

止血困難な症例では，血管内治療（interventional radiology：IVR）や外科手術が検討される。

Ⅱ 吐血・下血の看護ケアとその根拠

全身状態と出血状況の確認が重要で，緊急に治療が必要な状態を見逃さない。つまり全身状態の安定化を図りつつ，苦痛が緩和されることが目的である。

1. 吐血・下血の観察ポイント

1）身体的側面

- 吐血・下血の状況：吐下血の色，量，回数，性状
- 発症時期，随伴症状の有無（腹痛，発熱，下痢など）
- 緊急状態の把握：ショックの5P（p64参照）の有無と程度

脈拍数，呼吸数，四肢末梢の冷感，チアノーゼ，全身の冷汗，意識の状態，尿量，既往歴，服薬歴，飲酒の状況，喫煙の有無，食事の状況，体重の変化や食事摂取量の変化，家族の遺伝性疾患などを観察する。

2）心理・精神的側面

疾患の認識状況，治療・処置に対する言動，患者・家族の症状や疾患・治療に対する言動と情緒，表情，発症前のストレスの状況，健康への考え，宗教や信条を観察する。

3）社会的側面

社会生活の状況，経済的状況，生活習慣，家族のサポート状況，役割を観察する。

2. 吐血・下血を呈する患者の看護目標

❶循環血液量が維持される
❷不安や吐下血に関するあらゆる苦痛が緩和される
❸出血を誘発しない生活習慣を見出し，日常生活への準備状態を高める

3. 吐血・下血時の看護ケア

1）ショック状態の早期発見と対処

出血により血液の喪失が起こると，循環血液量の減少から心拍出量の減少に至り，体内が**低酸素状態**に陥る可能性がある。これが脳に及ぶと**意識の変容**が現れる。また，ショック状態が遷延すると主要臓器への血流不足から**臓器障害**が併発し，重篤な状態に至る。この状態となると治療は難渋し，回復に時間を要する。

療養期間が長期になると，合併症が併発するリスクが高まり，重篤化をできるだけ回避するためにも，早期発見と早期対処による治療につなげることが重要である。

吐血時には，側臥位や顔を横に向けるなどの体位を調整し，吐物による誤嚥を防ぐ（図2）。吸引の準備や気道確保の準備が必要となる。また，モニター装着や酸素投与が必要となることがある。血液で汚染された寝具や寝衣は状態が安定していれば速やかに交換し，保温に努める。

図2 吐物による誤嚥の防止

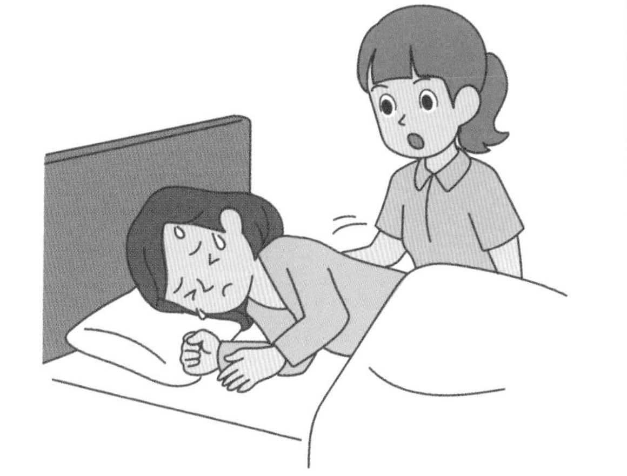

- 気道確保のため側臥位もしくは顔は横向きになるように，姿勢を整える
- また，吐物である血液を見ることで強い不安を感じやすいので，吐物は素早く処理し，患者に寄り添い落ち着いた態度で対応する

2）苦痛の緩和

出血ということだけでも自身の健康状態の異変に強い不安を抱くことが考えられる。こうした精神的なストレスや吐血や下血による苦痛などは，交感神経を興奮させ，消化管の血流を減少させるため，症状悪化を促進するリスクとなる。

したがって，安寧と安心が得られるような言葉かけと看護師の態度は重要である。口腔内の清潔や室内の換気に努め，不快感を減じるとともに同室者がいる場合は配慮が必要である。また，医師と協働し，薬剤の管理を行いその効果を評価する。

3）患者と家族の不安へのサポート

急な発症や絶え間なく行われる治療などにより，患者と家族は強い不安の中にあり，医療者からのアナウンスは一度では受け止めきれない可能性がある。

状況に寄り添い，落ち着いた態度で不安を傾聴し，状況や病状の説明をわかりやすく繰り返すことで不安の軽減に努め，治療継続や回復を促進する心理的な支援を行う。

［近藤直子］

《引用文献》

1）小池和彦，山本博徳，瀬戸泰之編：消化器疾患最新の治療 2019-2020. pp78-81，南江堂 , 2019.

2）佐々木裕総編：最新ガイドライン準拠　消化器疾患　診断・治療指針. pp7-8，17-19，中山書店，2018.

3）Cannon JW: Hemorrhagic Shock. N Engl J Med 378(4): 370-379, 2018.

4）藤代光弘，井口幹崇，角嶋直美・他：非静脈瘤性上部消化管出血における内視鏡診療ガイドライン．日消内視鏡会誌 57(8)：1648-1666, 2015.

5）Srygley FD, et al: Does this patient have a severe upper gastrointestinal bleed? JAMA 307: 1072-1079，2012.

《参考文献》

1）デニス L, カスパー・他編著，福井次矢・黒川清日本語監：ハリソン内科学，第 5 版．pp282-285，メディカル・サイエンス・インターナショナル，2017.

2）本間研一監：標準生理学，第 9 版．pp 855-862，医学書院，2019.

Column　消化管出血

1．消化管出血とは

ヒトは皮膚から出血しているとき痛みを感じ，服が赤くなるなど，何かしらの異変を察知して出血していることに気づく。そして出血源を確認し，圧迫して絆創膏等を貼付することで止血を試みる。

しかし，消化管からの出血は痛みとして知覚されない場合があり，すぐに腸管内を目視で確認できないので，内視鏡カメラなどの医療機器を使用しない限り出血源を特定できない。また，消化管からの血液は腸管内で便に混じったり，吸収されたりするため，出血した血液量の正確な把握は困難である。

消化器系は，食物を輸送する消化管と，消化液を分泌する消化腺からなる。消化管はさらに食物の消化と栄養の吸収を行う器官でもあり，口から肛門に至るまでのすべての臓器を示す。消化管出血とは，これらの消化管の臓器に何らかの異常が起こり，出血している状態を示す。

消化管出血に対する治療は消化器疾患の部位・種類によって異なる。消化器疾患に加え，鎮痛薬や抗生物質，抗血栓薬などの薬剤から起因するものや，内視鏡検査による合併症としての消化管出血がある**（表 1）**。

消化管の部位を，トライツ靱帯を境にして区別すると，口側を上部消化管，肛門側を下部消化管と分類できる**（図 1）**。

表 1　消化管出血の原因

消化管出血の原因	代表的な種類	
消化器疾患	●腫瘍 ●血管病変	●炎症性疾患 ●潰瘍性病変
薬剤	●NSAIDs ●抗血小板薬	●抗凝固薬 ●抗生物質
外傷	●腹部外傷 ●外傷性消化管穿孔	
その他	●内視鏡処置後	

よくある消化管出血としては，消化管の部位別で分類すると**表2**のような疾患がある。

2. 消化管出血の症状

1）出血部位別の症状

消化管出血の主な症状には，吐血と下血がある。症状の状態からどこの消化管で出血しているのかを推測することができる。吐血は主に上部消化管に出血源が存在するときの症状であり，下血は下部消化管を中心として全消化管に出血源が存在するときの症状である（**表3**）。

下血の色調は，長時間消化管内に滞在している血液は黒っぽくなり，短時間消化管内に滞在している，または肛門や直腸付近からの出血による血液は真っ赤な傾向になる。また，口腔内から血液が排出される類似した症状に，喀血がある。口から血液を嘔吐したときは，吐血と決めつけず喀血や口腔内・鼻出血と鑑別する必要がある（**表4**）。

また，消化管出血の随伴症状として，起因疾患に

図1　上部消化管と下部消化管

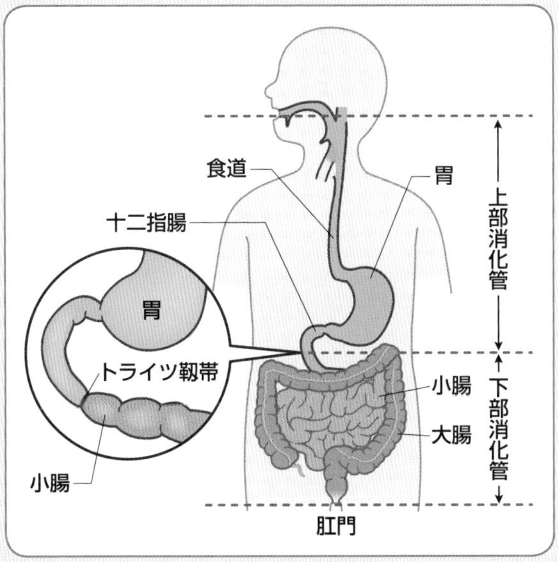

表2　よくある消化管出血の疾患

上部消化管出血	下部消化管出血
●消化性潰瘍 ●急性胃粘膜病変 ●食道胃静脈瘤 ●Mallory-Weiss 症候群 ●異物誤飲 ●デュラフォイ（Dieulafoy）潰瘍 ●血管異形成 ●悪性腫瘍	●消化性潰瘍 ●憩室出血 ●血管異形成 ●腸炎 ●悪性腫瘍 ●炎症性腸疾患

（Piazza VM, Popenko NA, Winograd S: An evidence-based review of gastrointestinal bleeding evaluation and management in the emergency department. Emergency Medicine Reports June 15, 2019. より改変）

表3　部位別による消化管出血の症状

出血部位	上部消化管	下部消化管	
症状	吐血	下血	
便の性状または血液の性状	●鮮血 ●黒褐色～コーヒー残渣様	●黒色便（タール便）：暗赤色～黒褐色 ●血便：鮮血様	●潜血便
備考	胃や十二指腸からの出血は，胃内の塩酸によって血液中のヘモグロビンがソマチンに変化するため，コーヒー残渣様になる	腸管内に血液が長く留まることで，便が黒色になる。また，鉄剤内服時でも黒色便になる。直腸や肛門付近の出血は鮮血を呈する	肉眼では血液を確認できない。大腸がんや潰瘍性大腸炎のスクリーニングができる。全身の消化管の出血に起因する可能性がある

もよるが腹痛，下痢，発熱などの症状がある。疾患によって生じる随伴症状は異なり，たとえば吐血の前に嘔気・嘔吐があればMallory-Weiss症候群が疑われる。また，下血に加えて体重減少や食欲不振などがあれば悪性腫瘍が疑われる。

消化器疾患に限らず，高齢者では，臥床時間が長くなることにより，直腸の血流低下・硬くなった糞便により直腸潰瘍が生じ，出血することがある。

2）貧血による症状

消化管から身体の血液が失われ，貧血を呈する場合がある。消化管出血による貧血は，消化管から急性的に多量に出血する場合，あるいは慢性的にじわじわと出血する場合がある。症状は立ちくらみ，眩暈などの貧血症状に起因する。

消化管出血の注意点として，出血直後の採血ではデータが大きく変化しないことがある。成人の体重における血液の割合は8%であり，そのうち赤血球と水分は40：60の割合である（**図2**）。

出血直後は，血液と水分が同時に失われ，間質液で補填されるため，見た目上では貧血が生じていないようにみえる。そのため，消化管出血直後のデータ上では，ヘマクトリット値やヘモグロビン値が変化しないため，データのみで消化管出血の程度を判断しないよう注意が必要である。

出血により身体の代償機構が働き，血管収縮や心拍数増加により，循環血液量を保つために**頻脈**が生じる。しかし，さらに出血量が増加することで，代償機構が破綻し，循環血液量が保てなくなり，血圧が低下し，**出血性ショック**に陥る可能性があるため注意が必要である（**図3**）。

消化管出血のアセスメントをする際，ヘモグロビンやヘマクトリットだけでなく，尿素窒素（BUN）にも着目する必要がある。上部消化管から出血をした際，血液が消化管を流れていく過程で吸収され，血液中の蛋白質が分解されてアンモニアになり，BUNに変換されて採血検査で上昇することがある。加えて，出血により腎血流量が低下するため，尿素窒素が上昇しBUN/CRE比が上昇（30以上）[1)]した場合，**上部消化管出血**を疑う必要がある。

また，肝硬変などの肝臓疾患がある患者では，も

表4　吐血と類似した症状の違い

口から血液を嘔吐する症状	出血源	臓器名
吐血	消化管	食道，胃，十二指腸
喀血	呼吸器	気管，肺
口腔内・鼻出血	口腔，鼻腔	歯茎，鼻粘膜

図2　ヒトの身体における血液の割合

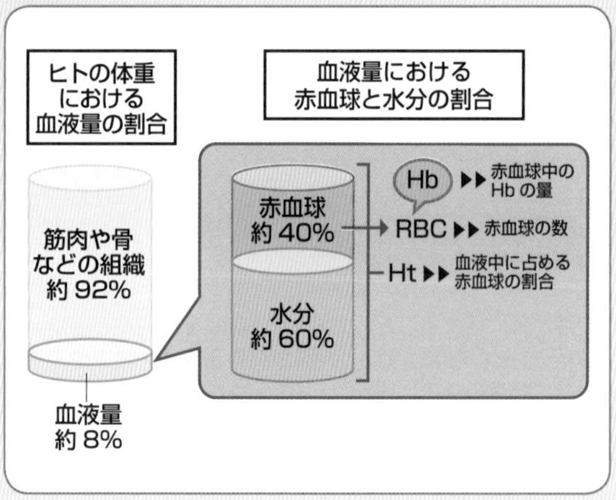

図3　出血後のバイタルサインの変化

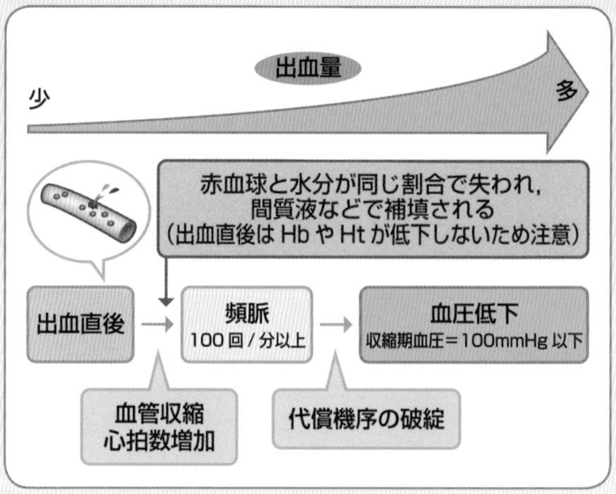

ともとアンモニアが上昇していることがある。消化管出血により腸管内で血液が分解されると，さらにアンモニアが増えるため，**肝性脳症による意識障害**を助長させる可能性がある。

以上のように，採血検査の項目を確認する際は，貧血にかかわる項目だけでなく，腎機能や肝機能にかかわる項目を確認することも必要である。

3．消化管出血時の治療・看護のポイント

吐血や下血の症状の訴えがあり，消化管出血を疑う場合，まずは意識状態とバイタルサインが安定しているかの確認が重要である。バイタルサインが不安定であれば，輸液を投与するための静脈路を確保するときに，輸血を見越してクロスマッチや採血を採取し，モニタリングするためにモニター心電図を装着し，医師への報告をしつつ，緊急の処置に備えての環境整備を行っていく（**図4**）。

何より，本来は出ないはずの血液が口や肛門から出るということは，患者自身も驚くような出来事であるため**不安**になっているはずである。不安を軽減できるよう，患者へ声かけをしていく必要がある。

バイタルサインが安定すれば，問診や電子カルテにより患者の消化管出血のリスク因子を把握し，必要に応じて医師に検査の指示を確認する。消化管出血は基本的に自然に出血が止まるといわれているが，バイタルサインが安定していても出血が継続している場合があるため，注意が必要である。消化管出血の状態によっては，食事や水分をどの程度制限するかを医師に確認し患者に説明する必要がある。

病棟や外来などすべての医療現場において，患者が何かしらの消化器疾患に罹患しておりNSAIDsなどの消化性病変を引き起こす可能性がある薬剤を内服している場合，消化管出血を起こすリスクを念頭におき，常日頃から全身状態の観察を怠ることがないようにすることが大切である。

［水野光］

図4 吐血・下血患者の治療方針

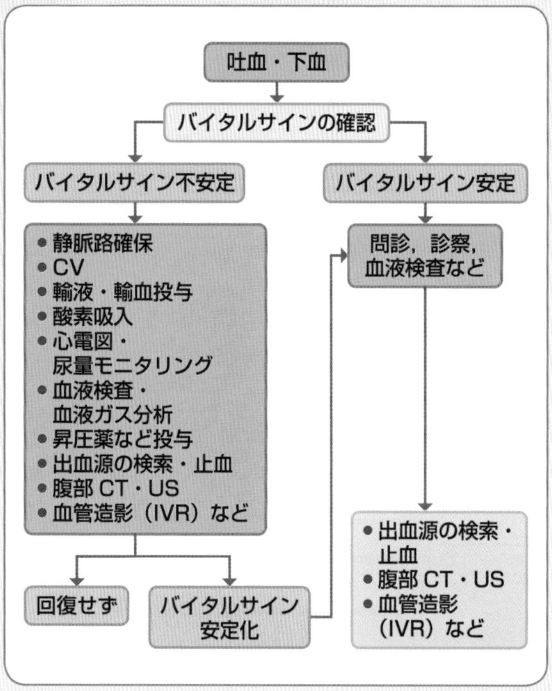

（小池和彦，山本博徳，瀬戸泰之編：消化器疾患最新の治療 2019－2020．p78，南江堂，2019．より一部改変）

《文献》

1）Srygley FD, Gerardo CJ, Tran T, et al: Does this patient have a severe upper gastrointestinal bleed? JAMA 307(10): 1072-1079, 2012.
2）藤本一眞，藤城光弘，加藤元嗣・他：抗血栓薬服用者に対する消化器内視鏡診療ガイドライン．日消内視鏡会誌 54(7)：2075-2102, 2012.
3）日山亨，田中信治：主要な消化器症状へのアプローチ－吐血・下血・血便．小池和彦・他編，消化器疾患最新の治療 2019-2020，pp78-81，南江堂，2019.
4）藤城光弘，井口幹崇，角嶋直美・他：非静脈瘤性上部消化管出血における内視鏡診療ガイドライン．日消内視鏡会誌 57(8)：1648-1666，2015.
5）Nable JV, Graham AC: Gastrointestinal bleeding. Emerg Med Clin North Am 34(2): 309-325, 2016.
6）Piazza VM, Popenko NA, Winograd S: An evidence-based review of gastrointestinal bleeding evaluation and management in the emergency department. Emergency Medicine Reports, June 15, 2019.
7）二宮石雄，安藤哲司，彼末一之・他編：スタンダード生理学，第2版．pp59-68，文光堂，2012.

5 下痢・便秘

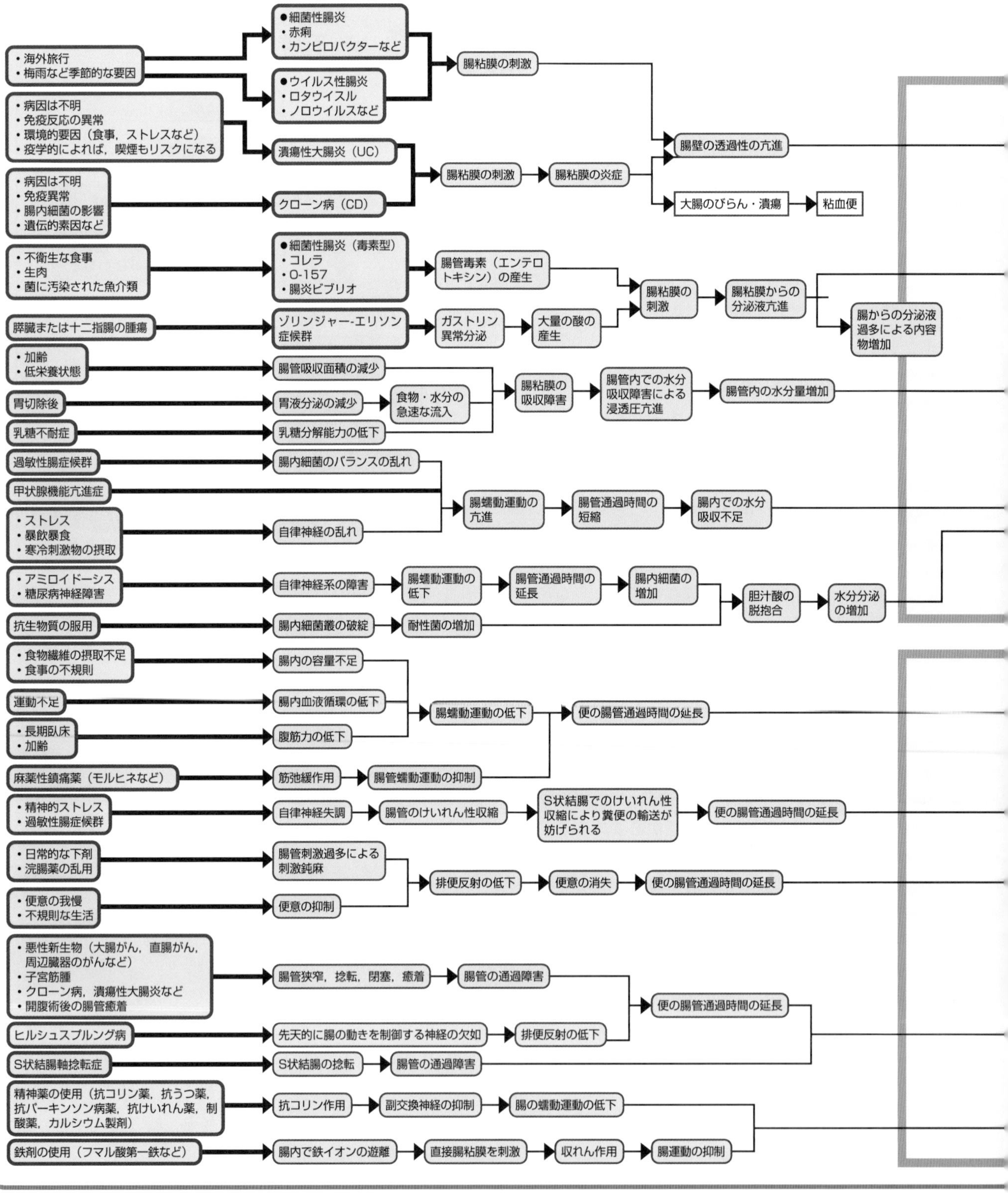

・海外旅行
・梅雨など季節的な要因
●細菌性腸炎
・赤痢
・カンピロバクターなど
●ウイルス性腸炎
・ロタウイスル
・ノロウイルスなど
腸粘膜の刺激
・病因は不明
・免疫反応の異常
・環境的要因（食事，ストレスなど）
・疫学的によれば，喫煙もリスクになる
潰瘍性大腸炎（UC）
・病因は不明
・免疫異常
・腸内細菌の影響
・遺伝的素因など
クローン病（CD）
腸粘膜の刺激
腸粘膜の炎症
腸壁の透過性の亢進
大腸のびらん・潰瘍
粘血便
・不衛生な食事
・生肉
・菌に汚染された魚介類
●細菌性腸炎（毒素型）
・コレラ
・O-157
・腸炎ビブリオ
腸管毒素（エンテロトキシン）の産生
膵臓または十二指腸の腫瘍
ゾリンジャー-エリソン症候群
ガストリン異常分泌
大量の酸の産生
腸粘膜の刺激
腸粘膜からの分泌液亢進
腸からの分泌液過多による内容物増加
・加齢
・低栄養状態
腸管吸収面積の減少
胃切除後
胃液分泌の減少
食物・水分の急速な流入
乳糖不耐症
乳糖分解能力の低下
腸粘膜の吸収障害
腸管内での水分吸収障害による浸透圧亢進
腸管内の水分量増加
過敏性腸症候群
腸内細菌のバランスの乱れ
甲状腺機能亢進症
・ストレス
・暴飲暴食
・寒冷刺激物の摂取
自律神経の乱れ
腸蠕動運動の亢進
腸管通過時間の短縮
腸内での水分吸収不足
・アミロイドーシス
・糖尿病神経障害
自律神経系の障害
腸蠕動運動の低下
腸管通過時間の延長
腸内細菌の増加
抗生物質の服用
腸内細菌叢の破綻
耐性菌の増加
胆汁酸の脱抱合
水分分泌の増加
・食物繊維の摂取不足
・食事の不規則
腸内の容量不足
運動不足
腸内血液循環の低下
・長期臥床
・加齢
腹筋力の低下
腸蠕動運動の低下
便の腸管通過時間の延長
麻薬性鎮痛薬（モルヒネなど）
筋弛緩作用
腸管蠕動運動の抑制
・精神的ストレス
・過敏性腸症候群
自律神経失調
腸管のけいれん性収縮
S状結腸でのけいれん性収縮により糞便の輸送が妨げられる
便の腸管通過時間の延長
・日常的な下剤
・浣腸薬の乱用
腸管刺激過多による刺激鈍麻
・便意の我慢
・不規則な生活
便意の抑制
排便反射の低下
便意の消失
便の腸管通過時間の延長
・悪性新生物（大腸がん，直腸がん，周辺臓器のがんなど）
・子宮筋腫
・クローン病，潰瘍性大腸炎など
・開腹術後の腸管癒着
腸管狭窄，捻転，閉塞，癒着
腸管の通過障害
便の腸管通過時間の延長
ヒルシュスプルング病
先天的に腸の動きを制御する神経の欠如
排便反射の低下
S状結腸軸捻転症
S状結腸の捻転
腸管の通過障害
精神薬の使用（抗コリン薬，抗うつ薬，抗パーキンソン病薬，抗けいれん薬，制酸薬，カルシウム製剤）
抗コリン作用
副交換神経の抑制
腸の蠕動運動の低下
鉄剤の使用（フマル酸第一鉄など）
腸内で鉄イオンの遊離
直接腸粘膜を刺激
収れん作用
腸運動の抑制

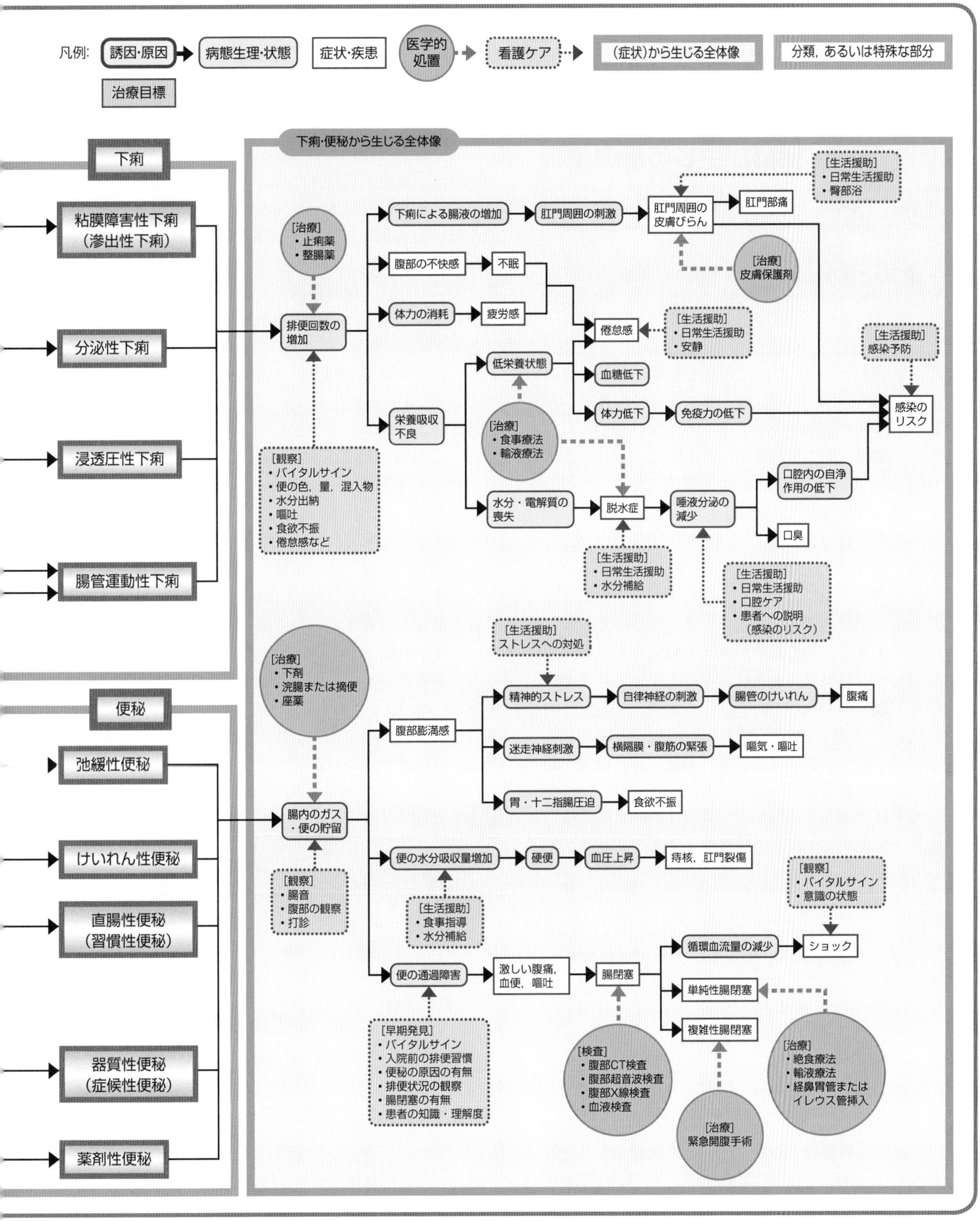
凡例:
誘因・原因
病態生理・状態
症状・疾患
医学的処置
看護ケア
(症状)から生じる全体像
分類，あるいは特殊な部分
治療目標
下痢
粘膜障害性下痢（滲出性下痢）
分泌性下痢
浸透圧性下痢
腸管運動性下痢
便秘
弛緩性便秘
けいれん性便秘
直腸性便秘（習慣性便秘）
器質性便秘（症候性便秘）
薬剤性便秘
下痢・便秘から生じる全体像
[治療] ・止痢薬 ・整腸薬
排便回数の増加
[観察] ・バイタルサイン ・便の色，量，混入物 ・水分出納 ・嘔吐 ・食欲不振 ・倦怠感など
下痢による腸液の増加
肛門周囲の刺激
肛門周囲の皮膚びらん
肛門部痛
[生活援助] ・日常生活援助 ・臀部浴
[治療] 皮膚保護剤
腹部の不快感
不眠
体力の消耗
疲労感
倦怠感
[生活援助] ・日常生活援助 ・安静
栄養吸収不良
低栄養状態
血糖低下
体力低下
免疫力の低下
[生活援助] 感染予防
感染のリスク
[治療] ・食事療法 ・輸液療法
水分・電解質の喪失
脱水症
唾液分泌の減少
口腔内の自浄作用の低下
口臭
[生活援助] ・日常生活援助 ・水分補給
[生活援助] ・日常生活援助 ・口腔ケア ・患者への説明（感染のリスク）
[治療] ・下剤 ・浣腸または摘便 ・座薬
腸内のガス・便の貯留
[観察] ・腸音 ・腹部の観察 ・打診
腹部膨満感
[生活援助] ストレスへの対処
精神的ストレス
自律神経の刺激
腸管のけいれん
腹痛
迷走神経刺激
横隔膜・腹筋の緊張
嘔気・嘔吐
胃・十二指腸圧迫
食欲不振
便の水分吸収量増加
硬便
血圧上昇
痔核，肛門裂傷
[生活援助] ・食事指導 ・水分補給
[観察] ・バイタルサイン ・意識の状態
便の通過障害
激しい腹痛，血便，嘔吐
腸閉塞
循環血流量の減少
ショック
単純性腸閉塞
複雑性腸閉塞
[早期発見] ・バイタルサイン ・入院前の排便習慣 ・便秘の原因の有無 ・排便状況の観察 ・腸閉塞の有無 ・患者の知識・理解度
[検査] ・腹部CT検査 ・腹部超音波検査 ・腹部X線検査 ・血液検査
[治療] 緊急開腹手術
[治療] ・絶食療法 ・輸液療法 ・経鼻胃管またはイレウス管挿入

5 下痢・便秘

Ⅰ 下痢・便秘が生じる病態生理

1. 下痢・便秘の定義

1）下痢

下痢（diarrhea）とは，頻繁に便意をもよおし，排便回数が多くなる状態ばかりか，便の水分が多く軟便といわれる状態や，便が粥状となって出てくる状態をいう。通常の便の性状は，便に含まれる水分は約75～80%だが，下痢は便に含まれる水分が80%を超えるものをいう。また，下痢は**「急性」**と**「慢性」**に分けて考えられる。

急性の下痢には**「感染性」**と**「非感染性」**とがあり，感染性の下痢では，冬に流行するノロウイルスによる大腸炎，生の鶏肉などによるカンピロバクター感染症といった食中毒が原因で起こるものがある。その他の食中毒では，サルモネラ菌や腸管出血性大腸菌による細菌性の大腸炎，A型肝炎ウイルスによるものや，アニサキスなどの寄生虫によるものがある。

非感染性の下痢には，薬剤性の下痢や，食物アレルギー，脂質のとりすぎや暴飲暴食，脂質耐性症などが原因で起こるものがある。

慢性の下痢では，クローン病，過敏性腸症候群，潰瘍性大腸炎，大腸がん，内分泌腫瘍などさまざまな原因で起こるものがある。

2）便秘

便秘とは，便が習慣性や身体的な何らかの原因で大腸，直腸内に停滞し，排便が困難となっている状態をいう。便秘の状態は，排便回数や便の量が正常な状態と比べると著しく減少し，便の性状が硬く，排便が困難となり，排便時には怒責や苦痛を伴う。また，排便後には残便感や不快感がある。

便秘は「器質性便秘」と「機能性便秘」に分けることができる。**器質性便秘**とは，腸に腫瘍や狭窄があり，便が通過しにくくなった状態の便秘をいう。**機能性便秘**は，主に生活習慣に何らかの問題がある便秘をいう。

2. 排便のメカニズム

排便は，通常は食事をとることで大腸の運動を誘発される。これらの反射活動によって，便は直腸へ向けて便塊となり輸送される。便塊となるまでに，胃で消化された食物は，粥状のような状態で腸へ運ばれる。腸は小腸と大腸に分かれ，**蠕動運動**をしながら，徐々に消化と水分吸収を繰り返しながら便塊となっていく。

大腸が蠕動運動を繰り返して，直腸まで便を送り出し，それが直腸まで到達すると直腸壁が押されて，その刺激が約40～50mmHg以上になると，直腸壁に分布されている骨盤神経を刺激し，排便中枢を経由して視床下部に伝わり，便を排出したいというシグナルが起きる。これを**便意**という。便意が起きると排泄反射として，**排便反射**が起きる。排便反射とは，刺激が直腸内壁の骨盤神経から仙骨の排便中枢に伝わり，視床下部を経て大脳皮質に伝達され，便意として感じられる。

その便意が刺激となり，直腸内の内容物よりも上の腸の蠕動運動が促進され，腸の緊張や運動を生み，それによって便が直腸へ向けて送り出される。直腸内圧が高まると，骨盤神経や陰部神経を介して骨髄にある下位排便中枢に伝わり，内肛門括約筋が弛緩し，さらに自分の意志で外肛門括約筋を弛緩させることにより，便として排出されることをいう（図1）。

図1　排便のメカニズム

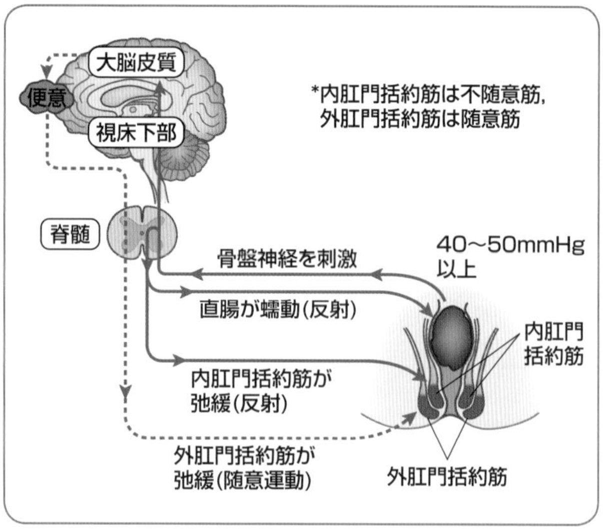

表1 下痢の分類と症状

下痢の分類	原因	症状
浸透圧性下痢	●加齢 ●低栄養状態 ●乳糖不耐症 ●胃切除後（ダンピング症候群）	●腸管内に浸透圧を上げる成分があると，水分を取り込むことがうまくできずに下痢を起こしてしまう ●マグネシウムを含む製剤やサプリメント，食品のキリシトールなどがある
粘膜障害性下痢（滲出性下痢）	●クローン病 ●潰瘍性大腸炎 ●サルモネラ菌感染症 ●赤痢 ●カンピロバクター感染症など	●腸粘膜が炎症などにより栄養吸収の低下を起こす ●その結果，腸管壁の透過性が亢進し，便には滲出液や血液，膿，粘液などが付着し排出される ●下痢症状は，食事などにより増強されるが，絶食をしても完全には止まらない
分泌性下痢	●コレラ ●ゾリンジャー－エリクソン症候群など	●消化管粘膜の分泌の異常亢進によって起こる ●大量の水様便を特徴とし，食あたりなどで細菌に感染したときや，小麦・魚介類などによる食物アレルギー，解熱鎮痛薬などの影響で，腸粘膜に障害を起こしたときなどにみられる
腸管運動性下痢	●腸管運動亢進：甲状腺機能亢進症，過敏性腸症候群 ●腸管運動低下：抗生物質の服用，アミロイドーシス，糖尿病性神経障害など	●腸管運動の亢進と低下によって起こる場合がある ●腸管運動の亢進では，水分が十分に吸収されないまま下痢となって排出される ●腸管運動の低下では，小腸の内容物の通過遅延によって小腸内に細菌が増殖し，その刺激により下痢が起こる

3. 下痢・便秘の分類と症状

下痢の分類と症状を**表1**に，便秘の分類と症状を**表2**に示す。

4. 下痢の検査・診断・治療

1）下痢のアセスメント

糞便中の水分量が約200mL以上になると下痢となる。下痢を慢性的に併発すると身体の栄養や水分吸収が影響を及ぼす。体液バランスが崩れ低栄養状態となることから，治療を行う必要がある。下痢であるかどうかは，便の性状をブリストル便形状スケール（**図2**）により判断する。

下痢の原因をアセスメントする際には，急性か慢性かを問診にて聴取する必要がある。急性下痢の多くに，食中毒などによる感染性腸炎やストレスによる過敏性腸症候群などがある。慢性下痢で最も多いのは過敏性腸症候群である。その他，主な原因として潰瘍性大腸炎やクローン病，大腸がんなどがある。

2）急性下痢

1 症状

急性下痢は，病原微生物により便が軟便，泥状，あるいは水様となり，1日に3回以上増加する場合をいう。急性下痢の多くは感染症であり，大半がウイルスによるものとされている。ウイルス性腸炎（小腸型）の症状の特徴は，水様便，嘔吐などを伴いやすく，腹痛はあっても軽度で，血便がないことである。

大腸型の腸炎で，血便（血性の下痢），粘血便，強い腹痛，**しぶり腹（テネスムス）**，発熱などが認められる場合は，細菌性の可能性がある。

2 検査と診断

急性下痢は感染症によるものが多いが，通常は短期間で自然治癒するため，軽症であるならば血液検査や便培養検査の必要はない。嘔気や嘔吐によって経口摂取ができない場合や，重症を疑われる場合などは，血液検査にて電解質異常，腎機能障害がないかを確認する。

急性下痢で便培養検査が必要となるものは，重度の脱水，発熱，低体温，意識障害がある場合である。

3 治療

基本的には，対症療法で**脱水**や**電解質異常**を補正することが最も重要になる。脱水が軽度～中等度で，経口摂取が可能であるならば，**経口補水液**を摂取する。脱水が

表2 便秘の分類と症状

便秘の分類	原因	症状
弛緩性便秘	● 食物繊維摂取不足 ● 食事の不規則 ● 運動不足 ● 長期臥床 ● 加齢 ● 麻薬性鎮痛薬（モルヒネなど）	● 大腸の蠕動運動が低下することにより大腸内の糞便通過時間が延長し，水分が多く吸収されることで便が固くなることで起こる ● 高齢者や女性，長期臥床者などに特に多くみられる ● 麻薬性鎮痛薬は腸の蠕動運動を抑制することで，便秘を引き起こす
けいれん性便秘	● 精神的ストレス ● 過敏性腸症候群	● 精神的なストレスなどが原因で，自律神経の過度の緊張によって大腸がけいれんすることにより，便の通過が障害されて引き起こされる
直腸性便秘（習慣性便秘）	● 日常的な下剤使用 ● 浣腸の乱用 ● 便意の我慢 ● 不規則な生活	● 直腸の排便の働きが弱まり，直腸に便が詰まった状態。直腸内に便が到達しても排便反射が弱く，便意を伴わないことが多くある ● 原因として，日常的な下剤・浣腸の乱用，便意の我慢などがある
器質性便秘（症候性便秘）	● 悪性新生物（大腸がん，直腸がん，周辺臓器のがんなど） ● 子宮筋腫 ● クローン病，潰瘍性大腸炎など ● 開腹術後の腸管癒着 ● ヒルシュスプルング病 ● S 状結腸軸捻転症	● 突然の排便障害とともに，腹部膨満感，激しい腹痛，嘔気や嘔吐などが生じる場合に疑われる ● 腸管内に通過障害となる基礎疾患が潜んでいる場合が多く，原因として，大腸がんなどの腫瘍性病変や腸閉塞による腸管の狭窄，ヒルシュスプルング病の排便反射の低下，周辺臓器のがんなどに伴う腸管の圧迫などが考えられる
薬剤性便秘	● 向精神薬の使用（抗コリン薬，抗うつ薬，抗パーキンソン病薬，抗けいれん薬，制酸薬，カルシウム製剤） ● 鉄剤の使用（フマル酸第一鉄など）	● 向精神薬，鉄剤や麻薬などの使用により便秘が引き起こされる ● 向精神薬の使用に伴う抗コリン作用により消化管の緊張が低下し，腸の蠕動運動が抑制されて便秘が引き起こされる ● 鉄剤の使用では，胃内で遊離した鉄イオンが直接胃腸粘膜を刺激して収れん作用を引き起こすことで便の通過延長となり，便秘となる

図2 ブリストル便形状スケール

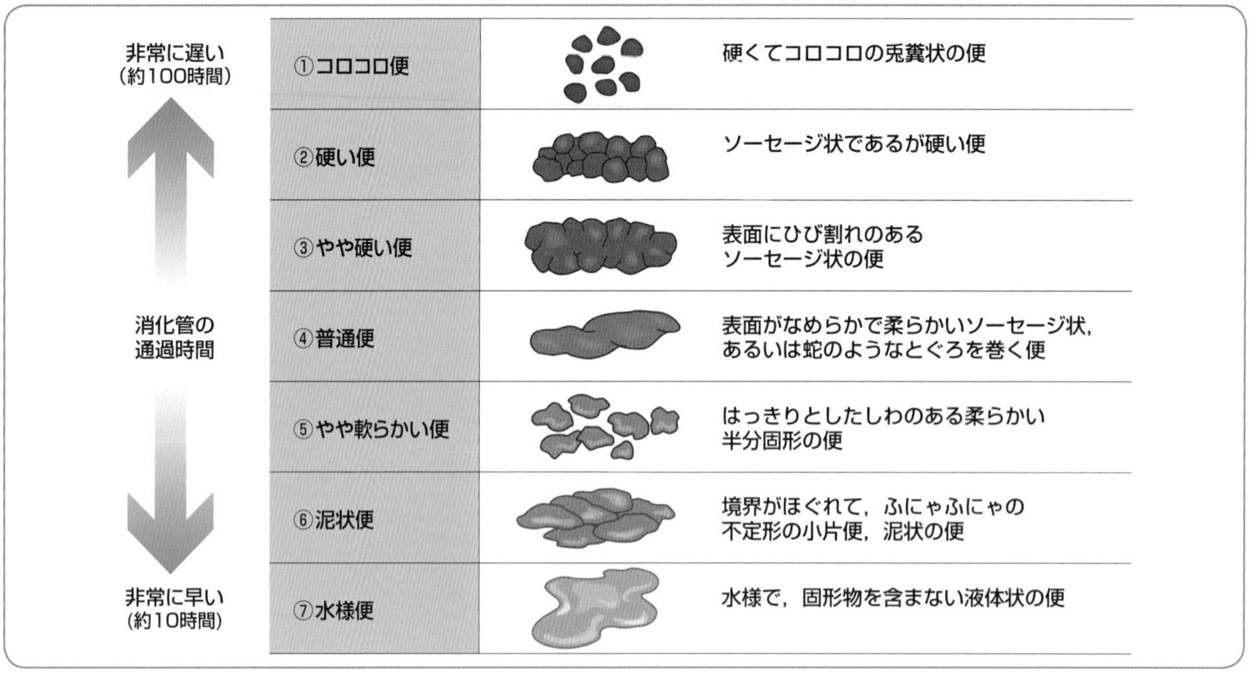

高度であるか，経口摂取が困難な場合には，**輸液療法**を行う。

止痢薬には下痢の量と回数を減らし，症状を軽減する目的があるが，腸管運動が抑制され病原性微生物が腸管内に長く留まることになるので，腸管障害等をきたす可能性がある。37℃台の微熱以下で，下痢が血性ではなく，ウイルス感染であることが確かな場合には，止痢薬を使用する場合がある。

抗菌薬は，便培養検査を実施した後，カンピロバクター腸炎である場合に使用される。そのほか，整腸作用を目的に**ビフィズス菌**や**乳酸菌製剤**を使用するなど，下痢に対する主な治療薬を**表3**に示す。

3）慢性下痢

1 症状

下痢の程度にもよるが，脱水状態やナトリウム・カリウム不足といった電解質異常をきたすことがある。下痢の原因にもよるが，**貧血**，**発熱**，**腹痛**，**体重減少**を伴うこともある。

2 検査と診断

貧血や炎症の有無を確認するために血液検査，潜血反応や細菌・虫卵検査のために糞便検査，そして，大腸の器質的な異常状態がないかを調べるために大腸内視鏡検査を行うこともある。

3 治療

脱水状態を改善する対症療法として，水分・電解質の補給を目的に**輸液療法**を行う。また，原因疾患に対する治療を行い，下痢のタイプに合わせた治療薬（**表3**）を用いる。

表3　下痢に対する主な治療薬

分　類	一般名（商品名）	特　徴
抗コリン薬	ブチルスコポラミン臭化物（ブスコパン®）	●消化管の運動を亢進させるアセチルコリンを抑制する効果がある
収れん薬	タンニン酸アルブミン（タンニン酸アルブミン®，タンナルビン®）	●腸管粘膜保護や抗炎症作用がある
吸着薬	天然ケイ酸アルミニウム（アドソルビン®）	●腸管内での過剰な水分の吸着効果がある
腸蠕動抑制剤薬	ロペラミド塩酸塩（ロペミン®）	●腸管の蠕動運動亢進を抑制し，水分や電解質異常を改善する効果がある
整腸薬	●ビフィズス菌（ビオフェルミン®） ●酪酸菌（ミヤBM®） ●耐性乳酸菌（ラックビー®）	●乳酸菌を補うことにより，腸内環境を整える効果がある

4）食事療法

下痢が激しい場合，絶食として経口摂取ができるようであれば，水分摂取のみを行う。食事は，下痢の程度により，［絶食→流動食→粥食→軟食→常食］などの形態変更をしていく。

5. 便秘の検査・診断・治療

1）アセスメント

正常な糞便の水分含有率は70％程度とされ，80％以上になると水様便となる。便秘の場合には，患者自身の普段の感覚が重要な情報源となる。便の性状を表すものに，ブリストル便形状スケール（**図2**参照）がある。便の硬さを7つのタイプに分類して表したもので，医療者や介護職にも広く広まっている。

便秘は大きく分けて「**機能性便秘**」と「**器質性便秘**」とに分けられる。機能性便秘と呼ばれるものには，直腸性便秘，弛緩性便秘，けいれん性便秘などがある。その中でも高齢者に多いとされているのが，大腸の蠕動運動が低下して起こる**弛緩性便秘**である。

器質性便秘の原因として多いのは，**開腹術後の腸管狭窄や癒着**，**腫瘍の増大**に伴った狭窄がある。開腹術の既往によっては，腸管の癒着によるイレウスを起こしやすいので，問診で重要となるのが過去の既往歴である。また，**既往歴**とともに術後の食生活と排泄状況の経過について十分な情報収集が必要となる。

2）検査と診断

便秘症があるかどうかは，問診にて排便状況を聞き，視診，触診，聴診を行う。

まずは視診で腹部全体をみて，腹部膨満がないかを観察する。触診では結腸に沿って触れていき，便が大腸のどのあたりにあるのかをみていく。そして，直腸に便がないか触れてみることも重要である。聴診では，聴診器で腸管の蠕動音を聴き，動き具合をみていく。

また，重度の便秘症では胃内容物の停滞や腸内細菌の過剰な増殖を引き起こすこともあり，嘔気や頭痛などの症状をきたす原因となる場合があるので，全身状態や神経症状についても観察する必要がある。

便秘症の診断に特別な検査は必須ではないが，原因疾患のほかに便秘症と関連のある疾患が隠れている場合もあるので，以下の検査を行う必要がある。

❶**腹部超音波（エコー）検査**：腸内にガスや便が溜まっていないかを確認する

❷**腹部 X 線検査**：便秘症によって腸が張っていないか，便が貯留していないか，ニボーがないかなどを確認する

❸**大腸カメラ（下部消化管内視鏡検査）**：大腸の腫瘍が原因となっていないか，隠れた腫瘍がないかを調べる

❹**血液検査，尿検査**：便秘症を引き起こす原因となる便秘症に関連した疾患が疑われる場合に行われる

3）便秘症の治療

1 生活指導

● 生活リズムの改善

生活リズムを整えることで自律神経の乱れが整い，規則正しい排便が期待される。

● 適度な運動

適度な運動を行うことにより腸の働きが活発となり，便秘症の改善につながる。

● 便意を我慢しない

便意を我慢すると，排便反射を低下させることになり便秘症が悪化するおそれがある。便意を我慢せずに排便をするように指導を行う。

● 食生活の改善

便秘症がある人は規則正しい生活がとれていないことが多く，まずは１日３食を基本に規則正しい生活をすることによって，腸の活動が正常になるように生活の改善を促す。

2 薬物療法

治療薬（**表４**）は，「非刺激性下剤」と「刺激性下剤」の２つに大きく分けられる。

非刺激性下剤は，便をやわらかくすることで，排便を促す働きのある薬剤である。

刺激性下剤は，腸の蠕動運動を促し排便を促す薬剤である。便秘症の治療の基本は非刺激性下剤を毎日服用し，１日から２日に１回程度の普通便が出るように調整することから始まる。

表４ 便秘に対する主な治療薬

分類	一般名（商品名）	特徴
大腸刺激性下剤（刺激性下剤）	● センナ（アローゼン®，ヨーデル S®，アジャスト A® など） ● センノシド（プルゼニド®） ● ピコスルファートナトリウム水和物（ラキソベロン®） ● 大黄甘草湯，大柴胡湯，三黄瀉心湯	● 腸内細菌により，加水分解した粘膜を刺激して，大腸の蠕動運動を亢進させる効果がある
塩類下剤（非刺激性下剤）	● 酸化マグネシウム（酸化マグネシウム®，マグミット®，マグラックス® など） ● クエン酸マグネシウム（マグコロール®）	● 腸管内からの水分の再吸収を抑え，便の水分保持をすることにより，便の軟便化をさせ，緩下作用効果がある
糖類下剤（非刺激性下剤）	● ラクツロース（ラクツロース®，モニラック® など） ● D- ソルビドール（D- ソルビドール®）	● 乳酸菌によって分解された乳酸や酢酸などの有機酸の代謝物とラクツロースの作用によって，緩下作用をつくる効果がある
膨張性下剤	● カルメロースナトリウム（バルコーゼ®） ● ポリカルボフィルカルシウム（コロネル®）	● 腸管内における便の水分を保持させ，便を膨張させることで，腸管を刺激し，腸の蠕動運動を誘発させる効果がある
座薬	● 炭酸水素ナトリウム・無水リン酸二水素ナトリウム配合（新レシカルボン®） ● ビサコジル（テレミンソフト®）	● 腸内で徐々にガスを発生させることにより，腸の運動を活発にさせて便を出しやすくする効果がある

非刺激性の下剤で排便コントロールがとれない場合には，頓服として刺激性下剤の服用を勧める。毎日，刺激性の下剤を服用すると，その刺激に身体は慣れてしまい，下剤の効果が減弱するおそれがあるためである。

3 その他の治療法

● つぼ療法

適度にツボを刺激することにより，内臓の機能を高める作用[1)]（図3）があるとされている。腹部のマッサージや温罨法などを併用して行うこともある。

図3 便秘に有効なつぼ

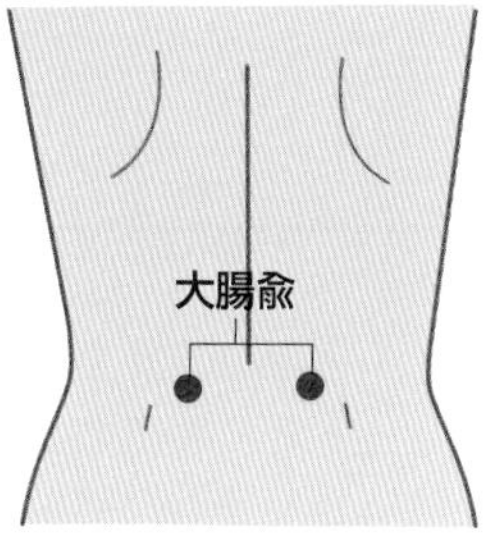

① 背中のツボ：大腸兪
（だいちょうゆ）

［場所］第4腰椎と第5腰椎の間から指2本分横にある
［効果］大腸の働きを良くし，便秘解消の基本のツボの1つである

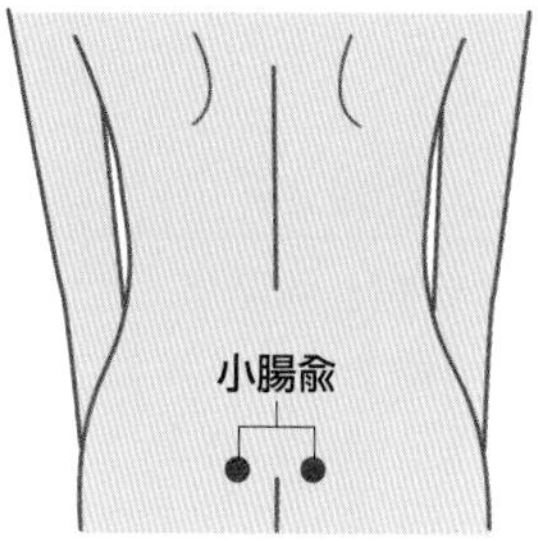

② 腰部のツボ：小腸兪
（しょうちょうゆ）

［場所］臀部の平らな骨（仙骨）にある一番上のくぼみを目印にして，そこから指 1 本分ほど外側にある
［効能］便秘の治療に用いられ，主に腸の働きを活発にする効果がある。その他に，腰痛，坐骨神経痛，遺精，失禁，婦人科疾患にも有効とされている

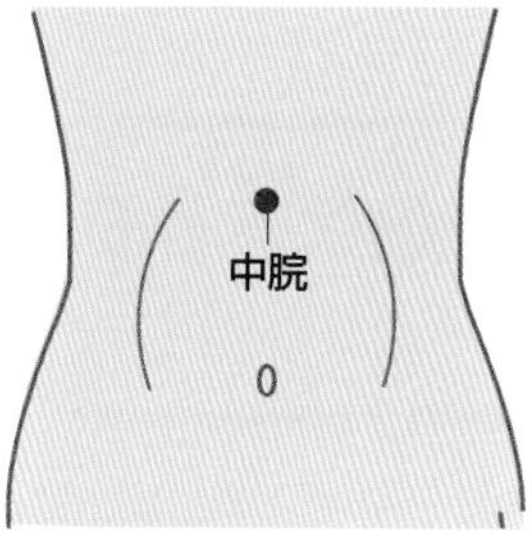

③ 腹部のツボ：中脘
（ちゅうかん）

［場所］みぞおちとへそを結んだ線の中間にある
［効能］ストレス性の便秘に効能がある。主に胃の調子を活性化して，食欲を増進させる。その他に，胃の痛みや胃炎，胃酸過多など胃の不快症状全般に有効とされている

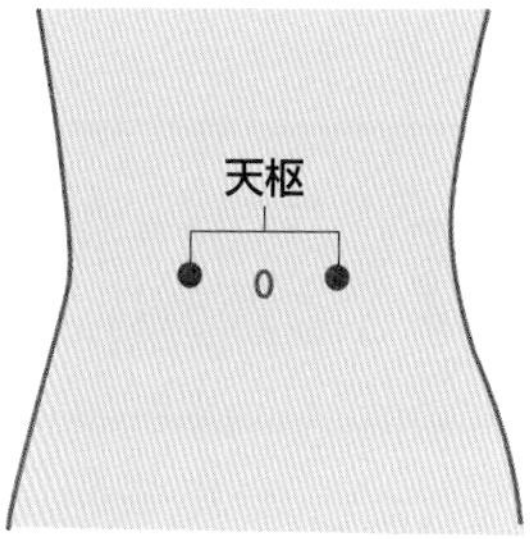

④ 腹部のツボ：天枢
（てんすう）

［場所］へその真下の，横指3本分の左右にある
［効能］胃腸の調子を整える。ここを揉みほぐすことで腸の動きが活発になる。便秘解消の基本のツボの1つである

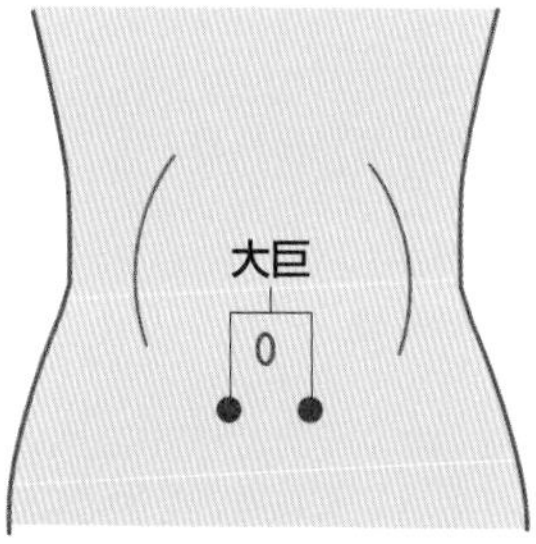

⑤ 腹部のツボ：大巨（だいご）

［場所］へその真下へ指幅 3 本分進み，そこより左右へ指幅 2 本分のところにある
［効能］下腹部の張りや慢性腸炎・過敏性腸症候群など，下腹部の不快感と張りを和らげる。大腸・小腸などの胃腸の機能も高めて，消化器病にも効果がみられる

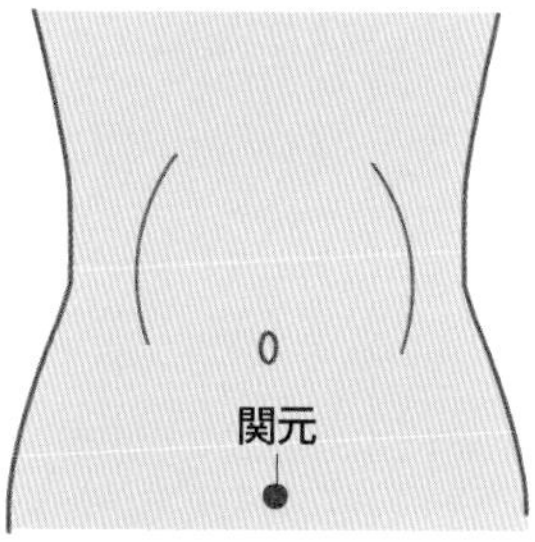

⑥ 腹部のツボ：関元
（かんげん）

［場所］へそから指 4 本下のところにある
［効能］冷えによる便秘に効果がある。肝・腎・脾の経絡が交わるツボで，全身の調子を整える

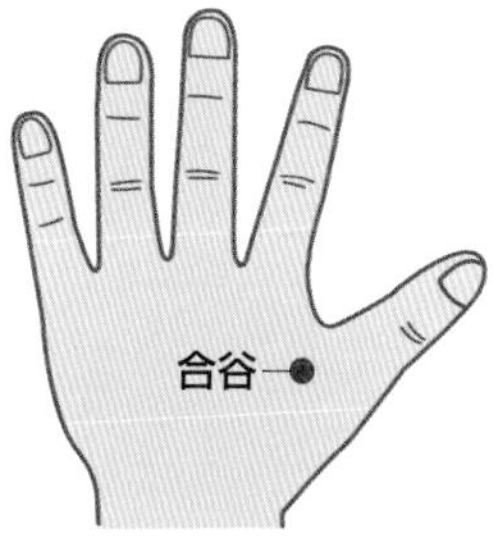

⑦ 手のツボ：合谷（ごうこく）

［場所］手の甲側と親指と人差し指の付け根にあるくぼみの骨が交わる手前にある
［効能］万能のツボといわれる。月経痛，下痢，肩こり，首のコリ，のどの痛みなどを和らげる。他に，疲れ目の改善，しつこい便秘，胃弱，むくみにも効果的とされている

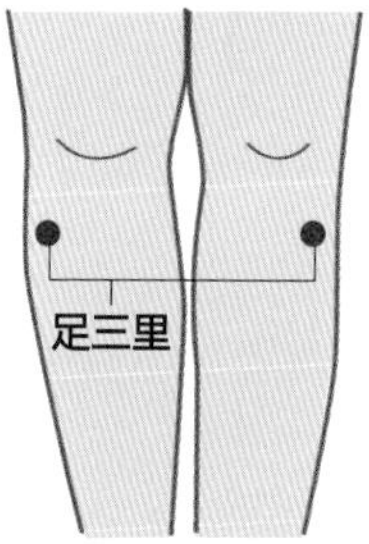

⑧ 足のツボ：足三里
（あしさんり）

［場所］脚のひざの下の骨にそって上っていくと，骨がステッキの柄のようにポコッと出ているところがある。そこから外側にある1つ目の筋肉の端にある
［効能］主に胃の働きを整えて，胃痛，胃もたれ，胃炎，胃下垂など，胃の働きを良くする。その他に，腹痛，下痢，食欲不振，嘔吐などの症状を改善する

● **温罨法**

腹部・腰背部に温罨法を行って，腹部の血流を促進させ，腸の蠕動運動を亢進させることにより，排便反射を促す療法である。

● **摘便，グリセリン浣腸**

便秘症のある患者や消化管検査・手術前の処置として用い，排便を促す目的で行われる。

Ⅱ 下痢・便秘の看護ケアとその根拠

1．下痢

1）観察のポイントとアセスメントの根拠

フィジカルアセスメントにて，総合的に下痢の状態について，アセスメントをする。**表5**に示す。

2）看護目標

❶下痢の回数が減り，通常の排便状態に戻ることができる

❷肛門周囲の皮膚トラブルを起こさない

❸下痢による脱水症を起こさない

❹適切な排便処理ができ，他者への感染を引き起こさない

3）看護ケア

1 安静と保温

安静を保つことで，腹部内部への循環血流量を確保できる。また，腹部への冷刺激を与えると，腹部の蠕動運動が亢進してしまうため保温に努める。また，ストレスや不安は自律神経の働きを乱してしまい，腸の蠕動運動を亢進させ，下痢を悪化させるため，リラックスした環境を提供する。

表5 下痢の観察のポイントとアセスメントの根拠

観察ポイント		アセスメントの根拠
現在の排便状態	●排便回数，どれくらいの間隔か ●便の色，量，硬さ，におい ●血液・粘液の有無 ●腹痛の有無とその部位と痛みの強さ	▶排便状況を観察することで，下痢の原因を特定することにつながる ▶原因特定により，随伴症状の脱水を予防することになる ▶便の性状によっては感染症が考えられる
入院前の排便状況	●排便回数，どれくらいの間隔か ●便の色，量，硬さ	▶以前の排便状況と比べ，現在の排便状況が異常であるのか，判断することができる
下痢の原因	●ウイルス，真菌，細菌，寄生虫などの感染の有無 ●自分のまわりで下痢をしている人の有無 ●ストレスの有無 ●渡航歴	▶下痢の原因が，食中毒なのか，それとも感染症によるものなのか判断して，必要に応じ隔離や手洗いを実施する必要がある ▶ストレスがあると下痢を併発するので，ストレスの有無も問診する必要がある
下痢の随伴症状	●腹痛，腹鳴，口渇，食欲不振，嘔気･嘔吐，めまい，発熱，体重減少，肛門周囲の皮膚トラブル	▶下痢が続くと，電解質異常や循環障害を起こす ▶特に高齢者や小児は脱水で生命の危機に陥りやすいので，随伴症状の観察は十分に行う必要がある
下痢のフィジカルアセスメントと検査	●問診 ●腹部の聴診，触診 ●便検査：便培養，便潜血 ●尿検査：尿比重，尿培養，尿潜血，尿ケトン体 ●血液検査 ●体重測定	▶総合的に下痢の状態についてフィジカルアセスメントを行う ▶腹部の聴診・触診で，腸の蠕動運動の亢進を確認できる。下痢の状態により，必要ならば，左記の検査を実施し，下痢の原因について，評価し診断する

2 食事療法の援助

下痢では，消化吸収の良いものを選ぶ。食物繊維は大腸にとって刺激となり，下痢を悪化させる。また，低脂肪，高蛋白，高ビタミンを摂取させることにより，脱水状態からの回復を助けることになる。しかし，高度の下痢の場合は，腸の安静を保つ目的で絶食となる。

3 水・電解質補給の援助

冷たい食事は腸の蠕動運動の亢進を抑えるため，冷えた食事は控え，温かいものをゆっくりと摂取させる。下痢により大量の電解質が失われるので，スポーツドリンク，お茶，野菜スープなどを摂取し，失った電解質を補給する。経口摂取が困難な場合は，輸液療法を行う。

4 肛門の清潔保持

腸液はアルカリ性であるため，下痢によって肛門周囲の皮膚トラブルをきたすので，肛門周囲の清潔に配慮し，清拭や洗浄，座浴，腹部浴を実施する。また，皮膚のびらん部に軟膏塗布を行う。

5 口腔ケア

下痢による高度の脱水状態では唾液の分泌が低下し，口腔内の自浄作用が低下するため，感染のリスクがある。口腔内が乾燥するため，微温湯でたびたび含嗽をする。

6 排便後の処置と指導

便培養の結果，細菌が検出された場合は，他者に対して感染を引き起こすため，スタンダードプリコーションに沿った便の処置の仕方を指導する。

7 薬物療法の説明と指導

通常，下痢は体内の有害物質を排除する生体防御反応であるため，安易に止痢薬は使用しないように説明する。

2. 便秘

1）観察のポイントとアセスメントの根拠

表6に示す。

2）看護目標

❶便秘が改善し，通常の排便状態に戻ることができる
❷規則正しい生活を送り，排便習慣の獲得ができる
❸適切な下剤使用により，安定した排便を確保できる

3）看護ケア

1 食事療法の援助

食物繊維が豊富で，適度な脂肪を含む食事を摂取してもらう。食物繊維は消化されにくく，腸管内に多く留まることにより腸管壁を刺激する働きがあるので，排便を誘発しやすくなる。適度な脂肪は，胆汁の分泌を促進するため，緩下作用があるので便秘にはよい。

2 運動療法の援助

定期的な運動を実施することで体内の血液循環を促進する効果がある。心身のリラックスにつながり，精神的なストレス軽減につながる。

3 生活指導

不規則な生活は，腸の活動低下を招いてしまうため，1日3食の食事と安定した睡眠時間をとるように指導する。また，決まった時間に排便行為を行うことにより，定期的な排便習慣の獲得ができるようになる。便意を我慢することにより排便反射が鈍くなるので，便意があったら我慢をしないように指導する。

4 薬物療法

処方された下剤を服用し，定期的な排便を獲得するために用いるが，下剤や浣腸を乱用することにより，自然な排便ができなくなってしまうので，不必要な乱用は行わないように指導する。

5 温罨法

温熱刺激によって腸内の血液循環がよくなり，腸蠕動運動を亢進して排便反射を促す働きがある。しかし，消化管に穿孔・腸閉塞・炎症などがある場合は禁忌であるので注意する。

6 腹部マッサージ

腹部マッサージ（図4）に関する文献研究[2]によると，自然排便を促す援助法について，大腸の走行にそって，腹部を時計周りに刺激することで，腸蠕動運動の亢進を促すことが報告されている。しかし，開腹手術後や腸炎・腸閉塞がある患者には禁忌である。

7 ストレスに対する精神的援助

精神的ストレスや不安は交感神経を興奮させてしまうため，腸の蠕動運動が低下し，便秘を悪化させてしまうので，患者自身がストレスを解消する手段を身につけ，対処法を獲得できるように援助する。

［明神一浩］

表 6　便秘の観察のポイントとアセスメントの根拠

観察ポイント		アセスメントの根拠
現在の排便状態	● 排便回数，どれくらいの間隔か ● 便の色，量，硬さ・太さ，臭い ● 怒責・残便感の有無 ● 腹痛の有無とその部位と痛みの強さ	▶便の性状，回数，排便間隔の情報から，便秘の種類や便秘の強さを知ることができる。たとえば便の間隔が短いからといっても，残便感があれば便秘であるといえる ▶便の性状に着目すると，便が硬くて太い場合には，肛門裂傷や痔核の出現などの随伴症状の出現も予想がつくので，これらを注意しなければならない ▶便が細い場合は，腸管内に腫瘍ができており，便の通過障害が起こっているおそれがあるため，器質性便秘を疑う必要がある。たとえば，通常は便の性状はやわらかいが残便感がある場合は，弛緩性便秘が疑われるなど，さまざまな便秘をアセスメントすることができる
入院前の排便状況	● 排便回数，どれくらいの間隔か ● 便の色，量，硬さ・太さ ● 怒責・残便感の有無	▶排便習慣を明らかにして，現在と以前とを比較し，便秘の進行状態や強さの程度をアセスメントすることができる
便秘の原因	● 食事の内容・量 ● 1日の水分量 ● 運動量 ● 生活リズム ● 排泄環境 ● ストレスの有無 ● 便秘をきたす疾患の有無 ● 手術歴，服用している薬の内容	▶便秘の要因は，食事や運動習慣，精神的なストレスなどが要因となっている場合があるが，隠れた疾患によって，器質的な便秘を引き起こしている場合もある ▶服用している薬剤による便秘もあり，服用内容を確認する
便秘の随伴症状	● 腹部膨満感 ● 嘔気・嘔吐 ● 食欲不振 ● 腹痛の強さ・部位 ● イライラ・集中力の低下 ● 肛門の裂傷・痔核・血圧上昇の有無	▶便秘により腸管内にガスが貯留すると，便の腐敗した発酵ガスにより，腹部膨満感が出現する。これにより消化器管が圧迫され，食欲不振や腹痛の出現などの随伴症状が出現する ▶長く排便ができない場合には，便の腐敗した発酵ガスが血中に取り込まれ，中枢神経系が刺激され，それによって頭痛や不眠という随伴症状が出現する
便秘のフィジカルアセスメントと検査	● 問診 ● 腹部の聴診，触診 ● 便検査 ● 直腸診 ● 腹部単純 X 線検査 ● 腹部超音波（エコー）検査 ● 大腸カメラ（下部消化管内視鏡検査） ● 血液検査，尿検査	▶総合的に便秘の状態についてフィジカルアセスメントを行う ▶腹部の聴診・触診で，腸の蠕動運動の低下を確認できる。便秘の状態で必要ならば左記の検査を実施し，便秘の原因について評価し診断する

図4　便秘に効く腹部マッサージ

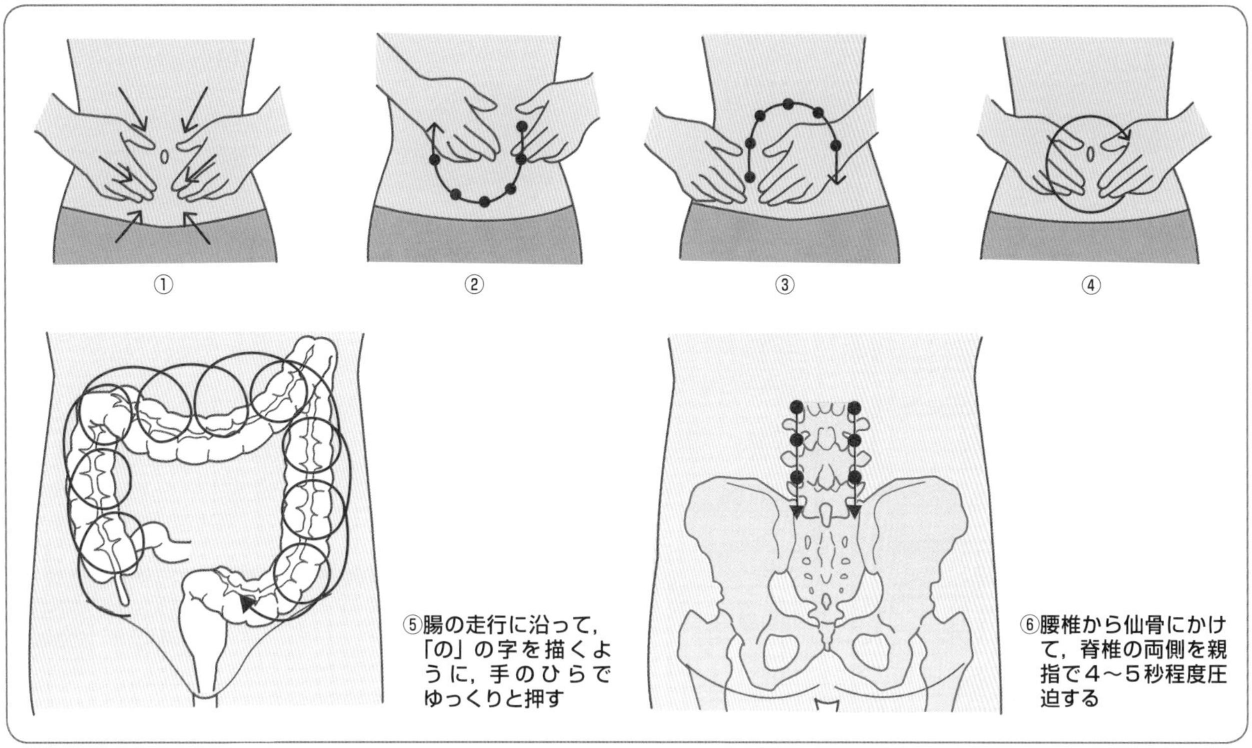

（⑤⑥：江口正信編著：新訂版　根拠から学ぶ基礎看護技術．サイオ出版，2015．より）

《引用文献》

1）河井啓三：便秘に効く体操・マッサージ・つぼ刺激．看護学雑誌 62(9)：830-832，1998．

2）三毛恵子，森嶋道子，小川朋子・他：腹部マッサージによる自然排便促進の効果に関する文献検討．日本看護研究学会雑誌 43(3)：3_399，2020．

《参考文献》

1）深井喜代子，杉田明子，田中美穂：日本語版便秘評価尺度の検討．看護研究 28(3)：25-32，1995．

2）林裕子，紙屋克子：便秘予防のための食事，水分，運動．EB NURSING 9(3)：18-24，2009．

3）Higgins PDR, Johanson JF: Epidemiology of constipation in North America: A systematic review. Am J Gastroenterol 99: 750-759, 2004.

4）人見裕江，塚原貴子，中西啓子・他：飲水負荷が健康成人の排便習慣に及ぼす影響―日本語版便秘評価尺度と便形評価尺度による検討．川崎医療福祉会誌 6(1)：91-98, 1996．

5）Hope A: The relief of constipation in the elderly. Aust Nurs J 12(10): 45-48, 1983.

6）石井智香子，東玲子：自然排便を促すための水分摂取量の検討―健康女子を被験者とした実験的研究．臨床看護研究の進歩 5：91-97, 1993．

7）橋本信也：カラー版　症状から見た病態生理学（エキスパートナース MOOK32）．照林社，1999．

8）関口恵子編：根拠がわかる症状別看護過程―こころとからだの 56 症状―事例展開と関連図．南江堂，2002．

6 食欲不振と体重減少

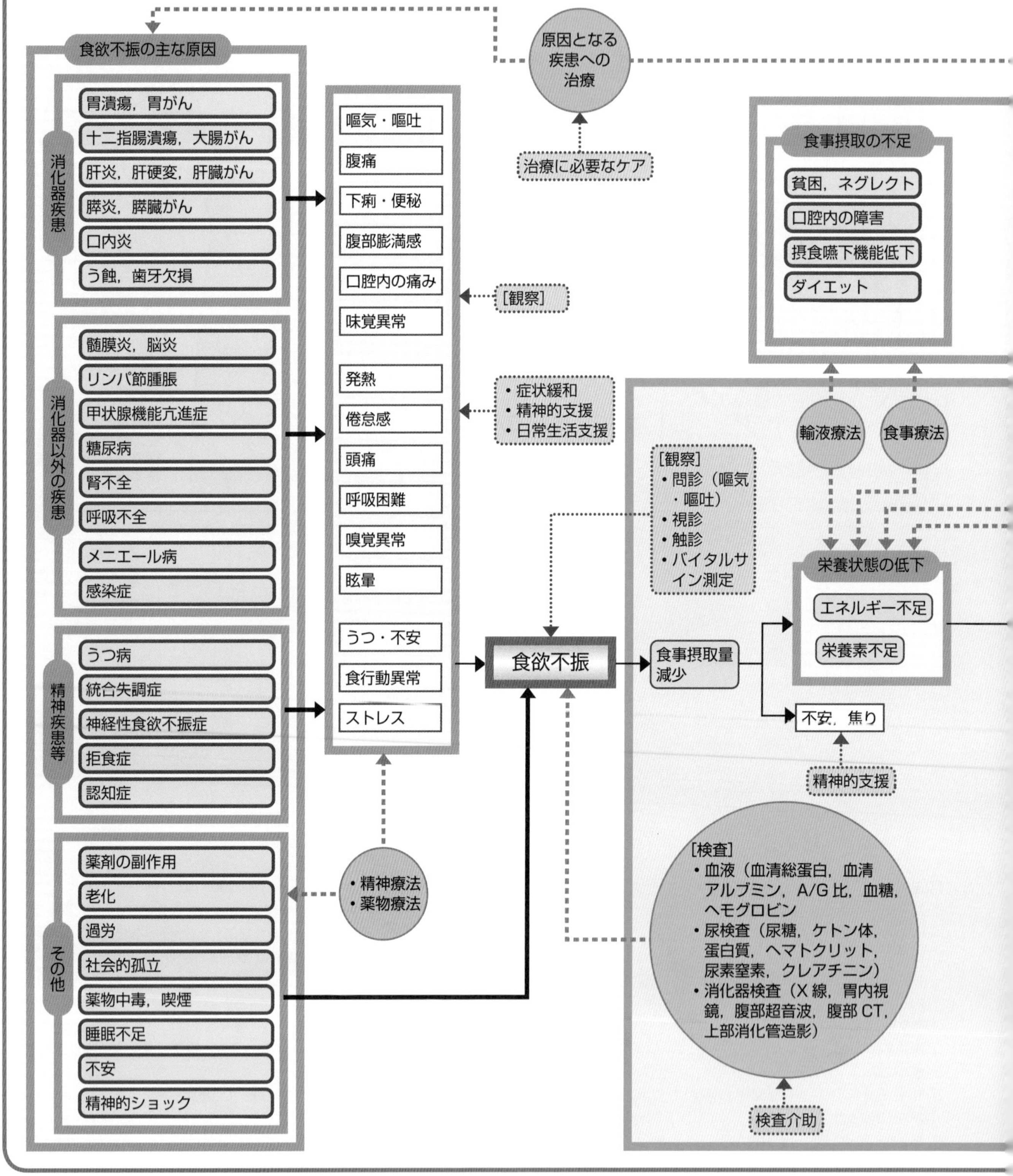
食欲不振の主な原因
消化器疾患
胃潰瘍，胃がん
十二指腸潰瘍，大腸がん
肝炎，肝硬変，肝臓がん
膵炎，膵臓がん
口内炎
う蝕，歯牙欠損
消化器以外の疾患
髄膜炎，脳炎
リンパ節腫脹
甲状腺機能亢進症
糖尿病
腎不全
呼吸不全
メニエール病
感染症
精神疾患等
うつ病
統合失調症
神経性食欲不振症
拒食症
認知症
その他
薬剤の副作用
老化
過労
社会的孤立
薬物中毒，喫煙
睡眠不足
不安
精神的ショック
嘔気・嘔吐
腹痛
下痢・便秘
腹部膨満感
口腔内の痛み
味覚異常
発熱
倦怠感
頭痛
呼吸困難
嗅覚異常
眩暈
うつ・不安
食行動異常
ストレス
原因となる疾患への治療
治療に必要なケア
[観察]
・症状緩和
・精神的支援
・日常生活支援
・精神療法
・薬物療法
食欲不振
[観察]
・問診（嘔気・嘔吐）
・視診
・触診
・バイタルサイン測定
食事摂取量減少
食事摂取の不足
貧困，ネグレクト
口腔内の障害
摂食嚥下機能低下
ダイエット
輸液療法
食事療法
栄養状態の低下
エネルギー不足
栄養素不足
不安，焦り
精神的支援
[検査]
・血液（血清総蛋白，血清アルブミン，A/G 比，血糖，ヘモグロビン
・尿検査（尿糖，ケトン体，蛋白質，ヘマトクリット，尿素窒素，クレアチニン）
・消化器検査（X 線，胃内視鏡，腹部超音波，腹部 CT，上部消化管造影）
検査介助

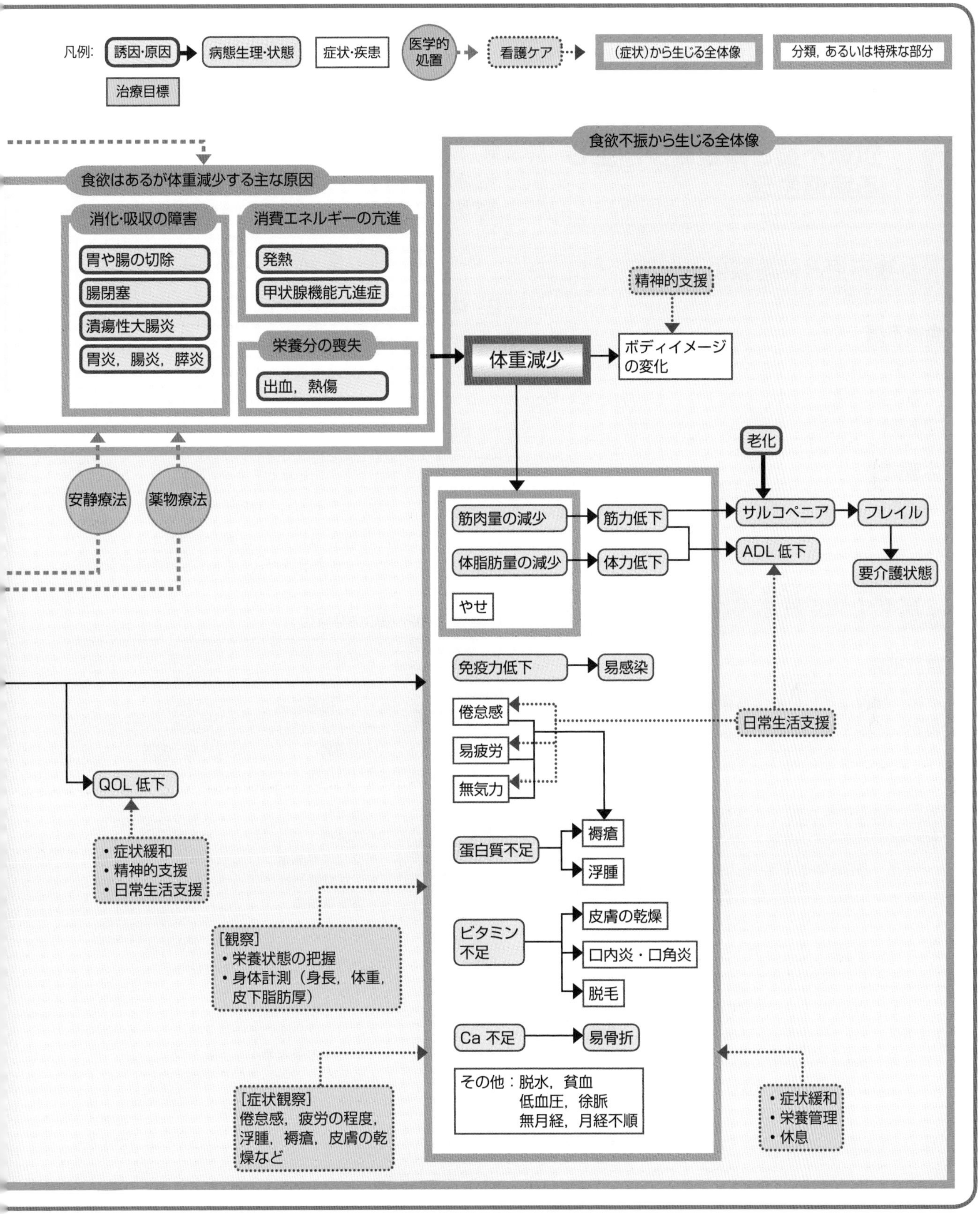
凡例:
誘因・原因
病態生理・状態
症状・疾患
医学的処置
看護ケア
（症状）から生じる全体像
分類，あるいは特殊な部分
治療目標
食欲はあるが体重減少する主な原因
消化・吸収の障害
胃や腸の切除
腸閉塞
潰瘍性大腸炎
胃炎，腸炎，膵炎
消費エネルギーの亢進
発熱
甲状腺機能亢進症
栄養分の喪失
出血，熱傷
安静療法
薬物療法
食欲不振から生じる全体像
精神的支援
体重減少
ボディイメージの変化
老化
筋肉量の減少
筋力低下
サルコペニア
フレイル
体脂肪量の減少
体力低下
ADL 低下
要介護状態
やせ
免疫力低下
易感染
倦怠感
易疲労
無気力
日常生活支援
QOL 低下
・症状緩和
・精神的支援
・日常生活支援
蛋白質不足
褥瘡
浮腫
[観察]
・栄養状態の把握
・身体計測（身長，体重，皮下脂肪厚）
ビタミン不足
皮膚の乾燥
口内炎・口角炎
脱毛
Ca 不足
易骨折
その他：脱水，貧血
低血圧，徐脈
無月経，月経不順
[症状観察]
倦怠感，疲労の程度，浮腫，褥瘡，皮膚の乾燥など
・症状緩和
・栄養管理
・休息

6 食欲不振と体重減少

Ⅰ 食欲不振と体重減少が生じる病態生理

1. 食欲不振と体重減少の定義

1）食欲不振

食欲不振（anorexia）とは，食物を食べたいという自然に起こる生理的欲求（食欲）が低下ないし消失している状態である。

2）体重減少

体重減少とは，身体の重さ（体重）が減少する状態である。

2. 食欲不振と体重減少のメカニズム

1）食欲不振

食欲は，脳の深部に位置する間脳の視床下部にある**食欲中枢**がつかさどる。食欲中枢には，摂食を促進させる摂食中枢と抑制させる満腹中枢があり，これらの働きによって食欲はコントロールされる。摂食中枢が働くと食欲がわき，満腹中枢が働くと食欲は抑制される。食欲中枢は胃や腸の内容物，血糖，ホルモンや神経伝達物質，情緒，視覚・嗅覚などさまざまな刺激を受けて作用する。しかしながら，食欲の発生機序にはいまだ不明な点も多い。

食欲不振の原因は非常に多い。特に消化器の疾患では，そのほとんどに症状として食欲不振があげられる。

主な原因となる疾患は，消化器疾患（胃潰瘍，胃がん，十二指腸潰瘍，ウイルス性肝炎，肝硬変，肝臓がん，膵炎，膵臓がん，口内炎，齲《う》歯，歯牙欠損），消化器以外の疾患（髄膜炎，脳腫瘍，リンパ節腫瘍，甲状腺機能低下症，糖尿病，腎不全，呼吸不全，メニエール病，COVID-19などの感染症），精神疾患（うつ病，統合失調症，神経性食欲不振症，拒食症，認知症）などである。

その他にも病巣から放出される中枢神経刺激物質の影響，薬剤や放射線による治療の副作用，薬物中毒，喫煙，過度な飲酒，つわり，過労，睡眠不足，老化，不安，精神的ショック，環境（同室者の状況，貧困や孤立，調理や買い物ができない状況）などから食欲不振が起こる（**表1**）。

なお，食欲不振は原因が判明しないこともある。

2）体重減少

摂取した食物は，そのままの状態では身体で利用することができない。消化器管の働きによって消化吸収されることで，体内に取り入れられる。取り入れた栄養分は，呼吸から得た酸素によって酸化され，その際に生じるエネルギーが生命維持や活動のためのエネルギー源となる。

食物摂取によるエネルギーが活動によって消費されるエネルギーを上まわる場合は，肝臓や筋肉にグリコーゲンとしてエネルギーが蓄えられ，さらに過剰摂取分は中

表1 食欲不振の主な原因

消化器疾患	●胃潰瘍 ●胃がん ●十二指腸潰瘍 ●ウイルス性肝炎 ●肝硬変 ●肝臓がん	●膵炎 ●膵臓がん ●口内炎 ●齲歯 ●歯牙欠損
消化器以外の疾患	●髄膜炎 ●脳腫瘍 ●リンパ節腫瘍 ●甲状腺機能低下症 ●重症糖尿病	●腎不全 ●呼吸不全 ●メニエール病 ●感染症
精神疾患	●うつ病 ●統合失調症 ●神経性食欲不振症	●拒食症 ●認知症
その他	●薬剤や放射線による治療の副作用 ●薬物中毒 ●喫煙 ●過度な飲酒 ●つわり ●過労 ●睡眠不足	●老化 ●不安 ●精神的ショック ●環境（同室者の状況，貧困，孤立，調理や買い物ができない状況）

性脂肪として体内に貯蔵される。摂取エネルギーが消費に必要なエネルギーを下まわり，エネルギー不足になると，貯蔵しているグリコーゲンや脂肪が分解され，エネルギーとして利用されるため筋肉量や脂肪量が減ることとなり，体重減少が起こる。

体重減少は主に，❶食物摂取の不足，❷消化吸収の障害，❸消費エネルギーの亢進，❹栄養分の喪失によって起こる。

❶食物摂取が不足する原因は，食欲不振による摂取量の低下が主であるが，その他にも食欲は保たれているが貧困やネグレクト等の生活環境の不良による食事量の低下，口腔内の障害や麻痺，老化による摂食嚥下機能の低下からくる食物摂取困難，スタイルを意識したダイエットなどがある。

❷消化吸収が障害される原因には，手術による胃や腸の切除や腸閉塞に伴う消化吸収面積の減少，潰瘍性大腸炎，クローン病，膵炎などによる消化液の分泌量低下や消化管の運動障害，胃や腸の炎症による消化吸収機能の低下などがある。

❸消費エネルギーが亢進する原因には，発熱や甲状腺機能亢進症（バセドウ病），褐色細胞腫などによる基礎代謝の亢進，悪性腫瘍や過度な運動によるエネルギー消費の増大などがある。

❹栄養分が喪失する原因には，肝障害や糖尿病，下痢や嘔吐，吐血や下血などの出血，熱傷や外傷による滲出液の漏出や失血などがある（**表2**）。

なお，食欲不振同様に体重減少は原因が判明しないことも少なくない。

3. 食欲不振と体重減少の分類と症状

1）食欲不振

食欲不振は食欲が低下または消失する主観的症状である。一般的に食欲不振が単独で発症することは少なく，誘因となる症状を有することが多い。

食欲不振を引き起こす症状には，消化器症状（嘔気・嘔吐，腹痛，下痢，便秘，腹部膨満感，口腔内の痛み，味覚異常），消化器以外の症状（倦怠感，発熱，頭痛，呼吸困難，嗅覚異常，眩暈），精神症状（うつ，不安，気分不良，食行動異常，ストレス）などがある。

食欲不振が便秘や倦怠感，不安，ストレスから生じる場合は，その程度は比較的緩やかに進行し，腹痛，嘔気・嘔吐，下痢，発熱から生じる場合は，急激であり治療を要することが多い。

表2 体重減少の主な原因

食物摂取の不足	●食欲不振による食事摂取量の低下 ●環境不良（貧困，ネグレクト）による食事量の低下 ●口腔内の障害，麻痺，老化による摂食嚥下機能の低下 ●ダイエット
消化吸収の障害	●胃や腸の切除，腸管閉塞からくる消化吸収面積の減少 ●潰瘍性大腸炎，クローン病，膵炎などによる消化液の分泌低下や消化管の運動障害 ●胃や腸の炎症による消化吸収機能の低下
消費エネルギーの亢進	●発熱，甲状腺機能亢進症，褐色細胞腫による基礎代謝の亢進 ●悪性腫瘍，過度な運動によるエネルギー消費の増大
栄養分の喪失	●下痢，嘔吐 ●吐血や下血などの出血 ●熱傷や外傷による滲出液の漏出や失血

2）体重減少の症状

体重減少は誰もが経験したことのある状態であり，多少の減少では随伴症状は認められない。

食欲不振により食物摂取量が減少すると，体内のエネルギー量や栄養分が不足し，その程度が著しい場合は，体重減少のみならず，さまざまな随伴症状を伴う。

筋肉量や体脂肪量の減少による筋力や体力の低下，免疫細胞の減少による免疫力低下からの易感染状態，蛋白質不足による全身の浮腫，褥瘡，ビタミンやミネラル不足による皮膚の乾燥，口内炎，口角炎，脱毛，カルシウム不足による易骨折状態，加えて倦怠感，無気力，易疲労，月経不順，無月経，低血圧，徐脈なども出現し，日常生活動作および活動（Activities of Daily Living：ADL）が低下する。

高齢者では筋力低下などからフレイルに至りやすく，栄養状態の低下は生活の質（Quality of Life：QOL）の低下にも関連する[1]。

体重減少には，何らかの原因となる疾患等によって起こる治療やケアが必要な体重減少と，肥満の治療など医学的な理由や何らかの目的，希望によるダイエットの成果としての体重減少がある。

■フレイル（Frailty）

高齢期に生理的予備能が低下することでストレスに対する脆弱性が亢進し，生活機能障害，要介護状態，死亡などの転帰に陥りやすい状態で，筋力の低下により動作の俊敏性が失われて転倒しやすくなるような身体的問題のみならず，認知機能障害やうつなどの精神・心理的問題，独居や経済的困窮などの社会的問題を含む概念である[2]。

4. 食欲不振と体重減少の検査・診断

1）問診

食欲不振と体重減少の原因は一様ではなく，聞き取る項目は多岐にわたる。既往歴，現病歴，内服薬，家族歴，生活歴，食に関する状況（食種，食事摂取量，食習慣，嗜好品），排泄状況，自覚症状は重要な情報である。

自覚症状では主に食欲，嘔気・嘔吐，腹痛，下痢，腹部膨満感，便秘，口腔内の痛み，味覚異常，嗅覚異常，倦怠感，頭痛，気分不良，ストレスについて，有無と程度および経過を聞き取る。

2）バイタルサイン測定

体温，脈拍，血圧，呼吸数を測定する。

3）体重測定

体重計を用いて，体重を測定する。以前の体重や**体格指数**（Body Mass Index：BMI），**標準体重**と比較する。BMIと標準体重は計算式で値を求めることができ，有病率が最も低いBMI 22を成人の標準体重基準としている。体重減少は日常生活でも起こり得るが，脂肪組織が減少し，体重が著明に減少している状態を「**やせ**」といい，日本肥満学会ではBMI18.5未満を**「やせ（低体重）」**の判断基準としている（**表3**）。

■計算式

BMI＝体重（kg）/｛身長（m）×身長（m）｝

標準体重＝身長（m）×身長（m）×22

4）触診・視診

顔貌や表情，顔色，皮膚の状態や浮腫の有無と程度，骨の突出具合，腹部や口腔内の状況を観察する。

表3　日本の体重判定基準（日本肥満学会判断基準）

BMI	判　定
18.5未満	やせ （低体重） 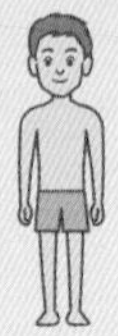
18.5以上25未満	普通体重 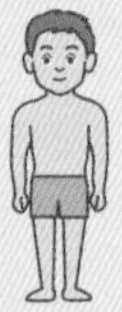
25以上	肥満 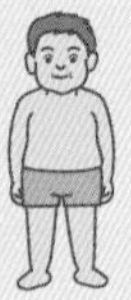

5）血液検査

栄養状態が不良の場合は，赤血球（RBC），ヘモグロビン（Hb），トランスサイレチン（TTR），総リンパ球数，血清総蛋白（TP），アルブミン（Alb），血漿アミノ酸，免疫グロブリン，トランスフェリン，血清脂質（コレステロール），血清酵素（コリンエステラーゼなど），血清窒素化合物（BUN，CREなど），血糖，ケトン体，血清電解質，血清微量元素（Fe，Znなど），血清ビタミンなどが異常値となる。

6）尿検査

栄養状態に障害があると，血糖，蛋白質，ケトン体，血液が尿に含まれる。

7）消化器疾患の主な検査

1 内視鏡検査（カメラ）

口腔（鼻腔）または肛門から電子内視鏡を挿入し，胃や腸の内腔面を画像でとらえ，モニター上で観察する。内腔面を観察の後，組織片を採取する場合もある。

2 腹部超音波（エコー）検査

腹部にプローブを当て，内臓に超音波を発信し，体内のさまざまな境界面で反射する超音波（反射波）を映像化することで，体内の状態をモニター観察する。

3 腹部 CT

検査台に仰向けに寝た状態で円筒の装置に入り，X線を用いて腹部の断層（輪切り）写真を撮る。また，X線を吸収するヨード成分を含んだ造影剤を静脈から注射し，血管や血液の流れ，病巣部の鮮明な画像を得ることもできる。

4 上部消化管造影

硫酸バリウムや水溶性ヨード造影剤を内服し，消化管内に造影剤を付着させ，X線で撮影することで内腔面の粘膜状態を観察する。

5. 食欲不振と体重減少の治療

1）原因疾患の治療

病的な食欲不振や体重減少があれば原因疾患を特定し，疾患に応じた治療を行う。

2）栄養補給と食事療法

顕著な体重減少には，経静脈栄養や経管栄養，高カロリー補助食で栄養を補給する。

1回の摂取量が少ない場合は1日の食事回数を4～6回に増やして少しずつ食べる「分食」を行い，高エネルギー，高蛋白，高ビタミンの食品を提供する。管理栄養士による栄養指導と栄養管理を行う。

3）安静療法・精神療法・薬物療法

運動量を制限し，安静を保ち，消費エネルギーを抑える。精神面での誘因があればカウンセリングを行い，十分な休息と睡眠を保つ。自然回復が期待できない場合や苦痛が強い場合は，抗不安薬や睡眠薬等の薬剤を投与する。

Ⅱ 食欲不振と体重減少の看護ケアとその根拠

食欲不振や体重減少は，その原因となる疾患や誘因となる状態が多岐にわたるため，治療や看護ケアは対象によって異なることも多い。また，原因が明らかな場合には，それらが解消されれば食欲不振や体重減少は改善されるが，完治しにくい疾患や慢性化する状態も少なくない。

したがって，一般的な観察のポイント，看護の目標，看護ケアを示すが，さまざまな面から得られる情報を客観的・包括的にアセスメントし，必要なケアの実践と評価を重ね，より適切な看護を展開することによって，対象の QOL を維持していく。

1. 食欲不振と体重減少の観察ポイント

1）食欲不振と体重減少の程度および栄養状態

- 食欲，食事量，食事回数，食事内容，摂取エネルギー量，消費エネルギー量，身長，体重，BMI，標準体重，体温，呼吸，脈拍，血圧
- 検査データ（RBC，Hb，TTR，総リンパ球数，T），Alb，血漿アミノ酸，免疫グロブリン，トランスフェリン，血清脂質（コレステロール），血清酵素（コリンエステラーゼなど），血清窒素化合物（BUN，CRE など）血糖，ケトン体，血清電解質，血清微量元素（Fe，Zn など），血清ビタミン，尿検査
- 食欲不振の程度，体重減少の程度
- 食欲不振の経過，体重減少の経過や速度

2）食欲不振と体重減少を引き起こす原因疾患の状況

- 消化器疾患，呼吸器疾患，循環器疾患，内分泌代謝疾患，脳神経疾患，精神疾患，摂食嚥下機能障害，悪性腫瘍，感染症など，原因となる疾患の有無や状態および治療状況

3）食欲不振を引き起こす状況や症状

- 食事に対する意識や思い，食嗜好
- 嘔気・嘔吐，腹痛，腹部膨満感，便秘，下痢，発熱，倦怠感，めまい，口内炎，義歯，齲《う》歯，舌苔，味覚異常，激しい痛み，体格の変化，感染症状，排泄異常，老化
- 精神状態（不安，怒りなど），精神的ショック，抑うつ，ストレス，認知機能の低下，QOL
- 家族構成，生活状況・生活環境，経済状況，労働（過労），活動量，睡眠状況，季節

4）体重減少に伴う随伴症状

- 眩暈，ふらつき，倦怠感，易疲労，易感染状態，不眠，精神状態の変化（無力感，抑うつ，不安，思考停止など），筋力低下，体力低下，褥瘡，皮膚の乾燥，低血

圧，月経不順，無月経，骨突出，爪床変化，ボディイメージの変化，ADL の低下など

2. 食欲不振と体重減少の看護目標

食欲不振と体重減少の誘因をアセスメントし，原因となる疾患の完治や改善に向けた看護を行うことが一義的な目標となる。しかし，完治が困難であったり，長期間の療養を要す場合もある。苦痛を伴う症状を少しでも緩和し，個々の体力に応じた日常生活支援を行いながら，ADL や QOL を維持していく必要がある。

❶食欲不振と体重減少の原因を特定し，適切な対処を行うことによって，原因疾患が改善され，全身状態が安定する
❷食欲不振が消失または軽減する
❸体重減少が起きない，または標準体重に近づく
❹症状や体力に応じた ADL および QOL の維持ができる

3. 食欲不振と体重減少の看護ケア

1）原因疾患の治療に対するケア

原因疾患に応じた症状の観察，異常の早期発見，検査介助，治療に必要なケアを行う。

2）症状緩和

食欲不振と体重減少に関連する症状の観察を行い，苦痛を緩和する。症状はさまざまであるが，なかでも発熱，嘔気・嘔吐，倦怠感はしばしばみられる苦痛を伴う症状であり，食欲不振を招きやすい。さらには症状が長期に及ぶと全身状態に悪影響を与える。

また，高齢者では，筋力低下や褥瘡，皮膚の乾燥が発生しやすく，フレイルや要介護状態に至る場合もあり，注意を要する。

1 発熱

暑さなどで体感温度が上昇すると食欲不振を招きやすい。また，摂取エネルギーの多くは体温維持や呼吸，心拍などの基礎代謝（覚醒した状態で横たわり安静にしているときに必要な最小限のエネルギー）によって消費される。

基礎代謝量は年齢や性別などによって異なるが（**表4**），発熱時には熱感，発汗，倦怠感などが生じ，体温が 1℃上昇するごとに基礎代謝量は 13％増加する[3]。そのため，長期にわたり発熱が続く場合は消費エネルギー

表4 平均的な成人の 1 日の基礎代謝量

	基礎代謝量（kcal/ 日）	
年齢（歳）	男性	女性
18 ～ 29	1530	1110
30 ～ 49	1530	1160
50 ～ 64	1480	1110
65 ～ 74	1400	1080
75 以上	1280	1010

（「日本人の食事摂取基準」策定検討会：日本人の食事摂取基準（2020 年版）「日本人の食事摂取基準」策定検討会報告書，厚生労働省，2019．を参考に作成）

が過剰となり，さらなる体重減少を引き起こす。そのようなときは，エアコンの使用，衣類および寝具の調整，冷罨法などによって体温を管理することが必要である。

なお，発熱は，感染症による生体反応で起こることも多く，安易に解熱薬を使用して解熱を図ることには注意する。

2 嘔気や嘔吐

嘔気や嘔吐の持続により，食欲不振が増強する。長期間にわたり経口摂取が行えないと，栄養状態の低下，体重減少，脱水を引き起こす。そのため，嘔気・嘔吐の原因となるものや症状の発生状況をアセスメントし，原因が取り除けない場合には，嘔気や嘔吐がありながらも栄養を摂取できる方法を検討する。

嘔吐時には，吐物の臭気や味が残存すると不快であり，再度，嘔吐を引き起こすことにもなるため，吐物は素早く片づけ，換気を行い，口腔ケアを促す。

また，音や光，においには，敏感になる傾向があり，特に嗅覚を刺激する生花や香水，柔軟剤など，においがあるものは近づけないようにする。室内は落ち着いた静かな環境に整え，照明はやや暗くするとよい。

3 倦怠感

倦怠感は「だるい」「なんとなくしんどい」「体が重い」などの表現で訴えられることが多い。倦怠感から食欲不振となり体重減少を招くが，体重減少とともに身体のだるさを感じることもあり，倦怠感が出現する状況は一通りではない。

対象の表情や動作を観察しながら，どのような状況が倦怠感を緩和，または増強させているのか，アセスメン

トする必要がある。

疲労が増強する行為を避けつつ，日常生活における活動の優先順位を考え，エネルギーを1日の中でどのように配分すると，よりよい生活につながるのか，休息と活動のバランスを考えていく必要がある。そのうえで体力に応じて，移動時は車いすを使用するなど，ADLが低下しないよう支援する。

4 筋力低下

食欲不振などから摂取エネルギーが不足すると，筋肉量が減少し，筋力低下を伴う。筋力や体力が低下すると活動が減退し，**サルコペニア**（骨格筋量の低下と筋力または身体機能が低下した状態）に至り，日常生活に支障を及ぼす。

全身状態とともにADLの観察を行いながら，症状や体力に見合った日常生活支援を展開していく。

ADLを介助する際には，心身機能を維持するためにも過剰な支援とならないように，できることは見守りながら，さらなる筋力低下を招かないことも重要である。また，状態をアセスメントしながら，適度な活動を行うことは食欲の増進にもつながる。

しかしながら，低栄養の状態で筋力を増強するための運動を過度に行うと，消費エネルギー量を増加させ，体重減少を助長することにもつながるため十分に注意する。

5 褥瘡

食欲不振，体重減少により栄養状態が悪化すると，倦怠感などから活動が低下する。長期にわたると筋力が低下し，起き上がることだけではなく，体動までもが困難になる。さらに体重減少が著しい場合は骨突出がみられ，褥瘡をつくりやすい。

長時間の同一体位を避け，身体の向きや位置を変えたり，安楽な体位や寝具等の工夫を行い，同一皮膚にかかる圧を分散する必要がある。あわせて，わずかなシワでも褥瘡の原因になるため，こまめに観察を行い，清潔な生活環境をつくる。

また，低栄養や低蛋白状態が続くと褥瘡が生じやすく，治りにくいため，高カロリー，高蛋白が摂取できるよう栄養管理を行う。

6 皮膚の乾燥

体重減少では，程度にもよるが栄養素や水分の不足から皮膚の乾燥を招きやすい。保湿剤を使用することは皮膚の乾燥に有効である。

保湿剤は成分によって，モイスチャライザー（水結合性保湿剤）とエモリエント（脂性保湿剤）に分類され，モイスチャライザーは，皮膚に水分を与え，吸湿性の高い水溶性の成分を補うことで保湿作用があり，エモリエントは，皮膚の表面に油膜を形成し，水分の蒸発を防ぎ角質中の水分を維持する作用がある。

乾燥が強い場合はワセリン®などのエモリエントだけでは，もともとの水分量が少ないため保湿は得られない。モイスチャライザーで水分を浸透させたうえで，エモリエントを使用して水分の蒸発を防ぐとよい。

また，大気による乾燥も皮膚に影響しやすいため，室内の湿度管理を行う。加えて，乾燥した皮膚は損傷しやすいため，周囲の物や転倒にも注意する必要がある。

3）栄養管理

食欲不振や体重減少では，しばしば栄養状態が不良となる。栄養状態の改善には，栄養状態を正しく評価することが重要であり，評価をもとにケアを検討していく。栄養バランスや必要摂取量を把握したうえで，食事の状況を観察し，検査データや評価表（Subjective Global Assessment：SGAやMini Nutritional Assessment：MNA®など）を用いながら客観的に栄養評価を行う。

栄養が不足している場合は，必要な栄養素が摂取できる食事（高カロリー食，高蛋白食など）の提供や食事指導を行う。状況に応じて間食や栄養補助食品を活用する。また，食欲が増すように嗜好品を取り入れ，食事の味つけ，形態，盛りつけ，食器を工夫する。

症状に応じた工夫として，嘔気が強い場合には，さっぱりとした口当たりの良いものや，においを感じにくい冷たい料理を提供するとよい。

味覚異常がある場合は，香味野菜を活用したり，喉ごしのよいものを提供するとよい。

病院等においては，最良な栄養管理を提供するために，医師，看護師，薬剤師，管理栄養士，臨床検査技師，理学療法士，言語聴覚士，歯科医師，歯科衛生士など，医療に携わる多職種によって構成された栄養サポートチーム（Nutrition Support Team：NST）がある。NSTが早期から介入することで栄養管理が有効に行われる。

- MNA®にはShort Form（SF）があり，次の6項目から栄養状態を評価する（p99参照）。
  - ・過去3カ月間に食欲不振，消化器症状，咀嚼・嚥下困難などで食物摂取が減少したか
  - ・過去3カ月間の体重減少
  - ・移動性
  - ・過去3カ月間に精神的ストレスまたは急性疾患を経験したか

・神経・精神的問題

・BMI

4）休息および日常生活支援

生命維持や活動にはエネルギーが必要であり，摂取エネルギー量と消費エネルギー量のバランスは均衡に保たれることが望ましい。摂取エネルギーは日本食品標準成分表をもとにカロリー計算することができ，消費エネルギー必要量は基礎代謝量と身体活動レベル（**表5**）をもとに計算式から推定することができる。

食欲不振によって，エネルギーの出納バランスが負の状態になると，筋肉量や体脂肪量が減少し，体重減少に至る。それには，栄養管理によって摂取エネルギーを増やしつつ，消費エネルギー量を少なくするために，休息や安静を取り入れる。休息は夜間のみならず，状況により日中においても確保し，静かな環境をつくる。

また，日常生活における活動量を減らすためにADLを介助する。特に，日常生活の中で最も多くのエネルギーを必要とする入浴では，熱い湯（40℃前後）を避け，入浴時間は短時間（15～20分程度）とし，脱衣室にいすを準備するなど，消費エネルギー量を減らす工夫を行う。

■計算式

推定エネルギー必要量＝基礎代謝量×身体活動レベル

5）精神的支援

何らかの原因により食欲不振が生じた場合は，食べることができない自分に不安や悲しみ，焦り，時には怒りといった感情がわく。

気分転換を図ったり，安心感が得られるよう寄り添い，共感する姿勢で対応する。また，食事の際の盛りつけを小盛りにするなど，食べることへの負担感が減るよう工夫する。

周囲の者が，食事が進まないことや体重が減少していることを必要以上に心配したり，何とか食べてほしいという気持ちから，頻回な言葉かけや強い期待をすることは，かえって精神的な負担となる場合もある。

また，原因疾患によっては，食べている，もしくは食べているつもりなのに痩せていく，皮膚が乾燥する，髪の艶がなくなる，頬がこけるといった外見的な変化が現れる。こうした容姿の変化は，自らのボディイメージとしてとらえられる。

ボディイメージの変化に関する悲観的な発言が聞かれたり，気にするような言動がみられる場合には，気持ちを表出できるよう傾聴し，さらには肯定的な自己像を抱けるよう見守ることも大切である。

［森崎直子，片山知美］

表5 身体活動レベルと活動内容

身体活動レベル		活動内容例
レベルⅠ	1.50	●低い ●生活の大部分が座位で，静的な活動が中心
レベルⅡ	1.75	●普通 ●座位中心だが，移動や立位での作業または通勤，家事，軽いスポーツ等を含む
レベルⅢ	2.00	●高い ●移動や立位が多い，または活発な運動習慣がある

（「日本人の食事摂取基準」策定検討会：日本人の食事摂取基準（2020年版）「日本人の食事摂取基準」策定検討会報告書，厚生労働省，2019．を参考に作成）

《引用文献》

1）森崎直子，牛尾禮子：在宅要介護高齢者の栄養状態と健康関連QOLとの関連性．日看福会誌　21(2)：125-134，2017．

2）日本老年医学会：フレイルに関する日本老年医学会からのステートメント．2014．

3）厚生労働省：運動の基礎科学―運動と健康のかかわり．2008．〈https://www.mhlw.go.jp/bunya/shakaihosho/iryouseido01/pdf/info03k-06.pdf〉（2021年9月閲覧）

《参考文献》

1）寺野彰総編，菅谷仁・他編：シンプル内科学，改訂第2版．南江堂，2017．

2）杉晴夫編著：人体機能生理学，改訂第5版．南江堂，2009．

3）佐藤千史，井上智子編：病態生理ビジュアルマップ2　消化器疾患．医学書院，2010．

4）北村聖総編：臨床病態学，第2版．ヌーヴェルヒロカワ，2013．

5）日本肥満学会：肥満症診療ガイドライン2016．ライフサイエンス出版，2016．

6）雨海照祥監，葛谷雅文・他編：高齢者の栄養スクリーニングツール―MNAガイドブック．医歯薬出版，2013．

7）「日本人の食事摂取基準」策定検討会：日本人の食事摂取基準（2020年版）「日本人の食事摂取基準」策定検討会報告書，厚生労働省，2019．

Column　栄養管理

1．栄養管理とは

ヴァージニア・ヘンダーソン著の『看護の基本となるもの』の中の看護教育のうち栄養学ほど重要な項目はない。看護師は患者に四六時中接し，患者がよりよく食事摂取ができるように見守り，患者が力づけられる人は看護師のほかにはいないと述べている[1]。

人間が必要栄養量を摂取するためには経口的と非経口的栄養摂取方法がある。できるだけ口から食物を摂取することは五感を働かせ，人間にとって生きる喜びにつながる。栄養療法の大原則は，「腸が機能をしている場合は腸を使う」である[2]。経口摂取できるなら経口で，経口摂取ができないときも腸が機能しているなら経腸で栄養をとろうとする考え方である。

患者に合った栄養管理を行うことは，病気の治癒・回復の促進，手術などの合併症の予防になる。さらに入院期間の短縮・医療費の削減となり経済的節約にもつながる。看護師は入院時から患者の栄養状態をアセスメントし，適切な栄養管理ができるように看護計画の立案を必要とする。

2．栄養状態の判断方法

入院時に栄養スクリーニングを行う。すでに消化器系疾患の患者は入院前より「食欲がない」「食べたくても食べられない」「食べると下痢になる」というような何らかの苦痛症状があると考えられる。そのため体重が減ってきているという状態になってきている。

看護師はこの入院時の栄養状態を把握し，栄養アセスメントを行う。栄養アセスメントには主観的包括的栄養評価（Subjective Global Assessment：SGA）がある（**図1**）[3,4]。病歴，身体検査から栄養状態の良好，不良，大変不良と簡単に分けることができる。日本静脈経腸栄養学会は，SGAをすべての患者に対して実施することを推奨している。

その他にMini Nutritional Assessment（MNA®），Mini Nutritional Assessment-Short Form（MNA®-SF）（**図2**），Malnutrition Screening Tool（MST），Malnutrition Universal Screening Tool（MUST）などがある。これらのツールを使用し，入院時の栄養評価から定期的に評価を行い，患者の栄養状態が悪くならないように回復に向けて計画を立案し，実行と修正を繰り返していく。

3．栄養障害の指標としての体重

SGAの中にも体重変化についての項目がある。体重は身体への侵襲が少なく測定ができて，栄養障害の指標にもなる値である。そして体重からは患者に必要な栄養量を計算することができる。

手術を受ける場合の侵襲時には，身体の治癒のためにたくさんのエネルギーを必要とし代謝が亢進する。侵襲に備えて新たにエネルギー量を補充しなくては，創部の治癒促進のために自分のもっている筋蛋白を利用しエネルギーを補充しようとする。また脂肪の分解も進んでいく。そのため侵襲に合ったエネルギー補給をしなければ，筋肉量が減り体重は減少してしまう。

在院日数が14日以内と短期間の入院期間ではあるが，体重は全身の貯蔵エネルギーを反映しているため，定期的に体重測定をすることが必要である。体重減少の有無，程度を評価することはエネルギーの過不足，栄養障害の指標になる。

4．栄養の投与方法

栄養の投与方法には，経腸栄養法と静脈栄養法がある。経腸栄養法には，経口的栄養法と経管的栄養法がある。

経管的栄養法には，胃管や消化管瘻（胃瘻・腸瘻）がある。消化器疾患の患者の場合は，消化器機能が十分かどうかの評価が重要である。日本静脈経腸栄養学会（JASPEN）のガイドライン（**図3**）によれば，消化管が機能していれば経腸栄養法，消化管が機能していなければ静脈栄養法となる。

図1　主観的包括的栄養評価（SGA）

（適切な項目に☑を付ける。または＿＿＿の部分には数値・文字を記入する）

A. 病歴

1. 体重変化

過去6カ月間の体重：減少量＝＿＿＿kg，
　　　　　　　　　減少率＝＿＿＿％
過去2週間の変化：□増加　□変化なし　□下降

2. 食事摂取量の変化（通常と比較して）

□変化なし
□変化あり
　期間：＿＿＿週
　食べられる食種：
　　□固形物　□十分な流動食
　　□低カロリーな流動食（水分も含む）
　　□絶食（食べられない）

3. 消化器症状（2週間以上持続した）

□なし　□嘔気　□嘔吐　□下痢　□食欲不振

4. 機能的能力

□機能不全なし（すべてに）
□機能不全あり
　期間：＿＿＿週
　程度：□日常生活可能　□歩行可能　□寝たきり

5. 栄養要件に対する疾病との関係

初期診断（具体的に）：＿＿＿＿＿＿＿＿
代謝亢進（ストレス）：
　□ストレスなし　□低度なストレス
　□中度なストレス　□高度なストレス

B. 身体所見（0＝正常，1＝軽度，2＝中度，3＝重度）

＿＿＿皮下脂肪の減少（上腕三頭筋，胸部）
＿＿＿筋肉の減少（大腿四頭筋，三角筋）
＿＿＿くるぶしの浮腫
＿＿＿仙骨部の浮腫
＿＿＿腹水

C. SGA 評価（1つ選択）

□ A＝栄養状態良好
□ B＝中程度の（またはその疑いのある）栄養不良
□ C＝重度の栄養不良

（文献3，4を参考に作成）

機能していない疾患としては，汎発生腹膜炎，腸閉塞，イレウス，難治性嘔吐，難治性下痢，腸管虚血などがある。

また循環動態が不安定な場合も静脈栄養法で経過をみる。しかし絶食期間は短くし，24～48時間までには経腸栄養開始がよいとされている[5, 6]。たとえ水だけでもよいので「腸を使う」ことが腸管粘膜の萎縮の予防となり，バクテリアルトランスロケーション（bacterial translocation：BT）の回避をし，免疫機能低下予防となる。

BTとは，腸内に生息する生菌が腸管上皮を通過して腸管以外の臓器に移行する現象を指す。同じような現象で「日和見感染」があるがBTは細菌そのものが感染性を保持するものではなく，生理的な異常による侵入のこととされている[7]。

経管栄養法の選択には，嚥下障害や口腔内の疾患のため経口摂取ができない場合は，経鼻胃管挿入や胃瘻となる。胃が使えない場合は空腸瘻などとなる。

静脈栄養法には，末梢静脈栄養法と中心静脈栄養法がある。末梢静脈栄養法の感染リスクは少ないが投与カロリーに制限がある。中心静脈栄養は挿入時に合併症やカテーテル感染のリスクがある。これらのことから投与方法のポイントはやはり**「静脈栄養よりは経腸栄養」「経腸栄養よりは経口栄養」**であることが推奨される。

図2 MNA®-SF

簡易栄養状態評価表
Mini Nutritional Assessment-Short Form
MNA®

Nestlé
NutritionInstitute

氏名:

性別: 年齢: 体重: kg 身長: cm 調査日:

下の□欄に適切な数値を記入し、それらを加算してスクリーニング値を算出する。

スクリーニング

A 過去3ヶ月間で食欲不振、消化器系の問題、そしゃく・嚥下困難などで食事量が減少しましたか？
0＝著しい食事量の減少
1＝中等度の食事量の減少
2＝食事量の減少なし
□

B 過去3ヶ月間で体重の減少がありましたか？
0＝3 kg 以上の減少
1＝わからない
2＝1～3 kg の減少
3＝体重減少なし
□

C 自力で歩けますか？
0＝寝たきりまたは車椅子を常時使用
1＝ベッドや車椅子を離れられるが、歩いて外出はできない
2＝自由に歩いて外出できる
□

D 過去3ヶ月間で精神的ストレスや急性疾患を経験しましたか？
0＝はい　2＝いいえ
□

E 神経・精神的問題の有無
0＝強度認知症またはうつ状態
1＝中程度の認知症
2＝精神的問題なし
□

F1 BMI　体重(kg)÷[身長(m)]^2 □
0＝BMI が19 未満
1＝BMI が19 以上、21 未満
2＝BMI が21 以上、23 未満
3＝BMI が 23 以上
□

BMI が測定できない方は、F1 の代わりに F2 に回答してください。
BMI が測定できる方は、F1 のみに回答し、F2 には記入しないでください。

F2 ふくらはぎの周囲長(cm)：CC
0＝31cm未満
3＝31cm以上
□

スクリーニング値
(最大：14ポイント)
□□

保存します
印刷します
リセットします

12-14 ポイント: □ 栄養状態良好
8-11 ポイント: □ 低栄養のおそれあり (At risk)
0-7 ポイント: □ 低栄養

Ref.
Vellas B, Villars H, Abellan G, et al. *Overview of the MNA® - Its History and Challenges.* J Nutr Health Aging 2006;10:456-465.
Rubenstein LZ, Harker JO, Salva A, Guigoz Y, Vellas B. *Screening for Undernutrition in Geriatric Practice: Developing the Short-Form Mini Nutritional Assessment (MNA-SF).* J. Geront 2001;56A: M366-377.
Guigoz Y. *The Mini-Nutritional Assessment (MNA®) Review of the Literature - What does it tell us?* J Nutr Health Aging 2006; 10:466-487.
Kaiser MJ, Bauer JM, Ramsch C, et al. *Validation of the Mini Nutritional Assessment Short-Form (MNA®-SF): A practical tool for identification of nutritional status.* J Nutr Health Aging 2009; 13:782-788.

さらに詳しい情報をお知りになりたい方は、www.mna-elderly.com にアクセスしてください。

図 3　栄養療法の選択基準

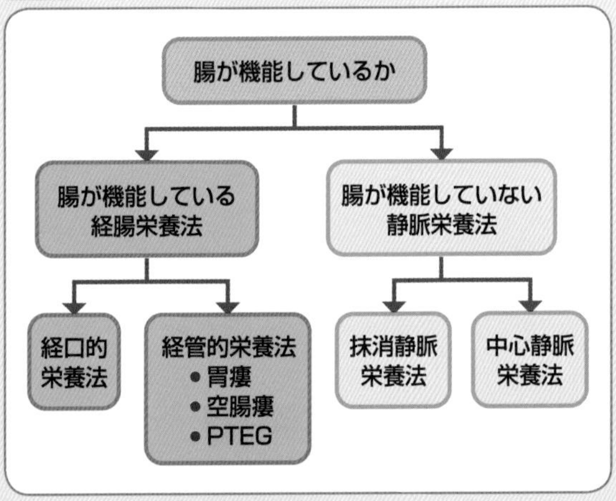

（日本静脈経腸栄養学会編：静脈経腸栄養ガイドライン，第 3 版．pp14-23，照林社，2013．を参考に作成）

表　必要栄養量

必要エネルギー量（kca/ 日）＝ BEE（基礎代謝量）×活動係数×障害係数	
BEE	● 一般的によく使用されるハリス - ベネディクトによる推定値 ・男性：66.47 ＋ (13.75 ×体重 kg) ＋ (5.0 ×身長 cm) － (6.75 ×年齢) ・女性：655.1 ＋ (9.56 ×体重 kg) ＋ (1.85 ×身長 cm) － (4.68 ×年齢) ● 日本人のための簡易式 ・男性：14.1 ×体重 kg ＋ 620 ・女性：10.8 ×体重 kg ＋ 620
活動係数	● 臥床生活 1.2 ● 起床生活 1.3
障害係数	● 術後（合併症なし）1.0 ● 長管骨骨折 1.15 ～ 1.3 ● がん，COPD，腹膜炎，敗血症 1.1 ～ 1.3 ● 重症感染症，多発外傷，多臓器不全 1.2 ～ 1.4 ● 熱傷 1.2 ～ 2
必要蛋白量	● 0.8 ～ 2.0g/ 標準体重 / 日 ・正常（代謝亢進なし）0.8 ～ 1.0 ・代謝亢進症状（疾患・外傷）1.0 ～ 1.5
必要水分量	● 25 ～ 30mL/ 日×現体重

5．栄養摂取状況の把握と対応

患者に合った栄養投与方法を選択したとしても十分な栄養素が適切に投与されていなければ効果はない。静脈栄養であれば適切な薬剤を選択することが必要である。高カロリー輸液だけを投与するのではなくミネラル，脂肪の投与も必要である。経管栄養においてもビタミン，ミネラル，食物繊維，脂肪の投与がされているかの把握が必要である。また脱水予防のために水分摂取も大切である。

これら必要栄養量を算出し評価をしていくには，管理栄養士，薬剤師との連携が必要である**（表）**。近年においては，栄養サポートチーム（NST）の介入があり，多職種協働で患者の栄養管理を実施していくことが患者の回復支援となる。

経口摂取が可能な患者の場合，看護師は患者の摂取している状況，摂取量を観察して摂取量が適切かどうかを評価する必要がある。

もし摂取量が少ない場合は，患者に合った食事内容であるか，量は適切であるか，好きな食べ物は何か，嫌いな食材の提供はされていないか，食具は適切であるか，排便状況に便秘や下痢はないかを確認する必要がある。

消化器疾患の患者は，一度に摂取できる量が少ない場合もある。もし配膳された食事を常時半分しか摂取しない場合は，きっぱりと初めから半分量の提供をすることで，患者の食事摂取への達成感を導く可能性もある。また，一度に摂取量がとれない場合は栄養補助食品をうまく使用し，量は少なくても高カロリーが摂取できる食品の提供を行うことで必要栄養量がとれるようになる。

看護師は 24 時間患者のそばにいる。したがって患者に提供した食事はどのくらい摂取し体内に吸収できているかを深く観察する。単に「食欲がないから残している」と解釈するのではなく，「なぜ食欲がないのか」「どのようにしたら摂取できるのか」を考える。それを看護計画として実施していく必要がある。

［辰巳洋子］

《文献》

1) Verginia Henderson 著，湯槇ます・小玉香津子訳：看護の基本となるもの．pp32-33，日本看護協会出版会，1991.
2) 日本静脈経腸栄養学会編：静脈経腸栄養ガイドライン，第3版．照林社，2013.
3) Detsky AS, et al：What is subjective global assessment of nutritional status? JPEN J Parenter Enteral Nutr 11：8-13, 1987.
4) 溝上裕子，石川環：栄養スクリーニング・アセスメント・栄養管理の概要．日創傷オストミー失禁管理会誌 17(1)：1-10, 2013.
5) 日本集中治療医学会重症患者の栄養管理ガイドライン作成委員会：日本版重症患者の栄養療法ガイドライン．日集中医誌 23(2)：185-281，2016.
6) 日本集中治療医学会重症患者の栄養管理ガイドライン作成委員会：日本版重症患者の栄養療法ガイドライン―病態別栄養療法．日集中医誌 24(5)：569-591，2017.
7) 腸内細菌学会（旧 日本ビフィズス菌センター）：バクテリアルトランスロケーション（bacterial translocation：BT）〈https://bifidus-fund.jp/keyword/kw043.shtml〉（2021 年 10 月閲覧）

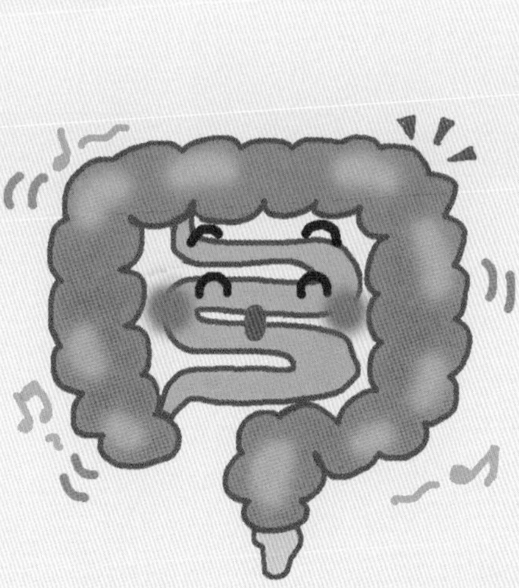

7 腹水

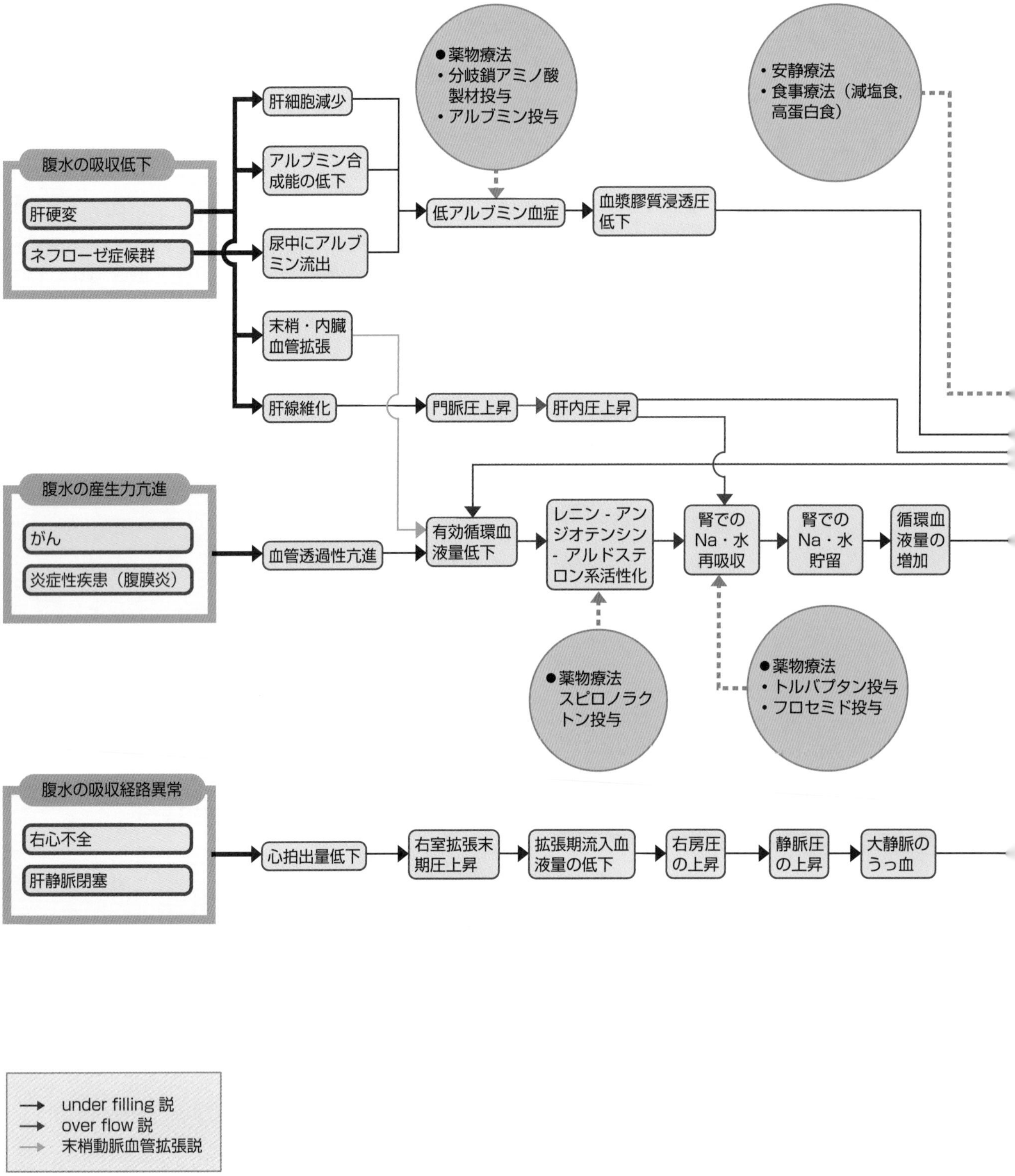
●薬物療法
・分岐鎖アミノ酸製材投与
・アルブミン投与
・安静療法
・食事療法（減塩食，高蛋白食）
腹水の吸収低下
肝硬変
ネフローゼ症候群
肝細胞減少
アルブミン合成能の低下
尿中にアルブミン流出
末梢・内臓血管拡張
肝線維化
低アルブミン血症
血漿膠質浸透圧低下
門脈圧上昇
肝内圧上昇
腹水の産生力亢進
がん
炎症性疾患（腹膜炎）
血管透過性亢進
有効循環血液量低下
レニン - アンジオテンシン - アルドステロン系活性化
腎でのNa・水再吸収
腎でのNa・水貯留
循環血液量の増加
●薬物療法
スピロノラクトン投与
●薬物療法
・トルバプタン投与
・フロセミド投与
腹水の吸収経路異常
右心不全
肝静脈閉塞
心拍出量低下
右室拡張末期圧上昇
拡張期流入血液量の低下
右房圧の上昇
静脈圧の上昇
大静脈のうっ血
under filling 説
over flow 説
末梢動脈血管拡張説

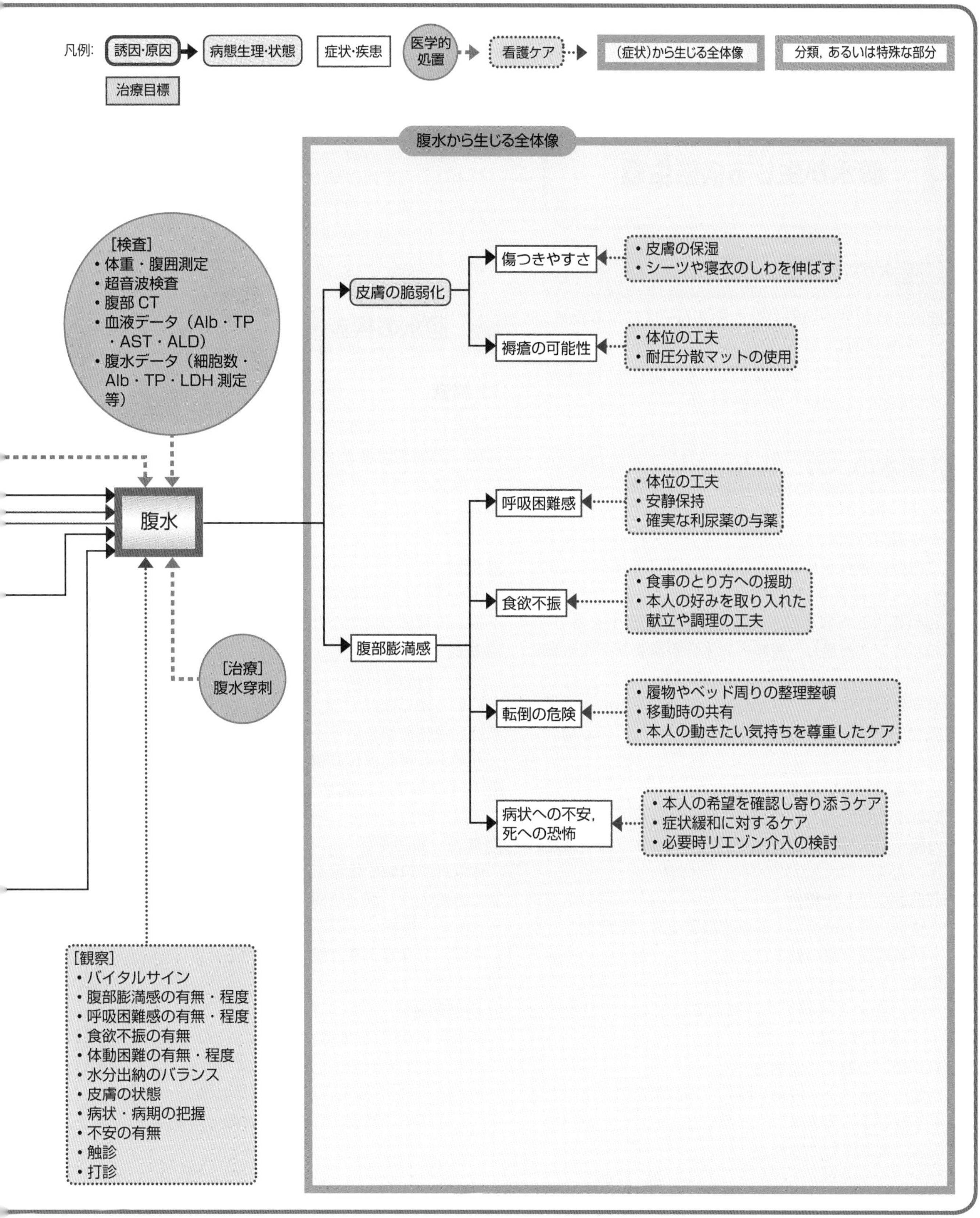
凡例:
誘因・原因
病態生理・状態
症状・疾患
医学的処置
看護ケア
(症状)から生じる全体像
分類，あるいは特殊な部分
治療目標
腹水から生じる全体像
［検査］
・体重・腹囲測定
・超音波検査
・腹部 CT
・血液データ（Alb・TP・AST・ALD）
・腹水データ（細胞数・Alb・TP・LDH 測定等）
腹水
［治療］
腹水穿刺
［観察］
・バイタルサイン
・腹部膨満感の有無・程度
・呼吸困難感の有無・程度
・食欲不振の有無
・体動困難の有無・程度
・水分出納のバランス
・皮膚の状態
・病状・病期の把握
・不安の有無
・触診
・打診
皮膚の脆弱化
傷つきやすさ
・皮膚の保湿
・シーツや寝衣のしわを伸ばす
褥瘡の可能性
・体位の工夫
・耐圧分散マットの使用
腹部膨満感
呼吸困難感
・体位の工夫
・安静保持
・確実な利尿薬の与薬
食欲不振
・食事のとり方への援助
・本人の好みを取り入れた献立や調理の工夫
転倒の危険
・履物やベッド周りの整理整頓
・移動時の共有
・本人の動きたい気持ちを尊重したケア
病状への不安，死への恐怖
・本人の希望を確認し寄り添うケア
・症状緩和に対するケア
・必要時リエゾン介入の検討

7 腹水

Ⅰ 腹水が生じる病態生理

1．腹水の定義

腹腔内には腹腔内臓器の動きをスムーズにするため，正常でも生理的に 20 ～ 50mL 程度の黄色透明の腹水（ascites）が存在している。しかし，何らかの原因で多量の体液が腹腔内に貯留した状態をいう。

2．腹水のメカニズム

腹水は，腹膜の毛細血管を通して腹腔内にしみ出した水分が横隔膜や大網のリンパ管，腸管に分布する静脈を介して門脈に吸収される。この産生と吸収のバランスが保たれることにより，腹腔内の腹水量は一定に保たれる。この産生と吸収の過程に何らかの障害が生じると，両者のバランスが崩れ，腹腔内に水分が溜まり，腹水が貯留する。

腹水が貯留する大きな原因は，産生する量が多い場合，吸収能が低下した場合，流れが妨げられている場合に大別できる。

①産生する量が多い場合

- 感染や悪性腫瘍などの炎症に伴う血管透過性の亢進
- 門脈圧の上昇による肝血流量の減少に伴う血管透過性の亢進

②吸収能が低下した場合

- 血漿蛋白質の減少による血漿膠質浸透圧の低下
- 有効循環血液量の低下による，バソプレシンの分泌促進，レニン－アンジオテンシン－アルドステロン（RAA）系の亢進が生じ，腎臓での水やナトリウム（Na）吸収の亢進

③流れが妨げられている場合

- 門脈圧亢進により肝臓へ流入する静脈血の低下，右心不全による大静脈のうっ滞など，何らかの原因で静脈の流れが妨げられる
- リンパの生成が亢進されることにより，腹部リンパ管への吸収が妨げられる

3．腹水の分類と症状

腹水は非炎症性の漏出性のものと炎症性の滲出性に大別される。腹水の性状と主な原因を**表 1** に示す[1, 2)]。なお，1 ～ 3L の腹水は少量とされ，3L を超えると中等量とされる。

4．腹水の検査・診断

1）検査

腹水貯留は，腹部膨満から気づくことが多いため，腹部膨満の鑑別診断から考えられる検査を行う。ちなみに「腹部膨満の 6F」は Fat（肥満），Flatus（腸管ガス），Feces（便），Fluid（腹水），Fetus（妊娠），Fatal growth（がん性腫瘤）である。

1 問診

体重減少または増加，下痢，腹痛，腹部膨満感，食欲不振，倦怠感の有無などの自覚症状を確認する。

2 視診・打診

患者に仰臥位になってもらい，腹部のどの部分が膨隆しているかを確認する。側方に張り出すような膨隆であれば，液体貯留を疑う。打診で濁音を呈し，波動があるようであれば，液体貯留を疑う。

3 バイタルサイン測定

体温，脈拍，血圧，呼吸数を測定する。

4 体重・腹囲測定

体重計を用いて体重を測定する。体重は同じ条件で測定できるよう，測定時間と着衣をできるだけ統一するようにする。腹囲はメジャーを使用して測定する。同じ部位を測定できるよう，腹部に目印をつけておくことも必要である。

5 腹部超音波（エコー）検査

腹水が 100mL 程度の少量の腹水の場合は，超音波検査が有益といわれる。腹水貯留部分は無エコー領域（黒く抜ける）として検出される。腹水貯留の有無のみならず，肝硬変や膵炎なども一緒に評価できる。

表1 腹水の性状と主な原因

種類	性状	比重	蛋白濃度	血清-腹水アルブミン値勾配：SAGG値	細胞成分	フィブリン析出	原因
漏出性 非炎症性	漿液性 （淡黄色透明）	<1.015	<2.5g/dL	≧1.1g/dL	少量	少量	・肝硬変，肝がん ・うっ血性心不全 ・ネフローゼ症候群
滲出性 炎症性	膿性 （黄色混濁）	>1.018	>4.0 g/dL	<1.1 g/dL	●多量 ●多核白血球・リンパ球	多量	・がん性腹膜炎 ・細菌性腹膜炎 ・結核性腹膜炎
	乳び性 （白濁）						・悪性リンパ腫 ・膵がん ・結核
	血性						・がん性腹膜炎 ・急性膵炎 ・腹腔内出血
	粘液性 （ゼリー状）						・腹膜偽粘液腫
	胆汁性 （黄褐色）						・胆嚢・胆管穿孔 ・胆汁性腹膜炎

（文献1～2を参考に作成）

6 腹部CT検査

腹水が100mL程度の少量の腹水の場合は，腹部CT検査が有益といわれる。腹水貯留部位は低吸収領域として検出される。腹部CTでは，腹水貯留の有無のみならず，腫瘤の存在も評価するほか，膵炎や肝・腎囊胞や腹膜偽粘液腫，がん性腹膜炎など評価できることがたくさんある。

7 血液検査

アルブミン（Alb），総蛋白（TP），AST，ALTなどから，肝機能や低アルブミン血症の評価を行う。

8 腹水検査

細胞数，アルブミン，総蛋白，LDH（乳酸脱水素酵素）測定，細胞培養，血清-腹水アルブミン勾配（SAAG）により，腹水の性状評価を行う。

2）診断

腹水の確定診断は，腹水穿刺による腹水検査によって診断する（**表2**）[3～5]。

5. 腹水の治療

原因となる疾患の治療が大前提となるが，原疾患のコントロールが困難な場合は対症療法が主となる。肝硬変に伴う入院の必要な腹水患者に対しては，食欲を損なわない程度の緩やかな減塩食（1日5～7g）が推奨されている。一方で，難事例に対する減塩食の食事療法は推奨されていない[6]。

薬物療法としては，RAA系を抑制する作用のあるスピロノラクトン（抗アルドステロン薬）が第一選択となる。そのうえで効果不十分な場合は，フロセミド（ループ利尿薬）の併用を行う。腹水のある患者への主な薬物治療について**図1**[7]に示す。

1）腹水穿刺による排液（腹水ドレナージ）

腹水を強制的に，あるいは機械的に排出させる方法である。滲出性腹水の場合，原因疾患の改善が難しいことから，腹水ドレナージに頼らざるを得ないことも多い。

穿刺は，腹腔内臓器や血管を傷つける危険の少ない部位を選んで針を刺す。もっとも安全に行えるのは，臍と

表 2　腹水の検査項目と鑑別疾患

検査項目	判定レベル	関連疾患
pH	pH<7.40	炎症性腹水
グルコース（GLU）	腹水 / 血清比 <1.0 または <40mg/dL	炎症性腹水，消化管穿孔
ビリルビン（Bil）	腹水 / 血清比 >1.0	腸管または胆管穿孔
乳酸脱水素酵素（LD）	• 腹水 / 血清比 >1.0 • LD4，LD5 高値	• 感染性，がん性腹水 • がん性腹水
アミラーゼ（AMY）	腹水 / 血清比 >0.5	急・慢性膵炎，膵がん
アデノシンデアミナーゼ（ADA）	>30U/L	結核性腹膜炎
がん胎児性抗原（CEA）	5ng/mL	がん性腹水
血清アルブミン値－腹水アルブミン値（SAAG）	• ≧ 1.1g/dL • <1.1g/dL	• 漏出性 • 滲出性

（文献 3 ～ 5 を参考に作成）

図 1　腹水のある患者への主な薬物治療

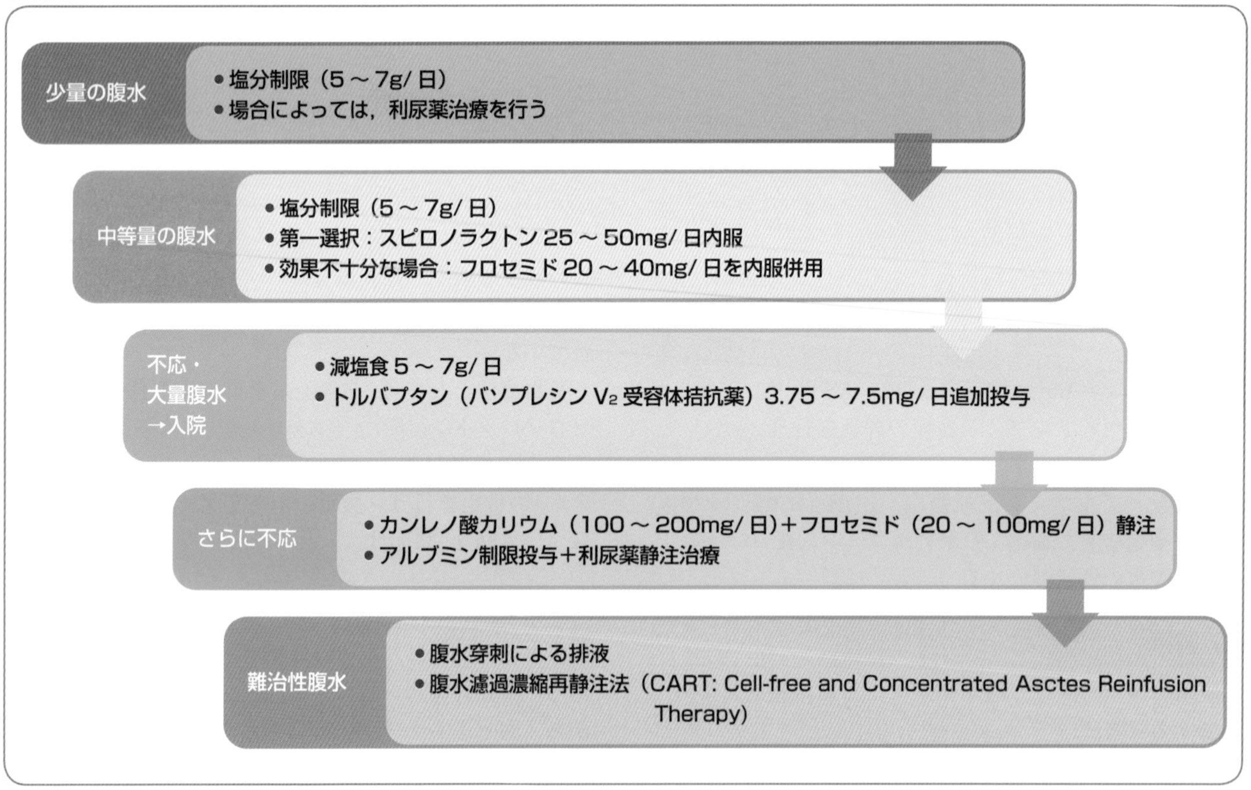

（日本消化器病学会編：肝硬変診療ガイドライン 2020，改訂第 3 版．pxxi，南江堂，2020．を参考に作成）

図2 腹水穿刺部とドレナージの位置

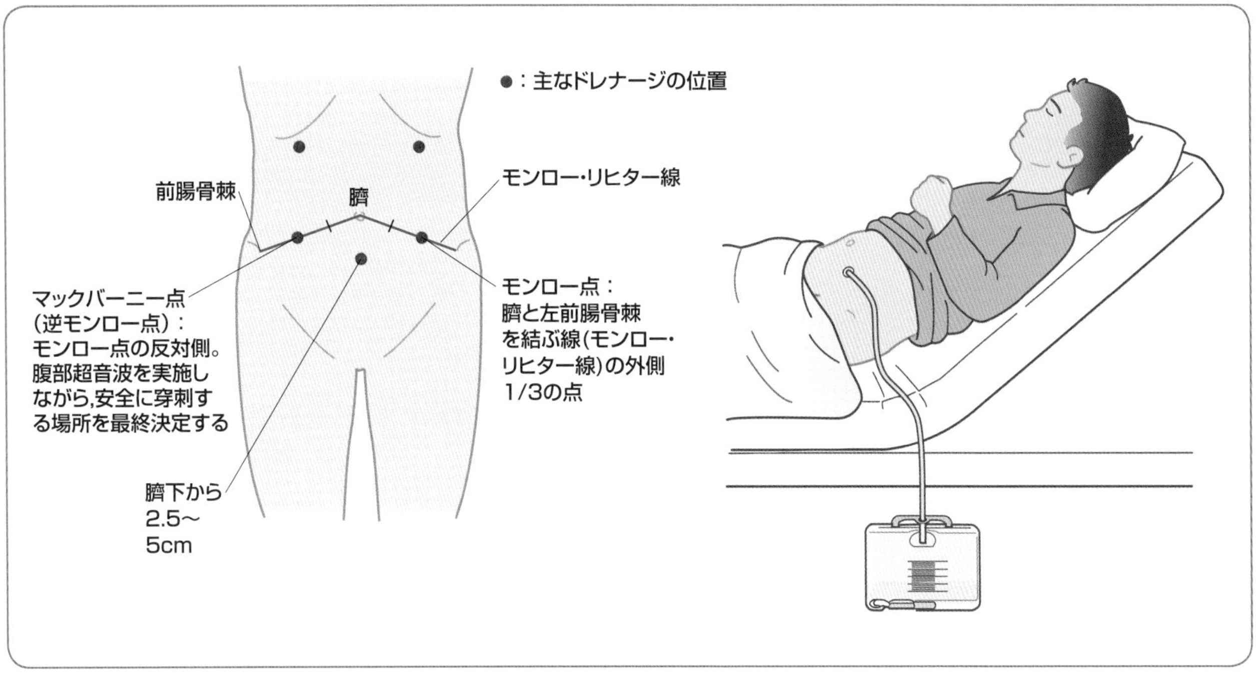

恥骨結合の中間点で，臍下 2.5 ～ 5cm の位置である（図2）。

腹水ドレナージ時には，急激な排液や大量の排液を行うことによる循環動態の変調（ショック）や，感染の合併症等が生じる可能性があるため，注意が必要である（表3）。

Ⅱ 腹水の看護ケアとその根拠

1. 腹水の観察ポイント

腹水は，腹部膨満感や体重増加などの自覚症状で気づくことが多い。腹水が 1000mL 以上貯留すると，「かえる腹」と言われるくらい腹部膨満が著明となり[8]，外観からもわかるようになる。

主なアセスメントの観察項目を**表4**に示す。

2. 腹水の看護目標

腹水によって何が苦痛なのか，影響を受けているもの

表3 腹水ドレナージの合併症

感染	●腹腔内にカテーテルを挿入する際に，無菌的操作を徹底しなければ腹腔内感染をまねく可能性がある ●腹水ドレナージ中の排液チューブの先端の位置を注意しなければ逆行性感染をまねく可能性がある
腹水の漏出	●穿刺後の圧迫が不十分であると，穿刺した針穴から腹水が漏出し，ガーゼ上に滲出してくることがある ●漏出したアルブミンにより皮膚トラブルを生じる可能性がある
腸管損傷による腹膜炎	●穿刺中の不用意な体動や手技により，腸管損傷をまねく可能性がある ●腸管損傷により，腹痛，発熱，腹膜炎等を生じる
ショック	●急激な排液や大量の排液により，血管内から腹腔内に体液が移動し，循環血液量が減少しショックに至る可能性がある
穿刺部位皮下血腫	●穿刺時に血管損傷をしたり出血傾向がある場合は，穿刺部位からの出血や皮下血腫を生じる可能性がある

表4 腹水のアセスメント

	観察項目	ポイント
問診	●腹部膨満感の有無と程度 ●食欲不振 ●呼吸困難感の有無と程度 ●体動困難の有無と程度 ●食欲不振の有無 ●病状・病期の把握 ●病気や予後に対する不安 ●ADL 低下に関連した抑うつ等	▶腹部の腫れはどうか，急激な体重増加は？ ▶食事でどのくらい食べられているか（一日量，回数），食欲の有無 ▶仰臥位の保持は可能か，起座呼吸のほうが呼吸が楽か ▶起き上がりがスムーズにできるか，体位変換，座位，立位はとれるか ▶腹部膨満による日常生活への影響は？ ▶ハイリスクファクターの把握（腹水が不可逆性かどうかの判断）：腹腔内の悪性腫瘍や肉腫・肝転移による腹水貯留・がん性腹膜炎・進行がんによるものか否か ▶死期が迫ったと感じたり，病状に対する不安を抱きやすいため ▶表情や口調はどうか，身だしなみは整っていないか
視診	●腹部膨満 ●臍の平坦化の有無 ●下肢の浮腫の有無と程度 ●皮膚の傷 ●呼吸状態	▶臍の吐出，腹壁膨隆はないか ▶メデューサの頭：臍を中心として放射状に広がる怒張した皮下静脈 ▶浮腫の程度を確認 ▶皮膚の脆弱化をしているため ▶呼吸回数（浅く促迫していないか）
聴診	●呼吸音 ●体位変換現象の有無	▶横隔膜挙上により，下肺野が広がりにくくなることが多い ▶体位変換により濁音界の移動を確認 ▶腹水のある下部は濁音，腹水のない上部は清音を確認
触診	●波動の確認	▶左手を患者の右側腹部に当て，右手で患者の左側腹部を叩打し，反応が左手に伝わるかどうかを確認

は何かを明らかにし，予後や病状によって看護目標を設定することが求められる。

❶腹水の原因を特定し，適切な対処が行われることにより原因疾患が改善し，全身状態が改善する

❷腹水による腹部膨満感が消失または軽減し安楽に過ごすことができる

❸腹水貯留の状況に応じた ADL および QOL の維持ができる

3. 腹水の看護ケア

1）食事療法と食事の工夫

❶腹水による腹腔内圧の上昇，胃部の圧迫感等が生じ，すぐに満腹になるため，食べやすいものを少量ずつ摂取するよう説明する

❷難治性腹水でなければ，食欲低下を伴わない程度の塩分制限食を推奨する

❸体液貯留を増加させないよう，高蛋白，高カロリー，高ビタミン食を推奨する

❹食欲低下に対し，本人の好みを取り入れた献立や調理の工夫で食欲増進を図る（家族や医師，栄養士の協力を得る，必要時 NST 介入を考慮する）

2）薬物療法

❶利尿薬投与による脱水に注意しながら，指示に基づいて確実に薬剤を投与する

❷尿量測定，体重を決まった時間に測定，腹囲を同じ部位で測定し，治療効果を判定できるようにする

❸過剰な輸液療法は腹水貯留を悪化させ，苦痛を増強させるため，輸液についてチームで話し合う

3）体位の工夫

❶自力での体位変換が困難なことがあるため，安楽な体位を共にみつける

❷腹水貯留により腰部に負担がかかる臥床では，重力によって腰痛を引き起こすことがあるため，1 日の中で車いすやリクライニングチェア等によって座位の時間をつくる

❸横隔膜圧迫により呼吸困難や嘔気が生じている場合は，ファーラー位をとる

4）皮膚のケア

❶皮膚が過度に伸展して薄くなり，傷つきやすく抵抗力

が弱くなるため，保清・感染予防，褥瘡予防に努める
❷クリームやワセリン®等で皮膚を適宜保湿する
❸耐圧分散マットレスの使用を検討し，シーツや寝衣のしわを伸ばし圧迫を加えないよう注意する

5）日常生活への援助

❶これまで行っていた行動が緩慢になりやすいため，自分で動きたい気持ちを大切に，待つ姿勢で援助する
❷腹部膨満により身体のバランスがとりにくく足元が見えづらくなるため，転倒の危険性が高くなる。ベッド柵やベッドの高さ調整，履物や安全な移動方法を検討する
❸腹水貯留により腸蠕動が低下し便秘がちとなり，腹部膨満感による不快感が増強するため，排便コントロールを行う
❹利尿薬投与により排尿感覚も頻回となるが，腹水貯留に伴い体動困難となることもあり，本人の気持ちを尊重しながら，そのときのベストな排泄方法を共に検討する

6）腹水貯留に伴う精神的なケア

身体的苦痛が緩和されることで，心理的苦痛も少しは軽減されると考えられるが，一時的なことであろう。腹水が貯留している患者は，病状が深刻であることが多く，死期が迫ったと感じたり，病状に対する不安を抱きやすい。本人の不安や苦しみを理解したいという気持ちで接しながら，本人と家族の症状緩和や生活上での希望を確認しながら，安心につながるようにする。

［山崎千草］

《引用文献》

1）宮脇郁子：浮腫，腹水．宇佐美眞編，消化器内科ケア―エキスパートナース・ハンドブック，pp93-98，照林社，2010.
2）滑沢晴美：腹水の看護．富松昌彦編，消化器疾患ベストナーシング，pp216-217，学習研究社，2009.
3）横江正道：発症メカニズムから考える消化器診療―あるある症状にキレキレの対応をしよう！ p148，日本医事新報社，2019.
4）石橋賢一編：〈Navigate〉消化器疾患．pp111-116，医学書院，2017.
5）宮谷智明：腹水．持田智編，新体系看護学全書 疾病の成り立ちと回復の促進6 疾病と治療3 消化器，pp52-54，メヂカルフレンド社，2018.
6）日本消化器病学会編：肝硬変診療ガイドライン 2020，改訂第3版．pxxi，南江堂，2020.
7）日本消化器病学会編：肝硬変診療ガイドライン 2020，改訂第3版．pp67-88，南江堂，2020.
8）岡本明子：腹水．持田智編，新体系看護学全書 成人看護学⑤消化器，第5版，pp362-366，メヂカルフレンド社，2018.

《参考文献》

1）西口幸雄，久保健太郎編：日ごろの“？”をまとめて解決―消化器ナースのギモン．照林社，2017.
2）古市好広：腹部膨満．藤村昭夫監，消化器診療がわかる現場の教科書―診るロジックと薬の使い方，pp66-67，じほう，2020.

NOTE

8 黄疸

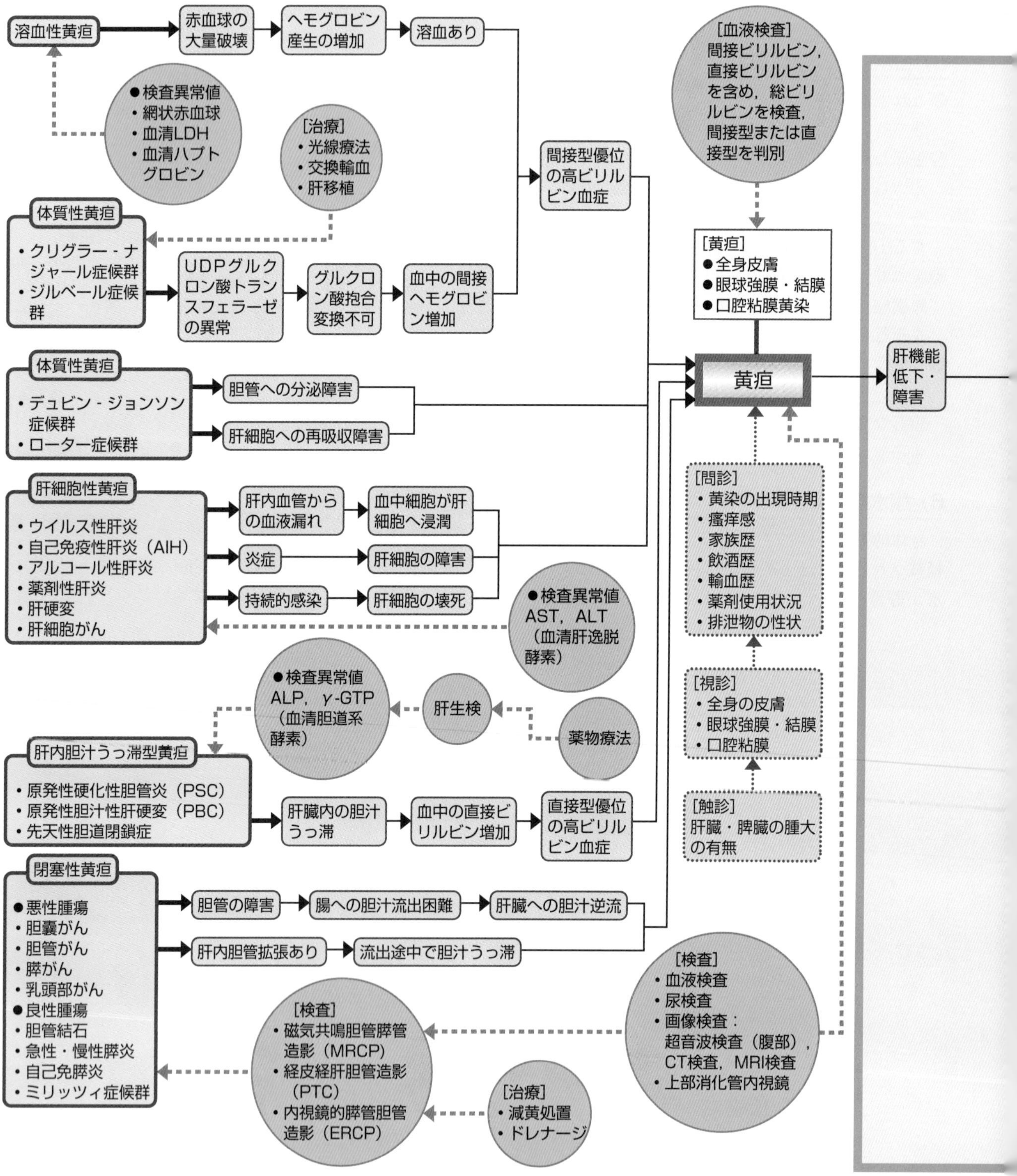
溶血性黄疸
赤血球の大量破壊
ヘモグロビン産生の増加
溶血あり
●検査異常値
・網状赤血球
・血清LDH
・血清ハプトグロビン
[治療]
・光線療法
・交換輸血
・肝移植
間接型優位の高ビリルビン血症
体質性黄疸
・クリグラー - ナジャール症候群
・ジルベール症候群
UDPグルクロン酸トランスフェラーゼの異常
グルクロン酸抱合変換不可
血中の間接ヘモグロビン増加
[血液検査]
間接ビリルビン，直接ビリルビンを含め，総ビリルビンを検査，間接型または直接型を判別
[黄疸]
●全身皮膚
●眼球強膜・結膜
●口腔粘膜黄染
黄疸
肝機能低下・障害
体質性黄疸
・デュビン - ジョンソン症候群
・ローター症候群
胆管への分泌障害
肝細胞への再吸収障害
肝細胞性黄疸
・ウイルス性肝炎
・自己免疫性肝炎（AIH）
・アルコール性肝炎
・薬剤性肝炎
・肝硬変
・肝細胞がん
肝内血管からの血液漏れ
血中細胞が肝細胞へ浸潤
炎症
肝細胞の障害
持続的感染
肝細胞の壊死
●検査異常値
AST，ALT（血清肝逸脱酵素）
[問診]
・黄染の出現時期
・瘙痒感
・家族歴
・飲酒歴
・輸血歴
・薬剤使用状況
・排泄物の性状
●検査異常値
ALP，γ-GTP（血清胆道系酵素）
肝生検
薬物療法
[視診]
・全身の皮膚
・眼球強膜・結膜
・口腔粘膜
肝内胆汁うっ滞型黄疸
・原発性硬化性胆管炎（PSC）
・原発性胆汁性肝硬変（PBC）
・先天性胆道閉鎖症
肝臓内の胆汁うっ滞
血中の直接ビリルビン増加
直接型優位の高ビリルビン血症
[触診]
肝臓・脾臓の腫大の有無
閉塞性黄疸
●悪性腫瘍
・胆嚢がん
・胆管がん
・膵がん
・乳頭部がん
●良性腫瘍
・胆管結石
・急性・慢性膵炎
・自己免膵炎
・ミリッツィ症候群
胆管の障害
腸への胆汁流出困難
肝臓への胆汁逆流
肝内胆管拡張あり
流出途中で胆汁うっ滞
[検査]
・血液検査
・尿検査
・画像検査：
超音波検査（腹部），CT検査，MRI検査
・上部消化管内視鏡
[検査]
・磁気共鳴胆管膵管造影（MRCP）
・経皮経肝胆管造影（PTC）
・内視鏡的膵管胆管造影（ERCP）
[治療]
・減黄処置
・ドレナージ

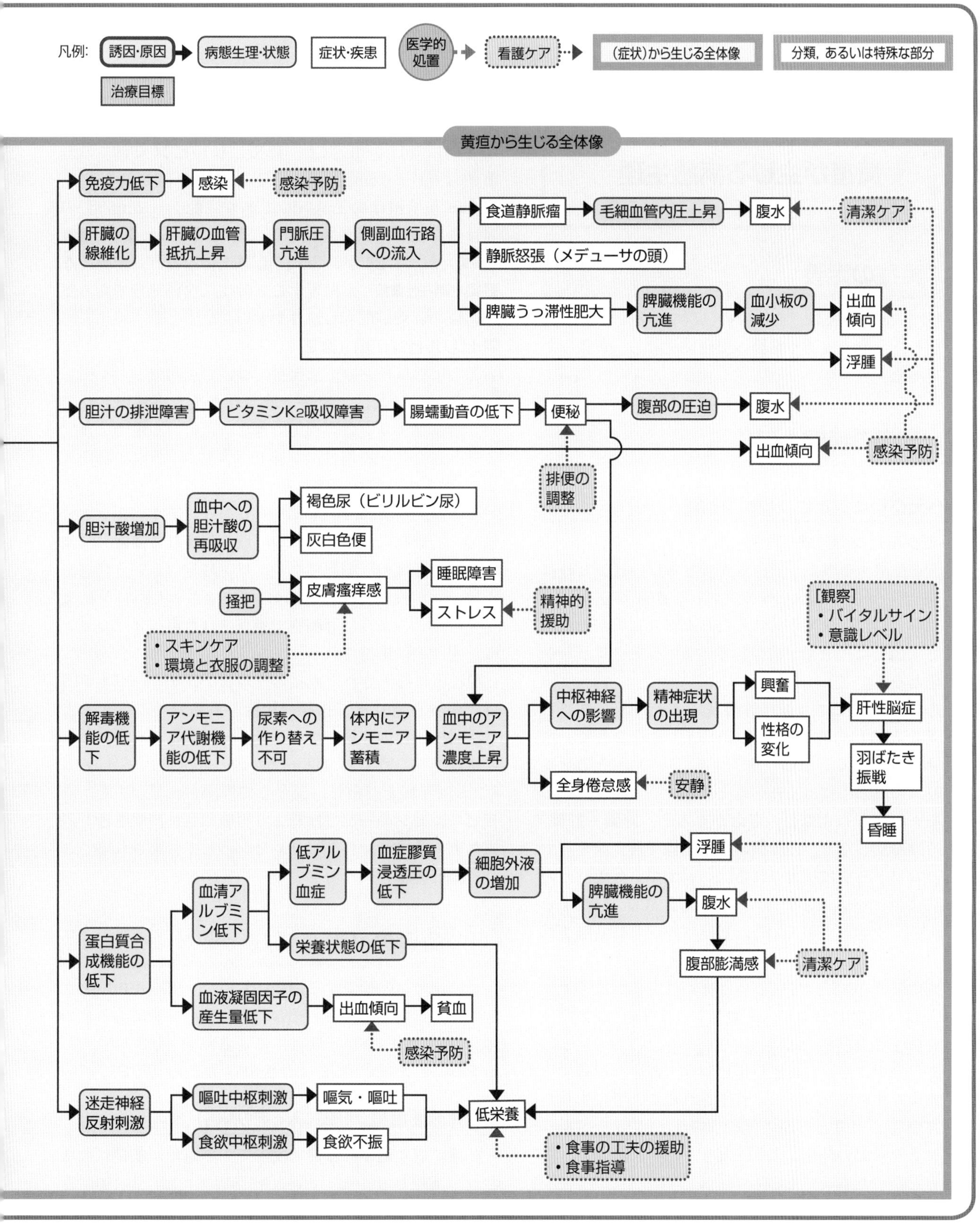
凡例:
誘因・原因
病態生理・状態
症状・疾患
医学的処置
看護ケア
(症状)から生じる全体像
分類，あるいは特殊な部分
治療目標
黄疸から生じる全体像
免疫力低下
感染
感染予防
肝臓の線維化
肝臓の血管抵抗上昇
門脈圧亢進
側副血行路への流入
食道静脈瘤
毛細血管内圧上昇
腹水
清潔ケア
静脈怒張（メデューサの頭）
脾臓うっ滞性肥大
脾臓機能の亢進
血小板の減少
出血傾向
浮腫
胆汁の排泄障害
ビタミンK2吸収障害
腸蠕動音の低下
便秘
腹部の圧迫
腹水
出血傾向
感染予防
排便の調整
胆汁酸増加
血中への胆汁酸の再吸収
褐色尿（ビリルビン尿）
灰白色便
皮膚瘙痒感
睡眠障害
ストレス
精神的援助
掻把
・スキンケア
・環境と衣服の調整
[観察]
・バイタルサイン
・意識レベル
解毒機能の低下
アンモニア代謝機能の低下
尿素への作り替え不可
体内にアンモニア蓄積
血中のアンモニア濃度上昇
中枢神経への影響
精神症状の出現
興奮
性格の変化
肝性脳症
羽ばたき振戦
昏睡
全身倦怠感
安静
蛋白質合成機能の低下
血清アルブミン低下
低アルブミン血症
血症膠質浸透圧の低下
細胞外液の増加
浮腫
脾臓機能の亢進
腹水
腹部膨満感
清潔ケア
栄養状態の低下
血液凝固因子の産生量低下
出血傾向
貧血
感染予防
迷走神経反射刺激
嘔吐中枢刺激
嘔気・嘔吐
食欲中枢刺激
食欲不振
低栄養
・食事の工夫の援助
・食事指導

8 黄疸

Ⅰ 黄疸が生じる病態生理

1. 黄疸の定義

黄疸（jaundice）とは，血液中の色素であるビリルビンが増加し，全身の皮膚や粘膜へ過剰に沈着し，黄染した状態である。

2. 黄疸の病態生理

1）ヘモグロビンとビリルビン代謝

1 ヘモグロビンの分解（図 1）

酸素を運搬する**ヘム**，蛋白質からなる**グロビン**と呼ばれる複合体から赤血球，ヘモグロビンが成り立っている。動脈血では，酸素が結合したヘモグロビンが鮮紅色を，静脈血では，酸素が結合していないヘモグロビンが暗赤色となる。

ポルフィンにビニル基，酢酸基，メチル基，プロピオン基などの化合物である側鎖が結合することで，**ポルフィリン**となる。二価の鉄イオン（Fe^{2+}）がそのポルフィリンの真ん中にはまりヘムとなる。

ヘモグロビンは 120 日の寿命がくると，脾臓や肝臓，骨髄，副腎皮質など，内腔面の細胞組織で貪食能を有するマクロファージに捕食される。ヘムオキシゲナーゼの作用により，ヘム（色素）は一酸化炭素（CO）や鉄イオン（Fe^{2+}），グロビン（蛋白質），ビリベルジンに分離される。

一酸化炭素（CO）は呼気中へと失われ，また鉄イオン（Fe^{2+}）はヘモグロビンに，グロビン（蛋白質）はアミノ酸に分解され蛋白質合成に利用される。

赤血球の中に含まれる**ビリルビン**は，酸素を運搬する役割を果たすヘモグロビンが代謝されることで産生した色素である。ビリベルジン（緑色色素）が，ビリベルジンレダクターゼの作用により，ビリルビンに変化し，黄色色素となったものである。

このビリルビンの生産量は，成人では 1 日に 250 ～ 350mg である。血中における**直接ビリルビン**（D-Bil）の基準値は 0.4mg/dL 以下，**間接ビリルビン**（I-Bil）の基準値は 0.1 ～ 0.8mg/dL である。血中の総ビリルビン（T-Bil）基準値は約 1mg/dL であり，約 1 ～ 2mg/dL の間は全身皮膚や眼球粘膜などに黄染はみられない（潜在性黄疸）が，T-Bil が約 3mg/dL 以上になると，肉眼的な**黄染（顕在性黄疸）**が出現する。特に，白い部分である眼球結膜の黄染が最もわかりやすい。

2 ビリルビン代謝（図 2）

このビリルビンの正常代謝について説明する。

鉄とグロビンは，脾臓で壊された後，再利用されるが，ポルフィリンは再利用できないため，血中でアルブミンと結合し，脂溶性の間接ビリルビン（非抱合型ビリルビン）として肝臓へ運ばれる。

その後，運ばれた間接ビリルビンは，アルブミンと分離し，肝細胞に取り込まれる。取り込まれた間接ビリルビンは，肝臓の肝細胞でグルクロン酸抱合という代謝をうけ，水溶性の直接ビリルビン（抱合型ビリルビン）に変化する。このように肝細胞で処理された直接ビリルビンは，胆汁中に排泄される。

胆汁中に排泄された直接ビリルビン（抱合型ビリルビン）は，胆管を通り十二指腸へ排泄される。そのほとんどは，腸内細菌の作用でウロビリノーゲンとなり便とともに排泄され，ウロビリノーゲンの一部少量（2 ～ 4mg/ 日程度）は腎臓を経由し，尿として排泄される。また，直接ビリルビンの一部は回腸より再吸収され門脈を通り肝臓へ取り込まれ，再びビリルビンとして分泌される。これを**腸肝循環**という。

3. 黄疸のメカニズム

ビリルビンの代謝する過程において，何らかの障害が起こると黄疸を認める。その障害には，肝臓に入る前の障害（肝前性黄疸），肝臓自体による障害（肝性黄疸），肝臓を通過した後の障害（肝後性黄疸）がある（**図 3**）。

1）肝前性黄疸（肝臓に入る前の障害）

肝臓に取り込まれる前の段階で，赤血球が多量に破壊され，間接ビリルビン（非抱合型ビリルビン）が増加することで黄疸が生じる。

図1 ヘモグロビンが分解されるまでのしくみ

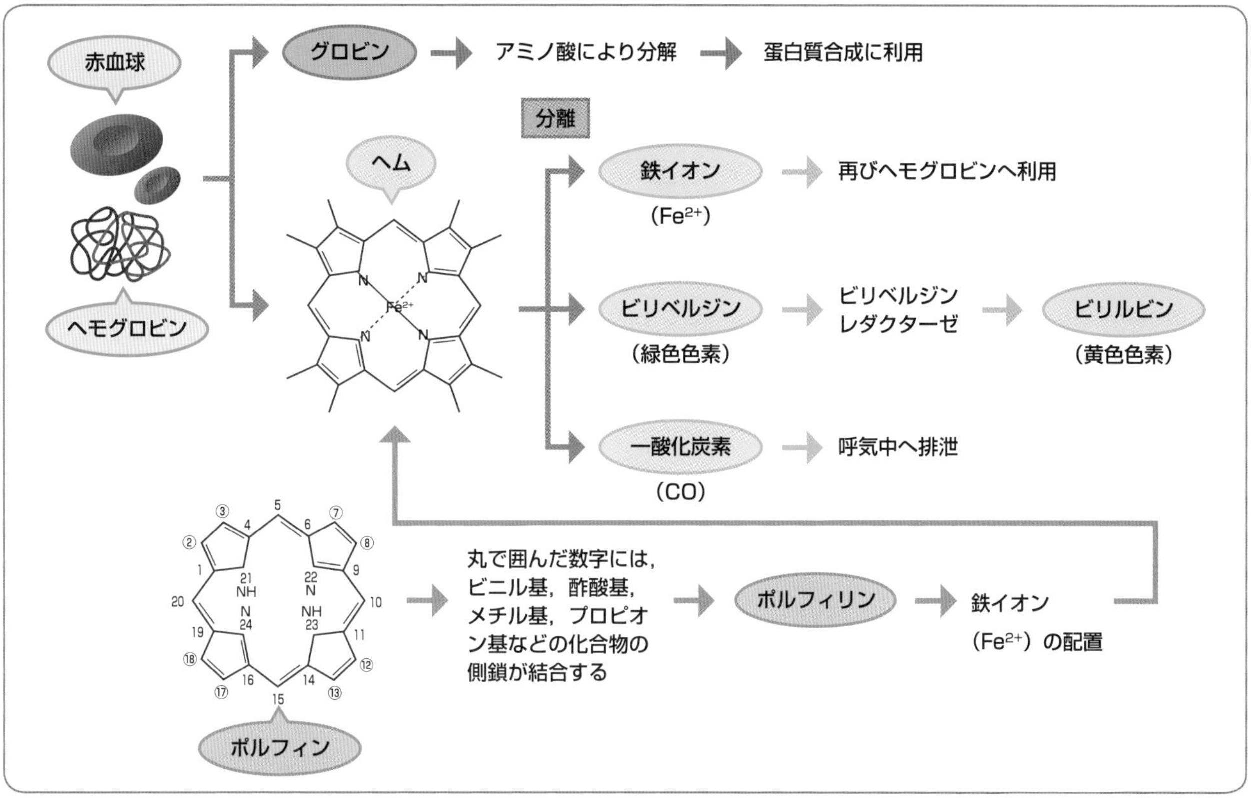

図2 ビリルビン代謝のしくみ

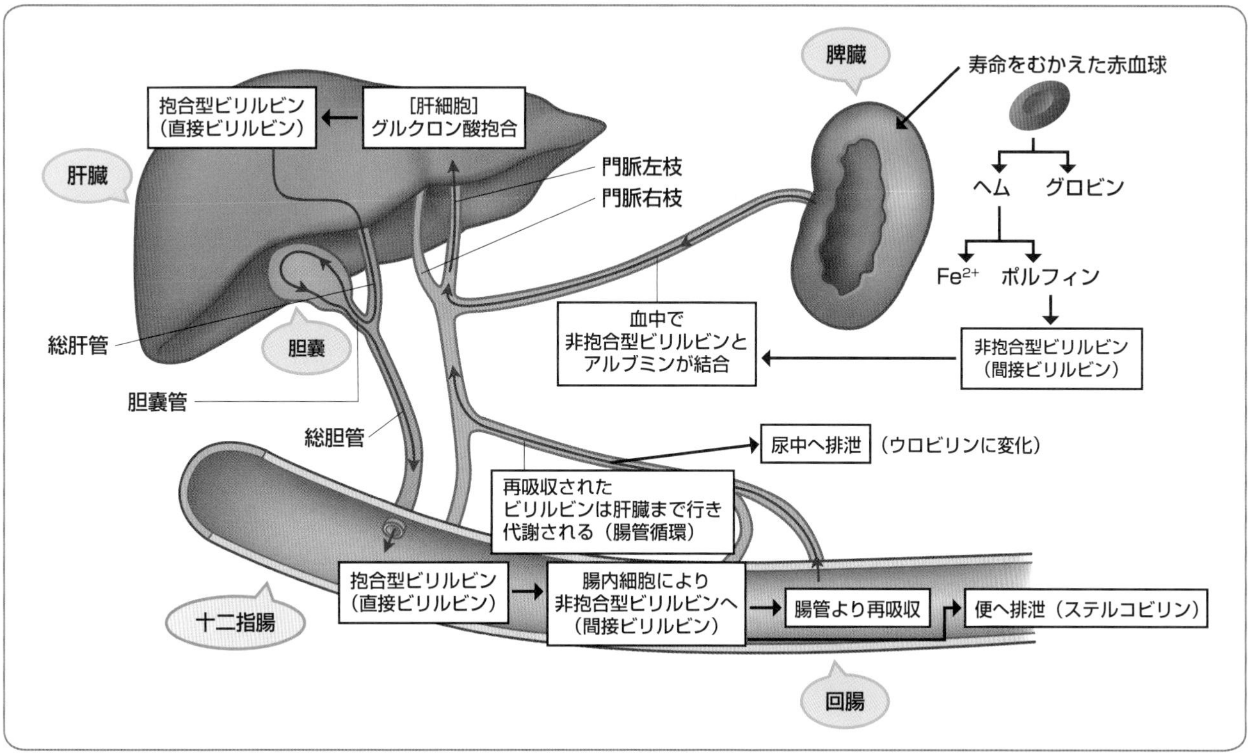

図3 黄疸の発症メカニズムと原因疾患との関係

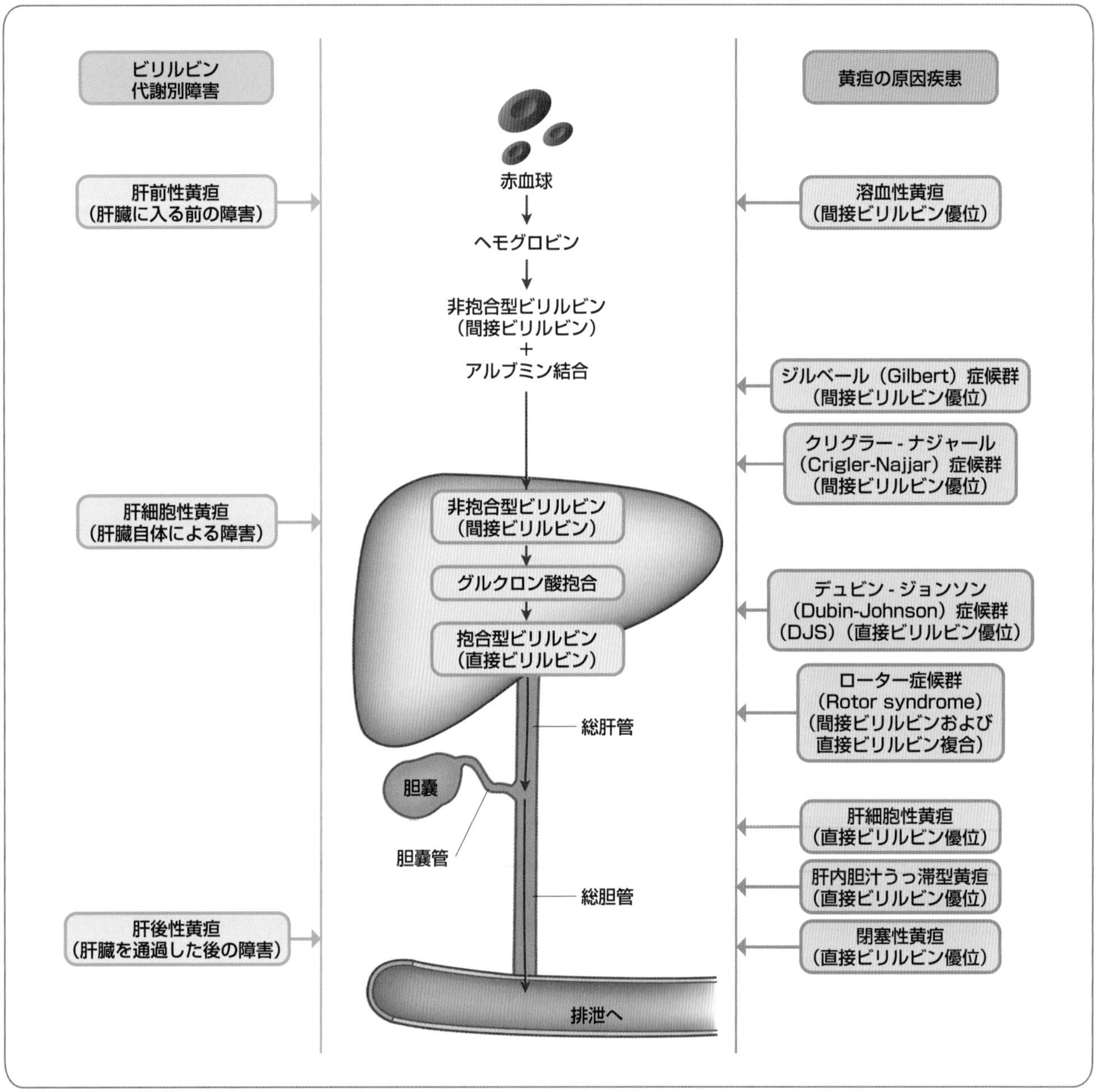

2）肝細胞性黄疸（肝臓自体による障害）

肝臓の細胞の障害によりビリルビンが取り込まれないために間接ビリルビン（非抱合型ビリルビン）の増加するものと，肝臓の細胞内でのビリルビン抱合障害でも，間接ビリルビン（非抱合型ビリルビン）が増加する。また，肝臓の細胞よりビリルビンの排泄障害が起きると，直接ビリルビン（抱合型ビリルビン）が増加し，黄疸が生じる。

3）肝後性黄疸（肝臓を通過した後の障害）

胆道（総肝管，胆嚢管，総胆管）での流れが阻害され十二指腸から腸へ分泌されないために直接ビリルビン（抱合型ビリルビン）が増加し，黄疸が生じる。

4. 黄疸の原因となる疾患（表1）

1）間接型優位の高ビリルビン血症

❶ 溶血性黄疸

赤血球が大量に破壊される溶血が起こると，ヘモグロビンの分泌が増加し，ビリルビンが産生過剰となるために，血液中に間接ビリルビンが増加し，溶血が増強することで黄疸が生じる。

❷ 体質性黄疸

肝臓において，ビリルビンの取り込みや抱合障害，毛細胆管への排泄障害などにより黄疸が生じる先天性疾患である。

①**クリグラー‐ナジャール（Crigler-Najjar）症候群**：肝細胞のUDPグルクロン酸トランスフェラーゼの遺伝子異常により欠如し，グルクロン酸抱合がされず，間接ビリルビンが高値となり黄疸が生じる。血清ビリルビン値が30～50（mg/dL）のⅠ型と血清ビリルビン値が6～20（mg/dL）のⅡ型があり，Ⅰ型は，重症型で交換輸血や光線療法が必要である。Ⅱ型は，光線療法や内服を継続し，予後はよい。常染色体劣勢遺伝性の疾患で，新生児に発症する。

②**ジルベール（Gilbert）症候群**：血中ビリルビンが肝臓に取り込まれ，グルクロン酸抱合し，胆汁中に排出されるまでの，ビリルビン運搬障害である。血清ビリルビン値が1～5（mg/dL）程度までで，高ビリルビン血症を指摘される原因としては多い。常染色体優性遺伝性および常染色体劣勢遺伝性の疾患である。

表1 黄疸の原因となる疾患

間接型優位の高ビリルビン血症	①溶血性黄疸 ②体質性黄疸 ・クリグラー‐ナジャール（Crigler-Najjar）症候群 ・ジルベール（Gilbert）症候群
直接型優位の高ビリルビン血症	①体質性黄疸 ・デュビン‐ジョンソン（Dubin-Johnson）症候群 ・ローター（Rotor）症候群 ②肝細胞性黄疸 ・急性肝炎 ・肝不全 ③肝内胆汁うっ滞型黄疸 ・原発性硬化性胆管炎（PSC） ・原発性胆汁性肝硬変（PBC） ・先天性胆道閉鎖症 ④閉塞性黄疸 ・悪性腫瘍 ・良性腫瘍

2）直接型優位の高ビリルビン血症

❶ 体質性黄疸

肝臓からの胆汁の輸送や排泄障害などにより，黄疸が生じる先天性疾患である。

①**デュビン‐ジョンソン（Dubin-Johnson）症候群**：直接ビリルビンによる胆汁中への分泌障害で，直接ビリルビンが血中に増加する，常染色体劣性遺伝性の疾患である。

②**ローター（Rotor）症候群**：肝細胞への再吸収障害による高ビリルビン血症で，常染色体劣性遺伝性の疾患である。

❷ 肝細胞性黄疸

肝細胞障害により，ビリルビンが肝細胞に到達しても取り込まれにくいため，または，肝細胞に取り込まれたとしても，適切に処理できず間接ビリルビンが上昇することで黄疸が生じる。

間接ビリルビンが直接ビリルビンに変換されても肝臓の先の胆道などの通り道が障害され流出が障害されると胆汁の流出ができず，血液中への逆流が起こり，直接ビリルビンが上昇する。

①急性肝炎

- **ウイルス性肝炎**：生の二枚貝を食べることで起こるA型肝炎ウイルス，血液に付着した針や注射針の使いまわしや性行為で起こるB型およびC型肝炎ウイルスにより，肝臓に炎症を生じる。黄疸のほかに全身倦怠感，発熱，嘔気（悪心），食欲不振などの症状を呈する。

  特に，B型肝炎は，急性肝炎の発症後に血液よりウイルスは排除されるが，1～2割程度が慢性肝炎に移行する。いずれ肝硬変となり肝細胞がんへと進行したり，まれに劇症肝炎に移行することもある。C型肝炎は，3割がウイルス排除されるが，長期的に肝臓の炎症が起こると組織の線維化が進み，肝硬変となり肝臓がんとなる。
- **自己免疫性肝炎**：発症の原因は解明されていないが，異物である細菌やウイルスを排除する生体を防御する自己免疫機序が関与することが想定されている。自身の肝臓を攻撃することで肝炎を発症すると考えられている。診断には，**表2**に示したような基準がある。
- **アルコール性肝炎**：アルコールを飲酒すると，エタ

表2 自己免疫性肝炎（AIH）診断ガイドライン（2016年）診断基準

1	他の原因による肝障害が否定される
2	抗核抗体陽性あるいは抗平滑筋抗体陽性
3	IgG 高値（>基準上限値 1.1 倍）
4	組織学的に interface hepatitis や形質細胞浸潤がみられる
5	副腎皮質ステロイドが著効する
典型例	上記項目で1を満たし，2～5のうち3項目以上を認める
非典型例	上記項目で1を満たし，2～5の所見の1～2項目を認める

（厚生労働省難治性疾患政策研究事業「難治性の肝・胆道疾患に関する調査研究」班：自己免疫性肝炎（AIH）診断ガイドライン（2016年）．より）

ノールが肝臓でアルコール脱水素酵素（ADH）に酸化されアセトアルデヒドとなり，有害物質を生み出す。通常，アセトアルデヒドは，アルデヒド脱水素酵素（ALDH）の酸化により酢酸となり，水と二酸化炭素に分解され体外に出る。過剰な飲酒を長年継続していると，有害物質をアルデヒド脱水素酵素（ALDH）によって，酢酸にするための許容が超えてしまうために，肝機の機能障害が起こる。また，肝臓の線維化や肝細胞が壊死となり，重症の肝炎に至ることもある。

- **薬剤性肝障害**：肝臓では，薬物の代謝も担っている。そのため，薬物の副作用として肝機能障害が起こる。薬物を代謝する過程の異常による肝障害，中毒性のある薬物そのものが肝臓に与える肝障害，薬物によるアレルギー性の肝障害に分けられる。黄疸の他，全身瘙痒感，発熱，発疹，倦怠感，嘔気・嘔吐，食欲不振などが起こる。

②肝不全

- **肝硬変**：肝炎ウイルスによるものがほとんどを占め，慢性肝炎から移行する。もとに戻ることは不可能で，慢性肝炎の終末である。症状がほとんど現れない時期を**代償性肝硬変**，肝細胞の線維化が進み機能が低下した時期を**非代償性肝硬変**という。

　この非代償性肝硬変の時期では，肝臓の組織の線維化と肝細胞の壊死，門脈・肝動脈と肝静脈間の短絡形成が起こる。肝臓の機能障害による症状が多くみられる。肝臓の機能が低下すると，肝臓の弾力性が失われ硬くなる。そうすると，肝臓へ巡ってくる血液が流入できなくなる。このとき，門脈圧は高くなるために，側副血行路ができる。側副血行路が門脈から食道静脈につながり，細い血管に勢いよく門脈血が流れるために**食道静脈瘤**となる。加えて，**くも状血管腫**（**メデューサの頭**）や手掌紅斑といった皮膚の血管異常も起こる。

　また，肝臓で解毒作用が行われるが，有毒であるアンモニアが肝臓で処理されずに側副血行路を通り，アンモニアが脳へ達することで**肝性脳症**を引き起こす。それにより，**羽ばたき振戦**，記銘力低下，昏睡が起こる。

　門脈圧が起こること，脾静脈から流出した血液が脾臓に戻ることで，脾臓腫大が起こる。そうなると，血小板の破壊が進み，出血傾向となる。このような状態から，全身倦怠感や食欲不振につながり，栄養状態が悪化する。

　また，蛋白質合成が障害されると，浸透圧の働きをする血管内のアルブミンが低下し，水分が血管外に漏れることで，浮腫や腹水が起こる。

　また，血液凝固因子の合成も低下し，その結果，出血傾向となり止血が困難な状態となる。ビリルビンの代謝機能も低下し，胆汁に変換されることなく血中に移動し，血中のビリルビン値が上昇し黄疸が出現する。

- **肝細胞がん**：原発性の肝臓がんのほとんどが肝細胞がんである。B型肝炎，C型肝炎，慢性肝炎からも移行するが，肝硬変からの移行が著しい。肝硬変では肝細胞がんが増大すると，肝臓の機能が容易に低下し，肝不全に至る。

　また，門脈，肝動脈，リンパから他の臓器へがん細胞が転移すると，その臓器も障害される。肝臓腫瘍が破裂すると，腹腔内で大量の出血が起こり，急性腹症の原因となる。

3 肝内胆汁うっ滞型黄疸

肝内の障害が生じることによる胆汁の排泄障害で，ビリルビンが胆汁中に排出されず，血液中の直接ビリルビンが上昇することで黄疸が生じる。

①**原発性硬化性胆管炎**（**PSC**）：肝内胆管と肝外胆管に，多発性の狭窄や拡張が起こる原因不明の疾患で，肝移植の適応である。

②**原発性胆汁性肝硬変**（**PBC**）：原発性硬化性胆管炎（PSC）から進行した，慢性の胆汁うっ滞が改善されないことで起こる疾患であり，予後が悪い。黄疸が出現する前に皮膚瘙痒感が起こる場合がある。

③**先天性胆道閉鎖症**：先天的あるいは生後すぐに胆道が閉じてしまい，胆汁が腸管へ排出できない指定難病の

疾患である。肝細胞の障害はみられない。外科的治療により黄疸が改善するが，外科的治療ができないと胆汁性肝硬変が進行すると，肝移植の適応となる。

4 閉塞性黄疸

比較的太い胆管が機械的に狭窄するといった障害によるもので，胆汁の流れが阻害され胆汁がうっ滞し，肝臓から血管内へ逆流する。胆汁は，肝臓でグルクロン酸抱合を受けたビリルビンであり，血中では直接ビリルビンが上昇する。また，腸内へビリルビンが流出しないために，便は灰白色となる。そのほかに腹痛や発熱，重症では意識障害などが起こる。

①**悪性腫瘍**：胆嚢がん，胆管がん，膵がん，乳頭部がんなどがある

②**良性腫瘍**：肝内結石，総胆管結石，急性・慢性膵炎，自己免疫膵炎，ミリッツィ（Mirizzi）症候群などがある

5. 黄疸の症状と随伴症状

1）症状

- 黄染出現の部位：全身の皮膚，眼球強膜，眼球結膜，口腔粘膜で生じる
- 黄染に伴う症状：瘙痒感，灰白色便，ビリルビン尿などが起こる

2）随伴症状（表3）

- 肝臓の機能低下に伴い，黄疸だけでなく，他にも多数の症状が生じる
- 完全性黄疸，肝細胞性黄疸，肝後性黄疸のそれぞれの障害により異なる

表3 黄疸の原因部位別の随伴症状

肝前性黄疸（肝臓に入る前の障害）	●全身倦怠感 ●動悸 ●息切れ ●易疲労感	●発熱 ●腹部膨満感 ●脾臓腫大など
肝細胞性黄疸（肝臓自体による障害）	●嘔気・嘔吐 ●食欲不振 ●全身倦怠感 ●発熱 ●悪寒 ●右季肋部痛 ●腹部膨満感 ●肝臓腫大	●静脈怒張（メデューサの頭） ●脾臓腫大 ●出血傾向 ●浮腫 ●くも状血管腫 ●手掌紅斑 ●腹水 ●意識障害など
肝後性黄疸（肝臓を通過した後の障害）	●嘔気・嘔吐 ●食欲不振 ●全身倦怠感	●発熱 ●右季肋部痛 ●便秘など

6. 黄疸の検査・診断

1）視診・問診・触診

1 視診

全身の皮膚，眼球強膜・結膜，口腔粘膜の黄染の状況などを観察する。

2 問診

瘙痒感，家族歴，飲酒歴，輸血歴，薬剤使用状況，排泄物の性状など黄染については，いつ頃から出現したのか，現時点で軽減しているのか，増強しているのかを確認する。

家族歴では，体質性黄疸の遺伝性要素やB肝炎などが関係する。

飲酒歴は，アルコール性の肝疾患が，輸血歴では血液からの感染による肝疾患が疑われる。

ほかにも，鍼治療や入れ墨，海外渡航歴，手術歴なども肝疾患の重要な情報となることがある。

3 触診

溶血性貧血では，脾臓の腫大を認める。肝臓腫大の有無，脾臓腫大の有無，随伴症状などを観察する。

2）血液検査（表4）

視診・問診・触診を行ったら，まずは，血液検査でビリルビン値を確認する。**総ビリルビン**（T-Bil）のほかに，**間接ビリルビン**（I-Bil）の上昇では間接型優位のビリルビン血症が，**直接ビリルビン**（D-Bil）の上昇では直接型優位のビリルビン血症であることがわかる。その後，どの部分の障害なのかを想定しながら，引き続き検査を進める。間接型ビリルビンの上昇には，溶血性黄疸や体質性黄疸がある。

溶血性黄疸では，溶血が陽性であり，骨髄は必死で造血し末梢血へ赤血球を補おうとするが，網状赤血球が未熟である。そのため，網赤血球の増加が起こる。また，LDHの上昇，血清ハプトグロビンの低下がみられる。

体質性黄疸では，肝機能検査は正常である。肝細胞性黄疸では，肝臓逸脱酵素であるAST，ALTの上昇がみられる。

表 4　黄疸の原因部位別　血液検査項目

黄疸出現部位	血液検査項目
溶血性黄疸	●網状赤血球 ●血清 LDH 値 ●血清ハプトグロビン
肝細胞性黄疸	●AST，ALT（血清肝逸脱酵素） ●HCV 抗体 ●HB 抗原・抗体（B 型肝炎，C 型肝炎） ●TP（血清総蛋白） ●IgG ●抗核抗体 ●抗平滑筋抗体（自己免疫性肝炎）
肝内胆汁うっ滞型黄疸	●ALP，γ-GTP(血清胆道系酵素) ●TP（血清総蛋白） ●Alb（アルブミン） ●γ-グロブリン ●ZTT（硫酸亜鉛混濁試験） ●血小板 ●PT（浸透探傷検査） ●HPT（ヘパプラスチンテスト） ●Ch-E（コリンエステラーゼ） ●NH3（肝硬変） ●肝硬変の検査項目に加え，血清 LDH 値，ICG，AFP，PIVKA-Ⅱ，（肝細胞がん）
閉塞性黄疸	●総コレステロール ●ALP（胆管がん） ●腫瘍マーカー：CA19-9, CEA（胆嚢がん）

肝内胆汁うっ滞型黄疸や閉塞性黄疸では，胆道系酵素である ALP，γ-GTP の上昇がみられる。

悪性腫瘍による閉塞性黄疸では，腫瘍マーカーの上昇がみられる。

3）尿検査・色調

■ビリルビン，ウロビリノゲン・茶褐色

視診・問診・触診を行ったら，血液検査と同時に尿検査も行う。溶血性貧血は，尿は赤色のヘモグロビン尿となるが，尿中には赤血球は現れない。

また，肝細胞性黄疸では，肝細胞の障害により再処理ができず，尿中ウロビリノゲンが増加し，閉塞性黄疸では，腸管へビリルビンが排出されないため，尿中にはウロビリノゲンは排出されない。

4）便の色調

■灰白色

閉塞性黄疸では，腸管へビリルビンが排出されないため，尿中にはウロビリノゲンは排出されない。

5）画像検査

腹部超音波（エコー）検査，CT 検査，MRI 検査，磁気共鳴胆管膵管造影（MRCP），経肝胆管造影（PTC），内視鏡的膵管胆管造影（ERCP），血管造影，上部消化管内視鏡が行われる。

1 肝硬変や肝細胞がん

腹部超音波（エコー）検査，CT 検査，MRI 検査による肝臓や脾臓の状態や腫瘍の鑑別，腹水の貯留などがわかる。また，門脈圧亢進の症状が起こると，側副血行路の状態や閉塞部位などを確認するために血管造影を行い，食道静脈瘤を確認するために上部消化管内視鏡を行う。

2 閉塞性黄疸

障害された部位の狭窄を鑑別するために，画像診断が有用となる。

腹部超音波（エコー）検査を実施した後，CT 検査，MRI 検査である MRCP にて精査する。MRCP が行われるようになったため，最近は，PTC が行われることが少なくなり，黄疸による減黄目的も兼ね，ERCP が実施されている。

7．黄疸の治療

1）安静療法

肝臓の細胞を修復し，肝臓の血流量を確保するために安静を保持する場合がある。

肝硬変では，以前は絶対安静であったが，現在は重篤な症状がなければ，筋力保持のため適度な運動が推奨されている。

2）薬物療法

障害された肝臓の細胞を改善し，進行している障害を食い止める作用がある。

- **ウイルス性肝炎**：肝庇護薬が投与されるが，重症の場合は抗ウイルス薬が投与される場合がある
- **B 型慢性肝炎**：ALT 持続正常化と B 型肝炎ウイルス遺伝子（HBV-DNA）の増殖を抑制するために，抗ウイ

ルスと免疫賦活の両作用をもつペグインターフェロン（Peg-IFN），核酸アナログ製剤を使用する

- **C 型慢性肝炎**：肝炎治療と線維化の抑制をするために，直接型抗ウイルス薬（DAAs）を使用する
- **自己免疫性肝炎**：診断確定後に，副腎皮質ステロイドを投与する。肝硬変の腹水では利尿薬を使用し，肝性脳症ではアミノ酸の不均衡を正すためにアミノ酸製剤を使用する。肝細胞がんは，経口の分子標的治療薬である化学療法を行う

3）食事療法

肝臓は，胆汁の酸性・代謝，アルブミンと血液凝固因子にかかわる蛋白質の合成，グリコーゲンの貯蔵，解毒のそれぞれ作用がある。

- **肝硬変や肝細胞がん**：消化・吸収・代謝の機能低下や障害により，腹水や肝性脳症などを引き起こす。塩分の制限や蛋白質の制限など，症状に合わせて適切な栄養を考慮する
- **結石や腫瘍による閉塞性黄疸**：胆汁の過剰分泌を抑制するために，脂肪の制限を行う

4）減黄術（ドレナージ）

黄疸の原因となる胆汁を体外へ排出し黄疸を減少させる目的で，通過障害がある場合に行う。

- **閉塞性黄疸**：さまざまな減黄法がある。胆管が狭窄や閉塞しているために胆汁の流れが悪くなる場合，皮膚から肝臓内の胆管へドレーンを挿入する経皮経肝胆道ドレナージ（PTCD）や，鼻から胆管へドレーンを挿入する内視鏡的経鼻胆管ドレナージ（ENBD）が行われる
- **肝外胆管の狭窄や閉塞**：経皮経肝胆道ドレナージ（PTCD）のほか，内視鏡によってファーター乳頭へドレーンを挿入し，十二指腸へ胆汁を排出する内視鏡的逆行性胆道ドレナージ（ERBD）が行われる

Ⅱ　黄疸の看護ケアとその根拠

1．黄疸の観察ポイント

1）身体的側面

1 主とする症状である黄染の状態

黄色人種である日本人は，全身に黄染が出現していても，自分自身で気づかない場合もあるため，肝機能の低下がある患者では，全身の皮膚や口腔粘膜，眼球結膜など，黄染の出現部位などの観察を十分に行う。

また，重症化により意識障害を起こす可能性も考えられるため，問診や検査データも合わせて，肝機能障害の状態が急性なのか慢性なのかを見極める必要がある。

柑橘類を多量に摂取することで，手掌や足底が黄色くなる柑皮症（MEMO 参照）があるが，眼球結膜には黄染がみられないため，アセスメントする場合に区別する必要がある。

2 随伴症状

黄染が出現すると，胆汁酸の刺激により皮膚の瘙痒が起こる。急性肝炎では，黄染のほかに，全身倦怠感，食欲不振，嘔気，腹痛，発熱なども伴う。肝硬変では，疲労感，全身倦怠感，浮腫，腹水，食欲不振なども出現する。

閉塞性黄疸では，黄疸，発熱，腹痛や右季肋部痛などを伴う。また，腸へビリルビンが排出されないため，灰白色の便がみられる。

MEMO　**柑皮症（かんぴしょう）**

日本ではその昔から，冬場にこたつに入り，果物であるみかんを食べる風潮がある。連日，みかんを多量に摂取することで，手掌や足底が黄色になった経験のある方も多いのではないだろうか。これは病気ではなく，βカロテンが豊富に含まれている柑橘類を多量に摂取することで生じる「柑皮症（かんぴしょう）」である。ほかにも，ニンジンやカボチャなどの野菜を多量に摂取しても皮膚が黄色くなる。黄疸との鑑別は，眼球結膜の黄染がないことで区別されるため，見分け方に気をつける。

2）心理・社会的側面

■不安・ストレス

全身の皮膚や口腔粘膜，眼球結膜などに黄染が出現したり，排泄物の性状の異常など，ボディイメージの変化による不安が生じる。さらに急激な症状の出現・進行や慢性的な経過をたどった結果，病態の悪化を自覚することで不安が生じる。

また，黄染による全身瘙痒感があると，睡眠障害や食欲の低下にもつながり，また，耐え難い腹痛などが起こるとストレスを増強させる。

2. 黄疸の看護目標

❶肝臓の機能低下により，黄疸および随伴症状による急激な悪化や慢性的に増強した場合は，体力の消耗を最小限にすることができる

❷出現している症状から，不足している栄養素を考慮し，適切な食事摂取ができる

❸便秘を予防・解消することで，規則的な排便習慣が身につくことができる

❹瘙痒感，疼痛などの症状に対して，苦痛を緩和することができる

❺肝臓の機能低下と皮膚の瘙痒感に伴う損傷から，出血予防および感染予防と早期発見ができる

❻疾患および症状について行われている治療や看護がわかり，不安やストレスが緩和することができる

3. 黄疸の看護ケアとその根拠

1）安静

黄染や腹水，浮腫，肝性脳症などの症状がある場合は，安静にする。また，食道静脈瘤がある場合，静脈瘤の破裂による大出血も考えられるため，安静を保持する。

それ以外は，安静にする必要はなく，筋力を保持するために，散歩など負担のかからない適度な運動をするように心がける。

2）食事の工夫の援助と食事指導

胆汁の主成分である胆汁酸は，脂肪の消化と吸収を促進する作用がある。黄染の出現時，胆汁の分泌の機能が低下しているため，脂肪の多いものを避けるようにする必要がある。また，肝臓の機能低下に伴い，肝臓への栄養供給が滞り，代謝が低下することで，黄染以外の症状に影響を与える。

黄染が出現している肝硬変の代償期では，嘔気や食欲不振を伴うため，嗜好品を取り入れるなどをして，食事がとれる工夫を行う。

3）排便コントロール

胆汁の排泄が不十分であると，腸の蠕動運動が低下しやすくなる。また，随伴症状に伴う腹水が貯留し腹部膨満が増大すると，腹部を圧迫し便秘につながりやすい。

肝硬変では，便秘が腸に停滞することでアンモニアが増加し，肝性脳症の引き起こす可能性がある。制限がなければ，水分の促しや緩下剤などを使用するなど，排便の調整を行いビリルビンの排泄を促す。

4）スキンケアと環境や衣服等の調整

室温が高いと，皮膚瘙痒感が増強するため，24±2℃の室温よりやや低めに調整する。湿度は，皮膚の乾燥が起こらないよう，標準の湿度60％よりやや高めの調整を行う。汚れが付着した皮膚は，瘙痒感を増強させる要因となるため，皮膚の清潔を保つために，毎日の清拭を行うことを推奨する。

ゆとりのある大きさでガーゼ素材や綿素材の衣服や，ボタンなどが付いていないなど，皮膚に刺激を与えないようなものを選択する。気温や通気性のよい衣服を着用するなど調整し，瘙痒感が増強しないようにする。

5）清潔ケアの注意点の指導

肝機能の低下による出血予防のために，爪を短く整え，掻把しないよう指導する。

瘙痒感が強い場合は，メントールなどを使用した清拭を行い，軟膏や内服を処方してもらい，清拭後に軟膏を塗布し，内服薬を正しく服用するよう指導する。

6）感染予防の指導

脾臓には，免疫機能の役割がある。肝機能の低下により門脈圧が更新すると，脾静脈が脾臓へ逆流すると脾腫が起こる。そうすると，免疫力も低下し感染するリスクが増大する。また，脾臓の機能亢進により，白血球や血小板も減少するため易感染状態となる。黄染による全身の皮膚の瘙痒感により，掻把することで傷が生じる。

手洗いや含嗽などを行い，感染予防に努める。

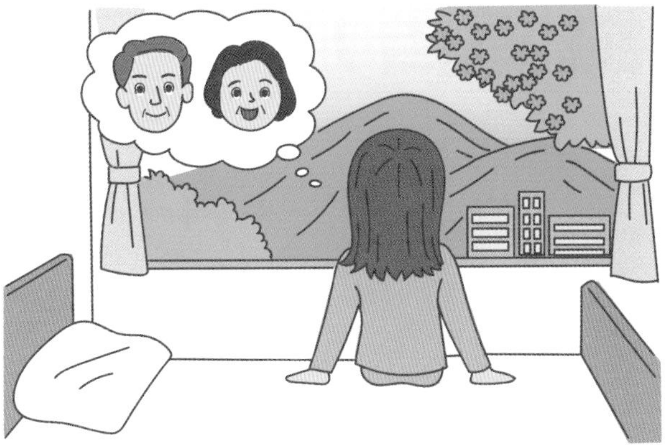

7）精神的援助

ボディイメージの変容や急激な症状の変化や悪化，嘔気，食欲不振，瘙痒感などの症状が続くと睡眠に障害が起こり，不安やストレスが増大する。

できる限り症状の苦痛を緩和する。訴えを傾聴し，病気や症状に対する認識を確認して，不足している部分を補う。睡眠の障害がある場合，瘙痒感を取り除くことや気分転換を行うことが大切である。

［溝口みちる］

《文献》

1）日本臨床検査医学会：黄疸．〈https://www.jslm.org/books/guideline/05_06/054.pdf〉（2021年7月閲覧）
2）厚生労働省難治性疾患克服研究事業「難治性の肝・胆道疾患に関する調査研究」班：自己免疫性肝炎（AIH）の診療ガイドライン（2016年）．〈http://www.hepatobiliary.jp/modules/medical/index.php?content_id=14〉（2021年7月閲覧）
3）小児慢性特定疾病情報センター：対象疾病．〈https://www.shouman.jp/archives/print/print_12_18_30_01.pdf〉（2021年7月閲覧）
4）日本肝臓学会：肝臓病の理解のために．〈http://www.jsh.or.jp/files/uploads/kanzyamuke.pdf〉（2021年7月閲覧）
5）金田智・他：系統看護学講座　専門分野Ⅱ　消化器　成人看護学5，第13版．医学書院，2020.
6）田中越郎：系統看護学講座　専門基礎分野　病態生理学　病気のなりたちと回復の促進2，第2版．医学書院，2020.
7）畠山鎮次：系統看護学講座　専門基礎分野　生化学　人体の構造と機能2，第14版．医学書院，2020.
8）北川さなえ：黄疸．関口恵子，北川さなえ編，根拠がわかる症状別看護過程―こころとからだの69症状・事例展開と関連図，改訂第3版，pp291-298，南江堂，2016.
9）安井豊，泉並木：黄疸．井上智子，稲瀬直彦編，緊急度・重症度からみた症状別看護過程＋病態関連図，第2版．pp822-838，医学書院，2014.
10）宮澤靖著：消化器疾患・病態のしくみと栄養サポート―根拠に基づくアプローチ！ pp21-28，129-136，日総研出版，2017.

NOTE

9 肝性脳症（意識障害）

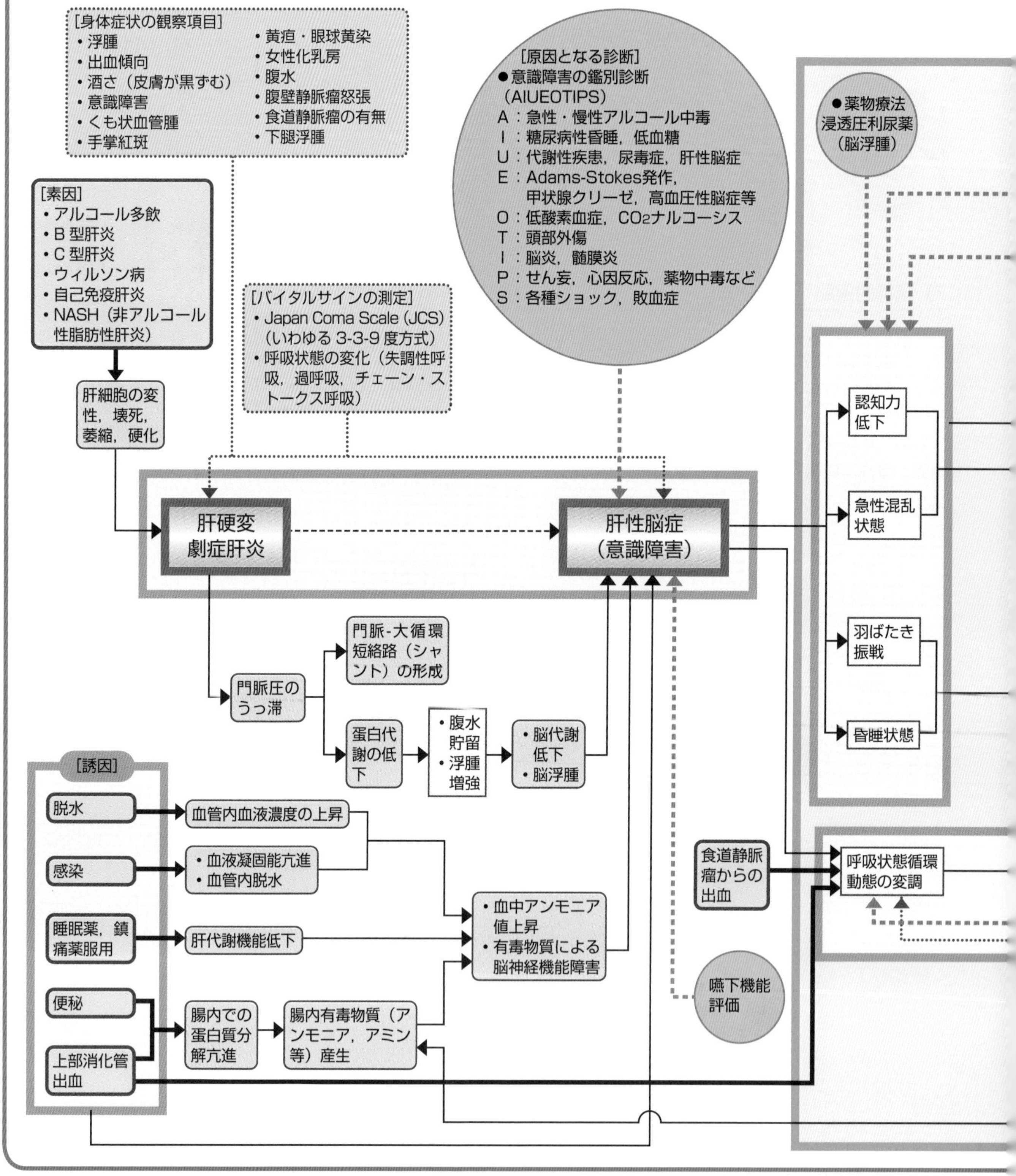

[身体症状の観察項目]
・浮腫
・出血傾向
・酒さ（皮膚が黒ずむ）
・意識障害
・くも状血管腫
・手掌紅斑
・黄疸・眼球黄染
・女性化乳房
・腹水
・腹壁静脈瘤怒張
・食道静脈瘤の有無
・下腿浮腫
[原因となる診断]
●意識障害の鑑別診断
（AIUEOTIPS）
A：急性・慢性アルコール中毒
I：糖尿病性昏睡，低血糖
U：代謝性疾患，尿毒症，肝性脳症
E：Adams-Stokes発作，
甲状腺クリーゼ，高血圧性脳症等
O：低酸素血症，CO2ナルコーシス
T：頭部外傷
I：脳炎，髄膜炎
P：せん妄，心因反応，薬物中毒など
S：各種ショック，敗血症
●薬物療法
浸透圧利尿薬
（脳浮腫）
[素因]
・アルコール多飲
・B 型肝炎
・C 型肝炎
・ウィルソン病
・自己免疫肝炎
・NASH（非アルコール性脂肪性肝炎）
[バイタルサインの測定]
・Japan Coma Scale（JCS）（いわゆる 3-3-9 度方式）
・呼吸状態の変化（失調性呼吸，過呼吸，チェーン・ストークス呼吸）
肝細胞の変性，壊死，萎縮，硬化
肝硬変
劇症肝炎
肝性脳症
（意識障害）
認知力低下
急性混乱状態
羽ばたき振戦
昏睡状態
門脈-大循環短絡路（シャント）の形成
門脈圧のうっ滞
蛋白代謝の低下
・腹水貯留
・浮腫増強
・脳代謝低下
・脳浮腫
[誘因]
脱水
感染
睡眠薬，鎮痛薬服用
便秘
上部消化管出血
血管内血液濃度の上昇
・血液凝固能亢進
・血管内脱水
肝代謝機能低下
・血中アンモニア値上昇
・有毒物質による脳神経機能障害
腸内での蛋白質分解亢進
腸内有毒物質（アンモニア，アミン等）産生
食道静脈瘤からの出血
呼吸状態循環動態の変調
嚥下機能評価

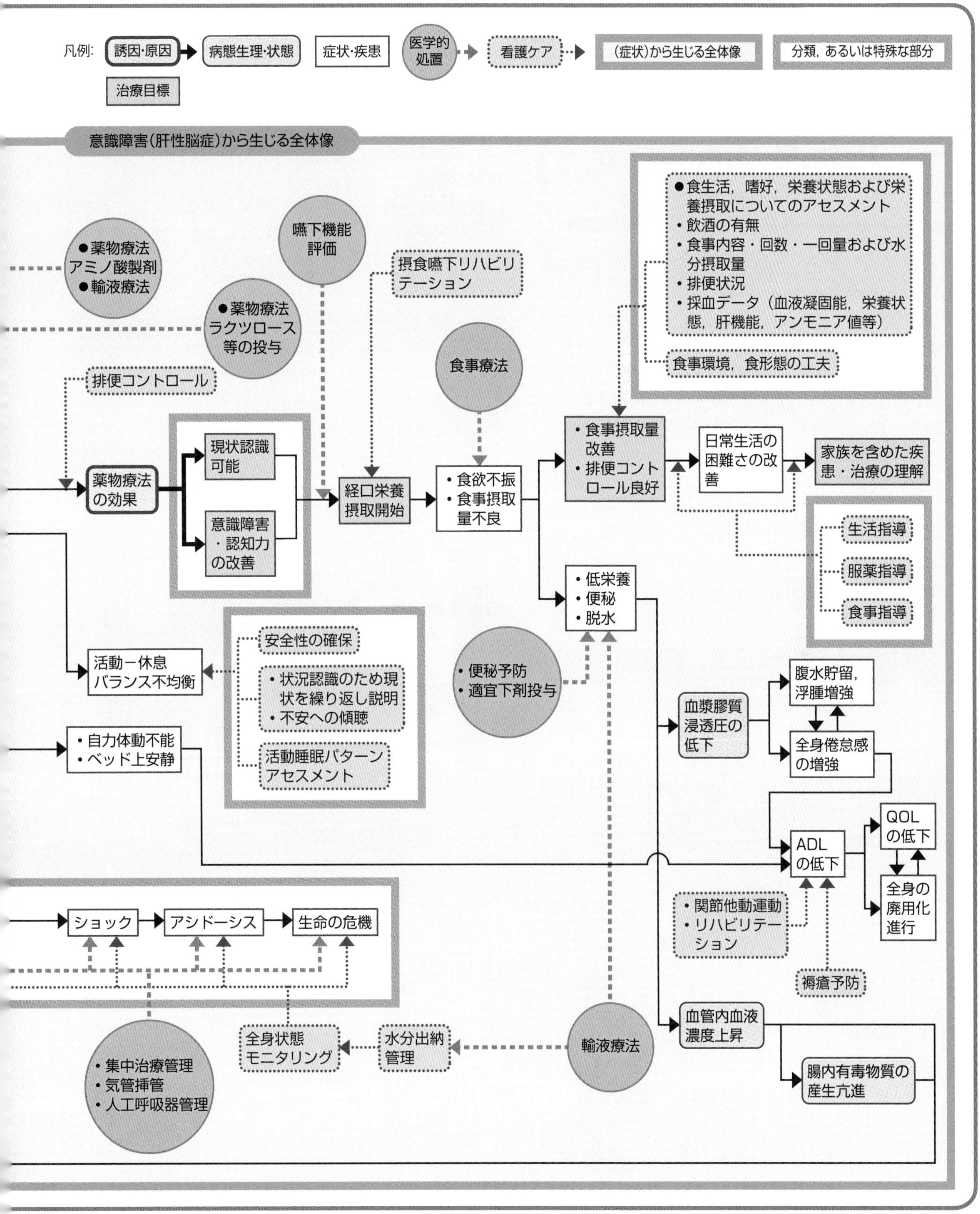
凡例:
誘因·原因
病態生理·状態
症状·疾患
医学的処置
看護ケア
(症状)から生じる全体像
分類，あるいは特殊な部分
治療目標
意識障害(肝性脳症)から生じる全体像
●薬物療法
アミノ酸製剤
●輸液療法
嚥下機能評価
●薬物療法
ラクツロース等の投与
摂食嚥下リハビリテーション
食事療法
●食生活，嗜好，栄養状態および栄養摂取についてのアセスメント
・飲酒の有無
・食事内容・回数・一回量および水分摂取量
・排便状況
・採血データ（血液凝固能，栄養状態，肝機能，アンモニア値等）
食事環境，食形態の工夫
排便コントロール
薬物療法の効果
現状認識可能
意識障害・認知力の改善
経口栄養摂取開始
・食欲不振
・食事摂取量不良
・食事摂取量改善
・排便コントロール良好
日常生活の困難さの改善
家族を含めた疾患・治療の理解
生活指導
服薬指導
食事指導
・低栄養
・便秘
・脱水
安全性の確保
・状況認識のため現状を繰り返し説明
・不安への傾聴
活動睡眠パターンアセスメント
活動−休息バランス不均衡
・便秘予防
・適宜下剤投与
・自力体動不能
・ベッド上安静
血漿膠質浸透圧の低下
腹水貯留，浮腫増強
全身倦怠感の増強
ADLの低下
QOLの低下
全身の廃用化進行
・関節他動運動
・リハビリテーション
褥瘡予防
ショック
アシドーシス
生命の危機
全身状態モニタリング
水分出納管理
輸液療法
・集中治療管理
・気管挿管
・人工呼吸器管理
血管内血液濃度上昇
腸内有毒物質の産生亢進

9 肝性脳症（意識障害）

Ⅰ 肝性脳症（意識障害）が生じる病態生理

1. 肝性脳症の定義

肝硬変診療ガイドラインによると，肝性脳症（hepatic encephalopathy）のことを「腸内細菌により産生されるアンモニアなどの毒性物質は門脈から肝臓に流入するが，門脈-大循環シャントの形成に伴い，肝で代謝されない毒性物質が血液脳関門を通過して大脳機能の障害を引き起こし，肝性脳症をきたす」[1]とある。

つまり，劇症肝炎や肝硬変などにより肝臓の代謝機能が著しく低下した場合，本来肝臓が代謝するアンモニアなどの有毒物質が代謝されず血中に流れる。その結果，脳神経機能へダメージを与え，意識障害を引き起こす。ほぼ同意味で**肝性昏睡**とも表現される。

2. 肝性脳症を引き起こす，肝硬変の原因

肝性脳症の原因は長年のアルコール摂取の生活習慣による肝硬変が原因というイメージがあるが，それだけではない。アルコールのほか，B型肝炎・C型肝炎などのウイルス性による肝硬変やウィルソン病などの代謝性，自己免疫肝炎などの自己免疫疾患によるもの，非アルコール性脂肪性肝炎（NASH），薬剤性など，原因はさまざまである。

長期的な肝障害・炎症が肝硬変を引き起こし，その進行は不可逆的で，一度肝硬変になったら正常な状態には戻らない。

3. 肝硬変による肝臓の血流の変化

肝臓の血流を担う主血管は2つ，**肝動脈**と**門脈**である。肝臓のほぼ中央には肝門があり，肝門から肝動脈・門脈が肝臓内へ入っている（**図1・2**）。

肝臓へ流入する全血液量のうち門脈から70%，肝動脈

図1　肝臓をめぐる血管系

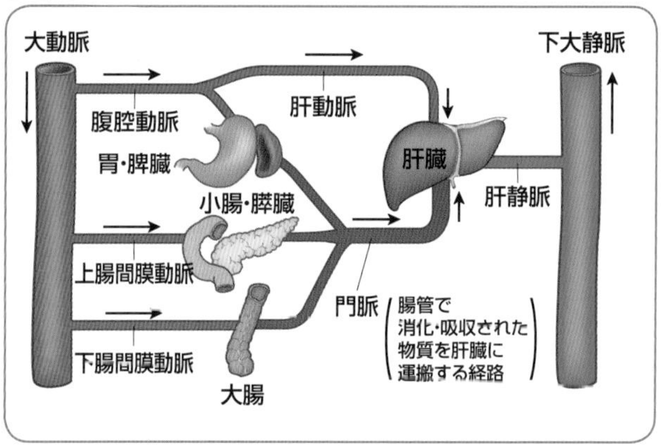

図2　肝臓の構造

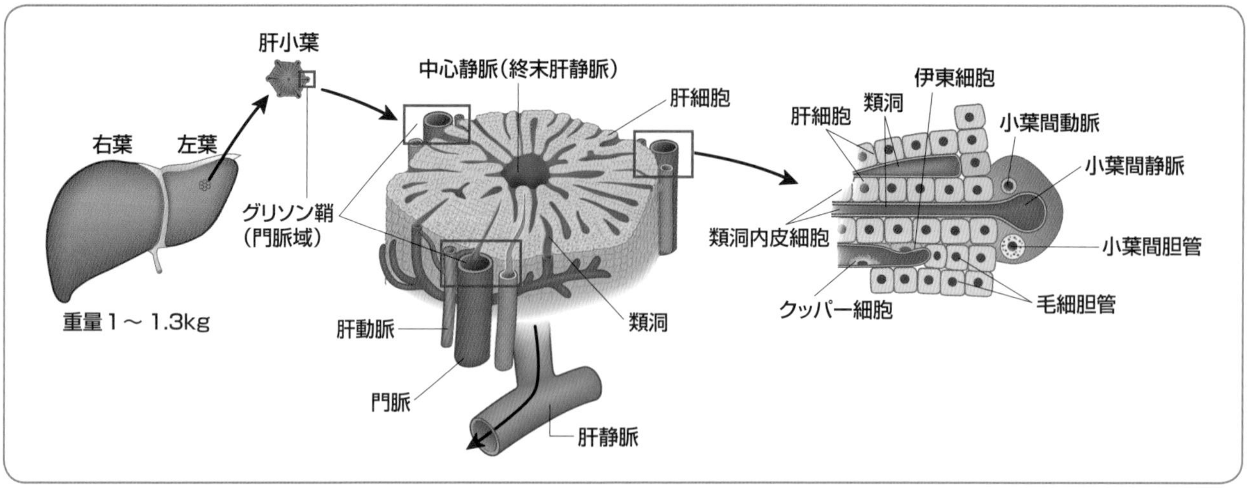

から30%が供給される[2]。門脈は腸や脾臓を循環して栄養分を豊富に取り込んだ静脈血を肝臓へ運搬しているが，酸素はほとんど消費し尽くされているため，肝動脈が大動脈から直接酸素を豊富に含んだ血液（動脈血）を肝臓へ運搬している。

肝動脈と門脈は肝臓内で合流し，**類洞**と呼ばれる肝臓内を流れる無数の毛細血管に注がれ，栄養素を細胞へ分配し，ガス交換を行って下大静脈を経て心臓へ戻る。

しかし，さまざまな原因で肝臓の炎症が慢性的に起こり続けると，肝細胞は線維化が進み収縮し，**肝硬変**となる。

類洞を取り巻く肝細胞が収縮することで門脈血はうっ帯し，肝臓の血流はうっ血状態となり門脈圧が上昇する。門脈圧が上昇すると通常通りの肝臓内を通るルートで血流が心臓へ戻れないため，**門脈−大循環短絡路（シャント）**が形成される。

4. 肝性脳症による意識障害のメカニズム

肝性脳症の主な誘因として，血中アンモニアの上昇が

図3　肝性脳症の発症機序

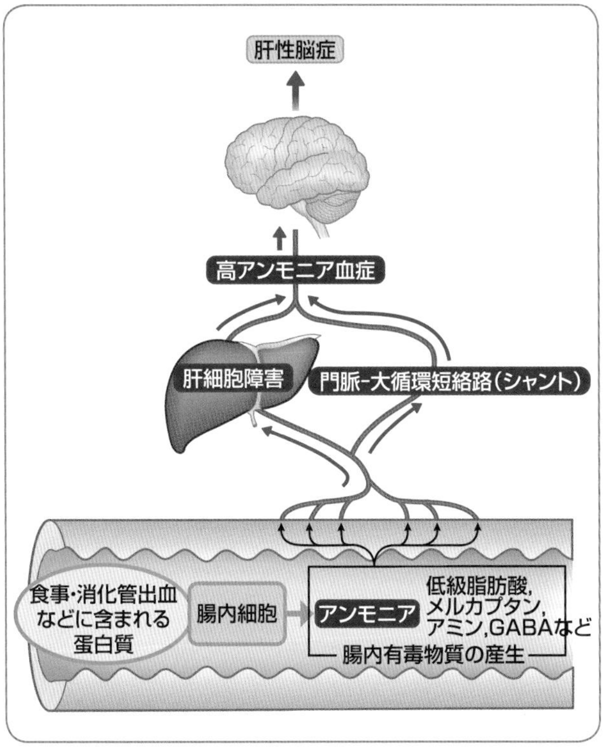

（玉置賢，佐藤郁也：リファキシミン（リフキシマ®錠200mg）の薬理学的特性及び臨床試験成績．日薬理誌 149：288-295，2017．より）

考えられている（**図3**）。

アンモニアは食物や消化管出血などに由来する蛋白質が腸管内で腸内細菌（アンモニア産生菌）によって代謝される過程で産生される。腸管から吸収されたアンモニアは，肝機能が正常な場合，門脈を通じて肝臓へ入り，代謝・解毒される。

しかし，肝硬変などにより肝細胞が障害を受けてその代謝機能が低下したり，門脈-大循環短絡路（シャント）が形成されると，さまざまな物質を代謝・解毒する肝臓を通過しないため，消化管出血や便秘，感染や睡眠薬の服用などを契機にアンモニアの血中濃度が上昇する。さらに循環血を介して脳に到達して脳神経機能に悪影響を及ぼし，肝性脳症を発症させる。

5. 肝性脳症の昏睡度分類と症状

表1に肝性脳症の昏睡度分類表を示す。

■羽ばたき振戦（図4）

手関節を背屈させたまま手指と上肢を伸展させ，その姿勢を保持するように指示すると，「手関節および中指関節が急激に掌屈し，同時に，元の位置に戻そうとして背屈する運動」が認められる。手関節や手指が速くゆれ，羽ばたいているようにみえるので，このように呼ばれる[3]。

6. 肝性脳症の検査・診断

1）意識障害の原因の鑑別診断

意識障害はさまざまな原因で引き起こされるため，鑑別診断が必要である。**「AIUEOTIPS」**は意識障害の原因疾患の鑑別診断を行う際，臨床現場で有用である。意識障害の原因疾患の英語の頭文字を羅列して「アイウエオティプス」と読む。**表2**に示す。

2）臨床所見，フィジカルアセスメント

肝性脳症の昏睡度分類に示してあるように，肝性脳症の初期症状（昏睡の程度が低い場合）はとても微妙で，患者の周囲の人間が「いつもとなんか違う」というように変化に気がついてくれなければ，病院受診しないことも少なくない。

また，意識障害はさまざまな原因で起こるため，AIUEOTIPSで鑑別診断を行いながら，肝硬変の臨床症状でみられる，黄疸・羽ばたき振戦・腹水・浮腫の有無

表1　肝性脳症の昏睡度分類表（犬山シンポジウム，1981年）

昏睡度	精神症状		
Ⅰ	●睡眠-覚醒リズムの逆転 ●多幸気分，時に抑うつ状態 ●だらしなく，気にもとめない態度	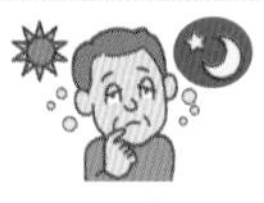 1度 昼夜逆転など	・Retrospectiveにしか判定できない場合が多い ＊ジャパン・コーマ・スケール：1
Ⅱ	●指南力（時・場所）障害，物を取り違える ●異常行動（例：お金をばらまく，化粧品をゴミ箱に捨てるなど） ●時に傾眠状態（普通の呼びかけで開眼し，会話ができる） ●無礼な言動があったりするが，医師の指示に従う態度をみせる	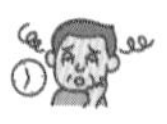 2度 場所・時間のまちがいなど	・興奮状態がない ・尿便失禁がない ・羽ばたき振戦あり ＊ジャパン・コーマ・スケール：2，3，10
Ⅲ	●しばしば興奮状態またはせん妄状態を伴い，反抗的態度をみせる ●嗜眠状態（ほとんど眠っている） ●外的刺激で開眼しうるが，医師の指示に従わない，または従えない（簡単な命令には応じ得る）	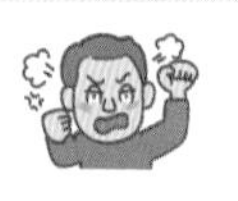 3度 興奮・せん妄状態など	・羽ばたき振戦あり（患者の協力が得られる場合） ・指南力は高度に障害 ＊ジャパン・コーマ・スケール：20，30
Ⅳ	●昏睡（完全な意識の消失） ●痛み刺激に反応する	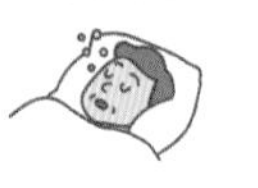 4度 昏睡状態など	・刺激に対して払いのける動作，顔をしかめる等がみられる ＊ジャパン・コーマ・スケール：100，200
Ⅴ	●深昏睡 ●痛み刺激にも反応しない		＊ジャパン・コーマ・スケール：300

（加藤章信・他：肝性脳症：診断・検査．日消誌 104：344-351，2007．より一部改変）

図4　羽ばたき振戦

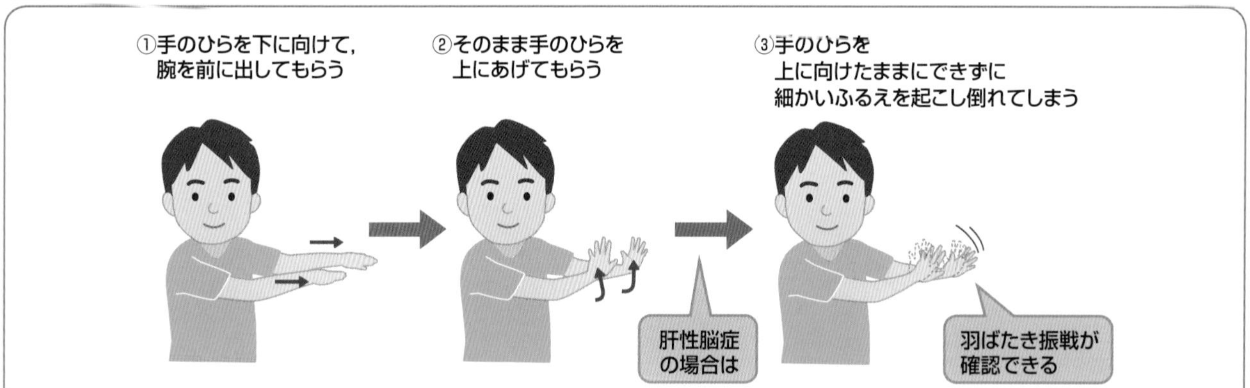

や出血傾向の有無などを観察する（図5）。

3）血液検査

意識障害の原因が肝性脳症かどうかの判断は，意識障害の鑑別診断を行うのと並行にその原因となる肝機能障害・肝硬変の有無を確認するため，血液検査を行う。主に指標となる検査項目を以下に示す。

■1 プロトロンビン時間（PT）

血液凝固能を示す検査の1つ。PTに関与する血液凝固因子の多くが肝臓で合成されるため，栄養不良の状態

表2 意識障害の鑑別（AIUEO-TIPS）

A	Alcohol	アルコール	急性アルコール中毒，アルコール依存症など
I	Insulin	インスリン	糖尿病性昏睡（糖尿病性ケトアシドーシス，低血糖など）
U	Uremia	尿毒症	代謝性疾患（尿毒症，肝性脳症など）
E	Electrocardiography	心電図	アダムス・ストークス発作など
	Endocrinology	内分泌学的異常	アジソン病，甲状腺クリーゼなど
	Encephaloopathy	脳症	高血圧性脳症など
O	Oxygen	酸素	低酸素血症，CO_2 ナルコーシスなど
	Opiate	麻薬	麻薬中毒など
T	Trauma	外傷	頭部外傷など
I	Infection	感染症	脳炎，髄膜炎など
P	Psychiatry	精神疾患	せん妄，心因反応など
	Poisoning	中毒	各種中毒
S	Shock	ショック	各種ショック
	Sepsis	敗血症	敗血症

（横田裕行：脳神経の管理に関する基礎知識．早川弘一・他編，ICU・CCU 看護，p249，医学書院，2013．より）

図5 肝硬変の臨床症状

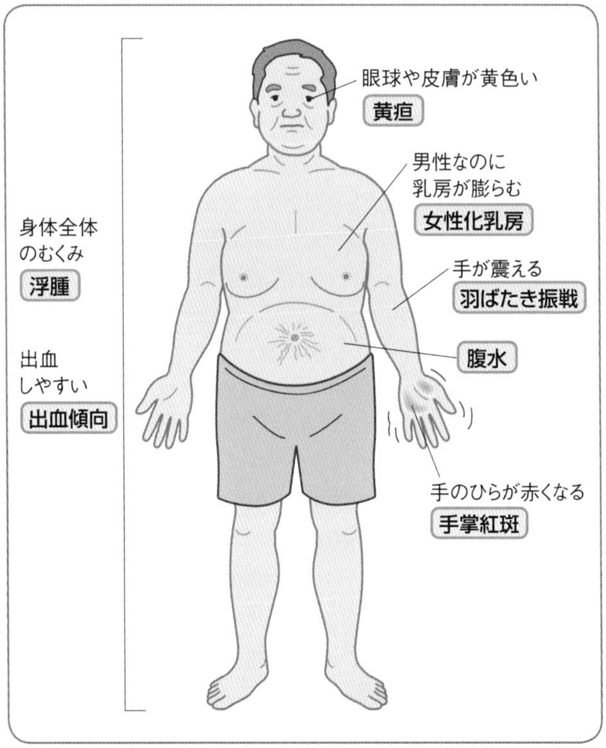

や肝硬変では肝合成能障害が起こり，PT が延長する。

❷ アルブミン（Alb），総コレステロール（TC），コリンエステラーゼ（ChE）

Alb と TC は肝臓で合成される。また，ChE は蛋白質の合成を助ける酵素の１つであるが，肝臓がほぼ唯一の合成場所と考えてよいため，肝障害がある場合には減少する。

したがって，これらの値が低下していると，肝臓での合成能が低下しているといえる。

❸ 血清ビリルビン

胆汁は，胆嚢から胆管・肝内胆管を通って腸に排出されるが，肝硬変により肝内胆管に胆汁がうっ滞することでビリルビン値が上昇し，症状として患者は黄疸となる。

❹ アンモニア

アンモニアは大腸や小腸において，蛋白質やアミノ酸が腸内細菌により，分解されて生成する[4]。先述したように，門脈から肝臓へと運ばれ，アミノ酸からアンモニアが生成され，通常は肝臓内で無毒化されて，腎臓から尿素として対外排出されるが，肝機能障害や肝臓内の血流不全が起きていると，アンモニアが処理できずに上昇する。

表3 Child-Pugh 分類のためのスコア

判定基準	1点	2点	3点
アルブミン（g/dL）	3.5 超	2.8 以上 3.5 未満	2.8 未満
ビリルビン（mg/dL）	2.0 未満	2.0 以上 3.0 未満	3.0 超
腹水	なし	軽度（コントロール可能）	中等度以上（コントロール困難）
肝性脳症（度）	なし	Ⅰ～Ⅱ	Ⅲ～Ⅳ
PT 時間	4 秒未満，70%超	4～6 秒，40～70%	6 秒超，40%未満

（坂本壮，安藤裕貴：あなたも名医！意識障害．p57，日本医事新報社，2019．より）

4）頭部 CT

脳血管疾患との鑑別診断や脳浮腫の程度を確認するため撮影することがある。

5）Child-Pugh 分類

意識障害の原因が肝性脳症の可能性が高い場合は，患者の予後や今後の治療方針を考えるため，原因となる肝硬変の程度を知っておく必要がある。

肝硬変の程度は Child-Pugh 分類を用いる（**表3**）。5 項目すべてが 1 点なら合計で 5 点すべて 3 点なら 15 点となる。Child-Pugh 分類 A は 5～6 点，Child-Pugh 分類 B は 7～9 点，Child-Pugh 分類 C は 10～15 点と分類され，点数が高いほうが肝硬変の程度が高いと判断する（p265 参照）。

7. 肝性脳症の治療

蛋白質を分解する工程でアンモニアが生成され，脳にダメージを与えることで肝性脳症につながるため，蛋白質の負荷を軽減するアミノ酸製剤点滴を行う。鎮静は脳症を悪化させるため，できる限り行わないようにすることが望ましい。

また，脳神経機能に悪影響を及ぼした腸管由来の有毒物質を排除することも必要であるため，ラクツロースシロップ® 等の経口投与を行い，軟便が排泄されるように促し，腸内に宿便が停滞しないよう調節する。脳浮腫が認められる場合には浸透圧利尿薬を投与する。

並行して，肝硬変などの原因疾患を治療する。

Ⅱ 肝性脳症（意識障害）の看護ケアとその根拠

1. 肝性脳症（意識障害）の観察ポイント

肝性脳症による意識障害の患者は，先述した昏睡度にもよるが，何らかの認知機能障害を伴っているため急性混乱状態にあることが多い。原疾患による重度の肝機能障害により鎮静薬を使用しにくいため，安静や点滴・内服による薬物投与等治療を安全に行うことに問題がある場合も少なくない。

急性期は患者の意識レベルの変化に注意しながら，呼吸循環動態の観察および確実な薬剤投与を行い，高アンモニア血症の進行や，腸内有毒物質を産生させないように，排便管理を行っていくことが重要である。

そして，意識障害を含めた全身状態の改善が認められた後も，劇症化しないための生活習慣・食事療法について，家族を含めた患者教育を行っていく必要がある。

1 意識レベル，バイタルサイン

意識レベル（JCS や GCS などの客観的評価可能な指標で行う），呼吸回数，呼吸パターン，SpO_2，心拍数，脈拍数を観察する。

2 異常行動の有無・認知機能の程度，ADL（日常生活動作）・セルフケア能力の程度

睡眠・活動パターン（昼夜逆転の有無），せん妄状態の有無，従命指示可能か否か，生活行動パターン，セルフケア能力の程度，筋力の程度を観察する。

3 確実な治療薬の管理

心電図モニター・輸液など患者への挿入装着物が適切

になされているか，ベッドサイドや病室に危険物がないか，転倒転落の危険性の有無を観察する。

4 水分出納（in-out）管理，排便回数や排便の性状・量

体重の変化，点滴量，飲水量，食事摂取量（経管栄養投与量），尿量・性状，排便回数・量・性状・排便パターン，腹水・浮腫が認められる患者は必要時腹囲計測を行い観察する。

2. 肝性脳症（意識障害）の看護目標

❶認知機能の低下や意識レベルの変化に注意し，患者が安全・確実に治療を受けられる
❷便通の改善が認められる
❸家族を含めた患者教育により，ADL と QOL の維持向上が図れる

3. 肝性脳症（意識障害）の看護ケア

1）全身状態の観察

肝性脳症の昏睡度の深さに伴い呼吸循環動態に影響を及ぼすため，意識レベルの変化のみならず，全身状態の観察を行う。

2）安全性の確保

患者の意識障害・昏睡度，認知機能の程度や安静度などにより，安全な入院生活を脅かすリスクファクターは変化するが，肝性脳症は主に安静・薬物療法が中心となるため，ベッド上での安全性の確保は患者の治療を適切・確実に行ううえで重要である。

3）排便管理，栄養管理

先述したとおり，蛋白質を分解する工程でアンモニアが発生し，肝機能障害や肝血障害により門脈 - 大循環短絡路（シャント）が形成され肝臓で正常に代謝・解毒が行われないと，高アンモニア血症により肝性脳症を発症する。そのため，**アンモニアを体内で発生させない治療**を行っていく必要がある。低蛋白食とし，食事で不足した蛋白質は，アミノ酸製剤を投与し安全に蛋白質投与を行う。

さらにラクツロースなどで排便コントロールを行っていくため，食事や栄養摂取量の変化および排便の有無・性状など，治療による患者の反応の程度を観察していく。

肝性脳症による意識障害が改善し，経口摂取が開始された場合，患者の意識レベルや経口摂取を停止していた期間や年齢などにより，認知・嚥下機能が低下している場合があるため，食事摂取行動に問題がないかアセスメントを行う。

肝機能障害による代謝解毒機能低下や日頃の生活習慣により，食事摂取が進まないケースも少なくない。このような場合，栄養摂取のための工夫が必要である。栄養士と連携を図り，適切に対応していく。

4）セルフケア能力・ADL の維持，改善

患者の昏睡度や意識レベルに伴い ADL やセルフケア能力は変化していくため，ケア介入の方法を適宜変更していく。

床上安静が長期化すると全身の筋力低下や関節拘縮が進行し，意識レベルが改善しても筋力が伴わずに長期臥床が遷延するため，床上での関節他動運動などを早期から取り入れ，離床時にスムーズに安静度が拡大できるように介入していく必要がある。

患者のセルフケア能力をアセスメントし，肝性脳症で生じた意識障害によるセルフケアの不足を補うと同時に，セルフケア能力を維持向上できるよう介入していく。

5）生活習慣・食習慣に対する患者・家族教育

肝性脳症による意識障害が改善したとしても，肝硬変などの原疾患が改善しない限り再発の可能性は高い。

再発予防のため，患者の生活習慣や食習慣を情報収集・アセスメントし，食事指導・生活指導・内服指導や ADL の維持向上のためのリハビリテーションなどの必要性を多職種で連携しながら，家族を含めた患者教育を行っていく必要がある。

［三原富美子］

《引用文献》

1）日本消化器学会編：肝硬変診療ガイドライン 2015，改訂第 2 版．p4，南江堂，2015．
2）泉井亮・他：カラー図解　人体の正常構造と機能Ⅳ　肝・胆・膵，改訂第 3 版．p9，日本医事新報社，2017．
3）日本救急医学会：医学用語解説集「羽ばたき振戦」．〈https://www.jaam.jp/dictionary/dictionary/word/0804.html〉（2021 年 7 月閲覧）
4）山田俊幸：含窒素化合物，生体色素，腎機能との検査—基本検査④アンモニア．河合忠監．異常値の出るメカニズム，第 7 版，p58，医学書院，2018．
5）日本救急看護学会監：トリアージナースガイドブック 2020．pp89-93，へるす出版，2019．

《参考文献》

1）坂本壮，安藤裕貴：あなたも名医！意識障害．pp55-61，日本医事新報社，2019.
2）山田俊幸：含窒素化合物，生体色素，腎機能との検査—基本検査④アンモニア．河合忠監．異常値の出るメカニズム，第7版，pp39-42，49-52，58-63，99-100，医学書院，2019.
3）田中竜馬：Dr.竜馬のやさしくわかる集中治療　内分泌・消化器編．pp344-350，羊土社，2017.
4）日本救急医学会，日本救急看護学会，日本小児救急医学会・他監，JTAS指導者テキスト編集委員会編：緊急度判定支援システムJTAS2017ガイドブック，第2版．pp70-72，へるす出版，2017.
5）竹原徹郎，持田智編：肝疾患治療マニュアル—ガイドラインを理解し，応用する．p11，pp82-84，170-184，南江堂，2017.
6）日本消化器病学会：肝硬変診療ガイドライン．pp136-150，南江堂，2015.
7）Lynn S. Bickley・他著，福井次矢訳：ベイツ診察法，第2版．p739，メディカル・サイエンス・インターナショナル，2015.
8）大熊利忠編：キーワードでわかる臨床栄養．pp258-260，羊土社，2007.
9）奥寺敬編：患者さんのどんなサインも見逃さない！救急外来トリアージ実践マニュアル．pp49-55，メディカ出版，2010.

第Ⅱ部

疾患別看護ケア関連図

10 食道がん

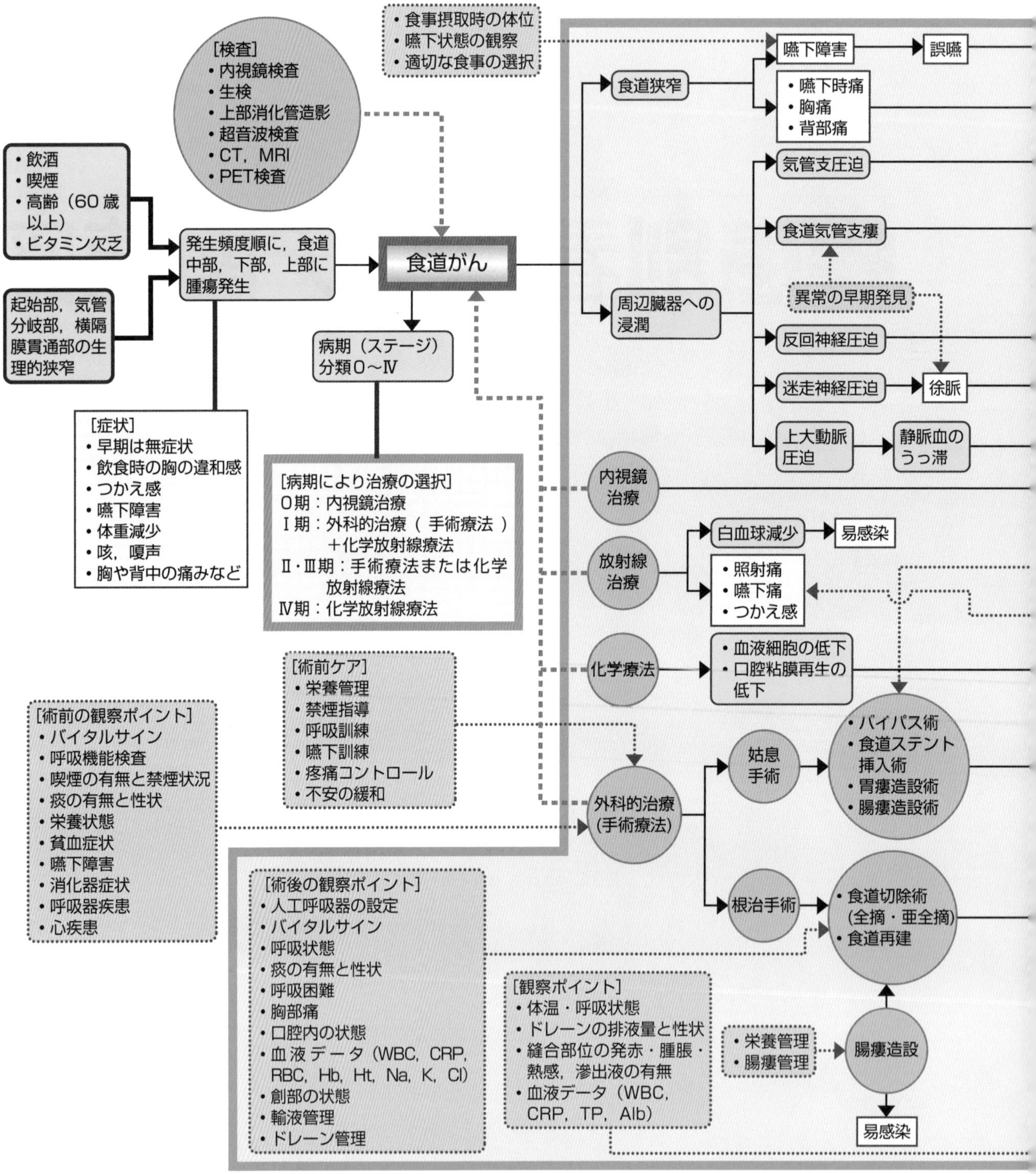
[検査]
・内視鏡検査
・生検
・上部消化管造影
・超音波検査
・CT，MRI
・PET検査
・食事摂取時の体位
・嚥下状態の観察
・適切な食事の選択
・飲酒
・喫煙
・高齢（60歳以上）
・ビタミン欠乏
起始部，気管分岐部，横隔膜貫通部の生理的狭窄
発生頻度順に，食道中部，下部，上部に腫瘍発生
食道がん
病期（ステージ）分類0～Ⅳ
[症状]
・早期は無症状
・飲食時の胸の違和感
・つかえ感
・嚥下障害
・体重減少
・咳，嗄声
・胸や背中の痛みなど
[病期により治療の選択]
0期：内視鏡治療
Ⅰ期：外科的治療（手術療法）＋化学放射線療法
Ⅱ・Ⅲ期：手術療法または化学放射線療法
Ⅳ期：化学放射線療法
食道狭窄
嚥下障害
誤嚥
・嚥下時痛
・胸痛
・背部痛
周辺臓器への浸潤
気管支圧迫
食道気管支瘻
異常の早期発見
反回神経圧迫
迷走神経圧迫
徐脈
上大動脈圧迫
静脈血のうっ滞
内視鏡治療
放射線治療
白血球減少
易感染
・照射痛
・嚥下痛
・つかえ感
化学療法
・血液細胞の低下
・口腔粘膜再生の低下
[術前ケア]
・栄養管理
・禁煙指導
・呼吸訓練
・嚥下訓練
・疼痛コントロール
・不安の緩和
[術前の観察ポイント]
・バイタルサイン
・呼吸機能検査
・喫煙の有無と禁煙状況
・痰の有無と性状
・栄養状態
・貧血症状
・嚥下障害
・消化器症状
・呼吸器疾患
・心疾患
外科的治療（手術療法）
姑息手術
・バイパス術
・食道ステント挿入術
・胃瘻造設術
・腸瘻造設術
根治手術
・食道切除術（全摘・亜全摘）
・食道再建
[術後の観察ポイント]
・人工呼吸器の設定
・バイタルサイン
・呼吸状態
・痰の有無と性状
・呼吸困難
・胸部痛
・口腔内の状態
・血液データ（WBC，CRP，RBC，Hb，Ht，Na，K，Cl）
・創部の状態
・輸液管理
・ドレーン管理
[観察ポイント]
・体温・呼吸状態
・ドレーンの排液量と性状
・縫合部位の発赤・腫脹・熱感，滲出液の有無
・血液データ（WBC，CRP，TP，Alb）
・栄養管理
・腸瘻管理
腸瘻造設
易感染

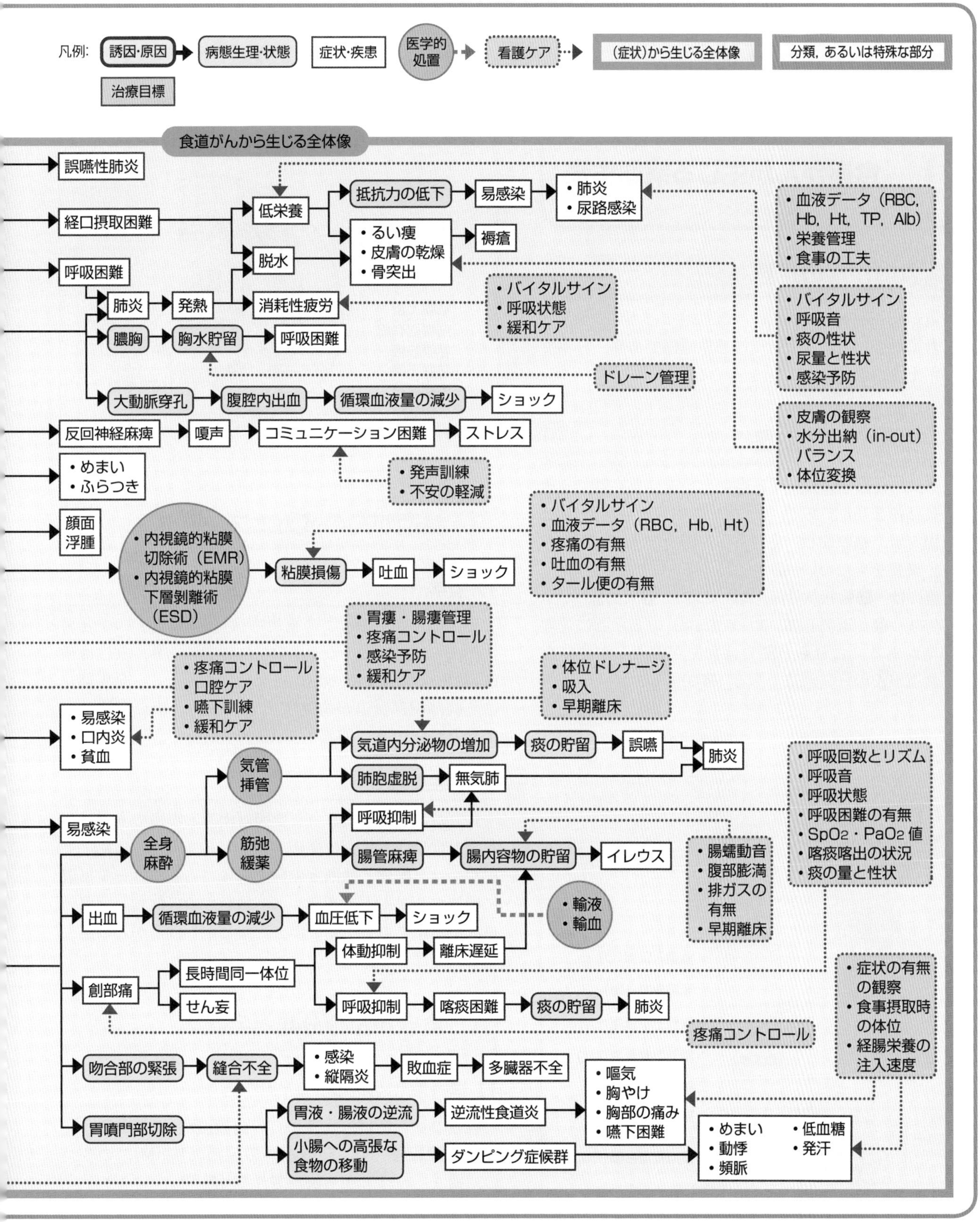
凡例:
誘因・原因
病態生理・状態
症状・疾患
医学的処置
看護ケア
(症状)から生じる全体像
分類，あるいは特殊な部分
治療目標
食道がんから生じる全体像
誤嚥性肺炎
経口摂取困難
低栄養
抵抗力の低下
易感染
・肺炎
・尿路感染
・血液データ（RBC，Hb，Ht，TP，Alb）
・栄養管理
・食事の工夫
・るい痩
・皮膚の乾燥
・骨突出
褥瘡
脱水
呼吸困難
肺炎
発熱
消耗性疲労
・バイタルサイン
・呼吸状態
・緩和ケア
・バイタルサイン
・呼吸音
・痰の性状
・尿量と性状
・感染予防
膿胸
胸水貯留
呼吸困難
ドレーン管理
大動脈穿孔
腹腔内出血
循環血液量の減少
ショック
・皮膚の観察
・水分出納（in-out）バランス
・体位変換
反回神経麻痺
嗄声
コミュニケーション困難
ストレス
・発声訓練
・不安の軽減
・めまい
・ふらつき
顔面浮腫
・バイタルサイン
・血液データ（RBC，Hb，Ht）
・疼痛の有無
・吐血の有無
・タール便の有無
・内視鏡的粘膜切除術（EMR）
・内視鏡的粘膜下層剥離術（ESD）
粘膜損傷
吐血
ショック
・胃瘻・腸瘻管理
・疼痛コントロール
・感染予防
・緩和ケア
・疼痛コントロール
・口腔ケア
・嚥下訓練
・緩和ケア
・体位ドレナージ
・吸入
・早期離床
・易感染
・口内炎
・貧血
気道内分泌物の増加
痰の貯留
誤嚥
肺炎
気管挿管
肺胞虚脱
無気肺
・呼吸回数とリズム
・呼吸音
・呼吸状態
・呼吸困難の有無
・SpO2・PaO2 値
・喀痰喀出の状況
・痰の量と性状
易感染
全身麻酔
筋弛緩薬
呼吸抑制
腸管麻痺
腸内容物の貯留
イレウス
・腸蠕動音
・腹部膨満
・排ガスの有無
・早期離床
出血
循環血液量の減少
血圧低下
ショック
・輸液
・輸血
体動抑制
離床遅延
創部痛
長時間同一体位
せん妄
呼吸抑制
喀痰困難
痰の貯留
肺炎
・症状の有無の観察
・食事摂取時の体位
・経腸栄養の注入速度
疼痛コントロール
吻合部の緊張
縫合不全
・感染
・縦隔炎
敗血症
多臓器不全
・嘔気
・胸やけ
・胸部の痛み
・嚥下困難
胃噴門部切除
胃液・腸液の逆流
逆流性食道炎
小腸への高張な食物の移動
ダンピング症候群
・めまい
・動悸
・頻脈
・低血糖
・発汗

10 食道がん

Ⅰ 食道がんが生じる病態生理

1. 食道がんの定義

食道がん（esophageal cancer = carcinoma of esophagus）とは，食道粘膜に発生する上皮性悪性腫瘍であり，日本では扁平上皮がんが90％以上を占める[1]。

2. 食道の解剖生理

食道は，後縦隔に位置する咽頭と胃をつなぐ管で，その全長は約25cmである。食道壁は，内側から粘膜上皮，粘膜固有層，粘膜筋板，粘膜下層，固有筋層，外膜からなり，漿膜をもたない（**図1・2**）。

食道には，❶輪状軟骨部（食道入口部），❷大動脈弓（気管分岐部），❸食道裂孔部（横隔膜貫通部）の3カ所に生理的狭窄がある。これらの部分は食塊が停滞しやすいため，食道がんの好発部位である（**図3**）。

図1　食道の区分

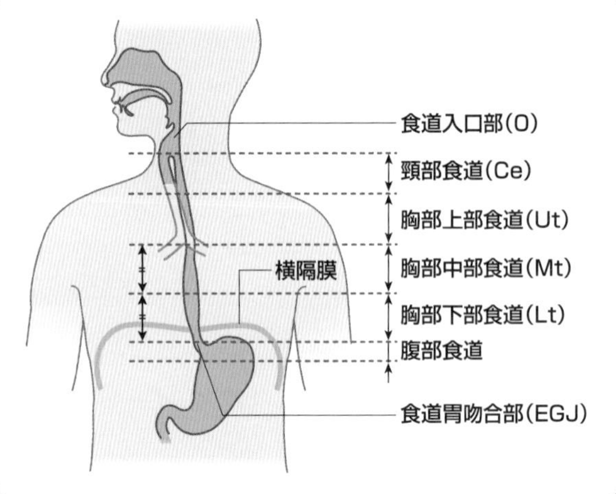

図2　食道壁のつくり

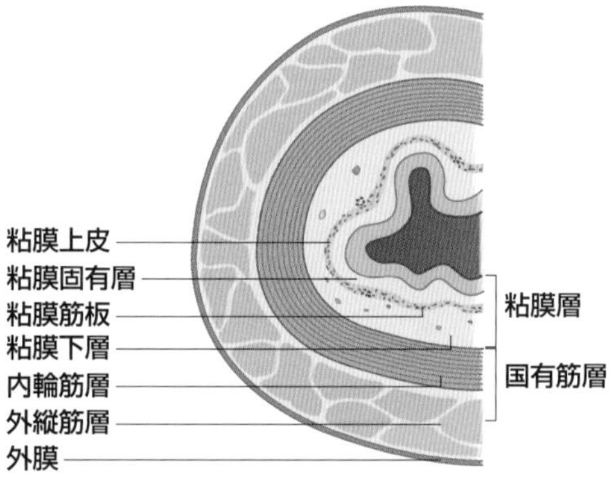

3. 食道がんのメカニズム

1）疫学

食道がんの性別による罹患率は男女比が約6：1と男性に多く，男性はゆるやかな増加傾向にあり，女性は横ばいである。年齢は60～70歳代に好発する。発生部位は，胸部中部食道が約50％と最も多く，次いで胸部下部食道が約25％，胸部上部食道が約12％である[1]。

2）発生要因

食道がんが発生する主な要因は飲酒と喫煙であり，どちらも併用する場合は発症リスクが高まる。特に扁平上皮がんは，喫煙と飲酒との関連が強い。アルコール摂取に関連するアセトアルデヒド，熱いものの飲食，野菜の摂取不足によるビタミンの欠乏などが，食道がんの発生リスクを高める。

4. 食道がんの分類と症状

1）進行度（ステージ）

病態の進行度は，病巣からの**直接浸潤**（**壁深達度：T**），**リンパ節転移**（**N**），**多臓器への遠隔転移**（**M**），の3つの病期（ステージ）から決定される（**表1**）。

早期食道がんは，壁深達度が粘膜層にとどまりリンパ

図3 食道の区分，偏移，狭窄

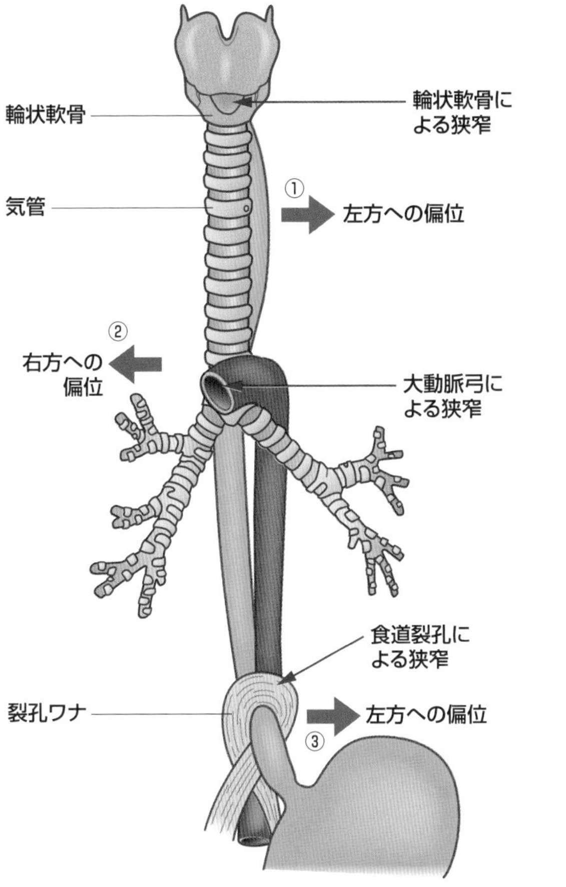

＊①頸部 Pars cervicalis，②胸部Pars thoracica，③腹部Pars abdominalls。赤い矢印は偏位を，黒い矢印は生理的狭窄を示す。裂孔ワナは横隔膜筋の一部である（Faller による）

（ファラー・他，石川春津・他訳：わかりやすい解剖生理―構造と機能への入門．文光堂，2001．より）

表1 食道がんの TNM 分類

壁深達度（T）	
TX	がん腫の深達度が判定不可能
T0	原発巣としてのがん腫を認めない
T1a	がん腫が粘膜内にとどまる病変
T1b	がんが粘膜下層にとどまる病変
T2	がんが固有筋層にとどまる病変
T3	がんが食道外膜に浸潤している病変
T4a	がんが食道周辺臓器に浸潤しているが，切除可能な病変
T4b	がんが食道周辺臓器に浸潤しており，切除不可能な病変
リンパ節転移（N）	
NX	リンパ節転移の程度が不明である
N0	リンパ節転移を認めない
N1	第 1 群リンパ節のみに転移を認める
N2	第 2 群リンパ節まで転移を認める
N3	第 3 群リンパ節まで転移を認める
N4	第 4 群リンパ節まで転移を認める
遠隔転移（M）	
MX	遠隔転移の有無が不明である
M0	遠隔転移を認めない
M1	遠隔転移を認める

（日本食道学会編：臨床・病理 食道癌取扱い規約，第 11 版．金原出版，2015．より作成）

節転移がない。表在食道がんは，壁深達度が粘膜下層までであり，リンパ節転移の有無は関係しない。進行性食道がんは，壁深達度が固有筋層以上に及んでいる。肉眼型分類では，表在型と進行型に分類される（**図4**）。

リンパ行性に転移しやすく，胸部食道がんは腹部や頸部のリンパ節にも転移する。

食道は漿膜に覆われていないため，悪性腫瘍が周囲の臓器に転移しやすく，消化器がんの中では予後不良である。

2）症状

発症早期のほとんどは無症状である。自覚症状が出現したときには，すでに進行がんであることが多い。進行すると飲食時の胸の違和感やつかえ感，嚥下障害，体重減少，咳，嗄声，胸や背中の痛みなどの症状が出現する。

図 4　食道がんの深達度による分類

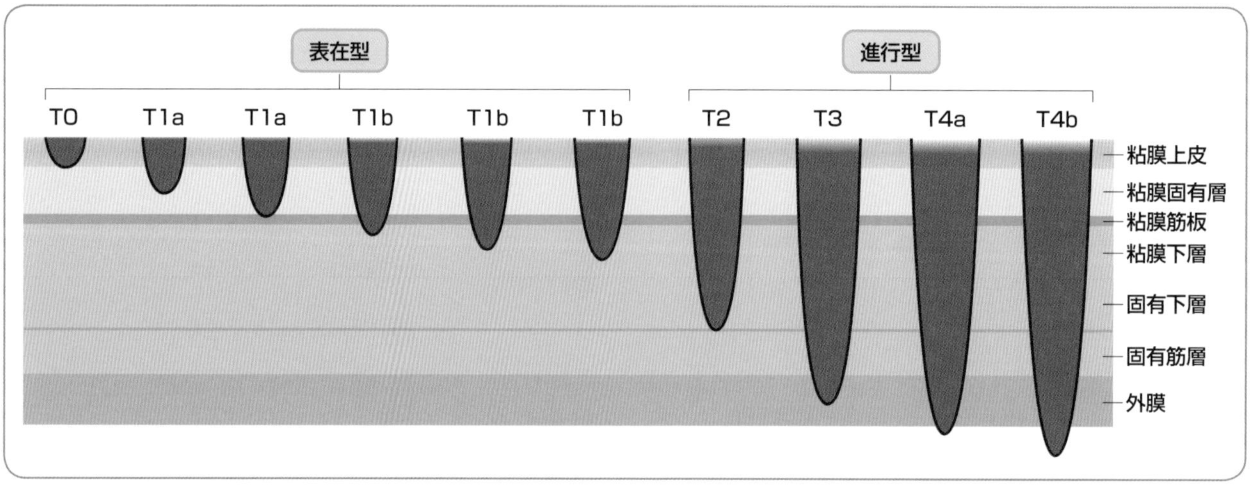

（日本食道学会編：臨床・病理 食道癌取扱い規約，第 11 版．p 21，金原出版，2015．より作成）

5. 食道がんの検査・診断

食道がんの検査では，まず，食道がんを確定するために食道内視鏡検査と上部消化管造影検査を行う。食道内視鏡検査は，上部消化管造影検査で見つけにくい無症状，あるいは初期の食道がんの発見に有用である。次に，治療方針を決めるために，食道がんの進行度を診断するための検査を行う。

1 食道内視鏡検査

病変部の深達度の診断に有用である。必要に応じて組織を採取（生検）し，病理的診断を行う。その際にはヨード染色や，白色光を使用する場合もある。

2 上部消化管造影検査

バリウムを使用し，嚥下によりバリウムが食道を通過するタイミングで X 線撮影を行う。病変部の位置や大きさ，食道内腔の狭さなどの確認を行う。

3 超音波（エコー）内視鏡検査

がんの進行度診断やリンパ節転移の検索に有用である。

4 CT 検査・MRI 検査

周辺の臓器（大動脈，気管，気管支）などへのがんの浸潤や，リンパ節への転移，多臓器（肺，肝臓など）への転移の有無の診断に有用である。

5 PET 検査（陽電子放射断層撮影）

全身のがん細胞の検索に有用である。

6. 食道がんの治療

食道がんの治療には，内視鏡治療，外科的治療（手術療法），放射線治療，薬物療法（化学療法）などがある。それぞれの特徴を活かして，単独または組み合わせた治療が行われる。

治療法は主に病期で決まる。食道がんの病期（ステージ）分類を**表 2** に，病期による治療方針を**表 3** に示す。

1）内視鏡治療

1 内視鏡的粘膜切除術（EMR）

深達度が浅い表在がんが適応となる。

2 内視鏡的粘膜下層剥離術（ESD）

深達度が深い病変が適応となる。

2）外科的治療（手術療法）

1 頸部食道がん

がんが頸部食道に限局している場合は，頸部食道切除を行う。食道周囲への浸潤やがんが胸部食道に及ぶ場合は，食道全摘が行われる。

進行がんでは再発リスクが高いため，喉頭を合併切除することが多い。喉頭切除を行った場合は，永久気管孔となり発声機能を喪失するため，術後の QOL に大きく影響する。

2 胸部食道がん

一般的には，右開胸開腹による食道切除術と 3 領域（頸部・胸部・腹部）のリンパ節郭清および食道再建が行われる。最近では，胸腔鏡下や腹腔鏡下手術が急速に普

表2 食道がんの病期（ステージ）分類

壁深達度＼転移	N0（リンパ節転移なし）	N1（1群リンパ節転移あり）	N2（2群リンパ節転移あり）	N3（3群リンパ節転移あり）	N4（4群リンパ節転移あり）	M1（遠隔臓器転移あり）
T0，T1a	0	Ⅱ	Ⅱ	Ⅲ	Ⅳa	Ⅳb
T1b	Ⅰ	Ⅱ	Ⅱ	Ⅲ	Ⅳa	Ⅳb
T2	Ⅱ	Ⅱ	Ⅲ	Ⅲ	Ⅳa	Ⅳb
T3	Ⅱ	Ⅲ	Ⅲ	Ⅲ	Ⅳa	Ⅳb
T4a	Ⅲ	Ⅲ	Ⅲ	Ⅲ	Ⅳa	Ⅳb
T4b	Ⅳa	Ⅳa	Ⅳa	Ⅳa	Ⅳa	Ⅳb

（日本食道学会編：臨床・病理 食道癌取扱い規約，第11版．p 21，金原出版，2015．より改変）

表3 病期による治療方針

病期	治療方針
0期	●リンパ節転移がないため内視鏡的切除術が適応される ●病変の範囲が広く，内視鏡的切除後に食道狭窄となる可能性が高い場合は，放射線療法や外科的手術を行う場合もある
Ⅰ期	●手術治療が適応される ●状況によって，化学放射線療法（放射線治療と化学療法の併用療法）が適応される場合もある
Ⅱ期・Ⅲ期	●治療前にスクリーニングを行い，手術が可能な全身状態であれば手術治療が第一選択となる。その場合はまず，化学療法を行ってから手術となる ●手術治療が不可能と判断された場合や，手術を希望しない場合は，化学放射線療法や放射線治療単独療法が行われる
Ⅳ期	●Ⅳa期では，化学放射線療法が推奨される ●Ⅳb期では，化学療法が推奨される ●がんによる疼痛や食道狭窄などの症状がある場合は，これらに対する緩和治療が重要となる

（日本食道学会編：臨床・病理 食道癌取扱い規約，第11版．金原出版，2015．より作成）

及されており，開胸開腹術よりもかなり手術侵襲が少ない。

食道再建は，胃や大腸・小腸を用いて食道頸部で吻合する。再建臓器には胃管（胃を筒状に形成したもの）を用いることが多い。胃管を用いる利点は，挙上性がよいこと，血流がよいこと，吻合が1カ所と少ないことなどがあげられる。再建経路は，胸壁前（皮下），胸骨後，後縦隔（腹腔内）がある（**表4**）。

3 腹部食道がん

基本的には，胸部食道がんと同じ術式となる。食道胃接合部がんでは，食道上部は残し，食道下部切除と胃亜全摘（または全摘）を開腹術で行う。

4 バイパス手術

がん病変は切除せず，経口摂取を可能とする目的で行われる姑息手術である。バイパス手術に代わり，食道ステント挿入術を行う場合もある。

3）放射線治療

食道扁平上皮がんは，放射線の感受性が高いため，放射線治療の効果が重要となる。放射線治療は，治療の目的に応じて数週間かけて行う。根治治療（がんの治癒が目的）では5～6週間半程度の照射を行う。

一方で，緩和治療（出血や痛みなどの苦痛を和らげる目的）では2～3週間前後の照射が一般的で，病状に応じてさらに短期間で行う場合もある。化学療法と併用することで治療効果が向上する。

4）薬物療法（化学療法）

食道がんに使用される主な抗がん薬は，フルオロウラシル（5-FU），シスプラチン，ネダプラチン，ドセタキセル，パクリタキセルなどである。

表4 食道がんの再建経路

	胸壁前（皮下）	胸骨後	後縦隔（腹腔内）
	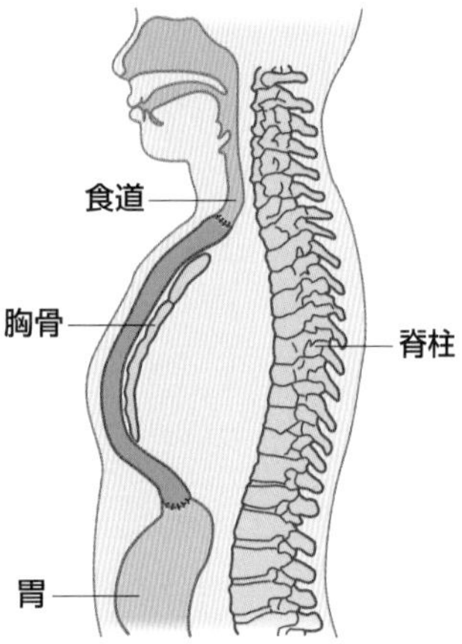 皮膚と胸骨の間を剝離し，再建臓器を通す	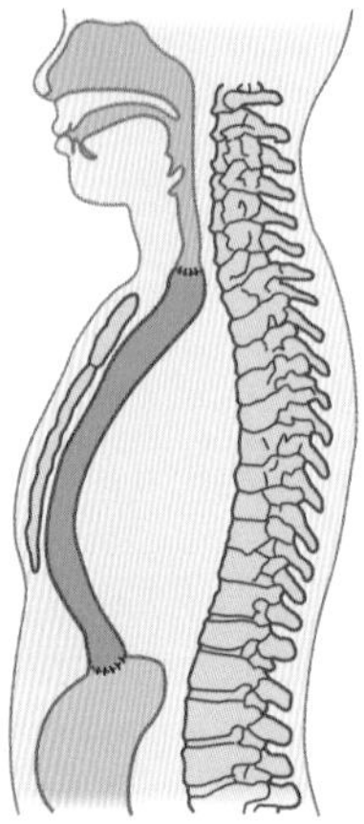 胸骨の裏側を剝離し，再建臓器を通す	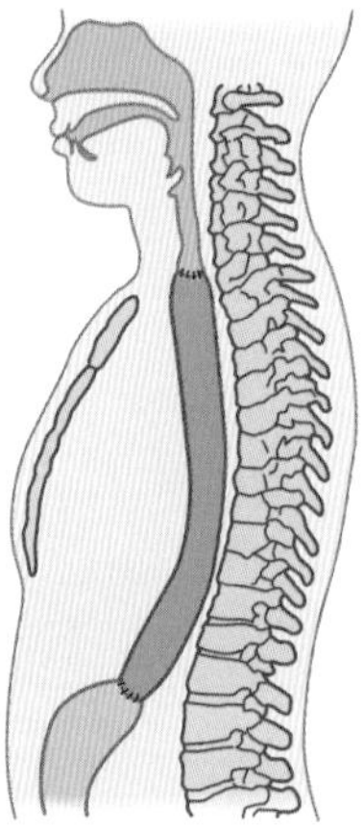 切除した食道と同じ場所に再建臓器を通す
長所	●安全性が高い ●ドレナージ管理が容易で安全である	●胸壁前に比べて再建経路が短い ●後縦隔に比べて縫合不全が発生しても的治療が可能である	●生理的経路であるため，嚥下障害が少ない ●経路が短いため，吻合部の緊張が少ない
短所	●経路が長いため屈曲しやすい ●吻合部の緊張により縫合不全が起こりやすい ●経路が皮下にあるため，食塊の移動が外から見える	●食事摂取により再建食道が膨張し心臓や肺を圧迫する ●経路が長く狭いため血流が低下しやすい	●縫合不全が発生すると，膿胸や縦隔炎などを起こし重篤となる

1 5-FU+シスプラチン療法（FP療法）

ステージⅡ～Ⅲ期の手術適応となるがんに対して行う術前化学療法であり，5-FU+シスプラチン療法が最も多く選択される。あるいは，Ⅳb期に対する延命治療を目的として行う化学療法である。

2 5-FU+シスプラチン+ドセタキセル療法

5-FU+シスプラチン療法に，ドセタキセルを加える治療法である。短い期間で腫瘍を縮小したい場合に多く用いられる。

3 ドセタキセル単独療法もしくはパクリタキセル単独療法

5-FU+シスプラチン療法の効果がない場合には，薬剤をドセタキセル単独もしくはパクリタキセル単独に変更することで，腫瘍の増殖が抑えられる場合がある。

Ⅱ 食道がんの看護ケアとその根拠

食道がんの外科的手術における一般的な経過を**表5**に示す。

食道がん手術は，がんの部位により手術範囲が頸部から腹部に及ぶことや，リンパ節郭清や再建術も行うことから手術侵襲が大きい。また，食道がん患者は食欲不振や嚥下障害で低栄養状態であることから，術後合併症を起こすリスクが高い。そのため，術前から術後の看護において重要となる観察ポイントや看護ケアの根拠を理解し，放射線療法や化学療法の副作用についても対応していく必要がある。

1. 術前の看護

1）アセスメント

1 全身状態

バイタルサイン，貧血症状の有無，顔色や皮膚の状態（乾燥，黄疸など），体重減少，倦怠感の有無を観察する。

2 既往歴・生活習慣など

喫煙歴，痰の量や性状，呼吸器疾患，心臓疾患の有無などを把握する。

3 疾患による症状

- **嚥下障害**：食物の通過障害・停滞感，摂取時のむせる感じ，しみる感じの有無を観察する
- **消化器症状**：食欲不振，嘔気・嘔吐，胃部不快感の有無を観察する

4 栄養状態

食事の摂取状況（内容，量，回数），経口摂取の有無，摂取可能な食べ物の硬さや形状，食事摂取時の姿勢，脱水症状の有無を観察する。

5 検査データ

- **がんの進行の程度**：食道内視鏡，上部消化管造影，超音波（エコー）内視鏡，CT・MRI，PET検査などを把握する
- **心肺機能**：心電図検査，呼吸機能検査，胸部X線検査を行う
- **血液検査**：栄養状態（総蛋白，アルブミンなど），貧血状態（赤血球，ヘモグロビン，ヘマトクリット），肝機能検査（AST，ALT，γ-GTP，ALP，総ビリルビンなど），腎機能検査（BUN，クレアチニンなど），出血時間，感染症の有無などを検査する

6 心理的状況

手術に対する理解度，受容の程度，不安の有無や程度を聴取する。

2）看護目標

❶栄養状態が改善された状態で手術を受けることができる

❷術後呼吸器合併症の予防のための呼吸訓練が施行できる

❸疾患や手術に対する不安が緩和され，安定した状態で手術を受けることができる

3）看護ケア

1 栄養状態の改善

経口摂取量の低下による体重減少や低栄養は，縫合不全などの術後合併症につながる原因となるため，経口摂取や経管栄養法にて栄養状態の改善を図ることが重要となる。

早期から栄養サポートチーム（NST）が介入し，侵襲の大きな手術に耐えられる体力づくりができるよう支援する。

2 術後呼吸器合併症の予防

開胸術後は，術式の特徴や創部痛による呼吸抑制の影響から，浅い呼吸になり咳嗽・排痰が抑制され，気道内分泌物が十分に喀出できず術後呼吸器合併症のリスクが高まる。そのため，術前から腹式呼吸や器具を用いた呼吸訓練を行うよう支援する。

3 不安の軽減

術前に行われる検査や処置によって生じる苦痛や副作用の出現は，患者の不安の増強につながる。検査や処置の際は十分な説明を行い，不安が軽減した状態で手術に向けた準備ができるよう支援する。

2. 術後の看護（図5）

1）アセスメント

1 全身状態

- **手術に関する情報**：術式，切除範囲，麻酔の種類，手術の所要時間，循環動態（出血量，尿量，血圧変動など），輸液・輸血の量，隣接他臓器の所見などを把握する
- **呼吸循環動態**：バイタルサイン，呼吸状態（人工呼吸

表５　食道がん手術を受ける患者の一般的経過

	入院〜手術前日まで	手術当日術後	術後１日目	術後２日目	術後３日目	術後４日目	術後５日目	術後６日目	術後７〜10日目	術後１１日目〜退院
治療処置		□中心静脈カテーテル	→	→	→	→	→	→	徐々に減量し終了	
		□膀胱留置カテーテル	→	→	抜去					
		□胃管チューブ	→	抜去						
		□胸腔ドレーン	→	→	→	→	→	排液が減少すれば抜去		
		□横隔膜下ドレーン	→	→	→	→	→	排液が減少すれば抜去		
		□頸部ドレーン	→	→	排液が減少すれば抜去					
		□硬膜外カテーテル	→	→	→	→	→	終了後は内服へ変更		
		□心電図	→	→	→	→	問題がなければ除去			
		□人工呼吸器	□酸素療法	→	→	→	徐々に減量し終了			
		□フットポンプ	→	除去						
		□弾性ストッキング	→	→	歩行ができたら除去					
		□吸入								
		□血糖測定								
			□体重測定	→	→	→	→	→	→	→
	□呼吸訓練	→	→	→	→	→	→	→	→	→
検査	□胸部Ｘ線	→	→	→	→	→	→	→	退院まで定期的に実施	
	□心電図									
	□採血検査	→	→	→	→	→	→	→	退院まで定期的に実施	
	□尿検査									
	□動脈血ガス採血									
	□胸部 CT・MRI									
	□食道透視									
	□内視鏡検査									
								□嚥下機能検査		
安静活動	□制限なし	□ベッド上安静	□ベッド上座位	□ベッドサイド立位	□室内歩行		□病棟内歩行		□院内自由	
食事	□夕食後絶食	□６時まで飲水可 □６時以降絶飲食	□絶飲食					□嚥下機能検査後に飲食可	□嚥下状態に合わせて徐々に形態や量を変更	
栄養		□経腸栄養カテーテル	□経腸栄養開始						□経口摂取量の補助栄養	
清潔	□入浴 □洗髪 □爪切り □ひげ剃り	□口腔ケア	□清拭 □陰部洗浄 □口腔ケア	□清拭 □陰部洗浄 □歯磨き	□清拭 □歯磨き	□ドレーン抜去後の翌日からシャワー浴 □歯磨き				

図5　食道切除術後の患者の状態

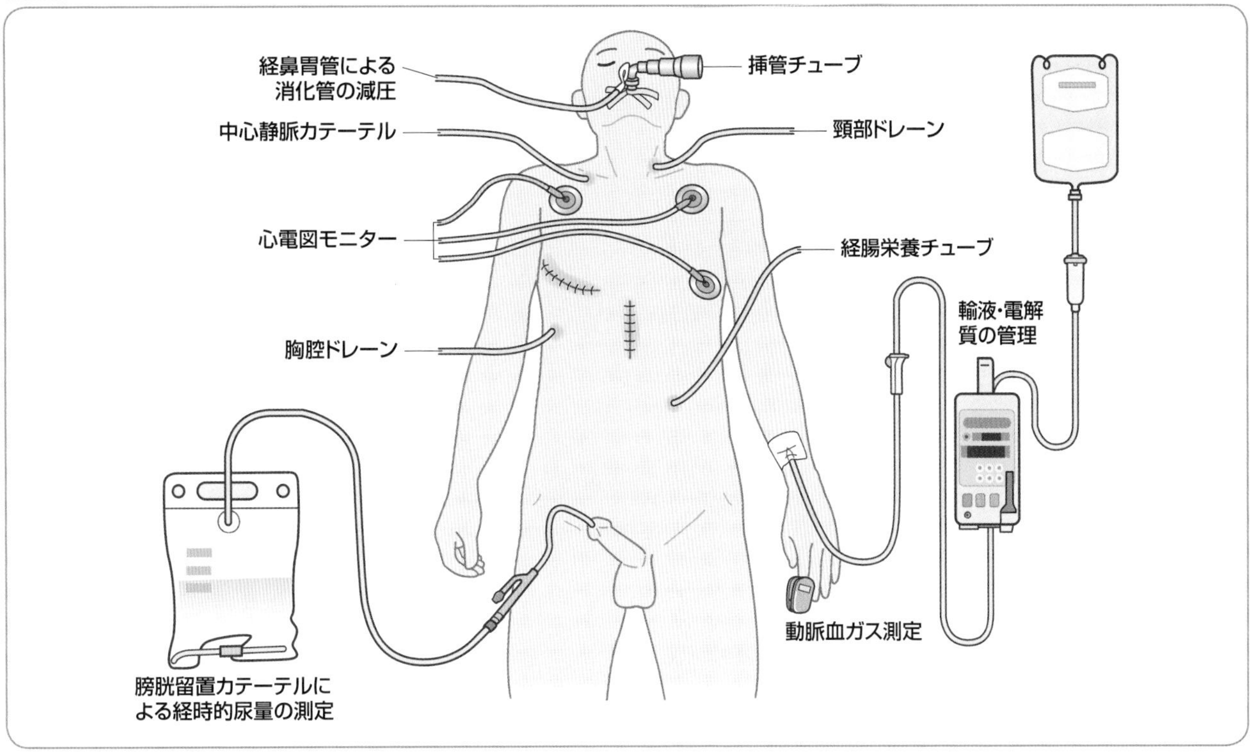

（三ツ井圭子：食道疾患患者の看護．系統看護学講座　専門分野Ⅱ　成人看護学5　消化器，第15版．p347，医学書院，2019．より）

器装着の有無，酸素投与方法と量，喘鳴や咳嗽の有無，呼吸音），痰の量と性状を観察する

- **検査データ**：胸腹部X線検査，血液検査（白血球，CRP，ヘモグロビン（Hb），ヘマトクリット（Ht），赤血球，Na，K，Cl）などを行う
- **創部の状態**：疼痛，発赤・腫脹・熱感の有無，滲出液の有無と性状，出血の有無を観察する

2 ドレーンの状態

- **胸腔ドレーン**：排液の量と性状，陰圧の維持，エアリークの有無を観察する
- **その他のドレーン**：挿入部位の位置，排液の量と性状を観察する

3 腹部の状態

- 腸蠕動音の有無，腹部膨満・排ガスの有無を観察する

4 疼痛・苦痛・ストレス・不安などの訴え

- 疼痛の状態，安静制限によるストレスの有無，倦怠感・疲労感の有無を観察する

2）看護目標

❶術後合併症を起こさず，順調な回復過程をたどることができる
❷苦痛や不安が緩和される
❸社会復帰に向けた自己管理能力を高めることができる

3）看護ケア

1 呼吸器合併症の予防

気道や口腔内に分泌物が貯留しやすく，無気肺・肺炎・膿胸などを起こしやすい。そのため，十分な疼痛コントロールを行い，深呼吸と十分な痰の喀出を促していく必要がある。

2 縫合不全の早期発見

食道再建は胃や腸管を頸部まで挙上して吻合しているため，吻合部に緊張がかかりやすく縫合不全を起こしやすい。

そのため，ドレーン管理を十分に行い，創周囲の観察やドレーンの排液量と性状を観察し，異常の早期発見に努める。また，低栄養状態は創傷治癒を遅延させ縫合不全を起こす要因となるため，十分な栄養管理が重要となる。

3 誤嚥の防止

手術による食道や気道の形態の変化や周囲組織の損傷，また反回神経周囲の手術操作であることから，嚥下障害を起こしやすい。嗄声や嚥下困難，喘鳴，むせ，せき込みなどを観察し，栄養サポートチーム（NST）と連携しながら口腔ケアや声門閉鎖訓練などを行い誤嚥防止に努める。

4 栄養管理

低栄養状態は術後のさまざまな回復遅延の要因となるため，栄養管理は術前以上に重要となる。吻合部が治癒するまでは経口摂取は開始できず，その間は輸液や経腸栄養によって，水・電解質バランスの調整やエネルギー補給を行う。そのため，中心静脈からの高カロリー輸液や経腸栄養注入に関する管理に留意していく必要がある。

5 患者教育

●食事摂取方法の工夫

食道再建後は，食道の形態が変化し食事量が減ることから体重減少が起こる。また，逆流性食道炎やダンピング症候群が起こりやすい。また嚥下機能の低下によって誤嚥を起こしやすい。

そのため，食事時は十分に上体を起こし食事をゆっくり少量ずつ，回数を分けて食べる，食事後はすぐに横にならないなどの工夫が重要となる。また，経腸栄養の注入速度にも注意が必要である。

●感染予防

放射線治療や化学療法を併用する患者が多く，その副作用として免疫機能の低下や口腔内潰瘍の発生などがある。日常的に感染予防をとることや，口腔粘膜の観察を行い，口腔内の清潔保持や粘膜障害を予防するための食事習慣を整えることが必要となる。

［吉川尚美］

《引用文献》

1）日本食道学会編：臨床・病理 食道癌取扱い規約，第11版．金原出版，2015.

《参考文献》

1）川本利恵子，中畑高子監：ナースのための最新術前・術後ケア．学研メディカル秀潤社，2012.

2）国立がん研究センターがん対策情報センター：食道がん〈https://ganjoho.jp/public/index.html〉（2021年8月閲覧）

3）日本食道学会編：食道癌診療ガイドライン 2017年度版．金原出版，2017.

4）日本癌治療学会：がん診療ガイドライン，2007.〈http://jsco-cpg.jp/guideline/09.html〉（2021年8月閲覧）

5）南川雅子：系統看護学講座　専門分野Ⅱ　消化器　成人看護学5，第15版．医学書院，2019.

6）山口瑞穂子，関口恵子監：疾患別看護過程の展開，第5版．学研メディカル秀潤社，2018.

7）綿貫成明，飯野京子，小山友里江・他：胸部食道がん術後患者の退院後の生活における困難の実態．日緩和医療学誌　9(2)：128-135，2014.

8）日本食道学会：食道がんを正しく知ろう！〈https://www.esophagus.jp/public/cancer/〉（2021年10月閲覧）

NOTE

Column　ドレーン管理

1．ドレーンの目的と分類

術後のドレーン管理は術後出血や縫合不全の早期発見，臓器周囲の組織の剝離やリンパ節郭清後の滲出液などの情報収集や予防，治療などの目的で挿入される（**表1**）。そのため看護師はドレーンの挿入位置に合わせた看護が必要となる。

ドレナージとは，排液法・誘導法ともいわれ，ドレーン（管）を通して術後や外傷後に体内に貯留している血液やリンパ液，滲出液などを排出することである。

ドレナージ法には吸引装置を用いて陰圧で持続的に不要な体液を吸引する方法と，目的とする部位にドレーンを挿入し，開放の状態で貯留物を誘導・排除するオープンドレナージ法がある（**表2**）。

表1　ドレーンの目的

情報ドレーン	術後出血，胆汁漏，膵液漏など消化液の漏出の情報を得るため，異常の早期発見に使用
予防的ドレーン	手術後，滲出液や血腫，空気などによる吻合部の縫合不全の予防，肺手術に関連したエアリーク時に使用
治療的ドレーン	潰瘍形成や死腔内の貯留による二次感染に対する治療

原理別分類を**表3**に示す。

2．ドレーン挿入時の観察点

1 閉塞予防

- ドレーンチューブのねじれ，屈曲，圧迫，閉塞，ミルキング，体位変換，効果的な排液バッグ・チューブの固定位置

表3　ドレナージの原理別分類

種類	特徴
能動的ドレーン	●電動式吸引器・吸引機能が備わった排液バッグに接続し，陰圧をかけることで強制的に排液する方法 ●陰圧ドレナージ
受動的ドレーン	●外部からの力を利用せずに，サイフォンの原理*，毛細管現象**，体内と大気圧の差，体位ドレナージを利用して排液する方法 ●自然圧ドレナージ

＊：サイフォンの原理：ある液面に対し排出側の液面が低い位置にある場合，両方の液体を管で接続すると，液面が高いところから低いところへ移動する原理

＊＊：毛細管現象：細い管の内部の液体面が液体のもつ表面張力や密度，管の摩擦度に応じ，管外の液体面より上昇する現象

表2　ドレーン排液方法による分類

種類	方法	長所	短所
開放式	ドレーンの一端は切離開放。フィルム型ドレーンを使用	ドレナージがよく効く	逆行性の細菌感染の発生率が高い
半閉鎖式	開放式ドレーンにパウチを装着する	ドレナージがよく効く。感染が起こりにくい	パウチのコストが高い
閉鎖式	ドレーンの一端を貯留用のドレーンバッグにつないで陰圧をかけて排液を促す	感染が起こりにくい。ドレナージ圧を調節しやすい。排液量の計測がしやすい。排液の採取が容易である	ドレーンの閉塞，屈曲，固定に注意。患者が体動時に不便

2 接続部，クランプ部

- 開放忘れがないか，胸腔ドレーンはクランプ禁止
- 接続部の外れの有無を観察する

図1 ドレーン固定方法

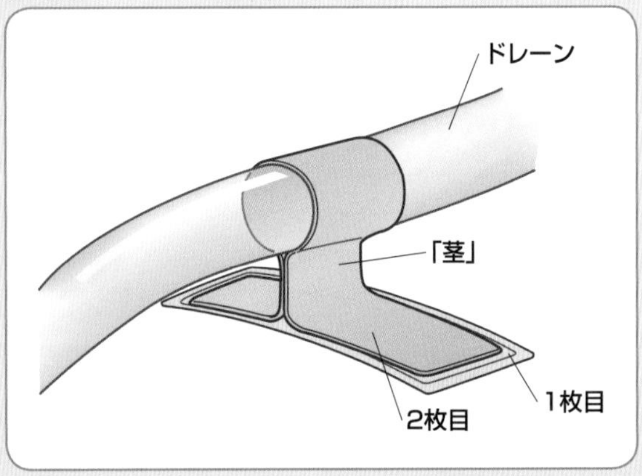

- ドレーン接続部が外れた場合の消毒薬はエタノール（アルコール）が揮発性が高く，迅速な消毒効果を発揮するため有効である

3 感染予防

- 逆行性感染の予防：閉鎖式ドレーンの排液バッグは，挿入部より常に低い位置に固定する
- ドレーン刺入部周囲の発赤，腫脹，熱感，疼痛，滲出液の有無を観察する
- 感染徴候がみられる場合はすぐに医師へ報告する

4 排液の観察

- 量：100mL/時を超える血性の排液は後出血を疑う
- 性状：術後は一般的に［血性→淡血性→淡々血性→漿液性］の順番で経時的に変化していく

5 固定の状況

- ドレーン固定時は引っ張られる力に抵抗できる強

表4 ドレーン管理の感染対策のポイント

標準予防策	
手指の手洗い，消毒，手袋，エプロン，マスク，ゴーグルを着用	
逆行性感染予防	
閉鎖式	開放式
●ドレーン閉塞・排液のうっ滞予防 ●固定位置 ●確実な接続 ●排液量・性状の観察 ●患者への説明・理解度の確認 ●早期抜去	●ガーゼ汚染時の対応（早急な交換） ●ドレーンの埋没予防 ●排液の量・性状の観察 ●早期抜去
刺入部からの感染予防	
●刺入部の清潔の保持 ●ドレッシング材の選択と汚染時の交換 ●刺入部・周囲の排液の十分な観察と管理方法の検討	
全身管理	
●栄養状態 ●免疫機能の改善 ●呼吸・循環，全身状態の維持・改善	

度で固定されているか，患者の行動や移動に配慮されているかを確認することが大事である

- ドレーン固定時は直接皮膚に貼ると皮膚障害を引き起こすため，透明ドレッシング材などを皮膚に貼付し，その上に固定用テープを貼付する。またドレーンをΩ型で固定することで皮膚障害の予防になる

3．ドレーン管理の感染対策のポイント

表4に示す。

［松浦純平］

《文献》

1）安田聖栄，角田直枝監：消化器系の症状・疾患の理解と看護．中央法規出版，2012．
2）永井秀雄，佐田尚宏監，中村美鈴編：ドレーン＆チューブ管理マニュアル，改訂第2版―特定行為に役立つ臨床に活かせる．学研メディカル秀潤社，2019．
3）藤野智子，福澤知子編：ドレーン管理―看るべきところがよくわかる．南江堂，2019．

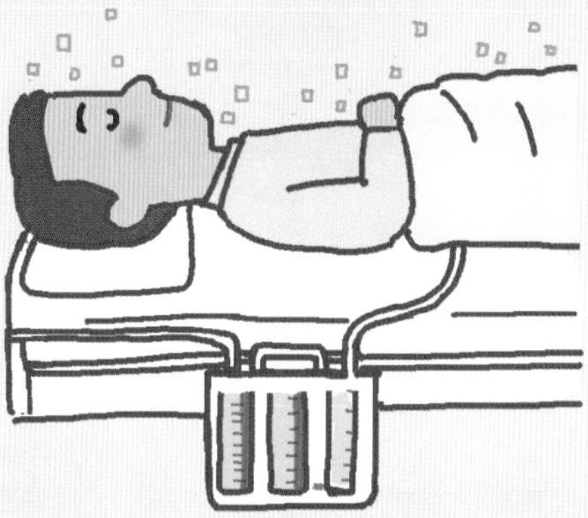

11 胃・十二指腸潰瘍

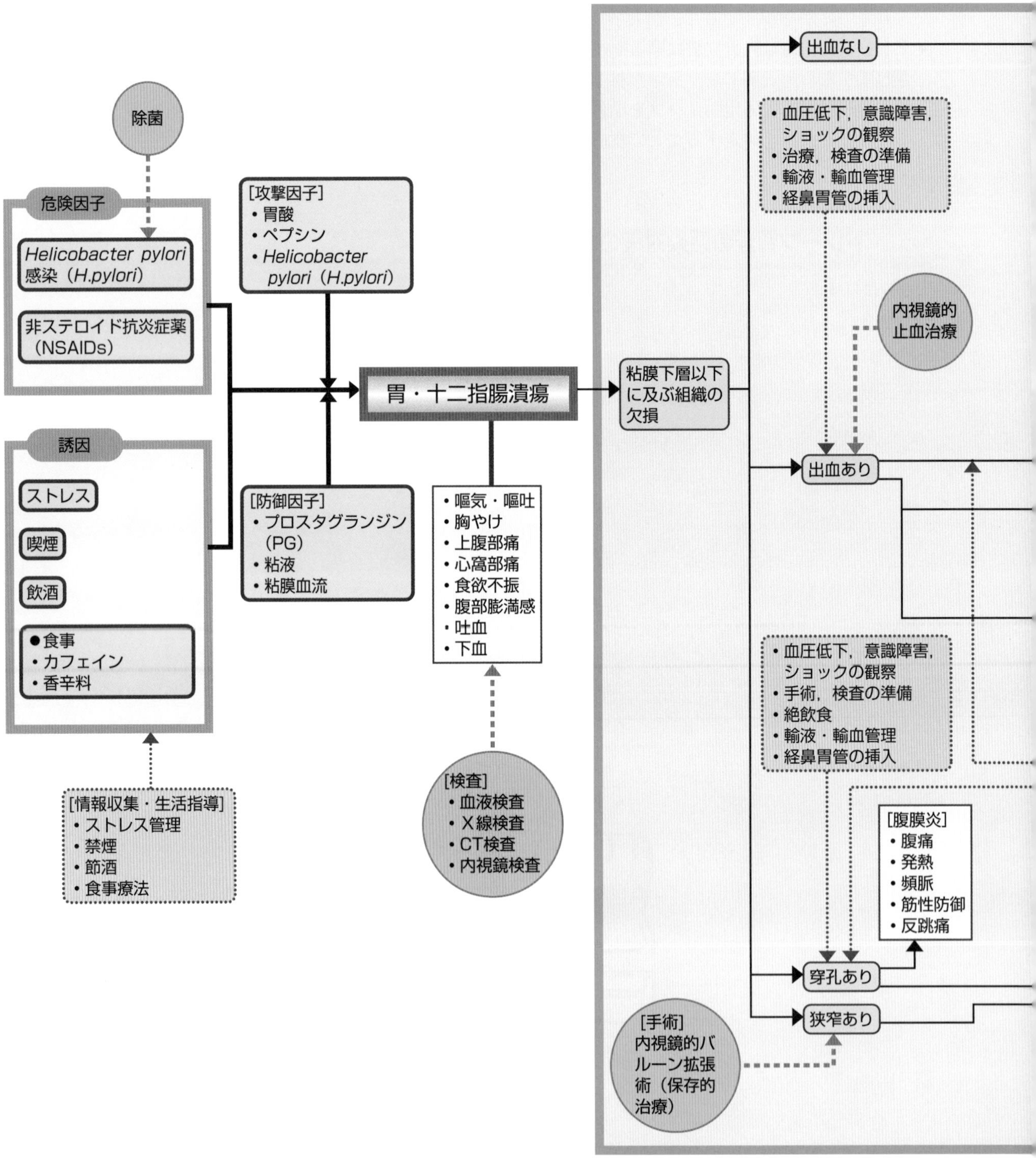
除菌
危険因子
Helicobacter pylori 感染（H.pylori）
非ステロイド抗炎症薬（NSAIDs）
誘因
ストレス
喫煙
飲酒
●食事
・カフェイン
・香辛料
[情報収集・生活指導]
・ストレス管理
・禁煙
・節酒
・食事療法
[攻撃因子]
・胃酸
・ペプシン
・Helicobacter pylori（H.pylori）
[防御因子]
・プロスタグランジン（PG）
・粘液
・粘膜血流
胃・十二指腸潰瘍
・嘔気・嘔吐
・胸やけ
・上腹部痛
・心窩部痛
・食欲不振
・腹部膨満感
・吐血
・下血
[検査]
・血液検査
・X線検査
・CT検査
・内視鏡検査
粘膜下層以下に及ぶ組織の欠損
出血なし
・血圧低下，意識障害，ショックの観察
・治療，検査の準備
・輸液・輸血管理
・経鼻胃管の挿入
内視鏡的止血治療
出血あり
・血圧低下，意識障害，ショックの観察
・手術，検査の準備
・絶飲食
・輸液・輸血管理
・経鼻胃管の挿入
[腹膜炎]
・腹痛
・発熱
・頻脈
・筋性防御
・反跳痛
穿孔あり
狭窄あり
[手術]
内視鏡的バルーン拡張術（保存的治療）

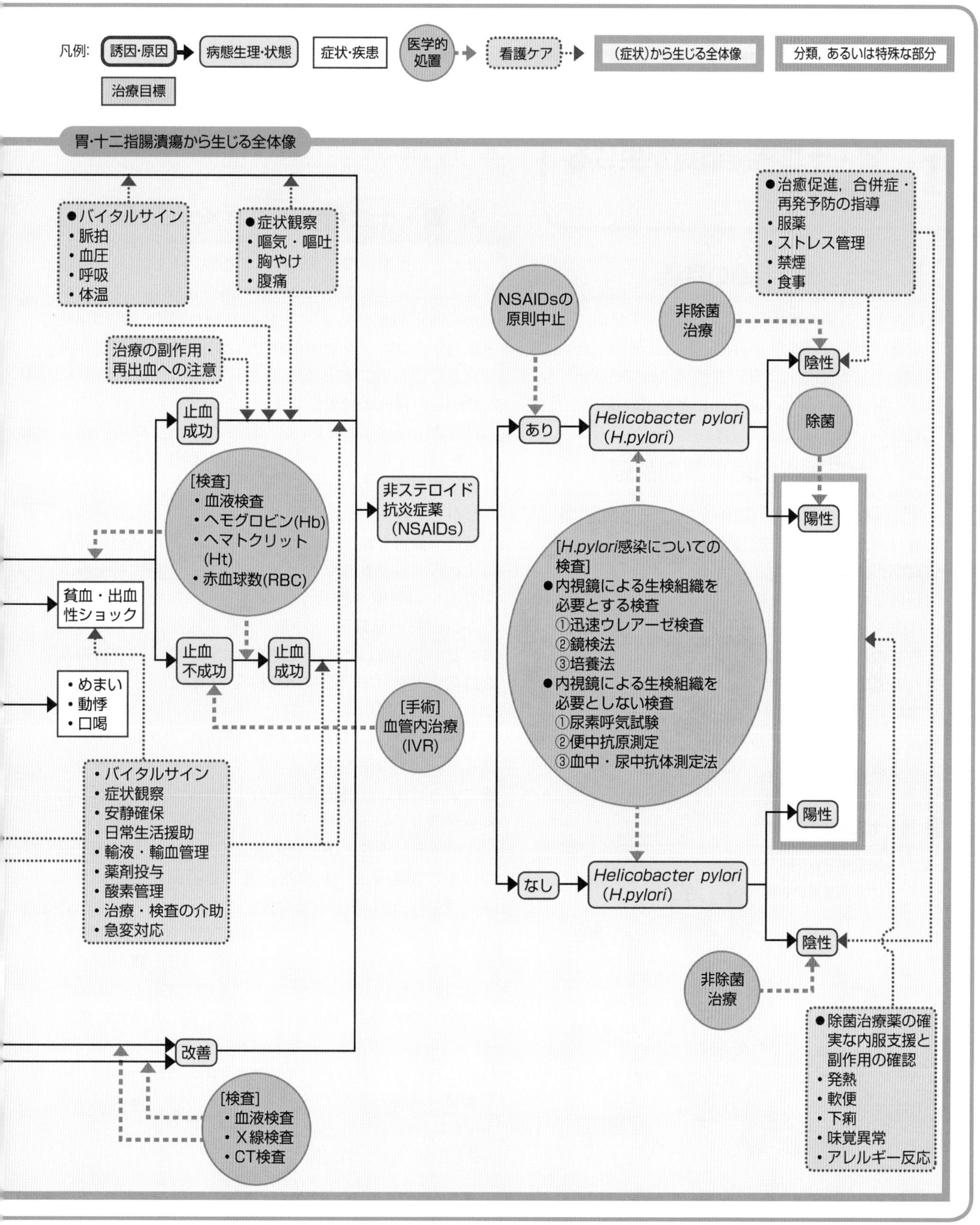
凡例:
誘因･原因
病態生理･状態
症状･疾患
医学的処置
看護ケア
(症状)から生じる全体像
分類，あるいは特殊な部分
治療目標
胃･十二指腸潰瘍から生じる全体像
●バイタルサイン
・脈拍
・血圧
・呼吸
・体温
●症状観察
・嘔気・嘔吐
・胸やけ
・腹痛
治療の副作用・再出血への注意
止血成功
[検査]
・血液検査
・ヘモグロビン(Hb)
・ヘマトクリット(Ht)
・赤血球数(RBC)
貧血・出血性ショック
止血不成功
止血成功
・めまい
・動悸
・口喝
[手術]
血管内治療
(IVR)
・バイタルサイン
・症状観察
・安静確保
・日常生活援助
・輸液・輸血管理
・薬剤投与
・酸素管理
・治療・検査の介助
・急変対応
改善
[検査]
・血液検査
・X線検査
・CT検査
非ステロイド抗炎症薬(NSAIDs)
NSAIDsの原則中止
あり
Helicobacter pylori (H.pylori)
[H.pylori感染についての検査]
●内視鏡による生検組織を必要とする検査
①迅速ウレアーゼ検査
②鏡検法
③培養法
●内視鏡による生検組織を必要としない検査
①尿素呼気試験
②便中抗原測定
③血中・尿中抗体測定法
なし
Helicobacter pylori (H.pylori)
●治癒促進，合併症・再発予防の指導
・服薬
・ストレス管理
・禁煙
・食事
非除菌治療
陰性
除菌
陽性
陽性
陰性
非除菌治療
●除菌治療薬の確実な内服支援と副作用の確認
・発熱
・軟便
・下痢
・味覚異常
・アレルギー反応

11 胃・十二指腸潰瘍

Ⅰ 胃・十二指腸潰瘍が生じる病態生理

1. 胃・十二指腸潰瘍の定義

胃液に含まれる消化酵素である塩酸とペプシンによって，胃粘膜や十二指腸粘膜が自己消化され欠損した状態をいう。発生した部位により，胃潰瘍（gastric ulcer）もしくは十二指腸潰瘍（duodenal ulcer）と呼ばれる。

2. 胃・十二指腸潰瘍の解剖生理

胃・十二指腸は上腹部のほぼ中央に位置する消化管である。胃は，食道との接合部分が噴門部，噴門部より上方が胃底部，噴門から胃角までが胃体部，胃角より下方の十二指腸までが幽門部と区分される。胃は湾曲しており，上縁側を小彎，下縁側は大彎という。十二指腸は胃に続く管状の器官で，球部，下行部，水平部，上行部と区分される（**図1**）。

胃壁は粘膜層，粘膜下層，筋層，漿膜の4層構造で，厚さは数ミリメートルである。自己消化による病変が粘膜内に留まるものは**びらん**，粘膜下層まで及んでいるものが**潰瘍**とされる。好発部位は，胃潰瘍は小彎や胃角部，十二指腸潰瘍では球部である。

図1　胃・十二指腸の構造

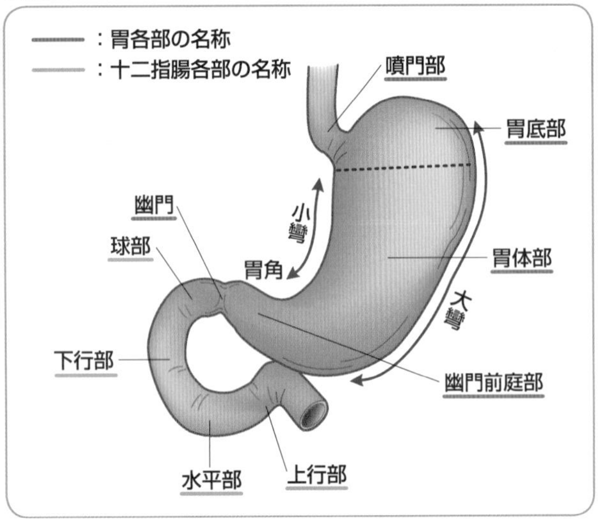

3. 胃・十二指腸潰瘍のメカニズム

胃・十二指腸潰瘍は，胃や十二指腸の粘膜が自己消化されることによって起こる。胃の外分泌細胞である壁細胞からは，塩酸やビタミンB_{12}の吸収に働く内因子が，主細胞からはペプシンの前身であるペプシノゲンが分泌される。これらに粘液も加わり，1日あたり約1,500～2,500mLの胃液が産生される。

胃液のpHは1.0～1.5で，食物の消化や細菌・ウイルスを殺菌することができるほどの強酸性であり，容易に胃粘膜を自己消化することも可能である。

しかし，胃・十二指腸の粘膜は，粘膜層から分泌された粘液，豊富な血流，プロスタグランジンの粘膜保護作用によって保護されている。粘液は胃内の粘膜層を覆って胃液から胃壁を保護するとともに，胃酸を中和したり，蛋白質分解酵素（ペプシン）を不活性化させたりすることができる。この機能があるため，胃は飲食物のみを消化するだけで，通常は胃粘膜を自己消化することがない。

十二指腸も同様に，十二指腸粘膜からセクレチンを分泌して胃酸の分泌を抑制するとともに，アルカリ性の膵液によって十二指腸内を中和し，胃酸による刺激から粘膜を保護している。

このように，胃・十二指腸潰瘍の発生には，**粘膜を傷つける攻撃因子**と，**粘膜を保護する防御因子**が影響している。主な攻撃因子は塩酸，ペプシン，ヘリコバクター・ピロリ感染であり，防御因子には粘液，粘膜血流，プロスタグランジンなどが挙げられる（**表1**）。

防御機能が何らかの原因によって低下すると，塩酸や消化酵素が直接胃の粘膜層を刺激して，潰瘍を形成する。この大きな原因として挙げられるのが，胃の中に生息するヘリコバクター・ピロリ（*Helicobacter pylori*）という細菌の感染と，非ステロイド性抗炎症薬（Non-Steroidal Anti-Inflammatory Drugs：NSAIDs）の使用であり，これらが二大因子とされる（**図2**）。

表1 胃・十二指腸粘膜に影響する因子

防御因子	●胃粘液 ●粘膜の血流 ●プロスタグランジン
攻撃因子	●塩酸 ●ペプシン ●ヘリコバクター・ピロリ ●非ステロイド性抗炎症薬（NSAIDs） ●その他（ストレス，アルコール，コーヒー，香辛料，タバコ）

図2 胃・十二指腸潰瘍発症の要因

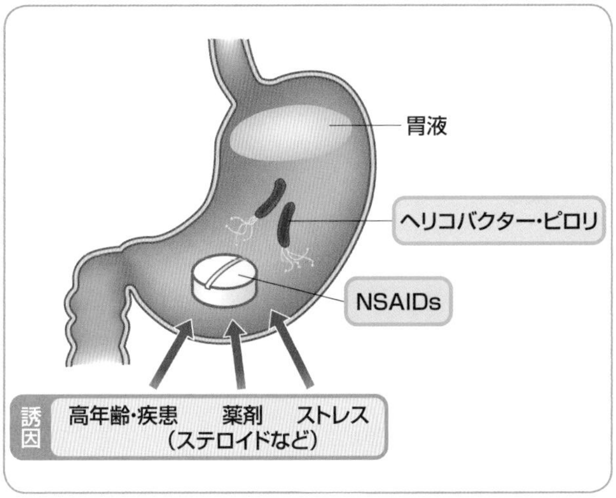

1）ヘリコバクター・ピロリによる潰瘍

ヘリコバクター・ピロリは，らせん状グラム陰性桿菌で胃粘液に含まれる尿素をアンモニアに分解して胃酸を中和することによって，周囲の環境を整えて胃内に定着する。

ヘリコバクター・ピロリが感染した部位では，サイトトキシン（蛋白質毒素），サイトカイン（細胞から放出される蛋白質），モノクロラミン（アンモニアと活性酸素の化合物）などの作用によって胃酸分泌の抑制や萎縮性胃炎が起こり，やがて潰瘍に進展すると考えられている。

ヘリコバクター・ピロリは感染当初は胃前庭部に定着するため，浅い感染歴で発症する胃炎は前庭部に多く，十二指腸球部に感染が及ぶと十二指腸潰瘍となる。感染が長期化するとヘリコバクター・ピロリは胃体部まで広がり，胃潰瘍を発生させる。

ヘリコバクター・ピロリが関係した潰瘍の好発部位は，胃各部から胃体部に多い。ヘリコバクター・ピロリの感染者数の低下や除菌が普及したことにより，これが原因となった胃・十二指腸潰瘍は減少傾向にある。

表2 NSAIDs潰瘍のリスク因子

●出血性潰瘍や消化性潰瘍の既往	●高用量NSAIDsやNSAIDs
●高齢者	●抗凝固薬・抗血小板薬
●重篤な合併疾患	●ビスホスホネート薬
●薬剤の併用	●ステロイド薬

2）NSAIDsによる潰瘍

NSAIDsは，ステロイド以外で抗炎症作用がある薬剤の総称である。シクロオキシゲナーゼ（cyclooxygenase: COX）という酵素を阻害して，炎症反応の過程で細胞膜から遊離したアラキドン酸からプロスタグランジンの合成を抑制することにより，発熱や疼痛を抑える。

COXにはCOX-1，COX-2があり，COX-1はプロスタグランジンが消化管粘膜の保護，血管拡張，血小板凝集，腎血流維持という役割を果たすことに貢献している。一方，COX-2は炎症部位の細胞に発現し，プロスタグランジンの作用による血管拡張，発熱，疼痛，発赤，浮腫などの炎症反応にかかわっている。この働きを利用して，NSAIDsは消炎・鎮痛・解熱薬としてだけでなく，抗血栓および抗血小板薬としても広く使用されている。

しかし，NSAIDsを長期間服用し，COX-1が阻害されるとプロスタグランジンの胃粘膜保護機能が低下し，びらんや胃・十二指腸潰瘍を招く原因となる。

NSAIDs使用中に酸分泌抑制薬による予防治療をしなかった場合，胃潰瘍の発生頻度は10～15%，十二指腸潰瘍では3%にのぼる[1)]。潰瘍や出血の発生率は，経口投与でも外用（座薬）でも差はないとされる。

NSAIDsによる潰瘍は，幽門前庭部に多く発生し，多発性で比較的浅く，出血・狭窄などの合併症を起こしやすいが，半数程度は無症状であることが特徴である。NSAIDsを原因とする潰瘍では，既往歴や年齢，薬剤の併用など，多くのリスク因子がある（**表2**）。

3）その他の原因による潰瘍

胃・十二指腸潰瘍は，ストレス反応によって発生するストレス関連疾患の1つに挙げられる。ストレスは攻撃因子の1つである塩酸の分泌を増加させ，防御因子である胃粘膜血流を低下させる。集中治療室（intensive care unit: ICU）に入室している患者のように，大きな侵襲を受け，強いストレス状況におかれている場合，**ストレス潰瘍**を発症することがある。ストレス潰瘍のリスクを高めるとされるのは，消化性潰瘍の既往，多臓器障害，敗血症，重度熱傷，重度の頭部外傷，脊髄損傷，ステロイド療法などである。

また，コーヒーや香辛料は塩酸の分泌を促進し，アルコールはそれに加えて胃粘膜血流を低下させることにより，潰瘍の形成に関与する。

このほか，胃酸分泌を刺激するホルモンであるガストリンを過剰産生することによって，難治性の潰瘍を引き起こすゾリンジャー－エリソン症候群（Zollinger-Ellison Syndrome）が胃・十二指腸潰瘍の原因となる。

4. 胃・十二指腸潰瘍の分類と症状

1）胃・十二指腸潰瘍の分類

1 深さによる分類

胃・十二指腸壁の病変の深さによって，Ⅰ～Ⅳ度に分類される。Ⅰ度は病変が粘膜層に留まるもの，Ⅱ度は粘膜下層，Ⅲ度は固有筋層，Ⅳ度は漿膜まで達している状態を指す。このうち，Ⅰ度は「**びらん**」，Ⅱ～Ⅳ度が「**潰瘍**」といわれる。

潰瘍が深くなり，漿膜を破って胃壁を貫通し，腹腔内に到達した状態を「**穿孔**」，胃壁を貫通しても腹膜や隣接臓器で留まるものは「**穿通**」という（**図3**）。

図3　胃潰瘍の深さの分類

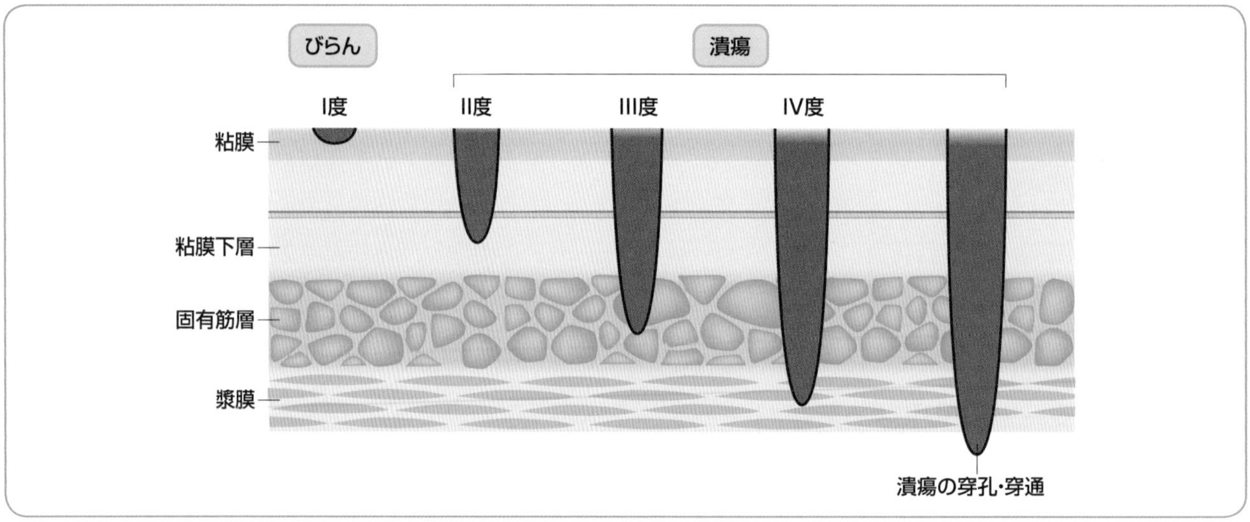

図4　消化性潰瘍の内視鏡的病期分類（崎田・三輪の分類）

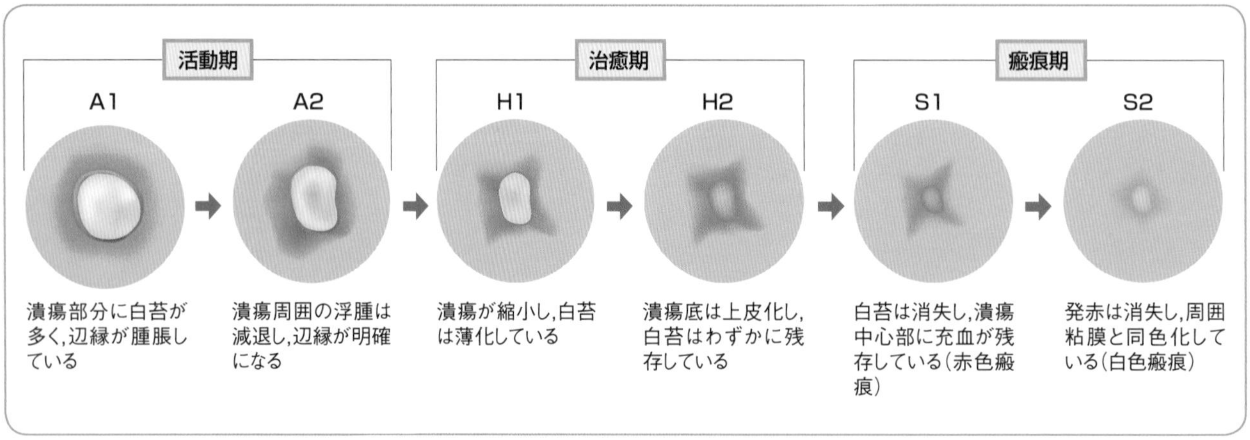

2 病期による分類

発生した潰瘍は，治癒に向かえば，やがて瘢痕化していく。上部消化管内視鏡検査を行い，潰瘍が現在どのような段階にあるのかという病期を判断する際に，崎田・三輪の分類が用いられる。この分類では，活動期（A:active stage, A1/A2），治癒期（H:healing stage, H1/H2），瘢痕期（S: scarring stage, S1/S2）の6つの病期に分けられる。A期とH期の潰瘍は，潰瘍底が再生上皮で覆われていないことから開放性潰瘍と表現されることもある。S期になれば潰瘍は上皮化され，瘢痕潰瘍となる（**図4**）。

2）胃・十二指腸潰瘍の症状

1 腹痛

最も頻度が高い症状である。上腹部（心窩部）の鈍痛を訴えることが多いが，痛みの表現は人によってさまざまである。腹痛は食物摂取に伴って生じることが多く，胃潰瘍では，食物摂取による胃酸や消化酵素の分泌によって潰瘍が刺激され，食後に痛みを訴えることが多い。

一方，十二指腸潰瘍では胃酸の刺激を受けて空腹時に痛みが出やすいが，食物摂取によって胃酸が中和されると痛みが軽減する（**表3**）。

2 腹膜刺激症状

胃・十二指腸潰瘍の重要な合併症は，穿孔，出血，狭窄である。穿孔は潰瘍が漿膜を貫通することであり，上腹部の激痛を伴う急性腹症が生じる。腹膜炎を起こすことによって，嘔気・嘔吐，筋性防御などの腹膜刺激症状がみられ，痛みは腹部全体，背部，右肩への放散痛など，広範囲に及ぶことがある。

ショックに陥ると血圧低下，尿量減少，脈拍数増加などの症状を呈し，生命が危機状態となる。

3 吐血・下血

潰瘍部分から動脈性の出血が起こると，吐血や下血がみられる。出血後，吐血までの時間が短い場合は鮮血色であるが，数十分～数時間後の場合は胃酸によって黒色化し，コーヒー残渣様となる。

下血の場合も同様に，消化液によって血液が黒色化するため，排泄される血液はコールタール状もしくは佃煮様となった黒色便（タール便）となる。

吐血と下血どちらも出血量が多い場合は出血性ショックを起こし，ショック症状を呈する。高齢者や糖尿病患者，NSAIDs潰瘍では無症状に経過し，突然の吐血，下血，貧血に伴うふらつきなどによって潰瘍が発見されることもある。

4 その他

胸やけ，呑酸，食思不振，嘔気・嘔吐などの消化器症状が認められることがある。また，幽門狭窄を起こすと，食後に嘔吐がみられる。

表3 胃潰瘍と十二指腸潰瘍の特徴の違い

項目	胃潰瘍	十二指腸潰瘍
好発年齢	70歳代	60歳代
男：女の比率	0.9：1	1.7：1
好発部位	胃角	十二指腸球部
上腹部痛の発生	食後に多い	空腹時に多い
胃酸分泌	正酸～低酸	高酸
ヘリコバクター・ピロリの定着部位	胃体部	前庭部
欧米との違い	日本に多い	欧米に多い

（徳永健吾，高橋信一：胃・十二指腸潰瘍．小俣政男・他監，専門医のための消化器病学，第2版，pp93-100，医学書院，2013．を改変）

表4 ヘリコバクター・ピロリ感染の診断方法

内視鏡（生検）による検査方法	内視鏡以外の検査方法
①迅速ウレアーゼ試験 ②鏡検法 ③培養法	①尿素呼気試験 ②便中抗原測定法 ③血中・尿中抗体測定法

5．胃・十二指腸潰瘍の検査・診断

確定診断には，上部消化管内視鏡検査とバリウムによる上部消化管造影検査を行う。

1）上部消化管内視鏡検査

所見から潰瘍の存在と病期を診断するとともに，問診とあわせて潰瘍の原因を推測する。胃がんや悪性リンパ腫などとの鑑別や存在を確認するために，病理組織学的検査（生検）を同時に行う（**表4**）。出血が認められる場合は，続けて内視鏡的止血術を行う。

2）上部消化管造影検査

潰瘍により粘膜が欠損（陥凹）した部分にはバリウムが貯留し，潰瘍の特徴とされるニッシェ像がみられる。潰瘍が治癒して粘膜が修復されるとニッシェはなくなり，潰瘍や潰瘍の瘢痕部分に向かって粘膜ひだが集まった所見（粘膜ヒダの集中像）がみられる。

3）腹部単純X線検査

腹部単純X線検査で**フリーエア**（free air：遊離ガス）の有無を確認する。フリーエアは，穿孔によって腹腔内に漏出した空気が立位撮影したときに，横隔膜の直下に写し出される現象であり，これが認められたら穿孔を疑う。

6. 胃・十二指腸潰瘍の治療

標準的な治療は，日本消化器学会の消化性潰瘍診療ガイドラインに基づいて行われる（**表5**）。

1）薬物療法

合併症がない場合は，NSAIDsの使用およびヘリコバクター・ピロリ感染の有無によって治療法が選択される。

1 NSAIDsによる潰瘍の治療

NSAIDsを使用している場合は，ヘリコバクター・ピロリ感染の有無にかかわらず，NSAIDsを中止する。そのうえで，ヘリコバクター・ピロリが陽性の場合は除菌治療を，陰性の場合は除菌以外の後述の非除菌治療を行う。

2 ヘリコバクター・ピロリの除菌治療

プロトンポンプ阻害薬および抗菌薬のアモキシシリン（ペニシリン系抗菌薬）とクラリスロマイシン（マクロライド系抗菌薬）の合計3種類を1週間投与する。

クラリスロマイシンに耐性がある場合は，1回では除菌が成功しないこともあり，この場合は二次除菌としてクラリスロマイシンをメトロニダゾールに変更して7日間投与する。最終的な除菌成功率は約90%である[2)]。

3 非除菌治療

ヘリコバクター・ピロリが陰性の場合，ヘリコバクター・ピロリが陽性でも除菌が不成功の場合，またはアレルギーや併存疾患により除菌治療が非適応の場合が対象となる。**表5**にあるような酸分泌抑制薬と防御因子増強薬が用いられる。

表5　胃・十二指腸潰瘍の治療薬

酸分泌抑制薬	プロトンポンプ阻害薬（PPI）	●オメプラゾール ●ランソプラゾール ●ラベプラゾール ●エソメプラゾール
	H_2受容体拮抗薬（H_2ブロッカー）：ヒスタミンのH_2受容体への結合を阻害	●シメチジン ●ラニチジン塩酸塩 ●ファモチジン ●ニザチジンなど
	選択的ムスカリン受容体拮抗薬	塩酸ピレンゼピン
	カリウムイオン競合型酸ブロッカー（P-CAB）：プロトンポンプによるカリウムイオンの取り込みを阻害	ボノプラザンフマル酸塩
防御因子増強薬	●粘液分泌促進 ●粘膜修復 ●胃粘膜の血流増加	●スクラルファート ●ミソプロストール

防御因子増強薬は粘膜の血流を増加させたり，粘液の分泌を促進させたりすることによって，粘膜の保護作用を増強させる。潰瘍治療薬の副作用には，下痢，嘔気・嘔吐，食欲不振などの消化器症状，味覚異常，発疹，瘙痒感，肝機能障害などがある。

2）合併症に対する治療

1 穿孔

『消化性潰瘍診療ガイドライン2020』では，「❶24時間以内の発症，❷空腹時の発症，❸重篤な合併症がなく全身状態が安定，❹腹膜刺激症状が上腹部に限定，❺腹水貯留が少量」[1)]の場合は，内科的治療の適応になるとしている。

治療は絶飲食とし，経鼻胃管を留置して胃内容を吸引し，抗菌薬およびH_2受容体拮抗薬（H_2ブロッカー）またはプロトンポンプ阻害薬を静脈投与する。

24時間以上経過しても臨床所見や画像所見が改善しない場合は，手術適応となる。また，70歳以上の高齢者の場合は，穿孔が認められた時点で手術が選択される。

2 出血

吐血や下血により出血性ショックを起こした場合は，

表6 内視鏡的止血法

	種類
機械的止血法	●クリップ法
薬剤局所注入法 ・血管収縮剤 ・硬化剤	●エピネフリン ●高張ナトリウムエピネフリン（HSE） ●純エタノール ●ポリドカノール
血管凝固法	●高周波凝固法 ●レーザー法 ●ヒータープローブ法 ●アルゴンプラズマ凝固法 ●マイクロ波凝固 ●ソフト凝固法

（日本消化器病学会編：消化性潰瘍診療ガイドライン 2020，改訂第３版，p10，南江堂，2020．より改変）

ショックの治療を行い，ショック離脱後に**内視鏡的止血**を行う。

内視鏡で潰瘍部分に活動性出血（噴出性・湧出性の出血）もしくは非出血性露出血管（止血していても出血した痕跡がある潰瘍）が認められた場合には，内視鏡的止血を行う。

止血方法には，血管をクリップで結紮する機械的止血法，薬剤局所注入法，血管凝固法がある（**表6**）。

内視鏡による止血が困難な場合は，血管造影下にカテーテルを血管内に挿入し，出血を起こしている動脈を塞栓する**止血術**（interventional radiology：IVR）を行う。止血困難な場合は，手術療法が行われる。

3 狭窄

狭窄によって通過障害が起こり，嘔吐，体重減少，内視鏡の通過不能などの症状が認められる場合は，内視鏡下にバルーン拡張術を行い，効果がなければ手術療法となる。

3）手術療法

消化性潰瘍が穿孔しても保存的な治療が行われるが，『消化性潰瘍診療ガイドライン 2020』では，❶発生後経過が長い，❷腹膜炎が上腹部に限局しない，❸腹水が多量，❹胃内容物が大量，❺ 70 歳以上，❻重篤な併存疾患，❼血行動態が不安定，のいずれかに該当する場合を手術適応としている。術式は，開腹もしくは腹腔鏡下に，腹腔洗浄ドレナージ・穿孔部単純閉鎖・大網被覆術を行う。

内視鏡的止血ができない胃潰瘍に対しては，胃切開・露出血管縫合止血・潰瘍縫縮術を行う。高齢者の場合は全身状態が悪化しやすいため，内視鏡的止血術が成功しない場合は，速やかに手術を選択することが推奨されている。

慢性出血性十二指腸潰瘍に対しては，デュボワ（Dubois）手術が行われる。

Ⅱ 胃・十二指腸潰瘍の看護ケアとその根拠

1．胃・十二指腸潰瘍の観察ポイント

胃・十二指腸潰瘍は無症状のまま経過し，健康診断などではじめて発見されることもある。潰瘍の進行を抑え，合併症を予防しながら治療を効果的に進めるために，症状や検査データ，生活状況や疾患の受け止め方などをよく観察する。

1）症状関連

1 消化器症状の観察ポイント

- 嘔気・嘔吐，胸やけ，吃逆などの程度と頻度，起こりやすい時間
- 嘔吐の場合は，回数，量，内容物

2 疼痛の観察ポイント

上腹部痛が多いが，穿孔を起こして腹膜炎に至ると激痛を自覚し，痛みの範囲が広がる。疼痛の変化を見逃さないように経時的に観察する。

- 部位
- 強さ（程度）
- パターン（痛みは持続的か，一過性か）
- 性質（鋭痛，鈍痛，灼熱痛，電撃痛，圧痛など）
- 増悪因子・軽快因子（特に食事との関連）

3 吐血・下血の観察ポイント

- 吐物，排泄物の色，性状，量
- 顔色，表情
- 随伴症状（腹痛，ショック症状，貧血症状）

2）検査データ

潰瘍の部位や病期だけでなく，全身状態を検査結果から把握する。潰瘍からの出血による貧血が起きている可能性があるため，血液検査で得られる赤血球数やヘマ

トクリット（Ht）値，ヘモグロビン（Hb）値，尿素窒素（BUN）値を確認する。

▶貧血が慢性化して鉄の不足が常態化すると，小球性低色素性貧血になる

▶出血し，腸管内に流れ込んだ赤血球や蛋白が分解されてアンモニアとなり，腸管粘膜から吸収されるとBUN が上昇する。BUN/ クレアチニン（Cr）比が10 以上の場合は，出血している可能性を強く疑う

また，栄養状態を把握するために，血清アルブミン（Alb），コリンエステラーゼ（Che），総リンパ球数（TLC）を確認し，体重やBMI（body mass index）と合わせて評価する。

3）生活状況や心理・社会的な状況

今後の生活指導に活かすために，食事摂取状況，生活パターン，社会的活動，薬物療法の内容と服薬状況，疾患の受け止め方などについて，発症前にさかのぼって情報収集する。

2. 胃・十二指腸潰瘍の看護目標

活動期にある潰瘍の場合は，患者が原因・誘因を理解して治療に積極的に参加することにより潰瘍を治癒させ，進行をおさえて合併症を予防できるようにすることが目標となる。

胃・十二指腸潰瘍はいったん治癒しても再発を繰り返すことがあるため，症状が軽快しても定期的に医師の診察を受けて経過を観察していく必要があり，自己管理も含めた長期的な治療への参加が重要である。

❶胃・十二指腸粘膜の自己消化による症状が軽快，消失する

❷穿孔，出血，狭窄などの合併症を起こさず潰瘍を治癒させることができる

❸潰瘍の再発予防のための薬物，栄養，ストレスなどに関する自己管理ができる

3. 胃・十二指腸潰瘍の看護ケア

1）薬物療法のケア

潰瘍の治癒，再発予防のためには，処方された内服薬を正確に服用することが必要であり，次のような点を患者と家族に説明する。

- 作用・副作用
- 飲み方，服用のスケジュール（ヘリコバクター・ピロリの除菌治療）
- 自覚症状の変化（薬剤の効果）のセルフチェック
- 副作用の症状がみられた場合の医師への報告
- 市販薬を併用するときの医師や薬剤師への相談
- 処方された期間の薬物療法の継続

▶内服の中断によって潰瘍が再発することもあるため，症状が改善しても自己判断で中断しない

2）吐血・下血時のケア

出血性ショックを起こした場合は，バイタルサインを確認し，治療の介助を行う。

吐血が断続的に続く場合は，窒息を予防するために顔を横向きにして体位を整え，防水シーツや膿盆などを使用して，周囲が汚染されないようにする。ショック離脱後に行われる緊急内視鏡検査に備えて準備を進め，患者に意識がある場合は，患者に検査の必要性を説明して同意を得る。

内視鏡的止血によって止血が困難な場合は，手術療法が行われるため，治療の進行状況を常に把握して次の治療に備える。家族は動揺していることもあるため，情報提供や声かけなどを行い，家族の不安軽減に努める（消化器症状や吐血・下血に対する看護ケアの詳細は第1部❷「嘔気・嘔吐」，❸「腹痛」，❹「吐血・下血」参照）。

3）食事・栄養の管理

穿孔や出血がなければ基本的には厳重な食事制限は行わないが，症状が出現して嘔気・嘔吐が強い場合や，大量出血のリスクがある場合は，1～2日間絶食とし，輸液などによる栄養管理を行う。

内視鏡検査で止血が確認されれば流動食，三分粥，五

図5 胃・十二指腸潰瘍の再発予防のための自己管理

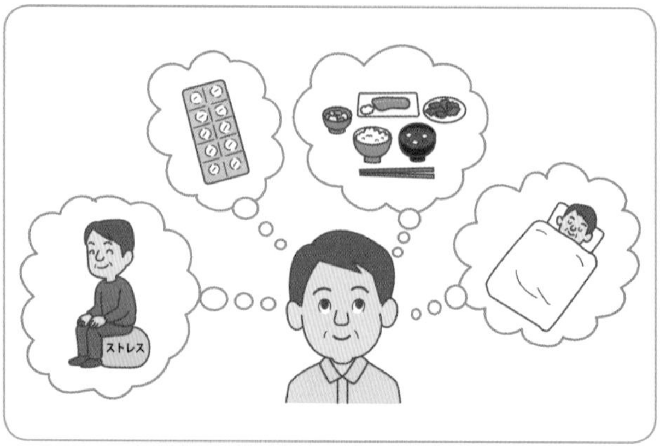

分粥，七分粥，全粥，軟食と段階的に食事形態を上げていく。食事や嗜好品に関しては，以下のような点を患者に指導する。

1 蛋白質

潰瘍の治癒を促進する良質な蛋白質として，肉類，魚介類，牛乳・乳製品，卵類，大豆・大豆製品などを摂取する。

2 脂質

脂質が多く含まる食材は胃内の停滞時間が長くなり，潰瘍部分の負担となるため，過剰に摂取しない。

3 鉄分

出血による鉄欠乏性貧血がみられる場合は，鉄分を多く含む食材を摂取する。

4 食物繊維

繊維が多いと胃粘膜を刺激するため，消化しやすい形態に調理する。

5 コーヒー，香辛料，アルコール

胃酸の分泌を促進する作用があるため，摂取を避ける。

6 食事の温度

胃粘膜への刺激を避けるために，飲食物の温度は常温程度が望ましい。10℃以下もしくは70℃以上のものは避ける。

7 タバコ

胃粘膜血流を低下させるため，禁煙とする。

［嶌田理佳，大川滋美］

《引用文献》

1）日本消化器病学会編：消化性潰瘍診療ガイドライン 2020，改訂第3版．p XⅥ，2-192，南江堂，2020.
2）徳永健吾，高橋信一：胃・十二指腸潰瘍．小俣政男・他監，専門医のための消化器病学，第2版，pp93-100，医学書院，2013.

《参考文献》

1）日本消化器病学会編：消化性潰瘍診療ガイドライン 2020，改訂第3版．南江堂，2020.
2）大辻英吾：胃および十二指腸．坂井義治・他編，標準外科学，第15版，pp494-523，医学書院，2019.
3）加藤卓次：胃・十二指腸の疾患．浅野嘉延・他編，看護のための臨床病態学，改訂第4版，pp191-193，南山堂，2020.
4）嶋田裕慈：消化性潰瘍．大久保裕直編，消化器診療がわかる現場の教科書―診るロジックと薬の使い方，pp94-104，じほう，2020.
5）森本崇：消化性潰瘍治療薬．大久保裕直編，消化器診療がわかる現場の教科書―診るロジックと薬の使い方，pp252-263，じほう，2020.
6）小林健二：極論で語る消化器内科．pp27-42，丸善出版，2018.
7）嶌田理佳：胃・十二指腸疾患．明石惠子編，ナーシンググラフィカ 健康の回復と看護②栄養代謝機能障害，第3版，pp31-37，メディカ出版，2014.
8）嶌田理佳：胃・十二指腸疾患患者の看護．明石惠子編，ナーシンググラフィカ　健康の回復と看護②栄養代謝機能障害，第3版，pp129-130，メディカ出版，2014.

NOTE

12 胃がん

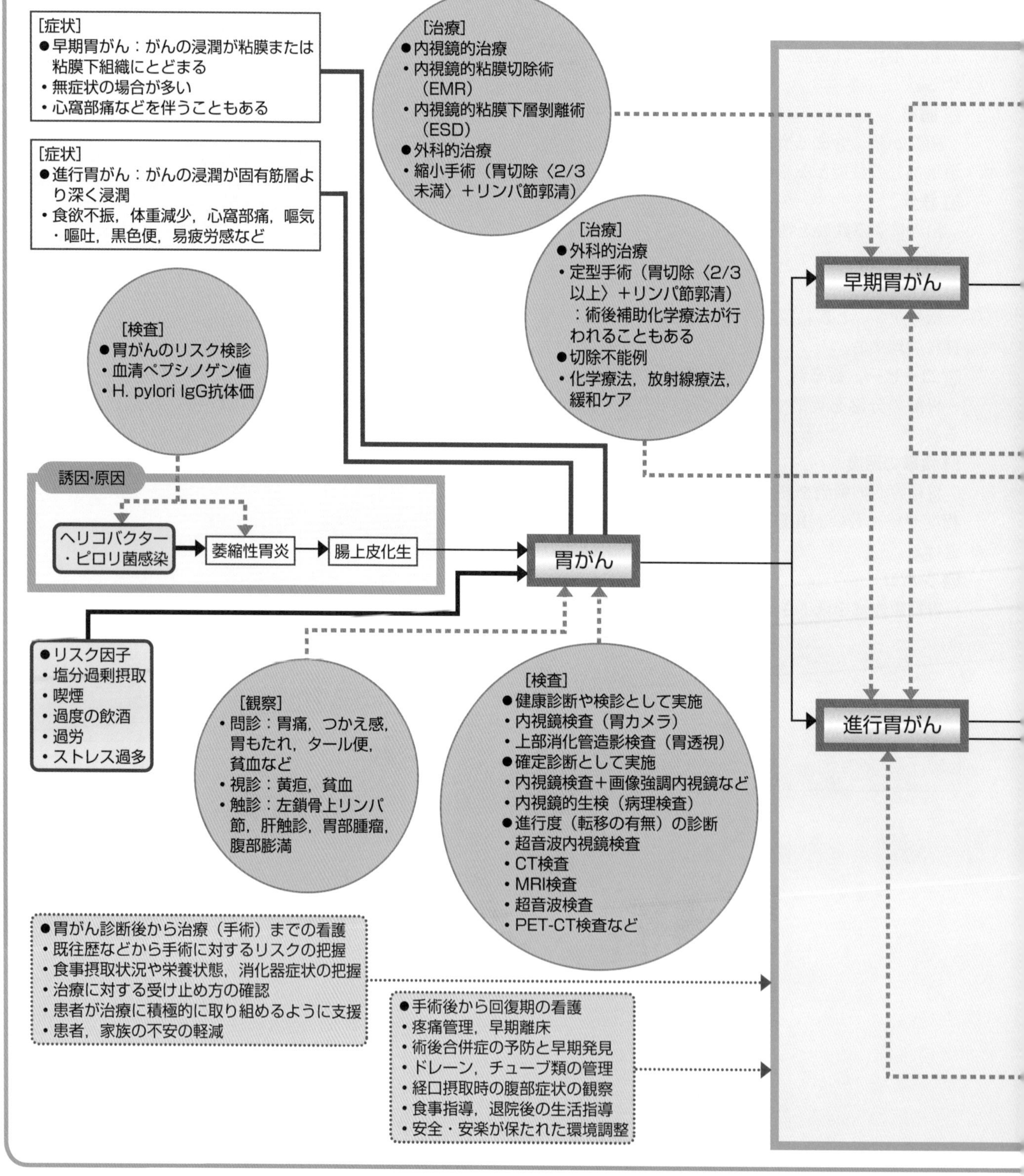

[症状]
●早期胃がん：がんの浸潤が粘膜または粘膜下組織にとどまる
・無症状の場合が多い
・心窩部痛などを伴うこともある
[症状]
●進行胃がん：がんの浸潤が固有筋層より深く浸潤
・食欲不振，体重減少，心窩部痛，嘔気・嘔吐，黒色便，易疲労感など
[治療]
●内視鏡的治療
・内視鏡的粘膜切除術（EMR）
・内視鏡的粘膜下層剥離術（ESD）
●外科的治療
・縮小手術（胃切除〈2/3未満〉＋リンパ節郭清）
[治療]
●外科的治療
・定型手術（胃切除〈2/3以上〉＋リンパ節郭清）：術後補助化学療法が行われることもある
●切除不能例
・化学療法，放射線療法，緩和ケア
[検査]
●胃がんのリスク検診
・血清ペプシノゲン値
・H. pylori IgG抗体価
誘因・原因
ヘリコバクター・ピロリ菌感染
萎縮性胃炎
腸上皮化生
胃がん
早期胃がん
進行胃がん
●リスク因子
・塩分過剰摂取
・喫煙
・過度の飲酒
・過労
・ストレス過多
[観察]
・問診：胃痛，つかえ感，胃もたれ，タール便，貧血など
・視診：黄疸，貧血
・触診：左鎖骨上リンパ節，肝触診，胃部腫瘤，腹部膨満
[検査]
●健康診断や検診として実施
・内視鏡検査（胃カメラ）
・上部消化管造影検査（胃透視）
●確定診断として実施
・内視鏡検査＋画像強調内視鏡など
・内視鏡的生検（病理検査）
●進行度（転移の有無）の診断
・超音波内視鏡検査
・CT検査
・MRI検査
・超音波検査
・PET-CT検査など
●胃がん診断後から治療（手術）までの看護
・既往歴などから手術に対するリスクの把握
・食事摂取状況や栄養状態，消化器症状の把握
・治療に対する受け止め方の確認
・患者が治療に積極的に取り組めるように支援
・患者，家族の不安の軽減
●手術後から回復期の看護
・疼痛管理，早期離床
・術後合併症の予防と早期発見
・ドレーン，チューブ類の管理
・経口摂取時の腹部症状の観察
・食事指導，退院後の生活指導
・安全・安楽が保たれた環境調整

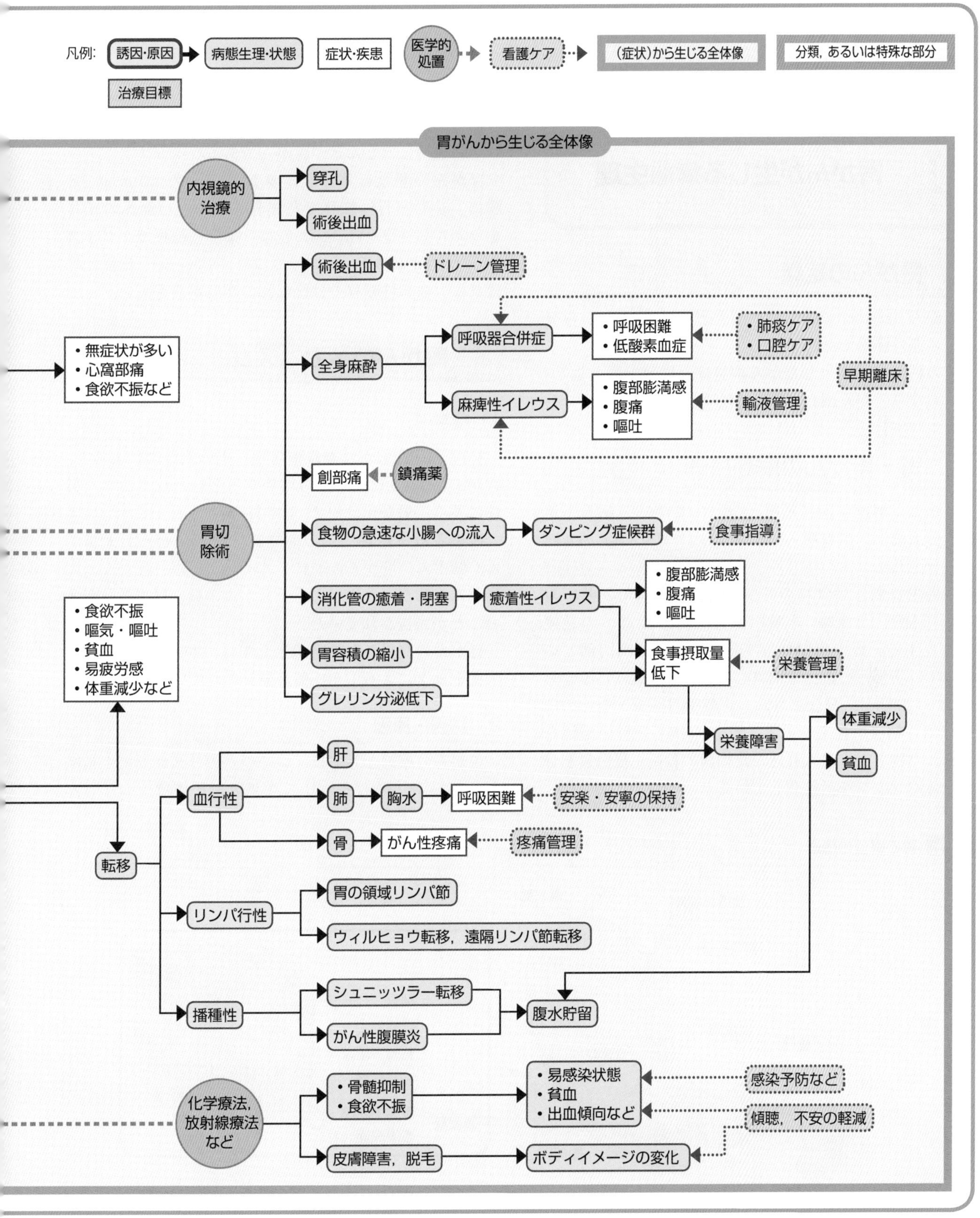
凡例:
誘因・原因
病態生理・状態
症状・疾患
医学的処置
看護ケア
(症状)から生じる全体像
分類，あるいは特殊な部分
治療目標
胃がんから生じる全体像
内視鏡的治療
穿孔
術後出血
術後出血
ドレーン管理
全身麻酔
呼吸器合併症
・呼吸困難
・低酸素血症
・肺痰ケア
・口腔ケア
早期離床
麻痺性イレウス
・腹部膨満感
・腹痛
・嘔吐
輸液管理
・無症状が多い
・心窩部痛
・食欲不振など
創部痛
鎮痛薬
胃切除術
食物の急速な小腸への流入
ダンピング症候群
食事指導
消化管の癒着・閉塞
癒着性イレウス
・腹部膨満感
・腹痛
・嘔吐
・食欲不振
・嘔気・嘔吐
・貧血
・易疲労感
・体重減少など
胃容積の縮小
食事摂取量低下
栄養管理
グレリン分泌低下
栄養障害
体重減少
貧血
肝
血行性
肺
胸水
呼吸困難
安楽・安寧の保持
骨
がん性疼痛
疼痛管理
転移
胃の領域リンパ節
リンパ行性
ウィルヒョウ転移，遠隔リンパ節転移
シュニッツラー転移
播種性
腹水貯留
がん性腹膜炎
・骨髄抑制
・食欲不振
・易感染状態
・貧血
・出血傾向など
感染予防など
化学療法，放射線療法など
傾聴，不安の軽減
皮膚障害，脱毛
ボディイメージの変化

12 胃がん

Ⅰ 胃がんが生じる病態生理

1. 胃がんの定義

胃がん（gastric cancer）は，胃粘膜の上皮細胞から発生する悪性腫瘍である。

胃の粘膜内で発生したがん細胞は，増殖を繰り返し，大きくなり，がん細胞は胃壁に浸潤していく。

2. 胃・胃がんの解剖生理（図1）

胃壁は，解剖学的に粘膜（粘膜筋板を含む），粘膜下組織，固有筋層，漿膜層（漿膜下組織および漿膜表面）の4層に区分される。

胃の主な働きは食物の貯留・消化と殺菌である。胃の入口付近（食道側）を噴門部といい，食道への逆流を防止する。胃の出口付近（十二指腸側）は幽門部といい，十二指腸への排出を調整している。胃液は粘膜から1000～2000mL/日分泌され，胃酸やペプシンなどの消化酵素と粘液を含んでいる。胃酸（塩酸）は強い酸性を示し，食物とともに入り込んだ細菌の殺菌，蛋白質を分解するペプシンを活性化している[1]。

胃がんの好発部位は，前庭部，胃角部，胃体部であり，組織型はほとんどが腺がんである。

胃がんの卵巣転移はクルッケンベルグ（Krukenberg）腫瘍，リンパ行性転移で左鎖骨上窩リンパ節への転移をウィルヒョウ（Virchow）転移，播種性転移でダグラス（Douglas）窩転移をシュニッツラー（Schnitzler）転移と呼ばれる。血行性転移では肝転移の頻度が最も高い。

3. 胃がんのメカニズム

1）疫学

2017年の全国がん登録罹患数・率の報告書によると，胃がんは50歳代後半から増加するといわれており，男性に多く，男女比は約2：1であった。

罹患者数は男性では，前立腺がん，胃がん，大腸がん，肺がん，肝がんの順に多く，女性では，乳がん，大腸がん，肺がん，胃がん，子宮がんの順に罹患者数が多いことが報告されていた。

胃がんの発見された経緯としては，がん検診・健診・人間ドックによって19.5％が発見されていた[2]。

2）誘因・原因

胃がんの原因としては，いくつかのリスク要因が指摘されている。最も高いリスク要因としては，ヘリコバ

図1　胃と胃壁の構造

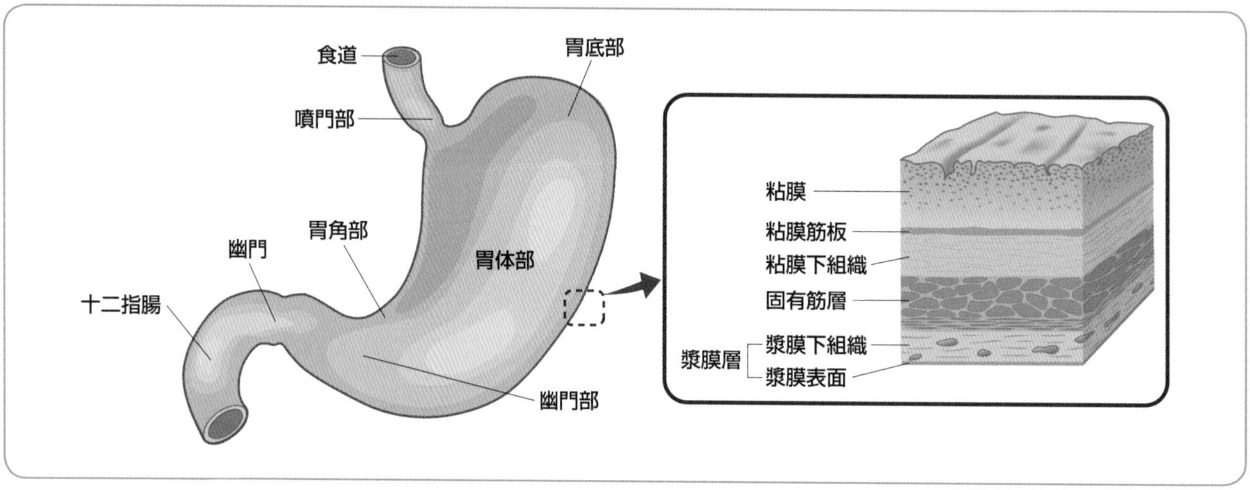

クター・ピロリ菌（*Helicobacter pylori*）感染といわれている。また，塩分の過剰摂取や喫煙も要因とされている。さらに，アルコールの過剰摂取，過多のストレス，過労，野菜・果物の摂取不足などが指摘されている[1]。

近年，日本ではピロリ菌の感染率が低下し，胃がんの罹患率は穏やかな減少傾向を示している。

4. 胃がんの分類と症状

1）分類

1 壁深達度（表1，図2）

『胃癌取扱い規約 第15版』では，リンパ節転移の有無にかかわらず，T1腫瘍を「早期胃がん」，T2～T4腫瘍までを「進行胃がん」とする[3]ことが示されている。

表1　胃がんの壁深達度について

壁深達度の表記		深達度の説明	進行度
TX		がんの浸潤の深さが不明なもの	
T0		がんがない	
T1		がんの局在が粘膜または粘膜下組織にとどまるもの	早期胃がん
	T1a	がんが粘膜にとどまるもの	
	T1b	がんの浸潤が粘膜下組織にとどまるもの	
T2		がんの浸潤が粘膜下組織を越えているが，固有筋層にとどまるもの	進行胃がん
T3		がんの浸潤が固有筋層を超えているが，漿膜下組織にとどまるもの	
T4		がんの浸潤が漿膜表面に接しているかまたは露出，あるいは他臓器に及ぶもの	
	T4a	がんの浸潤が漿膜表面に接しているか，またはこれを破って腹腔に露出しているもの	
	T4b	がんの浸潤が直接他臓器まで及ぶもの	

（日本胃癌学会編：胃癌取扱い規約，第15版．p 17，金原出版，2017．より作成）

図2　胃がんの壁深達度

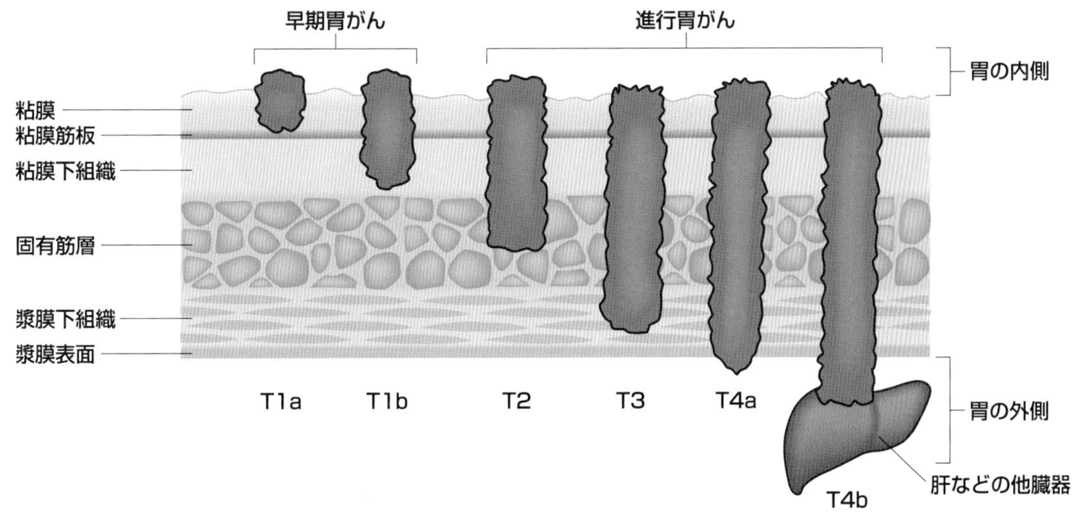

（日本胃癌学会編：胃癌取扱い規約，第15版．p17，金原出版，2017．を参考に作成）

つまり，がん細胞が，粘膜または粘膜下組織までにとどまっているものを「早期胃がん」といい，固有筋層より深く浸潤したものは「進行胃がん」とされる。

2 肉眼型分類

また，『胃癌取扱い規約 第15版』では，胃がんの肉眼型分類は**表2，図3**のように分類されている。胃がんを粘膜面からみて，その形態は0～5型に分類される。

癌腫の壁深達度が粘膜下組織までにとどまる場合に多くみられる肉眼形態を「表在型」とし，固有筋層より深くに及んでいる場合に多くが示す肉眼形態は「進行型」とされている[4]。

3 リンパ節転移の有無

表3のとおり領域リンパ節の転移の個数によって，N0～N3などNで示される。

4 その他の転移の有無

表3のとおり領域リンパ節以外の転移の有無によって，MX，M0，M1などで示される。

5 進行度分類

胃がんの進行度分類は，T（壁深達度），N（リンパ節転移の有無），M（その他の転移の有無と部位）で評価される。2017年の『胃癌取扱い規約　第15版』からは**臨床分類**（clinical classification）**（表4）**と**病理分類**（pathological classification）**（表5）**が示され，それぞれの接頭辞c, pを用いて「cT2」「pN2」などと示される（接頭辞のないものは臨床分類を意味する）。臨床分類は治療法の決定の基礎となり，病理分類は予後評価の基礎となる[3]。

表2　胃がんの肉眼型分類（基本分類）

分類	説明
0型：表在型	がんが粘膜下組織までにとどまる場合に多くみられる肉眼形態
1型：腫瘤型	明らかに隆起した形態を示し，周囲粘膜との境界が明瞭なもの
2型：潰瘍限局型	潰瘍を形成し，潰瘍をとりまく胃壁が肥厚し周囲粘膜との境界が比較的明瞭な周堤を形成する
3型：潰瘍浸潤型	潰瘍を形成し，潰瘍をとりまく胃壁が肥厚し周囲粘膜との境界が不明瞭な周堤を形成する
4型：びまん浸潤型	著明な潰瘍形成も周堤もなく，胃壁の肥厚・硬化を特徴とし，病巣と周囲粘膜との境界が不明瞭なもの
5型：分類不能	上記0～4型のいずれにも分類し難いもの

（日本胃癌学会編：胃癌取扱い規約，第15版．p 10，金原出版，2017．より作成）

図3　胃がんの肉眼型分類

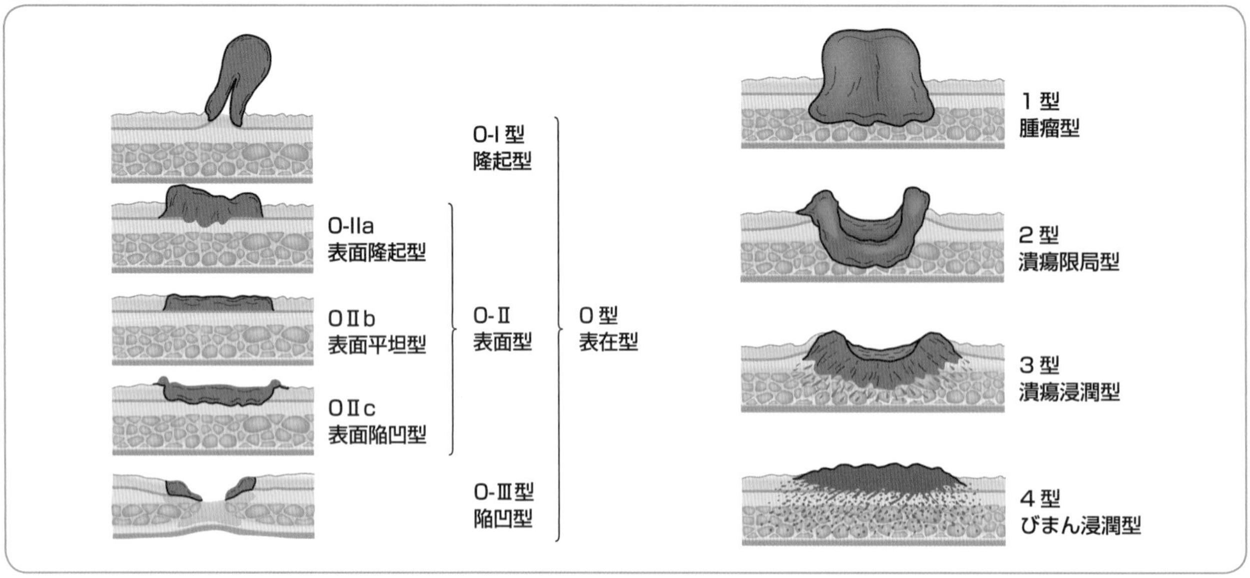

（日本胃癌学会編：胃癌取扱い規約，第15版．p11，金原出版，2017．より）

胃がんは，進行に伴い胃壁の深部，さらには近隣臓器に浸潤し，リンパ行性や血行性に転移をきたす。胃がんは，壁深達度，リンパ節転移の程度，遠隔転移の有無で進行度が評価され，内視鏡治療，外科手術，化学療法，放射線療法などの治療が選択される。特に壁深達度（T）は，がんの進行度や治療方針を決定する際に重要となる。

表3 リンパ節転移とその他の転移の有無と部位の表記方法

リンパ節転移の程度（N）	NX	領域リンパ節転移の有無が不明である
	N0	領域リンパ節に転移を認めない
	N1	領域リンパ節に１～２個の転移を認める
	N2	領域リンパ節に３～６個の転移を認める
	N3	領域リンパ節に７個以上の転移を認める
	N3a	７～15個の転移を認める
	N3b	16個以上の転移を認める
その他の転移の有無と部位（M）	MX	領域リンパ節以外の転移の有無不明である
	M0	領域リンパ節以外の転移を認めない
	M1	領域リンパ節以外の転移を認める

＊壁深達度（T）に関しては，表１を参照
（日本胃癌学会編：胃癌取扱い規約，第15版．p 20，24，金原出版，2017．より作成）

2）症状

胃がんの症状は，がんにより胃が障害されて出現する症状とがんの浸潤・転移により出現する症状がある。

代表的な症状は，**胃の痛み・不快感・違和感，嘔気，食欲不振**などであるが，これらは胃がん特有の症状ではなく，胃炎や胃潰瘍の場合でも起こり得る。

また，早期胃がんの場合は，無症状の場合も多い。

進行がんであれば，幽門部狭窄，噴門部狭窄などの通過障害，腫瘍からの出血，それらに伴う低栄養，脱水などが起こり得る[1]。

表4 胃がんの進行度分類（臨床分類）

リンパ節転移とその他の転移／壁深達度	M0		M1
	N0	N1～N3	Any N
T1/T2	Ⅰ	ⅡA	ⅣB
T3/T4a	ⅡB	Ⅲ	
T4b	ⅣA		

＊接頭辞cをつける
（日本胃癌学会編：胃癌取扱い規約，第15版．p 26，金原出版，2017．より改変）

表5 胃がんの進行度分類

		リンパ節転移とその他の転移の有無と部位					
		M0					M1
		N0	N1	N2	N3a	N3b	Any N
壁深達度（T）	T1a/T1b	ⅠA	ⅠB	ⅡA	ⅡB	ⅢB	Ⅳ
	T2	ⅠB	ⅡA	ⅡB	ⅢA	ⅢB	
	T3	ⅡA	ⅡB	ⅢA	ⅢB	ⅢC	
	T4a	ⅡB	ⅢA	ⅢA	ⅢB	ⅢC	
	T4b	ⅢA	ⅢB	ⅢB	ⅢC	ⅢC	

＊接頭辞pをつける
（日本胃癌学会編：胃癌取扱い規約 第15版，金原出版，p 26，2017．より改変）

5. 胃がんの検査・診断

1 内視鏡検査

胃がんの診断には内視鏡検査が行われる。胃壁表面の病変を観察することのみならず，がんの壁進達度や組織片の生検も行われる。

早期胃がんに対しては，内視鏡を用いた治療として，**内視鏡的粘膜切除術**（endoscopic mucosal resection: EMR），**内視鏡的粘膜下層剥離術**（endoscopic submucosal dissection: ESD）が行わることもある。

2 コンピュータ断層撮影（CT），磁気共鳴画像（MRI）腹部超音波（エコー）検査など

画像検査により胃がんの他臓器への転移やリンパ節転移などを診断するために行われる。

3 検体検査

血液検査では腫瘍マーカー（CEA，CA19-9），便検査では便潜血反応などが実施されるが，胃がんに特異的な検査ではない。

ヘリコバクター・ピロリ菌の抗体価検査やペプシノゲン（PG）検査は胃粘膜の状態を簡便に評価するには有用とされているが，胃がんの診断方法ではないとされている。

6. 胃がんの治療

1）内視鏡的切除術

リンパ節転移の可能性が低く，腫瘍が一括切除できる大きさと部位にある場合，内視鏡的切除が実施される[5]。方法としては，EMR，ESD がある。

EMR は，胃の粘膜病変を挙上して鋼線スネアをかけ，高周波により焼灼切除する方法である[5]。ESD は，高周波デバイスを用いて病巣周囲の粘膜を切開し，さらに粘膜下層を剥離して切除する方法である[5]。

2）外科手術（胃切除）

開腹や腹腔鏡下で病巣を切除する。胃がんの部位，進行度によって切除する範囲が異なる。

胃がんに対する**胃切除術（図4）**では，胃をすべて摘出する**胃全摘術**，胃を上部・中部・下部に三等分し，中部・下部にがんが存在する場合は胃の中下部3分の2を切除する**幽門側胃切除術**，胃の上部にできた胃がんで胃の半分以上を残すことができる**噴門側胃切除術**などがある[6]。

胃切除後の再建（図5）には，**ビルロートⅠ法**（幽門側胃切除術後に残胃と十二指腸を吻合），**ルーワイ法**（Roux-en-Y 法，胃全摘術後は食道と小腸を吻合）などが行われる[7〜8]。

3）化学療法

胃がん治療ガイドラインでは，術前補助化学療法は試験的治療として検証され有望と認識された段階にあるため，弱い推奨にとどまっている[9]。

術後補助化学療法では，手術後の再発予防目的で行われる。腹膜転移や進行例，再発例に対しては，症状の緩和等を目的として実施される場合もある。

図4 切除する範囲

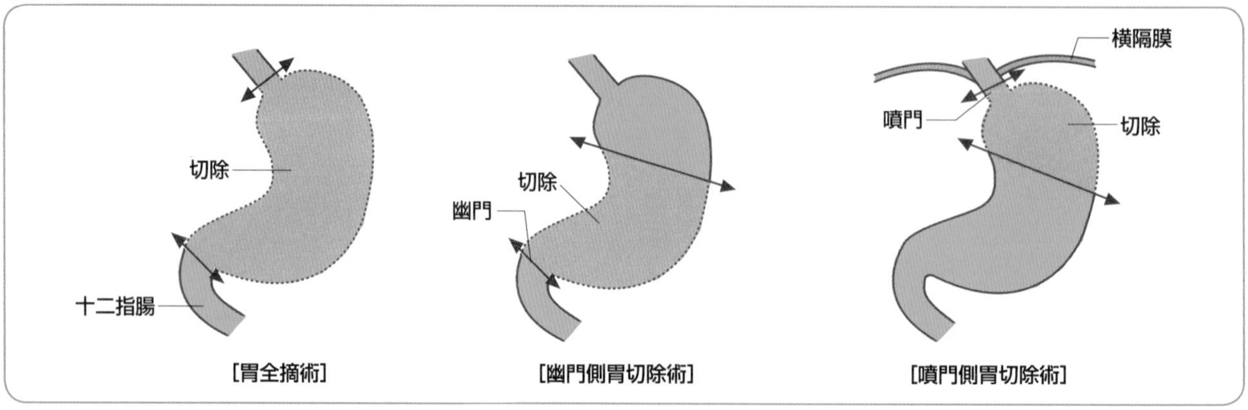

図5 胃切除後の再建

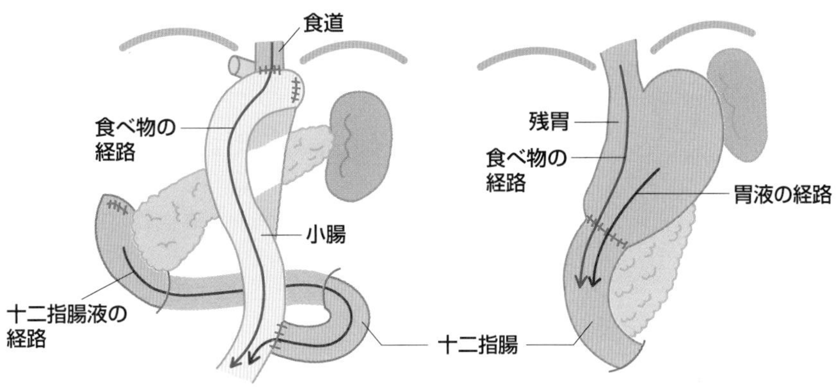

[ルーワイ再建]
胃全摘術後はこの図のように食道と小腸を吻合する

[ビルロートⅠ再建]
幽門側胃切除術後に残胃と十二指腸を吻合する

Ⅱ 胃がんの看護ケアとその根拠

1. 胃がんの観察ポイント

胃がんは早期の段階ではほとんど自覚症状がない。進行すると消化管の通過障害，腫瘍からの出血，低栄養，脱水などが出現する。

- **全身状態**：バイタルサイン，顔色，食事摂取量，貧血の有無，皮膚の観察，栄養状態
- **腹部症状**：腹痛，嘔気・嘔吐，腹部膨満感，排便状態，便の性状
- **検査データ**：血液検査（貧血状態，電解質バランス，栄養状態，腫瘍マーカー），便潜血，内視鏡検査，腹部超音波検査などの画像検査
- **生活習慣**：既往歴，生活背景，家族構成，嗜好品
- **心理的状況**：病状に対する認識，治療に対する理解度

2. 胃がんの看護目標

1）術前

❶患者・家族が病状や治療に対して理解し，納得して治療を受けることができる
❷患者の治療への不安が緩和され，手術を受けることができる

術前の看護目標としては，患者の全身状態や治療に対する理解の程度を把握し，患者が主体的に治療に取り組めるように援助することが重要である。

2）術後（特に外科手術後）

❶術後合併症の予防と早期発見
❷疼痛管理と早期離床
❸ダンピング症候群の予防

手術後は術後合併症の予防と早期発見，早期離床が重要となる。疼痛が強い場合は，離床の遅延，喀痰の排出困難から無気肺などの呼吸器合併症が生じることもあるため，疼痛管理は重要である。

手術に伴う消化管機能の影響としては，食事摂取に伴う消化器症状（ダンピング症候群）が起こりやすく，食事指導を行い予防していくことが重要となる。

3）回復期・社会復帰

❶多職種連携による栄養管理・食事指導
❷個別性をふまえた食生活習慣の構築

手術後は，食事摂取量の低下に伴い，体重減少や栄養状態の低下が生じる可能性があるため，医師や管理栄養士など多職種と連携をとりながら指導を行う。食事は30分以上かけてゆっくり食べることや，固形物はよく噛んでから食べるように指導する。特に術前から早く食べる習慣のある患者では注意深く観察する必要がある。

退院後の日常生活での注意点では，現在の病状に加え，これまでの患者の生活背景や社会的役割，家族の協力なども含めた個別性あるかかわりが重要である。

3. 胃がんの看護ケア

胃がんは病期によって治療方針が大きく異なる。早期胃がんに対しては内視鏡的切除術も選択される。

早期胃がん〜遠隔転移を伴わない進行胃がんに対しては胃切除術が行われる。

そのため，それぞれの治療の特性と合併症について理解し患者のサポートを行う必要がある。

1）治療前

食事が十分に摂取できず栄養状態が低下している可能性や検診等で発見される場合もあり，入院や手術などの治療に対する不安が強く，精神的な援助が必要になる場合もある。検査や手術に対する受けとめ方を把握し，治療方針について患者・家族が十分に理解し，治療を受けられるような支援が重要である。

2）術後

1 内視鏡的切除術

内視鏡的切除（ESD，EMR）では，穿孔，術後出血，呼吸器合併症などが生じる可能性がある。外科手術と比較した場合，患者への侵襲性は低く，手術創も伴わないが，胃などの臓器への侵襲は大きいため，治療前から処置に対する合併症リスクの評価と治療中・後の観察が大切となる。

治療後では，覚醒状況，呼吸状態，術後の出血に注意し，吐血・下血，黒色便の有無，血液検査結果を確認する。

2 外科手術（胃切除術）

胃切除術後の合併症には，術後出血，縫合不全，腹腔内膿瘍，膵液瘻（memo参照），腸閉塞（イレウス），創部感染，肺塞栓症，肺炎，せん妄，腹水貯留，心血管系偶発症（心筋梗塞，脳梗塞，脳出血など）がある。

また，手術後にはドレーン類が挿入され，これらは合併症の早期発見となるため，観察が重要である。胃内の減圧目的に経鼻胃管を留置することもある。一方，これらは患者にとっては不快感や疼痛を引き起こし，早期離床や睡眠を妨げる要因となることがある。そのため，これらドレーン類の留置場所や留置期間，留置の意義について正確に理解してもらうことで，患者の不安やいら立ちの軽減も期待される。

● 手術直後〜24時間以内

麻酔薬や鎮痛薬による呼吸抑制，誤嚥・喀痰などによる気道閉塞症状やドレーン類からの排液量，血圧や脈拍などのバイタルサイン，術後高血糖に注意が必要である[10)]。

● 術後24〜72時間

ドレーン類の排液量や性状などの観察が重要となる。体液がサードスペースから血管内に戻る，いわゆるrefillingの時期に入るため，特に心機能障害の既往がある患者の場合は心原性肺水腫に陥る危険性がある[10)]。また，離床時などの肺血栓塞栓症に注意する必要がある。

● 術後1〜2日目

術後せん妄が生じることもあり，注意力や理解力の低下，落ち着きがない，幻覚・妄想を訴え，精神的に不安になる。通常は1週間以内で軽快するが，術後せん妄に伴う転倒・転落などによる二次的損傷にも注意が必要である。

● 術後72時間〜7日目

術後感染症に注意が必要である。胃がん手術後合併症のなかで最も頻度が多いと考えられ，術後感染症は手術部位感染と遠隔部位感染に大別される。縫合不全，創感染，腹腔内感染症は手術部位感染であり，肺炎などは遠隔部位感染に分類される[10)]。

また，術後48〜72時間で腸管の蠕動運動は回復するとされている。術後早期腸閉塞とは，排ガスや排便などの腸動が回復した後にふたたび排ガスが停止し，機械的な腸閉塞をきたす[10)]。

症状としては，腹部膨満，腹痛，嘔気・嘔吐などであり，症状が認められた場合，食事および水分の摂取について医師に確認する必要がある。食事の開始に伴い，ダンピング症状に注意が必要である。

3）手術後の離床

手術翌日から離床を促していくことは重要であるが，

> **MEMO 膵液漏**
>
> 胃がんの手術では，膵臓周囲の総肝動脈や脾動脈に沿ったリンパ節郭清が併せて行われることがある。膵臓に手術中に気がつかないような微細な損傷があると，術後に膵液が腹腔内に漏れる膵液漏という状態になる。膵液漏は腹腔内膿瘍の原因となり，仮性動脈瘤形成の誘因，その破裂により致命的な大出血を引き起こすことがある。
>
> 膵液漏の初期段階ではドレーン排液が赤ワイン様の色調になることがあり，その後数日が経過すると膿性に変化する。膵液漏の膿性排液は，特有の甘酸っぱいにおいがすることが特徴とされている[10)]。

初回離床時には立ちくらみや転倒のリスクが高いため，注意が必要である。また術後は点滴やドレーン，経鼻胃管などたくさんのチューブが留置されているため，声かけやチューブ位置の指導など，チューブ類の抜去を予防する必要がある。

離床に際しては，まず仰臥位から座位でバイタルサインや疼痛を評価し，離床が可能であるかを十分に判断することが重要となる。バイタルサインの異常を認める場合や，強い腹痛を訴える場合には無理に離床を進めず，担当医に相談し，離床が難しい場合には，ベッド上でもできる手足の運動やベッドのギャッチアップによる座位保持を行い対応する場合もある[11]。

4）ダンピング症候群の予防

ダンピング症候群には，早期ダンピング症候群と晩期ダンピング症候群がある。

早期ダンピング症候群は，食事が比較的急速に十二指腸・小腸に流れ込むことにより，腸管内の浸透圧が急激に上昇して腸内に水分が移動し，循環血液量の低下が起こるとされている。また，腸管伸展による蠕動亢進，消化管ホルモンの過剰放出が起こり，食後30分以内に腹痛，嘔吐，下痢，全身倦怠感，動悸，冷汗など多様な症状を呈する。

晩期ダンピング症候群は，食後の急激な高血糖状態に対してインスリンが多量に分泌されて，食後2～3時間に低血糖状態になる。ダンピング症候群の症状は食事のとり方を工夫することで改善するとされている[10]。

術後しばらくは1日5食程度の分割食を目標とし，1食あたりの量を減らすよう指導する。また早食いは消化不良や腹痛などの原因となるため，1口ずつしっかりと咀嚼する（20～30回程度）とともに，1口ごとの間隔もしっかりとるようにして，1食あたり30分程度の時間をかけるように声かけを行う。

［佐々木新介］

《引用文献》
1）棚橋利行，吉田和弘，山口和也：胃．消化器外科Nursing 22(5)：382-391，2017．
2）厚生労働省健康局がん・疾病対策課：平成29年全国登録罹患者数・率報告．2020．
3）日本胃癌学会編：胃癌取扱い規約，第15版．p2，17，金原出版，2017．
4）日本胃癌学会編：胃癌取扱い規約，第15版．p10，金原出版，2017．
5）日本胃癌学会編：胃癌治療ガイドライン 医師用，2018年1月改訂第5版．p20-21，金原出版，2018．
6）宮田一志：胃の治療とケア．消化器ナーシング24(5)：419-429，2019．
7）宮田一志：幽門側胃切除術．消化器外科Nursing 23(11)：966-971，2018．
8）宮田一志：胃全摘術．消化器外科Nursing 23(11)：978-981，2018．
9）日本胃癌学会編：胃癌治療ガイドライン 医師用，2018年1月改訂第5版，p46，金原出版，2018．
10）毛利靖彦，大井正貴，楠正人：胃がん手術後の看護・観察ポイント．消化器外科Nursing 18(8)：686-695，2013．
11）原豪男，田中晃司：胃がん術後の患者さんへの指導．消化器外科Nursing 23(10)：872-877，2018．
《参考文献》
1）山形幸徳，小林久見子，渡邉まり子：まるっと見せます！胃疾患のケア．消化器ナーシング24(1)：25-36，2019．

NOTE

Column 放射線療法

1．放射線療法

放射線療法（Radiation therapy）は，手術療法やがん薬物療法と並ぶがん治療の３本柱の１つである。がん薬物療法は全身療法であるのに対し，放射線療法は手術療法と同じく局所治療である。放射線治療は単独で行われることもあるが，手術療法の前後に，あるいはがん薬物療法と併用して行われることが多い。がんの根治や症状を緩和することを目的に行われている。

放射線療法の強みは，切除・摘出せず臓器が温存できることや，臓器機能が低下している場合にも選択できることである。一方，放射線に弱い組織には照射できる量に限界があり，放射線感受性の低いがん対してはがんを制御する力に劣るという弱みがある。

消化器では，食道がん，膵がん，肝がん，大腸がんに対し治療が行われている。

2．放射線療法のメカニズム

放射線が細胞のDNAを傷つけることでがん細胞を死滅させる。正常細胞も一度に多量の放射線を照射されると死滅してしまう。しかし，分割して少量ずつ照射すれば回復する。がん細胞は正常細胞に比べて回復する力が弱い。この正常細胞とがん細胞の回復力の差を利用し分割して少量ずつ放射線を照射し治療が行われている。

3．放射線治療にかかわる医療チームの目標

放射線治療にかかわる医療チームの目標は，患者の治療効果を最大に，有害事象を最小にすることである。この目標を達成するために医師は綿密な治療計画を立て，放射線技師は治療機器を操作し精度の高い治療の実施をサポートする。そして，看護師は，患者が予定通り治療を完遂できるように心身両面のケアを行う。

4．放射線治療の実際

放射線治療の方法には，体外からがんに放射線を照射する外部照射と，体内に小線源を入れたり内用したりし照射する内部照射がある。ここでは消化器がんに多く使われている外部照射について説明する。外部照射はリニアック（**図１**）などの機器を使って行う。

外部照射では放射線は患者の身体を通過する。患者の体内に残ることはない。患者のなかには，放射線治療を受けることで自分から放射線が出ていると思い込み家族との接触を避けたほうがいいのではないかと悩んでいる人もいる。事前に医療者から患者へ適切な説明を行い，患者が正しく認識できるように支援が必要である。

1）放射線治療（外部照射）の流れ

①患者は，医師からがん，あるいはがん再発の告知を受け，医師と相談の結果，放射線治療を受けることを決定する

図１ 治療機器（リニアック）

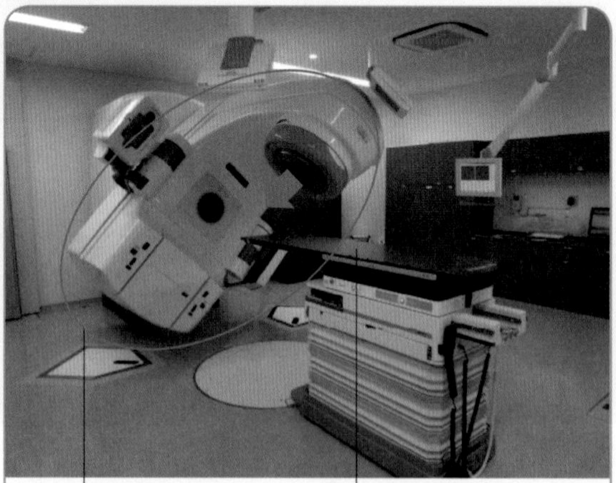

患者は治療台に仰臥位または腹臥位で臥床する。治療台の幅は 50cm 程度で，治療中は 1m以上の高さまで上昇する。ガントリーは治療台の周りを 360 度回転でき，矢印の部分からX線が出る。

②患者は，放射線治療医の診察を受け，放射線治療について詳細な説明を受け，治療に進むことを決定する

③患者は，治療計画のための CT を受ける。このとき，放射線技師は患者の皮膚に専用のペンでマーキングする。マーキングは，放射線が毎回がん病巣に正確に照射できるように，すなわち治療の再現性を維持するために位置合わせをする際に使う。また放射線技師は必要時に固定具を作製する **(図2)**

④医師は，患者の CT 画像をもとに治療を計画する。治療方法や線種，1 回線量，照射回数，総線量，門数，方向を決定する。

- 治療方法は，通常の X 線照射のほかに，治療効果を高く有害事象を少なくするためにさまざまな方向からがん病巣に線量を集中させる強度変調放射線治療 (Intensity Modulated Radiation Therapy：IMRT) を選択する場合もある
- 消化器がんに使われる線種は X 線が多い。先進医療として粒子線を選択されることもある
- 線量は人体に吸収された放射線の量であるグレイ（Gy）という単位で表す。食道がんでがん薬物療法と併用する場合の計画例では，1 回線量 1.8Gy，照射回数 30 回，総線量 50.4Gy がある
- 門数は，放射線を何方向から照射するかを表す **(図3)**
- がん病巣に線量を集中させ，かつ正常組織の線量を下げるために，どの方向から照射するかを計画する **(図4)**

図3 照射門数

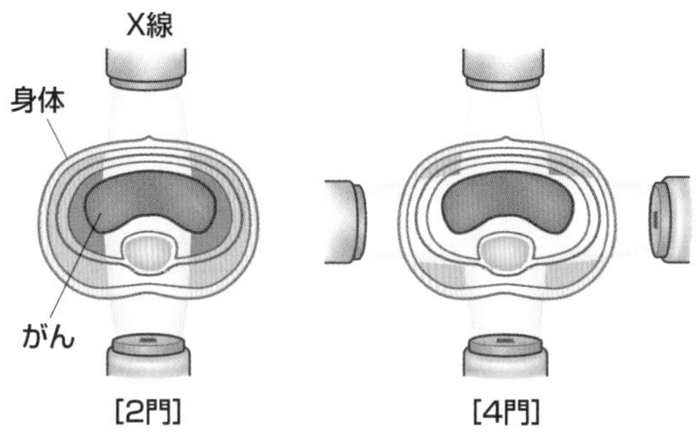

2方向から照射するときは2門，
4方向から照射するときは4門という。

図2 固定具

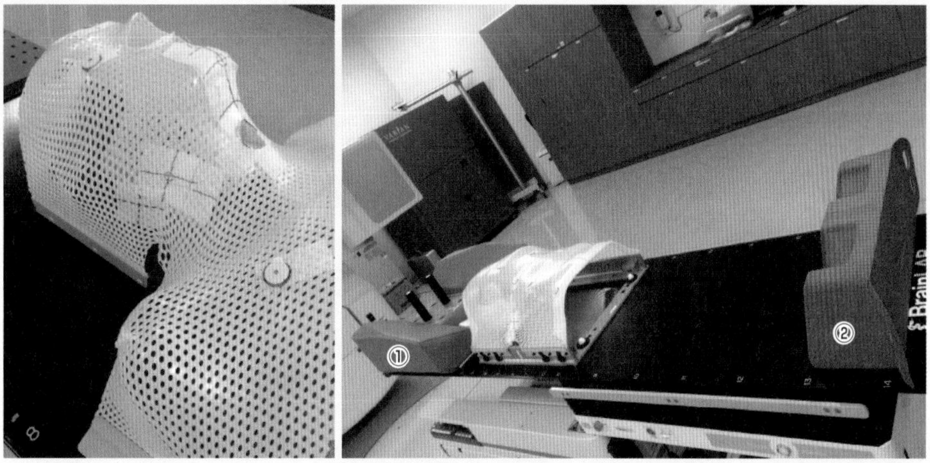

頭頸部がん，頸部食道がんの場合，頭から肩にかけた固定シェルを患者ごとに作成する

①両上肢を挙上し黒い棒を握り，肘をブルーの部分に置く。挙上することで上肢が照射されることを回避する
②両踵を入れ固定する

図4　照射の方向

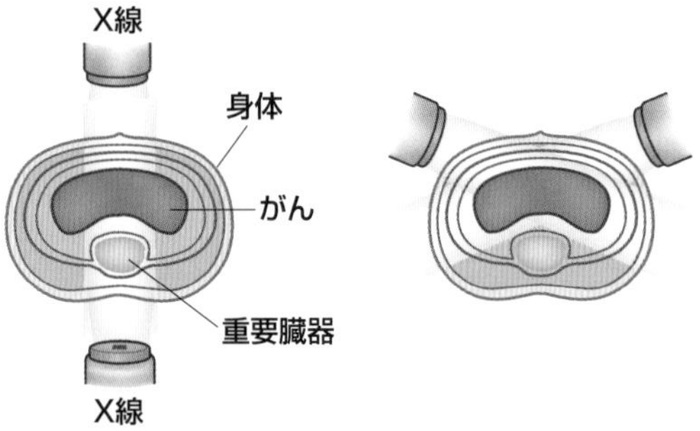

正面から前後に当てると，がん病巣に加え重要臓器にも多くの放射線が照射されてしまう。

斜めにたすき掛けに当てると，がん病巣にのみ放射線が照射され重要臓器は守られる。

⑤看護師は，患者の心身の状況をアセスメントしたうえで，患者にとって適切な時期に適切な内容（量）のオリエンテーションを行う。

⑥治療を開始する

- 治療は休日を除き平日毎日行う
- 治療を休む期間が長くなると治療効果を低下させてしまうので，患者には計画通り治療を受けることは大事であることを伝える
- 患者は治療台に仰臥位（時に腹臥位）をとり，放射線技師が患者の皮膚のマーキングにそって位置合わせを行う。位置合わせが完了すると，すべての医療者は放射線被曝を避けるため治療室から出るため患者は1人となる
- 治療中は患者に同意を得てモニターで患者を見守る
- 照射そのものは数分だが，位置合わせを含めると数十分かかる
- 照射時はX線撮影と同じく痛みや熱さなどを感じることはない

5．治療の再現性の確保

放射線の照射位置が毎回がん病巣からずれないように照射することが重要である。

- マーキングが消えないように，患者に入浴時にこすらないなどの協力を得る
- 位置合わせから治療終了まで患者に動かないように協力を得る
- 患者が照射中に動かずにいられるように苦痛の緩和を図る。照射中の苦痛には，体位をとることによる痛みや咳嗽，治療を受ける不安・緊張，孤独感などがあげられる。照射部位の露出を必要とするため羞恥心への配慮も必要である
- 摂食によって臓器位置が動く膵への照射の場合は摂食時間を調整する

6．有害事象のケア

有害事象には**急性有害事象**と**晩発性有害事象**がある（**表**）。

全身性の急性有害事象として放射線宿酔や倦怠感がある。**放射線宿酔**は治療開始後から数日間に船酔いに似た食欲不振，嘔気・嘔吐，めまいが生じることをいう。治療前は症状が軽く，治療後に増強することが多いが，すべての患者に生じるわけではない。

倦怠感は多くの患者が感じている。治療ごとに強

表　有害事象

	急性有害事象	晩発性有害事象
発症時期	治療開始2週間程度経過した頃から起こる	治療終了後6カ月以降に起こる
可逆性／不可逆性	可逆性 ＊治療終了後2～4週間程度で軽快することが多い	● 不可逆性 ● 難治性
頻度	高い	低い ＊低減できるように治療計画する
原因	組織の炎症	組織の線維化や血行障害

くなる傾向があり，休息・良質な睡眠の確保や，倦怠感の程度にあわせた計画的な活動の検討を患者とともに行う。

局所性の有害事象は，放射線が照射された（通過した）部位にのみ生じる。たとえば，胸部食道がんの照射時には皮膚や食道，脊椎，肺，心臓の一部を放射線が通過する。急性有害事象として放射線性皮膚炎や食道炎が，晩発性有害事象として食道潰瘍・穿孔・狭窄，放射線性肺臓炎，心膜炎といった症状が出てくる可能性がある。

急性の有害事象は，照射回数を重ね総線量が増えるにつれてその程度が強くなる。治療計画からリスクアセスメントを行い，症状の観察，皮膚や粘膜への機械的刺激をできるだけ低減させる，清潔に保つなどの予防が重要となる**（図5）**。

有害事象の予防には，患者の協力や参加が不可欠であるが，患者のセルフケア能力は治療期間中変化することを念頭においておく必要がある。治療初期は，患者はがん告知による心理的苦痛が強くセルフケア能力が低下していることも多い。しかし，落ち着いてくると患者本来の力を発揮できることがある。逆に治療終盤では，患者の有害事象が強くなり身体的苦痛が増し，セルフケアができなくなる場合もある。看護師には，その時々の患者のセルフケア能力を見極め，必要に応じて速やかに代行することが求められる。

7. 心理的支援

患者は，がんと診断あるいは再発・転移を告知されて間もないときに，放射線治療を受けることになる。想像してみてほしい。治療室は厚い壁やドアで管理されており，狭く硬い治療台に横たわる。治療が終わるまでに動かないことが求められていて，治療中は部屋に１人になり大きな機器が身体の周りを回る。緊張のあまり呼吸が浅くなり，そのことにさえ気づいていない患者もいる。放射線そのものへの不安や治療効果への不安を抱えている患者も多い。

患者の語りに耳を傾けることが求められる。数週間にわたる治療を患者が無事に完遂するまで看護師が伴走することが重要である。

［福永稚子］

図５ 皮膚炎の観察部位

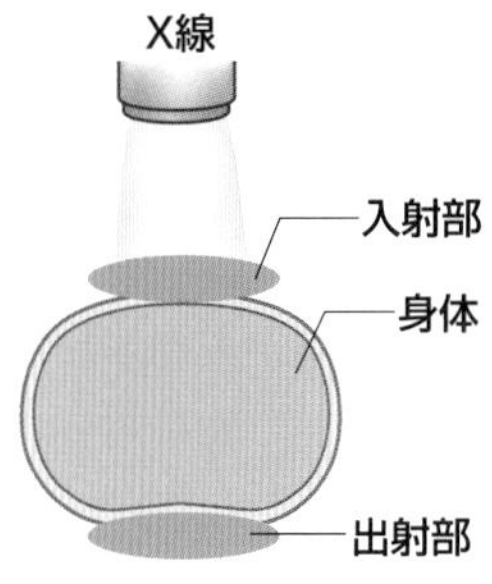

放射線皮膚炎の観察では
X 線の入射部と出射部の
両方を観察する。

《参考文献》

1）祖父江由紀子，久米恵江，土器屋卓志・他編：がん放射線療法ケアガイド―病棟・外来・治療室で行うアセスメントと患者サポート，第３版．中山書店，2019.

2）日本がん治療学会：がん診療ガイドライン　食道がん．〈http://www.jsco-cpg.jp/esophageal-cancer/〉（2020 年８月閲覧）

Column 化学療法

がん化学療法とは，抗悪性腫瘍薬を投与することで，がん細胞の増殖を抑えることを目的とし，腫瘍の縮小を期待する治療である。抗悪性腫瘍薬には，細胞障害性薬剤，ホルモン剤，分子標的治療薬，免疫チェックポイント阻害薬などが含まれる。

細胞障害性薬剤は正常細胞にも影響を与えるため，さまざまな副作用が懸念される。骨髄抑制，脱毛，嘔気・嘔吐などが一般に知られている。

分子標的治療薬は，がん細胞に特異的に発現する特定の分子に働きかけるため，特徴的な副作用が出現する。

免疫チェックポイント阻害薬では免疫関連の副作用が多く，出現した症状が体調不良による症状か，抗悪性腫瘍薬による副作用症状なのか判断しづらい。

このように，さまざまな薬剤が登場した今，がん化学療法の副作用ケアはますます進化しつつある。

1．化学療法の目的

化学療法の目的は以下の通りである。

- 治癒
- 延命（生存期間の延長）
- 症状緩和・QOL の向上
- 所治療後の再発予防目的（例：術後補助療法 adjuvant chemotherapy）
- 局所治療前の腫瘍縮小目的，down staging 目的（例：術前補助療法 neoadjuvant chemotherapy）
- 局所療法と併用し抗腫瘍効果を向上（例：放射線併用化学療法）

2．がん薬物療法の有効性

薬物療法の目的が治癒か，延命か，症状緩和かで患者の考えや，意思決定に影響する可能性が考えられる。4 つの群に分けられる **（表 1）**。

3．PS（Performance Status）とは

PS は，患者さんがどの程度活動できるかを客観的に評価する指標の 1 つで，化学療法を行うかどうかを決定する指標となる。一般的には PS が 0 ～ 1，または 0 ～ 2 の患者が適応となる。

この PS 評価は ECOG 分類法（Eastern Cooperative Oncology Group，米国東部癌治療共同研究グループ）**（表 2）** が日本で多く使用されている。

表 1　各種悪性腫瘍に対するがん薬物療法の有効性

A 群：治癒が期待できる	B 群：症状緩和や延命の効果が十分に期待できる	C 群：延命効果・症状緩和が期待できる	D群：がん薬物療法の期待が小さい
• 急性リンパ性白血病 • Hodgkin リンパ腫 • 非 Hodgkin リンパ腫（中悪性度） • 胚細胞腫瘍 • 絨毛がん	• 卵巣がん • 小細胞がん • 非小細胞がん • 大腸がん • 多発性骨髄腫 • 慢性骨髄性白血病 • 慢性リンパ性白血病 • 非 Hodgkin リンパ腫（低悪性度） • 胃がん • 膀胱がん	• 骨肉腫 • 軟部組織腫瘍 • 頭頸部がん • 食道がん • 子宮がん • 腎がん • 肝がん • 胆道がん • 膵がん • 脳腫瘍 • 甲状腺がん	• 悪性黒色腫 • 甲状腺がん

（関好孝：がん薬物療法の基本理念，国立がん研究センター内科レジデント編，がん診療レジデントマニュアル，第 5 版．p21，医学書院，2010．より改変）

表2　ECOG 分類の PS

PS	患者の状態
0	無症状で社会的活動ができ，制限を受けることなく発病前と同等にふるまえる。
1	軽度の症状があり，肉体労働は制限を受けるが，歩行，軽労働や座業はできる。
2	歩行や身の回りのことはできるが，時に少し介助が必要なこともある。軽作業はできないが，日中50%以上は起居している。
3	身の回りのことはある程度できるが，しばしば介助が必要で，日中の50%以上は就床している。
4	身の回りのこともできず，常に介助が必要で，終日就床を必要としている。

（関好孝：がん薬物療法の基本理念，国立がん研究センター内科レジデント編，がん診療レジデントマニュアル　第5版．p21，医学書院，2021．より）

4．RECIST（がん薬物療法の効果判定基準）とは？

RECISTは，がん薬物療法の効果を判定するのに使用する世界共通規準である。投与された薬剤の効果を判定する指標であり，一般的にPDとなった場合，投与された薬剤の効果はなかったと判定される。

- 完全奏効（Complete Response：CR）：すべての標的病変の消失
- 部分奏効（Partial Response：PR）：30%以上の縮小
- 安定SD：PRおよびPDに満たないもの
- 進行PD：20%以上の増大

5．消化器疾患で使用する主な抗悪性腫瘍薬

消化器疾患で使用する薬剤は，一般的な抗悪性腫瘍と分子標的治療薬との併用や免疫チェックポイント阻害薬など年々増加している。副作用も複雑となるので，患者にわかりやすい副作用支援が看護師に求められる。詳細は**表3**に示す。

6．消化器疾患で使用する主なレジメン

レジメンとは，抗悪性腫瘍薬の投与する薬剤の種類，量，時間，支持薬などを組み合わせた治療計画書のことをいう。

レジメンの選択は，副作用で社会的役割に支障が出ないか，患者の思考に合っているか，治療スケジュールは生活に支障がないかなど，がんの病期にもよるが，可能な限りの選択肢を与え，患者の意思決定を尊重する。

1）胃がん

■術後補助療法

① S-1療法（28日間投与14日休薬1年間）

■切除不能進行・再発がん

① EOX療法（エピルビシン＋オキサリプラチン）（21日毎）
② CDDP+S-1（シスプラチン＋S-1）（5週毎）
③パクリタキセル毎週投与（28日間）day1，day8，day15
④ドセタキセル療法（21日間）day1
⑤イリノテカン療法（14日間）day1
⑥ HXP療法（6コース21日間）：トラスツズマブday1，シスプラチンday1，カペシタビン14日間
⑦ニボルマブ療法（2週毎）
⑧ペムブロリズマブ療法（3週毎）▶▶MSI-Highを有する固形がん

2）食道がん

■術前化学療法

① FP療法（シスプラチン＋フルオロウラシル）（4週毎）
② DCF療法（シスプラチン＋フルオロウラシル＋ドセタキセル）（治験中）

■切除不能進行・再発がん

① ドセタキセル療法（3週毎）
② FP療法（シスプラチン＋フルオロウラシル）（4週毎）
③ Weeklyパクリタキセル療法（7週毎）

表3　消化器疾患で使用する主な抗悪性腫瘍薬と副作用

一般名（商品名）	主な副作用
オキサリプラチン （エルプラット®）	過敏症，骨髄抑制，間質性肺炎，視覚障害，末梢神経障害，嘔気・嘔吐，口内炎，食欲不振など
イリノテカン （トポテシン®）	骨髄抑制，下痢，嘔気・嘔吐，間質性肺炎など
ゲムシタビン （ジェムザール®）	骨髄抑制，間質性肺炎，嘔気・嘔吐，食欲不振，肝機能障害，発熱，発疹，血管痛（投与時）など
パクリタキセル （タキソール®）	過敏症，間質性肺炎，骨髄抑制，血管外漏出注意など
nab パクリタキセル （アブラキサン®）	骨髄抑制，末梢神経障害，血管外漏出注意，間質性肺炎　血管外漏出など
エピルビシン塩酸塩 （ファルモルビシン®）	骨髄抑制，間質性肺炎，心筋障害，胃・十二指腸潰瘍，脱毛，嘔気・嘔吐，血管外漏出，食欲不振，ALT・AST 上昇など
カペシタビン （ゼローダ®）	手足症候群，下痢，肝機能障害，骨髄抑制など
テガフール・ギメラシル・オテラシルカリウム　S-1 （ティーエスワン®）	骨髄抑制，下痢，肝機能障害，口内炎，嘔気・嘔吐，流涙，色素沈着（皮膚，爪，指先など）など
ベバシズマブ （アバスチン®）	高血圧，脳出血，肺出血，消化管穿孔，蛋白尿，創傷治癒遅延，インフュージョンリアクション，粘膜出血など
ラムシルマブ （サイラムザ®）	インフュージョンリアクション，消化管穿孔，心筋梗塞，脳血管障害，静脈血栓症，消化管出血，高血圧症
セツキシマブ （アービタックス®）	インフュージョンリアクション，皮膚障害，下痢，間質性肺炎，心障害，低マグネシウム血症など
パニツムマブ （ベクティビックス®）	インフュージョンリアクション，皮膚障害，下痢，間質性肺炎，心障害，低マグネシウム血症など
トラスツズマブ （ハーセプチン®）	インフュージョンリアクション，心障害，呼吸器障害，肝機能障害，嘔気・嘔吐など
ニボルマブ （オプジーボ®）	インフュージョンリアクション，間質性肺炎，甲状腺機能障害，肝機能障害，肝炎，過度の免疫反応，皮膚障害（発疹，かゆみ，白斑，皮膚色素減少症），ぶどう膜炎，胃腸障害，疲労感，リンパ球・白血球の減少）など
ペムブロリズマブ （キイトルーダ®）	インフュージョンリアクション，間質性肺炎，甲状腺機能障害，肝機能障害，肝炎，過度の免疫反応，皮膚障害（発疹，かゆみ，白斑，皮膚色素減少症），ぶどう膜炎，胃腸障害，疲労感，リンパ球・白血球の減少）など
レゴラフェニブ水和物 （スチバーガー®）	手足症候群，下痢，口内炎，悪心，発生障害，発疹，疲労，疼痛，体重減少，発熱，血小板減少，呼吸困難，貧血など
トリフルリジン・チピラシル塩酸塩配合 （ロンサーフ®）	骨髄抑制，感染症，間質性肺疾患，下痢，嘔吐，食欲減退，口内炎，疲労，発熱
レンバチニブメシル酸塩製剤 （レンビマ®）	手足症候群，高血圧，出血，動脈・静脈血栓症，肝障害，急性胆嚢炎，下痢，食欲減退

④ニボルマブ療法（2週毎）or（4週毎）
⑤ペムブロリズマブ療法（3週毎）or（6週毎）（PD-L1陽性）
⑥ニボルマブ＋イピリムマブ併用療法（治験中）

3）結腸・直腸がん

術後補助療法

① FOLFOX4療法（オキサリプラチン＋レボホリナート＋フルオロウラシル）（2週毎　12回）
②m FOLFOX6療法（オキサリプラチン＋レボホリナート＋フルオロウラシル）（2週毎　12回）
③ XELOX（CapeOX）療法（オキサリプラチン＋カペシタビン）（3週毎　8回）
④その他（S-1単独，Cape単独，UFT ＋ LV療法，FU ＋ LV療法）

転移性結腸がん

①オキサリプラチン含有レジメン or イリノテカン含有レジメン± BV（ベバシズマブ）
②オキサリプラチン含有レジメン or イリノテカン含有レジメン± Cmab（セツキシマブ）or Pmab（パニツムマブ）
＊オキサリプラチン含有レジメン（FOLFOX，XELOX，SOX）
＊イリノテカン含有レジメン（FOLFIRI，XELIRI，IRIS）
③ FOLFIRI ＋ RAM（ラムシルマブ）or AFL（アフリベルセプト）
④ IRIS療法（イリノテカン day1，day15 ＋ S-1 14日間内服14日間休薬）
⑤レゴラフェニブ単独療法（3週内服1週休薬）
⑥トリフルリジン・チピラシル塩酸塩（5日間内服し2日間休薬を2回繰り返しその後14日間休薬）
⑦ニボルマブ（2週毎）
⑧ペムブロリズマブ療法（3週毎）or（6週毎）
⑨ニボルマブ＋イピリムマブ併用療法（ニボルマブ＋イピリムマブを3週毎に1回投与を4回施行しその後ニボルマブを2週に1回投与する）

4）膵がん

術後補助療法

① S-1単剤療法28日服用14日間休薬（6週毎　6コース）
②ゲムシタビン単剤療法 day1，8，15（4週毎　6コース）

切除不能進行・再発膵臓がん

①ゲムシタビン療法 day1，8，15（4週毎）
②ゲムシタビン＋ S-1療法 day1，2週内服（3週毎）
②ゲムシタビン＋エルロチニブ療法 day1，8，15（4週毎）▶▶エルロチニブ100mg食事の1時間以上前か食後2時間以降に1日1回服用
③ゲムシタビン＋ nab-PTX　day1，8，15（4週毎）
④ FOLFIRINOX療法（フルオロウラシル＋オキサリプラチン＋イリノテカン）（2週毎）
⑤ペムブロリズマブ（3週毎）▶▶ MSI-Highを有する固形がん
⑥イリノテカン塩酸塩水和物リポソーム製剤＋5-FU（フルオロウラシル）/LV（ロイコボリン）（2週間毎）

5）肝細胞がん

外科的治療と内科的治療があり，病変を総合的に評価し治療を選択する。

血管造影

①抗悪性腫瘍薬を使用する治療法の種類

- **肝動脈化学塞栓療法（TACE）（図1）：**血管造影に用いたカテーテルの先端を肝動脈まで進め，抗悪性腫瘍薬と肝細胞がんに取り込まれやすい造影剤を混ぜて注入し，その後に塞栓物質を注入する治療法
  ※アイエーコール®，エピルビシン塩酸塩
- **肝動脈塞栓療法（TAE）を注入する方法：**前述と同じ方法で塞栓物質のみ
- **肝動注化学療法（TAI）：**前述と同じ方法で抗悪性腫瘍薬を投与する方法
  ▶肝動注で使用する薬剤：アイエーコール®，エピルビシン塩酸塩

②抗悪性腫瘍薬

- ソラフェニブトシル塩酸錠（1日2回内服）
- レゴラフェニブ水和物療法（1日1回3週間内服1週間休薬）
- レンバチニブメシル塩酸塩療法（1日1回内服）
- ラムシルマブ療法（2週間毎 静脈内投与）
- カボザンチニブ療法（1日1回内服）

7．消化器レジメンで起こる副作用と対策

消化器疾患で使用する薬剤で多くみられる副作用を以下に述べる。

1）アレルギー反応

異物に対する生体防御システムが過剰あるいは不適当な反応として発現するために生じるさまざまな症状の総称を**「アレルギー」**，原因物質の投与から5～10分以内に出現する比較的急性の全身反応を**「アナフィラキシー」**という。薬剤により特徴があり，初回に現れやすい。投与回数を重ねるごとに発生率が高くなる薬剤がある。

図1　肝動脈化学塞栓療法

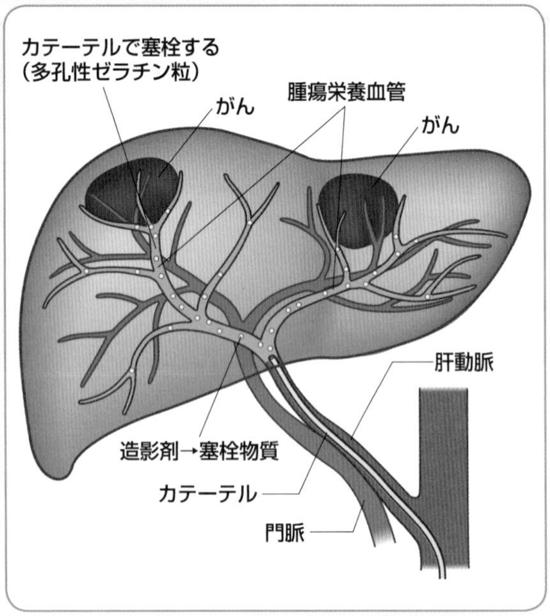

- **症状**：くしゃみ，瘙痒感，顔面紅潮，発疹，眼瞼・口唇浮腫，頭痛，胸痛，腹痛，頻脈，血圧低下，呼吸困難，気管支けいれん，胸部不快感，鼻炎様症状などがみられる。
- **対策**：アレルギーが出やすい薬剤については規定に従って投与する。一般的には副腎質ステロイド，抗ヒスタミン薬，解熱鎮痛薬などが投与される。発生時については，各施設でマニュアルが作成されているケースが多いのでマニュアルに従う。アナフィラキシーショックの場合は，救急蘇生が必要となる場合もある。

2）インフュージョンリアクション

主としてモノクローナル抗体投与中，または投与後24時間以内に出現する症状の総称をいう。一般の抗悪性腫瘍薬に伴うアレルギー反応とは異なる症状が出現する。

- **症状**：顔面紅潮，瘙痒感，膨隆疹，咽頭絞扼感，血圧低下，低酸素血症，呼吸困難感，口唇浮腫，咽頭浮腫，頭痛，腹痛などがみられる。
- **対策**：上記の症状が出現した場合は速やかに投与薬剤の速度を緩める，または中止する。応援を呼び，抗ヒスタミン薬，副腎皮質ステロイド，解熱鎮痛薬などを投与する準備を行う。医師に状況を報告し，院内のマニュアル（各施設で作成されているケースが多い）の手順に従う。マニュアルがない場合は医師に指示を仰ぐ。

3）骨髄抑制

抗悪性腫瘍薬により骨髄の造血機能が抑制されること。骨髄抑制が起こると血球が減少し，感染，貧血，出血のリスクが増大する。

■白血球数（好中球数）と感染症について

- 白血球の基準値は約4,000～8,000/mm^3，好中球は白血球全体の50～60％を占め，基準値は2500～6000/mm^{3}である**（表4）**
- 好中球数1,000/mm^{3}以下で感染の頻度は増加し500/mm^{3}以下で重症感染症の頻度が増加する。100/mm^{3}以下では致命的な感染症が発生しやす

表４ 骨髄抑制の Grade 分類

Grade	1	2	3	4	5
白血球減少症	●＜LLN～3000/mm^3 ●＜LLN～3.0×10e9/L	●＜3000～2000/mm^3 ●＜3.0～2.0×10e9/L	●＜2000～1000/mm^3 ●＜2.0×10e9/L	●＜1000/mm^3 ●＜1.0×10e9/L	―
好中球減少症	●＜LLN～1500/mm^3 ●＜LLN～1.5×10e9/L	●＜1500～1000/mm^3 ●＜1.5～1.0×10e9/L	●＜1000～500/mm^3 ●＜1.0～0.5×10e9/L	●＜500/mm^3 ●＜0.5×10e9/L	―

＊LNN：施設基準下限
（有害事象共通用語規準 v5.0 日本語訳 JCOG 版〔CTCAEv5.0-JCOG〕JCOG より）

い

- 発熱性好中球減少症（FN）とは，好中球数が 500/mm^3 未満，または 1000/mm^3 未満で 500/mm^3 未満になることが予測される状況下で，口腔内温 38.3℃以上の発熱あるいは 1 時間以上継続する 38℃以上の発熱が生じている状態である

■支持療法

発熱性好中球減少症（FN）のリスクを検討し高リスク群についてはガイドラインに沿って顆粒球コロニー刺激因子（G-CSF）の投与を行う。低リスク群は G-CSF の投与は行わず経過観察とする。

- 感染予防のセルフケアができるよう指導する。感染が起こったときの対処法や病院への連絡が必要な場合は方法を説明しておく

4）嘔気・嘔吐

嘔気は咽頭から前胸部，心窩部にかけて感じられる“嘔吐が起こりそうな不快な感覚”をいい，嘔吐は“胃または腸内容が食道を経て口腔より吐出される現象”である。**表５**に薬剤によるリスクを示す。

表５ 消化器がんで使用する注射抗悪性腫瘍薬の催吐性リスク分類

日本癌治療学会分類	薬剤
高度（催吐性）リスク	●シスプラチン ●エピルビシン
中等度（催吐性）リスク	●イリノテカン ●オキサリプラチン
軽度（催吐性）リスク	●ドセタキセル ●5- フルオロウラシル ●ゲムシタビン ●パクリタキセル ●アブラキサン

5）末梢神経障害

中枢神経以外で，自律神経を含む感覚神経および運動神経の障害である。

消化器疾患で使用する薬剤での末梢神経障害は，オキサリプラチンとタキサン系の薬剤とに大別される。

■オキサリプラチンの末梢神経障害

●症状

急性の神経障害と持続性の神経障害の 2 種類あり，感覚性のみの障害で運動性の障害はないといわれている。

・急性の末梢神経障害：感覚異常または知覚不全「しびれ」「刺すような痛み」「手や前腕のけいれん」「構語障害」などが起こる。

・持続性の神経障害：蓄積性に増悪となり総投与量が 850mg/m^2 で 10％程度，1,200mg/m^2 程度より

高頻度になる。

感覚性の機能障害は，「文字を書きにくい」「ボタンをかけにくい」「飲み込みにくい」「歩きにくい」などが起こる。

● 対策

末梢神経障害は他覚的にはわかりづらいので患者本人への指導が大切になる。下記のような症状に対する心構えを患者自身がもっておくことで不安を軽減でき，また症状に早期に対処できる。

・オキサリプラチン投与後４～５日くらいは冷たいものを避けるよう心がける
・症状は軽度であっても医師・看護師に伝えるよう指導する
・「喉が締めつけられる感じがする」など自覚症状の出現があるが，呼吸機能自体への影響はなく一過性で治まることが多い。しかし複数回以上ではアレルギーの出現があるため神経障害かアレルギーかの判別が重要となる

また末梢の感覚低下により，けがや転倒，低温火傷をする危険性があるので，下記のような危険回避のための注意を指導する。

・細かい手作業（爪切り，料理など）をするときは手伝ってもらう
・脱げやすいスリッパやサンダルは避ける
・いすに座ったまま脚を上げるなど無理のない範囲で足腰の筋力の維持に努める
・カイロを長時間つけたままにしない（血管痛対策で温罨法を行う際は注意する）

■タキサン系薬剤の末梢神経障害

手足のしびれ感があるがグローブアンドソックス型といわれる手袋，靴下の範囲が特徴的である。パクリタキセルは総投与量が700mg/m^{2}を超えると発症しやすいといわれている。

ドセタキセルはパクリタキセルより発生頻度は少ないが，総投与量400mg/m^{2}で重症化しやすいといわれている。

6）皮膚障害

細菌進入の防止や水分保持，緩衝作用などの皮膚の機能が障害されることにより生じる症状を示す。

■ざ瘡様皮疹，爪囲炎，皮膚乾燥（図３）

消化器がんで使用される薬剤であるパニツムマブ，セツキシマブ，レゴラフェニブに起こる。

● 看護ケア：患者のスキンケアを継続できるような支援

・保清：①炎症や感染を起こさないように清潔にする，②皮膚に刺激を与えないよう擦りすぎず，たっぷりの泡でやさしく洗う，③洗った後は，ぬるま湯でしっかりすすぐ。
・保湿：①皮膚のバリア機能を補う，②顔，身体に１日数回，保湿剤を塗る，③かゆみが出ているところは保湿剤を多めにこまめに塗る（MEMO参

図３　皮膚障害による症状

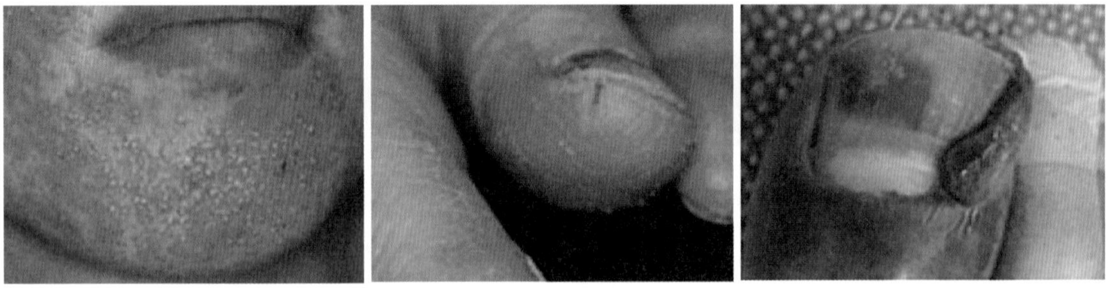

a：ざ瘡様皮疹　　b：皮膚乾燥　　c：爪囲炎

（武田薬品工業：抗EGFR抗体製剤による皮膚障害アトラス．より画像転載）

照)。

・保護：①外からの刺激を最小限にし，皮膚症状の悪化を予防する，②直接肌に触れる衣服は，化学繊維のものを避け，刺激の少ない綿素材を選ぶ，③締めつけすぎないゆったりしたものを着る，④紫外線を避ける，⑤日焼け止めはSPF30以上，PA++以上を目安に，自分に合ったものを選ぶよう心がける。

■手足症候群

消化器がんで使用される薬剤のカペシタビン，テガフール・ギメラシル・オテラシルカリウム，レゴラフェニブ，レンバチニブ，フルオロウラシル，ドセタキセルなどにより生じる。

- **症状**：発赤，腫脹，水疱，びらん，色素沈着，亀裂，落屑，潰瘍，爪の変化
- **予防**：保湿・清潔・圧迫除去など患者がセルフマネジメントできるよう指導を行う
- **治療**：ビタミンB_6，副腎皮質ステロイド剤が有効という報告もある
  ▶厚生労働省よりマニュアル[1]が作成されているので参考にするとよい

7）下痢

抗悪性腫瘍薬による副交感神経刺激や腸管粘膜の損傷により，糞便が液状またはそれに近い状態（水様，泥状など）となり，排泄回数が1日3回以上に増える症状である。

● 主な原因

①抗悪性腫瘍薬によるコリン作動性で腸蠕動運動が促進され水分吸収が阻害され，下痢となる
②腸管粘膜の直接障害で水分吸収阻害や腸液分泌過多，液体の漏出が起こり，下痢となる
③好中球減少などの骨髄抑制に起因した感染によって下痢になる

・治療に関するリスク要因：下痢を誘発する抗悪性腫瘍薬（FOLFIRI療法など），イリノテカン（MEMO参照）など毎週投与のレジメン，放射線療法との併用など
・個人のリスク要因：高齢者，男性，PS不良（2以上），既往歴（腸疾患），多剤併用療法，UGT1A1の遺伝子型など

● 看護ケア

①イリノテカンは肝排泄のため，排便が完全に止まると薬剤が消化管に停滞し，副作用の増悪につながることもあるので，下痢を完全には止めず，柔らかめでも排便できるようコントロールする
②外来化学療法では，激しい水様便の際，病院への連絡方法や受診の方法なども患者と確認しておく
③下痢は，肛門周囲の皮膚トラブルなどの身体的な苦痛だけでなく，「漏れたらどうしよう」などの不安も強いため，精神的ケアも必要である

8．抗悪性腫瘍薬開始時のチェックポイント

患者がどのような目的で治療を受けるのかを把握しておく。先述したように治療の目的は個々によりさまざまである。投与の期間が決まっているのか，継続されていくのかは，投与の目的や有用性によって変わることがあるので，患者とかかわる際には事前にチェックしておくことが重要である。

MEMO　ステロイドの軟膏が処方されている場合

❶保湿剤→❷日焼け止め→❸ステロイド軟膏の順番に塗りましょう。
＊ステロイド軟膏は皮疹が出ているところのみ

MEMO　イリノテカンとその副作用

イリノテカンは肝臓で活性代謝物であるSN-38となり抗腫瘍効果を発揮するが，副作用の原因ともなる。

UGT1A1はSN-38の排泄に関与している酵素で，遺伝子多型タイプUGT1A1（＊28・＊6）をホモまたはヘテロ結合でもつと，イリノテカンにより重篤な有害事象（Grade4の白血球減少，Grade3以上の下痢）が約7倍起こりやすいといわれている。

注：UGT1A1＊6はアジア人の場合のみ

1）患者のチェック

①治療目的：治癒，延命，症状緩和，術後補助療法，術前補助療法
②患者の疾患名，年齢
③医師からの説明はどうであったか，また病気や治療に対してどう受け止めているか
④患者の禁忌事項：アルコール綿やテープかぶれ，その他アレルギーの有無
⑤外来通院の場合は通院方法や所要時間
⑥まわりにサポートしてくれる者がいるか
⑦投与経路はどこか：末梢ルート・CV ポート
⑧治療歴や前回の治療の際の副作用の出方はどうであったか？

2）治療内容のチェック

1 レジメン内容

①投与する薬剤
②投与時間（薬剤により投与回数で投与時間が変わる薬剤もある）
③使用する輸液ルートの本数，フィルターの有無
④内服前投薬の有無（薬剤投与の何分前に内服なのか，車通院が可能な薬剤か）

▶抗ヒスタミン薬やアルコール含有されている薬剤は車の運転は控えるよう説明する

2 薬剤の副作用と対処方法

- 脱毛のある場合はウイッグの案内などは投与前から案内する場合もある
- 皮膚障害（手足症候群等）は抗悪性腫瘍薬の投与前よりセルフケアを開始する場合もある
- その薬剤の特徴的な副作用，その副作用を緩和するためのケア（オキサリプラチンは末梢血管で投与する場合，血管痛が起こりやすいので，投与前に温罨法を施行するなど）

3 緊急時の対応など

- アレルギー時や血管外漏出時の対策

4 使用する薬剤の注意事項

直射日光を避けるべき薬剤，起壊死性抗悪性腫瘍薬，アレルギーが起こりやすい薬剤かどうか。

▶オキサリプラチンは mFOLFOX6 の場合は投与回数 6 回目以降，XELOX・SOX の場合は 4 回目以降よりアレルギーを起こすことが多いといわれている。

5 基礎疾患の有無，既往歴

抗悪性腫瘍薬の投与時の急変時に薬剤の副作用か，基礎疾患による急変かの判別が必要な場合もあるので，患者の基礎疾患や既往歴を確認しておく。

また自宅でのセルフケアの際も基礎疾患を考慮した指導を行う。

9．患者への支援

1）セルフケア支援

副作用を最小限にするために，患者のセルフケア能力を引き出すのが，看護師の重要な役割である。患者によってセルフケアの能力や意欲に違いがあるので，個々の患者に合ったセルフケア能力を引き出し，かかわることが重要である。患者のありのままの声を傾聴し，思いや考えを尊重し，患者がどうしたいかを一緒に考える。

またセルフケアは患者自身が主体であるが，土体性を支えるのは医療者であること，患者がセルフケアに不安を感じたときは，医療者が支援することを繰り返し伝えることが大切である。

投与中の薬剤の副作用などをあらかじめチェックし，出現している症状がないか，積極的な声かけも，患者へのセルフケア支援の手がかりとなる。

2）精神的サポート

抗悪性腫瘍薬治療が始まる前は副作用に対する不安，治療効果に対する不安，ボディイメージへの不安，経済的不安，仕事を継続できるかといった不安，医療者とのかかわりへの不安など，病気に対する不安だけでなく，日常生活で不便となる副作用の不安など，さまざまな不安が押し寄せてくる。

医療者は患者の背景をアセスメントし，言葉や行動を観察し，時には家族から情報を得るなどし，患

者自ら納得し安心して治療を受けられる支援を行う。

バッドニュース後の声かけは躊躇するが，患者の心情を読み取りながら，コミュニケーションを図り，「私（看護師）は，あなた（患者）の，サポートを行いたい」という気持ちを伝えることも，患者の不安を取り除く一歩であると考える。

［北村正美］

《引用文献》

1）厚生労働省：重篤副作用疾患別対応マニュアル　手足症候群．令和元年9月改定，2019．〈https://www.mhlw.go.jp/topics/2006/11/dl/tp1122-1q01_r01.pdf〉（2021年6月2日閲覧）

《参考文献》

1）遠藤久美：化学療法の基礎知識．濱口恵子・本山清美編，がん化学療法ケアガイド，第3版．p20-21，中山書店，2020．

2）勝俣範之，足利幸乃，菅野かおり編：がん治療薬まるわかりBOOK．照林社，2015．

3）古河洋・他監，阿南節子・他編：外来がん化学療法Q＆A―安全使用これだけは必要！注射薬28品目ワークシート．じほう，2004．

3）岡元るみ子，佐々木常雄編：改訂版 がん化学療法副作用対策ハンドブック―副作用の予防・治療から，抗がん剤の減量・休薬の基準，外来での注意点まで．羊土社，2015．

4）森田公美子：インフュージョンリアクション．本山清美・他編，がん化学療法看護ポケットナビ，p280，中山書店，2011．

5）森田公美子：皮膚障害．本山清美・他編，がん化学療法看護ポケットナビ，p283，中山書店，2011．

6）本山清美：副作用を最小限にするためのセルフケア支援．濱口恵子・他編，がん化学療法ケアガイド，第3版．p9，中山書店，2020．

7）本山清美：がん化学療法開始前のアセスメント．本山清美・他編，がん化学療法看護ポケットナビ，p40，中山書店，2011．

8）国立がん研究センター内科レジデント編：効果判定基準．がん診療レジデントマニュアル，第7版．p31，医学書院，2016．

9）国立がん研究センター：がん情報サービス　肝細胞がん．〈https://ganjoho.jp/public/cancer/liver/index.html〉（2021年6月2日閲覧）

10）日本肝臓学会企画広報委員会編：肝臓病の理解のために．日本肝臓学会，2020．

11）南博信編：抗悪性腫瘍薬コンサルトブック，改訂第2版．p275，南江堂，2017．

12）吉野孝之編：進行・再発大腸癌の分子標的治療．ヴァンメディカル，2017．

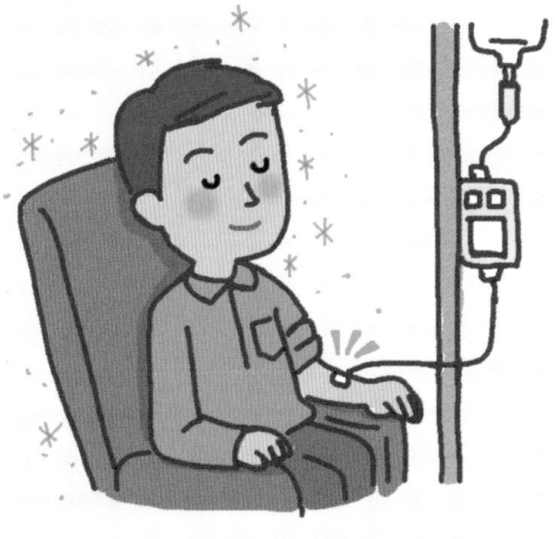

13 腹膜炎

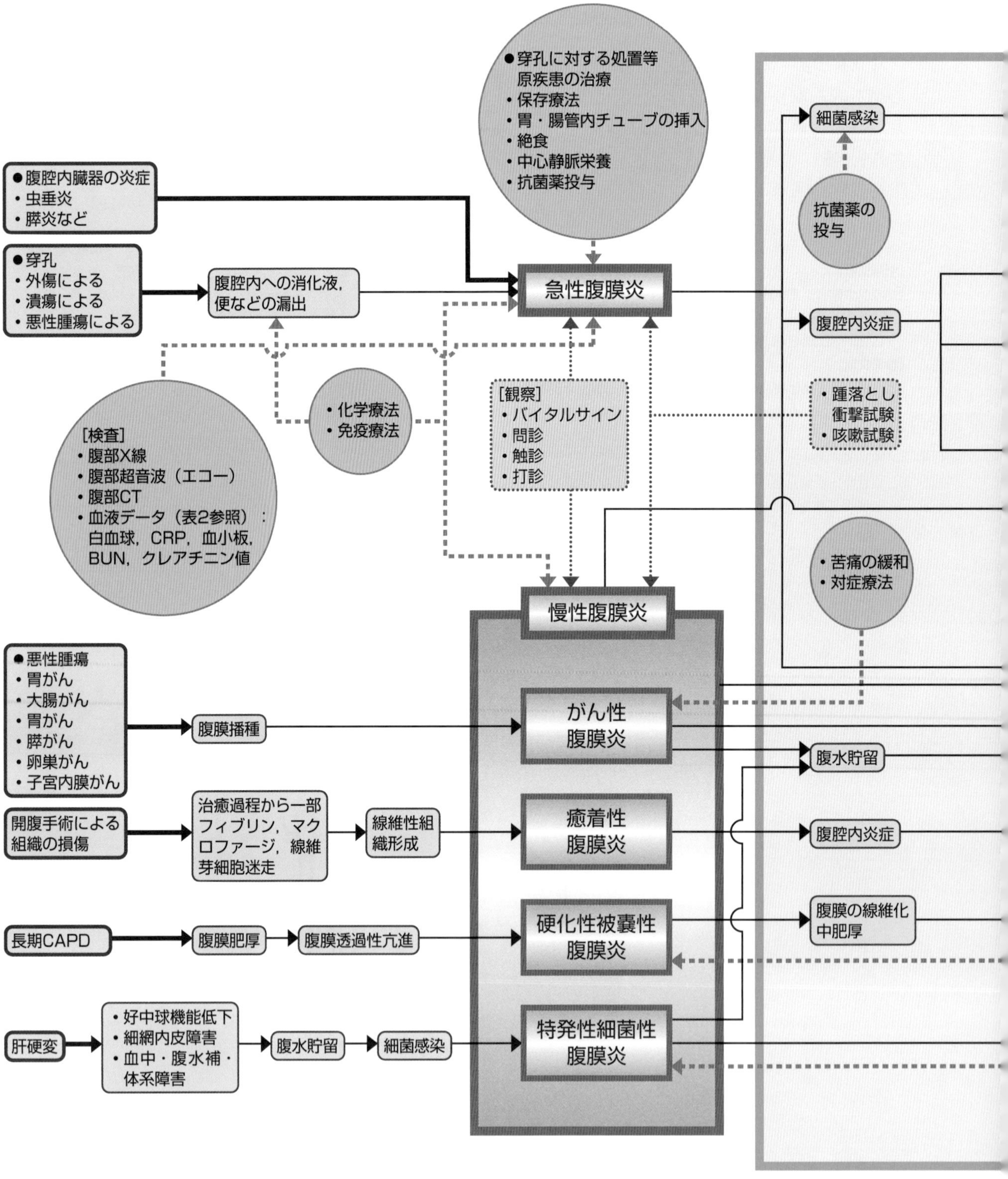
●穿孔に対する処置等
原疾患の治療
・保存療法
・胃・腸管内チューブの挿入
・絶食
・中心静脈栄養
・抗菌薬投与
●腹腔内臓器の炎症
・虫垂炎
・膵炎など
●穿孔
・外傷による
・潰瘍による
・悪性腫瘍による
腹腔内への消化液，便などの漏出
急性腹膜炎
細菌感染
抗菌薬の投与
腹腔内炎症
・踵落とし衝撃試験
・咳嗽試験
・化学療法
・免疫療法
[観察]
・バイタルサイン
・問診
・触診
・打診
[検査]
・腹部X線
・腹部超音波（エコー）
・腹部CT
・血液データ（表2参照）：白血球，CRP，血小板，BUN，クレアチニン値
・苦痛の緩和
・対症療法
慢性腹膜炎
●悪性腫瘍
・胃がん
・大腸がん
・胃がん
・膵がん
・卵巣がん
・子宮内膜がん
腹膜播種
がん性腹膜炎
腹水貯留
開腹手術による組織の損傷
治癒過程から一部フィブリン，マクロファージ，線維芽細胞迷走
線維性組織形成
癒着性腹膜炎
腹腔内炎症
長期CAPD
腹膜肥厚
腹膜透過性亢進
硬化性被嚢性腹膜炎
腹膜の線維化中肥厚
肝硬変
・好中球機能低下
・細網内皮障害
・血中・腹水補・体系障害
腹水貯留
細菌感染
特発性細菌性腹膜炎

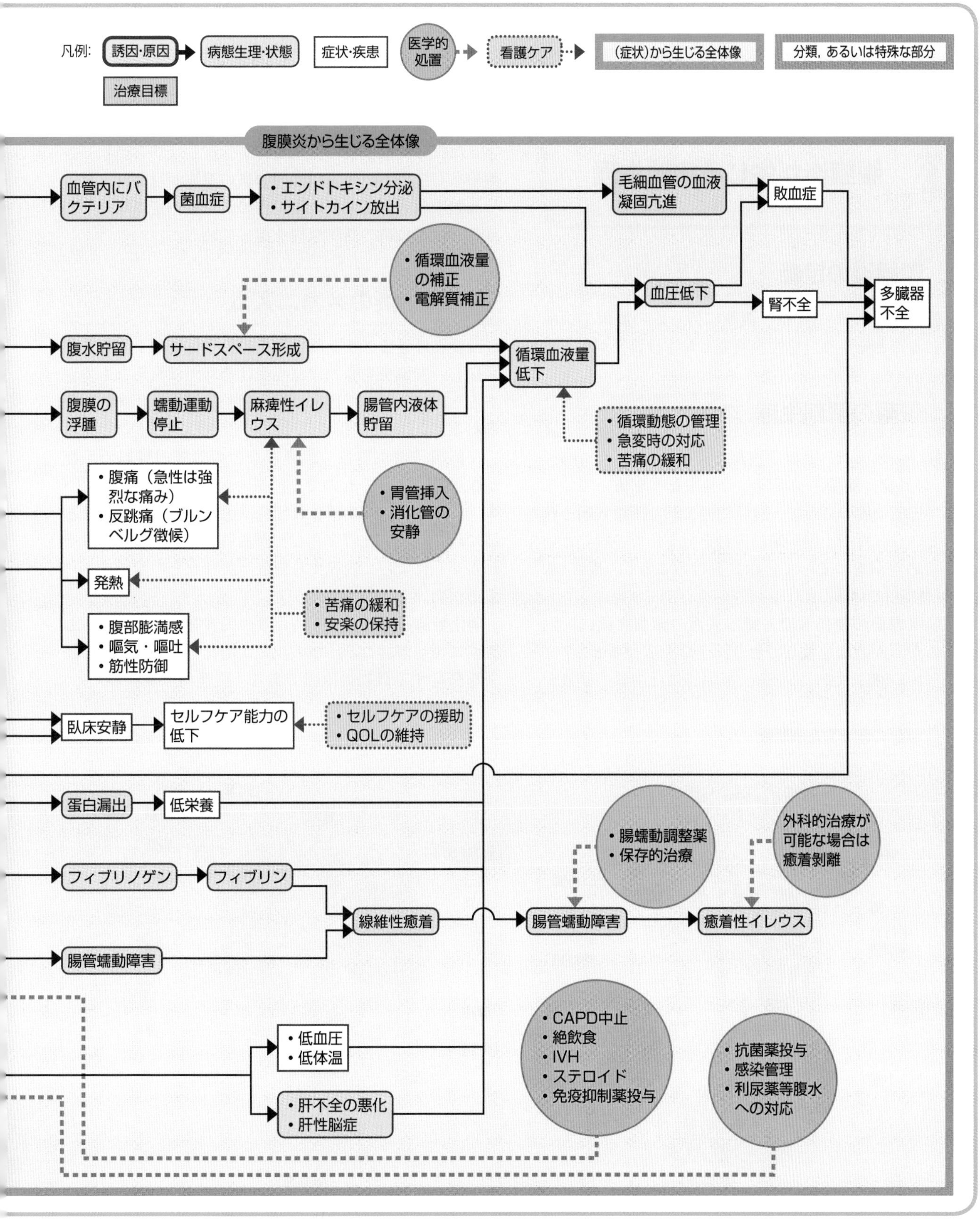
凡例:
誘因·原因
病態生理·状態
症状·疾患
医学的処置
看護ケア
(症状)から生じる全体像
分類，あるいは特殊な部分
治療目標
腹膜炎から生じる全体像
血管内にバクテリア
菌血症
• エンドトキシン分泌
• サイトカイン放出
毛細血管の血液凝固亢進
敗血症
• 循環血液量の補正
• 電解質補正
血圧低下
腎不全
多臓器不全
腹水貯留
サードスペース形成
循環血液量低下
腹膜の浮腫
蠕動運動停止
麻痺性イレウス
腸管内液体貯留
• 循環動態の管理
• 急変時の対応
• 苦痛の緩和
• 腹痛（急性は強烈な痛み）
• 反跳痛（ブルンベルグ徴候）
• 胃管挿入
• 消化管の安静
発熱
• 苦痛の緩和
• 安楽の保持
• 腹部膨満感
• 嘔気・嘔吐
• 筋性防御
臥床安静
セルフケア能力の低下
• セルフケアの援助
• QOLの維持
蛋白漏出
低栄養
• 腸蠕動調整薬
• 保存的治療
外科的治療が可能な場合は癒着剥離
フィブリノゲン
フィブリン
線維性癒着
腸管蠕動障害
癒着性イレウス
腸管蠕動障害
• 低血圧
• 低体温
• 肝不全の悪化
• 肝性脳症
• CAPD中止
• 絶飲食
• IVH
• ステロイド
• 免疫抑制薬投与
• 抗菌薬投与
• 感染管理
• 利尿薬等腹水への対応

13 腹膜炎

Ⅰ 腹膜炎が生じる病態生理

1. 腹膜炎の定義

腹膜炎（peritonitis）とは，腹膜に何らかの原因で炎症が生じることをいう。急性腹膜炎と慢性腹膜炎がある。

2. 腹膜の解剖生理（図 1）

腹膜（peritoneum）とは，腹部の臓器（肝臓・胃・小腸・大腸）の外側，腹壁，横隔膜，骨盤底などを覆いている薄い半透明の膜のことで，腹膜で囲まれた閉鎖空間を腹膜腔という。胃や小腸が蠕動運動を行うための腹腔という無菌の空洞をつくって自由に動けるように（腹腔内臓器の支持）している。

腹膜壁内面の壁側腹膜と臓器表面の臓側腹膜に区別されるが，両者は連続しており，全体を広げると 1.7 ～ 2.0m（およそ畳 1 枚分）になる。腹膜腔には少量の漿液が含まれ，臓器の運動の摩擦を防いでいる。

また腹膜には多数の毛細血管が分布し，リンパ管も多数分布している。一方向性の物質の還流が行われ，常に体液の吸収と分泌を行い腹腔内の液量を一定に維持したり，細菌感染時の防御機構を担っている。

3. 腹膜炎のメカニズム

腹膜炎はさまざまな消化器疾患の合併症の 1 つとして発症し，腹膜炎をきたす原疾患はそれだけ重篤なものがあるとみてよい。原因には細菌因子と機械・化学的因子がある。

細菌因子は虫垂炎，胆嚢炎などの腹腔内臓器の炎症が腹膜へ波及するもので，機械的因子には，外傷や胃・十二指腸潰瘍などの消化管穿孔，大腸がんなどの悪性腫瘍に起因する消化管穿孔などがある。化学的因子にはそれら穿孔によって続発する胃液，胆汁などの腹腔内への漏出があげられる。

消化管穿孔では，まず消化管の内容物が腹膜を刺激し腹膜に炎症が起こる。この現象が消化管穿孔により腹膜炎を発症する最初の原因である。腹腔内は無菌のため，

図 1　腹膜の縦断面と横断面

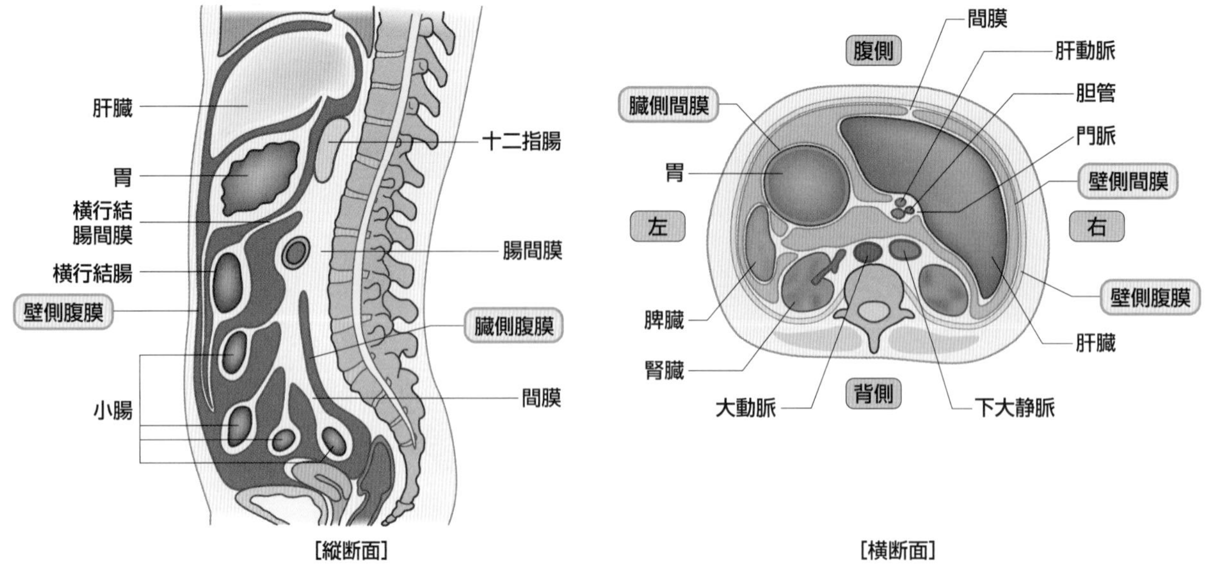

穿孔によって漏出した消化液や便の中にあるバクテリアが次々と増殖する。さらに腹膜炎の吸収作用によってバクテリアが血管の中に入りこみ，エンドトキシンを分泌する。そして生体反応として白血球から大量のサイトカインを放出する。サイトカインの副作用として血圧の低下，毛細血管の血液凝固などにより十分に身体に血液がいきわたらなくなり，その結果敗血症を発症し，進行した場合多臓器不全となり，最悪の場合は死に至る。

がん性腹膜炎の場合は，腹腔そのものががんになる可能性はほとんどなく，多くはがん細胞が腹膜への転移（腹膜播種）**（図2）**に伴って発症する。がん性腹膜炎をきたしやすいがんは，胃がん，大腸がん，膵がん，卵巣がん，子宮内膜がんなどである。がん性腹膜炎では腹水の貯留が特徴的である。

腹膜播種を胃がんの場合で説明する。胃粘膜上皮から発生した胃がんは粘膜下層から筋層，漿膜下層へと浸潤する。がんは漿膜下層から腹膜を破って腹腔内に露出する。露出した胃がん細胞がんが剝離し，遊離がん細胞として腹腔内にばらまかれ，腹膜に癒着しやがて腹膜下層に浸潤して増殖する。

長期の持続的腹膜透析（Continuous Ambulatory Peritoneal Dialysis：CAPD）を行っている患者に多い疾患として**硬化性被囊性腹膜炎**がある。腹膜炎を繰り返したり，透析液中のブドウ糖の濃度，腹水中のサイトカインの産生増加などが関与するとされている。多くは発症前に除水能が低下し，腹膜の透過性が亢進している。腹膜が劣化しており，腹膜は線維化・肥厚・イレウス症状を呈し，進行すると癒着性イレウスを発症する。

図2 腹膜播種

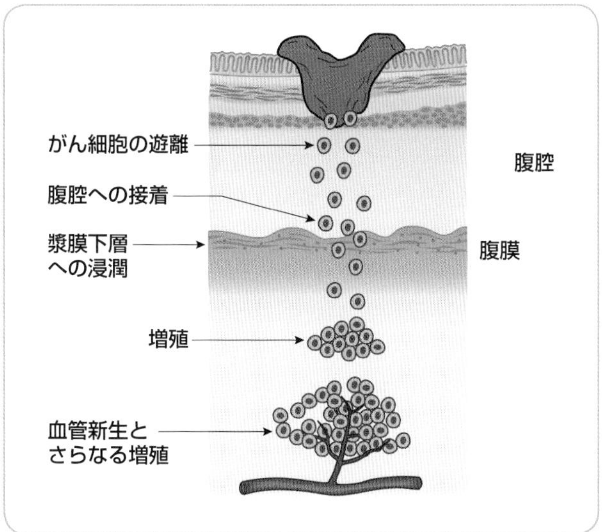

（萩原明於，山岸久一：消化器癌腹膜─播種性転移の機構と治療．Frontiers in Gastroenterology 5: 87-97, 2000. より改変）

ほかに特殊なものでは腹水のある患者で明らかな原因がなく発症する**特発性細菌性腹膜炎**がある。肝硬変患者に発症することが多い。これは，肝硬変患者では好中球機能，網膜内皮系，血中や腹膜の補体系の障害があり，さらに門脈系やリンパ系のうっ滞が生じ，腸管壁の透過性が高まることから腸内細菌が腹水への移行が起こりやすいためと考えられている。明らかな症状として認められるのは半数程度である。

4. 腹膜炎の分類と症状

1）分類

腹膜炎の原因で分類する場合もあるが**（表1）**，ここでは発症の経過を焦点に急性腹膜炎と慢性腹膜炎とに大別する方法でみていく。この2つはさらに，それぞれが汎発性と限局性に分けられる。汎発性は腹膜全体に炎症が広がったもので，限局性は腹膜の一部だけ炎症があるものをいう。

1 急性腹膜炎

原因は各種の腹腔内臓器の疾患を基盤とし，続発して発症しているのがほとんどである。急性腹膜炎は，炎症や痛みといった症状が急激に発症する。腹膜炎症状で受診する患者のほとんどが急性腹膜炎である。炎症が原病巣付近に限局しているか，腹膜全体に波及しているかによって急性限局性腹膜炎と急性汎発性腹膜炎とに分けられるが，後者のほうが重篤な疾患である。限局性のものとして横隔膜下膿瘍・回盲部膿瘍・ダグラス窩膿瘍などがある。

2 慢性腹膜炎

慢性の経過をたどるもので，急性腹膜炎から移行する

表1 腹膜炎の分類

発症の経過による	①急性腹膜炎 ②慢性腹膜炎
炎症の広がりによる	①汎発性腹膜炎 ②限局性腹膜炎
原因由来による	①原発性腹膜炎 ②続発性腹膜炎

ものもあるが，多くは急性腹膜炎とは別の病態と考えてよい。ここでは急性腹膜炎以外のものを慢性腹膜炎として分類した。悪性腫瘍に起因するもの，術後の**癒着性腹膜炎**，**硬化性被囊性腹膜炎**等が含まれる。

術後の癒着性腹膜炎は，術後の回復過程でフィブリンが創部より流出し，血栓形成や止血の中心的な役割を担うが，腸管と腹膜を癒着させる。この癒着が強い場合に炎症を起こし，腹膜炎が生じる。

特発性細菌性腹膜炎は，急性腹膜炎にみられるような症状が明らかになるケースは約半数にすぎないため，ここでは慢性腹膜炎に含める。ただし，急速な経過で進行しショック状態になることがあるため，腹水がある場合で発熱や腹痛がみられる場合は留意が必要である。

2）症状

急性腹膜炎の症状は，急激な腹痛とともに嘔気・嘔吐，発熱，頻脈，浅呼吸がみられる。患者の中には経験したことのないような痛みと表現する者もいる。重篤な例では顔貌は苦悶状で，脱水やショック状態に陥る場合がある。

慢性腹膜炎は悪化したり症状が緩和したり，長期間繰り返すものである。慢性腹膜炎の症状は，急性と比べて急激な腹痛ではなく，2～3カ月程度の間，微熱があり，軽症～中程度の腹痛（自制可能で我慢ができる）が出たり，症状が収まったりを繰り返す。

急性腹膜炎と慢性腹膜炎の特徴的な違いは，急に激しい痛みが現れるか，現れないかである。

5. 腹膜炎の検査・診断

腹膜炎の診断は，原因疾患によって異なるので，病歴，既往歴，腹部所見などから，さまざまな疾患と鑑別診断する必要がある。急性腹膜炎においては，早期に診断することが鍵になる。しかし，治療が遅れると多臓器不全を引き起こし死亡率が高くなる。

1）問診

何がきっかけで痛みが生じたのか，痛みが現れたときの状況や痛みの性質，そして現病歴，既往歴などを聞き取る問診が重要である。

本人が激痛のため話ができない場合は，付き添いの者より話を聞く。また急性腹膜炎が疑われ，緊急の場合は画像診断を優先して確定する。

2）腹膜所見

腹膜炎では腹腔内壁が熱傷を起こしたような症状となっている。腹膜所見では腹部膨満，排便・排ガスの停止，腸蠕動音の減弱・消失などもみられるが，腹膜に炎症などの異常が起こると生じる特有の腹膜刺激症状がある。特に反跳痛（ブルンベルグ徴候）と筋性防御が特徴的である。

1 筋性防御（図3）

腹部を触ると腹筋が緊張して腹部が板のように硬くなる状態で，板状硬とも呼ばれる。腹部の力を抜きたくても抜けない状態になっている。腹膜刺激症状で一番診断能が高いのはこの板状硬である。

2 反跳痛（ブルンベルグ /Blumberg 徴候）（図4）

腹部を押したときよりも，離したときのほうに痛みが強くなる。具体的には数本の指で腹部をゆっくり2～3秒圧迫して，それを急に離したとき，痛みが増強する。

3 その他の腹膜刺激症状

①踵落とし衝撃試験

つま先立ちをして，急に踵（かかと）を落とす（地面につける）。そのとき，痛みが増強した場合は，腹膜に炎症が及んでいると判断する。

②咳嗽試験

咳をしたときに痛みが増強するかを確認する試験である。

3）画像診断（図5）

単純診断としては，腹部超音波（エコー），腹部CTが必須となる。

通常，腹膜や腹腔は無菌で密閉された空間のため，通常は空気が入ることがない。消化管穿孔の場合本来は存在しない空気が入っており，腹部単純X線写真，腹部CTで横隔膜下にフリーエア像（腹腔内に空気が入った状態のこと）を認める。また腹膜炎と関連するイレウス所見として，消化管ガス像の増加，ニボー（鏡面画像）の形成を認める。

腹部超音波（エコー）ではモリソン窩やダグラス窩に液貯留がみられる。特にCTの場合はごく少量のフリーエアでも診断が可能であり，その他に腹水や腸管の浮腫，腫瘍の診断も可能であり腹膜炎の診断に有効である。

4）血液検査（表2）

血液検査の意義は，原因究明というよりも現在の患者

図3　筋性防御

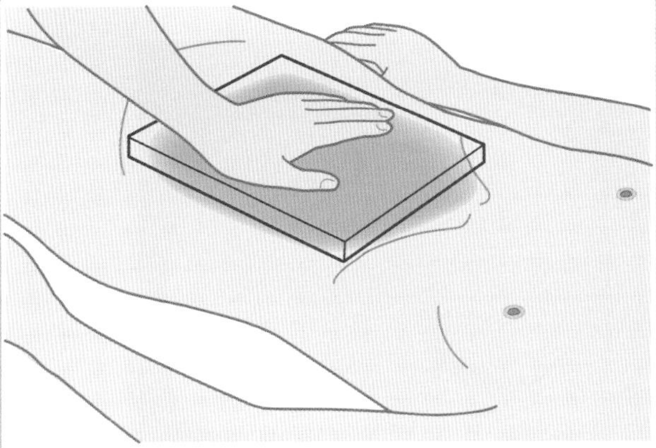

腹部全体が板のように硬く触れる（板状硬）。

（落合滋之編：消化器疾患ビジュアルブック，第２版，p215，学研メディカル秀潤社，2014．より）

図4　反跳痛（ブルンベルグ徴候）

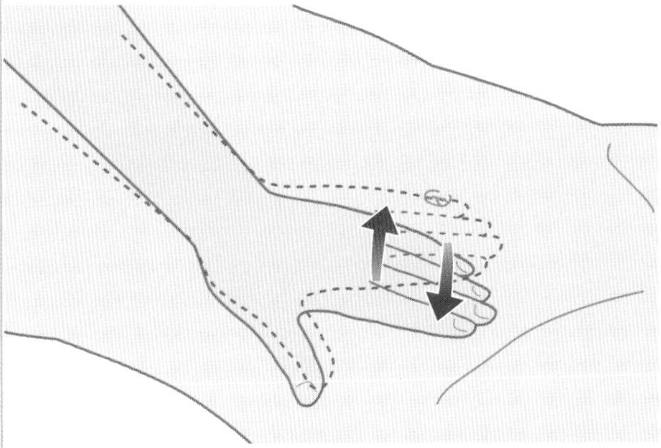

手のひらでゆっくり圧迫すると急に離したときに強い疼痛を訴える

の全身状態や合併症の把握である。

血液所見では，白血球数増多，CRP高値，血小板減少，BUNやクレアチニン値の上昇等がみられる。

6. 腹膜炎の治療

原因を除去し，全身状態の改善に努める。多くの患者は腹膜炎のみを発症するのではなく，合併症で生じるので，原疾患の治療を行うことが必須である。保存的治療と手術治療がある。

胃・十二指腸などの上部消化管の穿孔では，保存治療が第一選択となり，胃・腸管内チューブを挿入し，絶食をしながら中心静脈栄養法と抗菌薬で治療を行う。

しかし，数日行っても改善しない場合は手術となる。たとえば大腸に穿孔があった場合はバクテリアが多数存在するため早急な治療が必要となる。炎症が生じている部位の臓器の切除や穿孔している部分をふさぐなどの方法をとる。炎症によって膿が蓄積されているのなら，手術で膿を排出させる。近年は腹腔鏡を用いた手術が行われる。

がん性腹膜炎が生じている場合は，ほとんどはがんの末期になっている。そのため，がんそのものに対する有効な治療は少なく，がん性腹膜炎への症状に対する対症療法にとどまることが多い。

細菌性腹膜炎では細菌感染を原因とするため抗生物質の投与により治療を行う。しかし，特発性細菌性腹膜炎は肝硬変では免疫機能が低下しているため感染症に対して予備力が高くなく，これに罹患すると生命予後が著しく低下するといわれている。

腹膜透析患者に多い硬化性被嚢性腹膜炎では，直ちにCAPDを中止し，絶飲絶食，中心静脈栄養法を行い，腸管の安静を保持し，副腎皮質ステロイドや免疫抑制薬を投与する。腹膜が高度に劣化していると判断された場合はCAPDを中止し，血液透析に移行することとなる。

Ⅱ　腹膜炎の看護ケアとその根拠

腹膜炎の原因疾患によって合併症や経過が異なるため，関連疾患についての理解を深めておく必要がある。腹膜炎はその程度と広がりによって治療は異なるが，急激に症状が悪化していく可能性が高い疾患である。特に急性腹膜炎の場合は急速に重篤化していく可能性が高いため，経時的変化を把握して異常の早期発見，つまり観察が重要となる。

看護ではバイタルサインの経過的観察や腹部症状などの観察，輸液の管理，抗菌薬治療を行う。重篤化に移行していく可能性が多いことから，患者と家族への精神的援助も必要である。

1. 腹膜炎の観察ポイント

必要な観察項目は，腹痛の状況，腹部症状（悪心・嘔吐，腹部膨満感，腸蠕動音，排ガスの停止，排便）である。腹

図5 腹膜炎のさまざまな画像診断（X 線・CT）

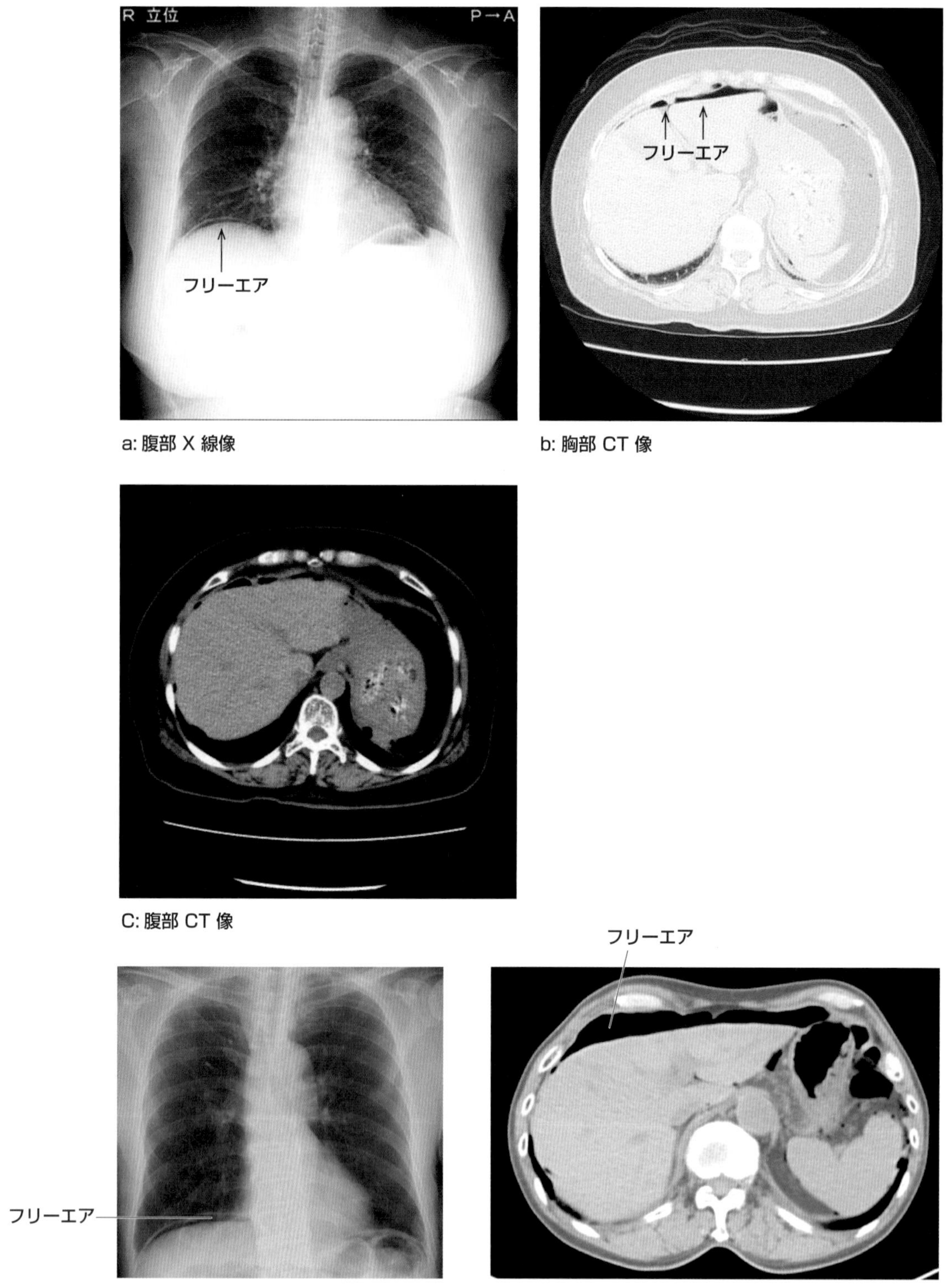

a: 腹部 X 線像

b: 胸部 CT 像

C: 腹部 CT 像

d: 胸部 X 線像

e: 腹部 CT 像

表2 診断に必要な血液検査

血球	WBC，RBC，Hb，Ht，PLT
凝固系	PT，APTT，フィブリノゲン，FDP
生化学	電解質（Na, K, Cl, Ca），総蛋白（TP），BUN, クレアチニン, 血糖, 総ビリルビン, AST，ALT，アミラーゼ，CRP
血液ガス分析	pH，PaO_2，$PaCO_2$，HCO_3，base excess

部膨隆を観察する場合は，汎発性か局所性かを見極めるために腹部全体を十分に露出させて観察することが重要である。

また汎発性腹膜炎の場合は，急激な悪化が起こる場合があるため，バイタルサインのチェック，38℃以上の熱発や，頻脈，頻呼吸，脱水やショックによる血圧低下，尿量減少等全身状態の観察が重要となる。

2. 腹膜炎の看護目標

❶腹膜炎症状が安定し，身体症状が改善する
❷疼痛，腹満など腹膜炎症状に伴う苦痛を軽減し，QOL の維持を行う
❸セルフケア不足の充足を行う

3. 腹膜炎の看護ケア

1）全身管理

急性腹膜炎は急激に症状が悪化する可能性があるため，経時的なバイタルサインの観察をして異常の早期発見と，呼吸，循環の管理を行う。

2）安静と苦痛の緩和

疼痛や腹部膨満，発熱などの身体症状に対する苦痛の緩和，ギャッチアップなど安楽な体位の工夫を行う。苦痛を自覚する疾患であるため患者の精神的不安も強い。

急激に状態の悪化に進行する可能性もあるため，家族もまた不安感をかかえている。患者家族の精神面に配慮したかかわりが必要である。

図6 セルフケア不足の充足

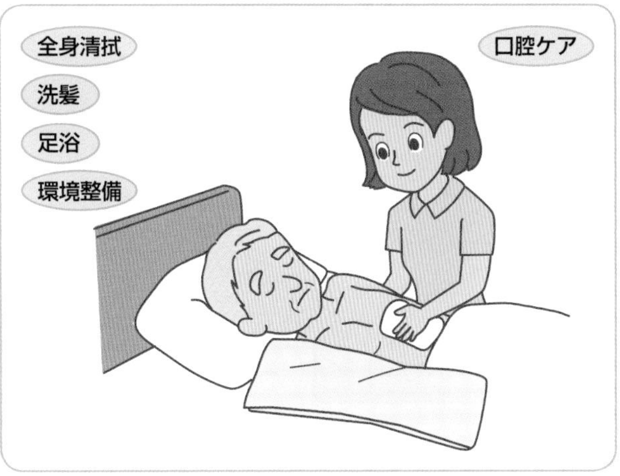

3）セルフケア不足の充足（図6）

身体的苦痛が強い場合はセルフケアが行えない。また状態が悪化している場合はベッド上安静となるため，セルフケアの未充足状態となる。そこで生活行動面でのセルフケアの充足を図る。

特に発熱，嘔気・嘔吐などがあり，不感蒸泄も強いため全身清拭，洗髪，足浴，環境整備など清潔に努める。呼吸器感染予防のため口腔ケアを実施する。患者のセルフケアを充足し，患者の QOL の低下を最小限にするようにかかわっていく。

［本田可奈子］

《文献》
1）南川雅子著者代表：系統看護学講座　専門分野Ⅱ　成人看護学5　消化器．医学書院，2019.
2）落合慈之監：消化器疾患ビジュアルブック，第2版．学研，2014.
3）林紀夫，日比紀文，坪内博仁偏：標準消化器病学．医学書院，2003.
4）三原弘・他編：ナーシンググラフィカ EX　疾患と看護3　消化器．メディカ出版，2020.

14 虫垂炎

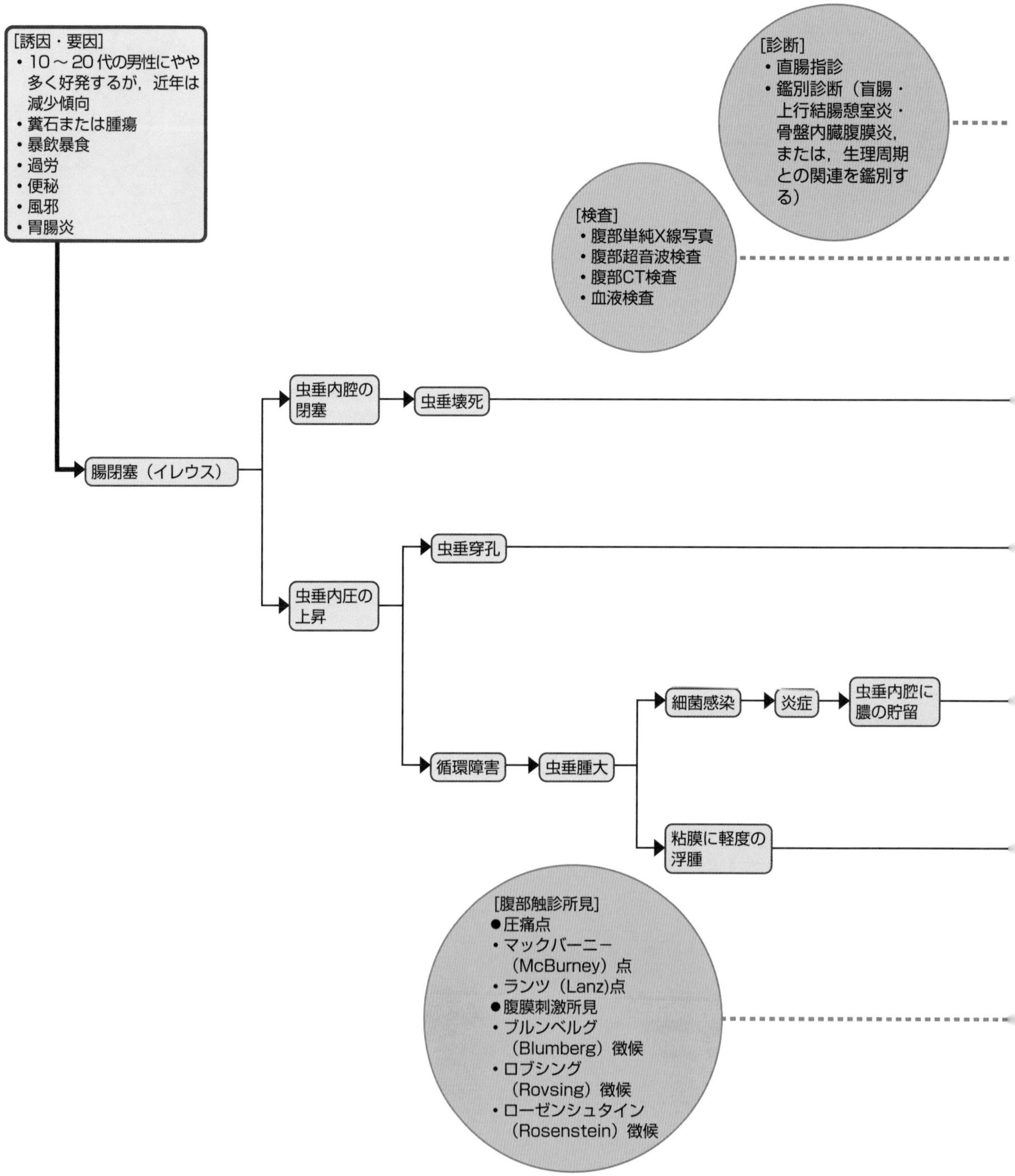
[誘因・要因]
• 10～20代の男性にやや多く好発するが，近年は減少傾向
• 糞石または腫瘍
• 暴飲暴食
• 過労
• 便秘
• 風邪
• 胃腸炎
[診断]
• 直腸指診
• 鑑別診断（盲腸・上行結腸憩室炎・骨盤内臓腹膜炎，または，生理周期との関連を鑑別する）
[検査]
• 腹部単純X線写真
• 腹部超音波検査
• 腹部CT検査
• 血液検査
腸閉塞（イレウス）
虫垂内腔の閉塞
虫垂壊死
虫垂内圧の上昇
虫垂穿孔
循環障害
虫垂腫大
細菌感染
炎症
虫垂内腔に膿の貯留
粘膜に軽度の浮腫
[腹部触診所見]
●圧痛点
• マックバーニー（McBurney）点
• ランツ（Lanz)点
●腹膜刺激所見
• ブルンベルグ（Blumberg）徴候
• ロブシング（Rovsing）徴候
• ローゼンシュタイン（Rosenstein）徴候

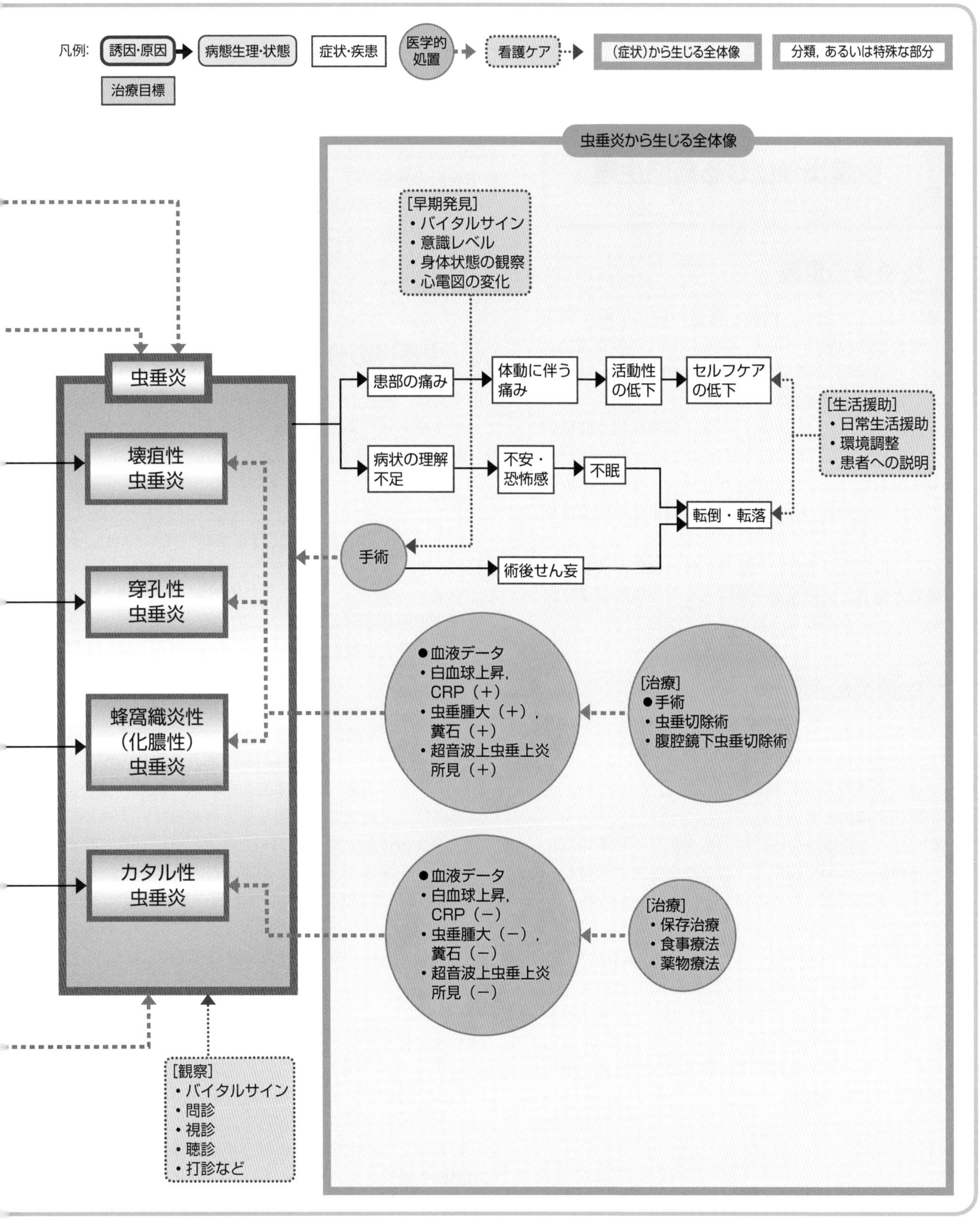
凡例:
誘因・原因
病態生理・状態
症状・疾患
医学的処置
看護ケア
(症状)から生じる全体像
分類，あるいは特殊な部分
治療目標
虫垂炎から生じる全体像
[早期発見]
・バイタルサイン
・意識レベル
・身体状態の観察
・心電図の変化
虫垂炎
壊疽性虫垂炎
穿孔性虫垂炎
蜂窩織炎性(化膿性)虫垂炎
カタル性虫垂炎
患部の痛み
体動に伴う痛み
活動性の低下
セルフケアの低下
病状の理解不足
不安・恐怖感
不眠
転倒・転落
[生活援助]
・日常生活援助
・環境調整
・患者への説明
手術
術後せん妄
●血液データ
・白血球上昇，CRP（＋）
・虫垂腫大（＋），糞石（＋）
・超音波上虫垂上炎所見（＋）
[治療]
●手術
・虫垂切除術
・腹腔鏡下虫垂切除術
●血液データ
・白血球上昇，CRP（－）
・虫垂腫大（－），糞石（－）
・超音波上虫垂上炎所見（－）
[治療]
・保存治療
・食事療法
・薬物療法
[観察]
・バイタルサイン
・問診
・視診
・聴診
・打診など

14 虫垂炎

Ⅰ 虫垂炎が生じる病態生理

1. 虫垂炎の定義

虫垂（appendix）とは，回腸と盲腸の間に位置する小さい指形の袋状の臓器を指す。虫垂に何らかの原因で炎症を起こし，腫れ上がる病気のことを**虫垂炎**（appendicitis）という。盲腸とも呼ばれている。

虫垂炎の主徴候には，腹痛，嘔気，胃腸症状，腹壁の緊張，右下腹部の圧痛，発熱を伴うといった症状がある。虫垂炎自体はそれほど深刻な病気ではなく，治療法としては，抗生物質の投与や，比較的簡単な手術で治療することができる。

しかし，虫垂炎が進行した場合には，虫垂が破裂して他の組織と癒着し，腹膜炎や腸閉塞など危険な合併症を引き起こし，大がかりな手術が必要となる。

2. 虫垂炎の病態生理

急性虫垂炎は小児および若年者において，緊急手術を必要とする急性腹症の中で最も頻度の高い疾患である。虫垂炎は，虫垂リンパの粘膜浮腫や糞石《ふんせき》（coprolite），虫垂内腔閉塞が起因ともいわれている。

糞石とは，食物繊維を核に便が粘土化し，ヒトの消化管内容物が消化管内で固化し，憩室や虫垂内に滞留したものいう。糞石などの虫垂内異物による局所的な血流の低下が原因で，二次的な細菌感染が誘因となって引き起こされることが知られている。穿孔性虫垂炎の 80 ～ 90％に糞石が認められ，循環障害によって引き起こされていると考えられている好発年齢は，10 ～ 20 歳代で男女差はないとされている[1]。

虫垂炎は，❶カタル性虫垂炎，❷化膿性虫垂炎，❸壊疽性虫垂炎に分類される。

3. 虫垂炎が生じるメカニズム

■虫垂炎の発生機序

虫垂炎は，虫垂粘膜の潰瘍により虫垂内腔が閉塞し，虫垂内圧が上昇することで，局所的な循環障害を引き起こす。それによって虚血となり細菌感染を伴い，増悪となって発生する。

4. 虫垂炎の分類と症状

虫垂炎は，病変の時期，炎症の強弱，合併症の有無によって多種多様である。急性の経過をとるが，寛解し慢性（間欠期）に移行することもある。

1）症状

急性虫垂炎の主症状には，胃腸症状（嘔気，腹痛），腹壁緊張，右下腹部圧痛（マックバーニーの圧痛点），発熱などがある。前駆症状として，食欲不振，疲労感，倦怠感，不定の腹痛などがある。排便状態は便秘となることが多い。虫垂炎が疑われる場合，便秘での浣腸は，腹膜炎を誘発するおそれがあるため，禁忌である。

虫垂炎の初期症状として，発作性腹痛，胃部疼痛，腹壁過敏，嘔気・嘔吐，悪寒等がある。腹痛の特徴として痛みの移動があり，はじめは心窩部あたりに痛みがあったものが，右下腹部へ移動するのが特徴である。虫垂炎の腹部痛は，上前腸骨棘と臍を結ぶ直線上で，上前腸骨棘から 1/3 の位置に**マックバーニー**（McBurney）と呼ばれる圧痛点があるのが特徴である。

経過とともに，**ブルンベルグ徴候**や**筋性防御**が出現し，触診にて腹部腫瘤が確認できるようになる。痛みは持続的で，時には**仙痛発作**を起こすこともある。

2）分類

虫垂炎の炎症には，一般的に発病後 48 時間頃までは虫垂に限られているが，この時期は**早期虫垂炎**と呼ばれ，白血球増多症が認められる。さらに虫垂炎が進行すると，虫垂壊死部から穿孔が起こる。膿瘍や腹膜炎を併発したものを晩期虫垂炎と呼び，早期と晩期の間のものを**中間期虫垂炎**という。

虫垂炎の状態によって，以下の呼び方に分類される。

1 カタル性虫垂炎

虫垂粘膜に炎症が限局している状態で，肉眼的な所見では，粘膜の軽度の発赤・浮腫があり，虫垂の軽度の腫大が認められる。

2 蜂窩織炎性虫垂炎

肉眼的には，粘膜にびらんと出血が生じ，炎症は粘膜表層から虫垂壁の全層に波及した状態である。また，虫垂の内腔に膿の貯留が認められる。

3 壊疽性虫垂炎

虫垂が高度に腫大し，それに伴う虫垂壁の壊死が認められる。壊死が虫垂壁の全層へ波及すると，穿孔しやすくなる。

4 穿孔性腹膜炎

壊疽性虫垂炎により穿孔した状態となり，緊急開腹術の適応対象となる。

5. 虫垂炎の検査・診断

1 腹部超音波（エコー）検査（図 1）

手術を行うか，適応を決定するための重要な検査である。腫大した虫垂，糞石や膿瘍形成の有無などを検索するために行う。

2 腹部触診検査

腹部に圧痛点がないか，確認をするために行う。圧痛点は，Rapp（ラップ）の四角形内に集中しており，特徴的な圧痛点はそのほか，虫垂根部にあたるマックバーニー点や，虫垂先端にあるランツ（Lanz）点など。代表的な腹膜刺激所見を**表 1** に示す。

3 血液検査

血液検査によって，虫垂の炎症反応をみる。血液にて白血球数や CRP 上昇が認められる。

図 1 腹部超音波検査

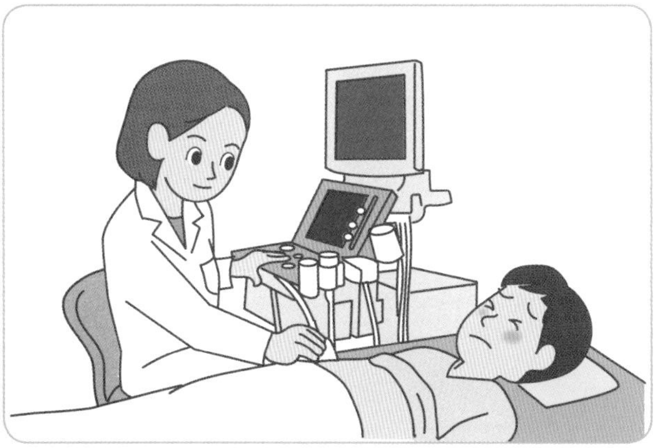

表 1 腹膜刺激所見の種類と内容

腹膜刺激所見	内容
ブルンベルグ徴候	●触診にて，回盲部を圧迫した後，急に離すと圧痛が顕著になるという特徴がある ●炎症が波及することで起こる反跳痛ともいわれる
ロブジング徴候	●触診にて，左下腹部を圧迫すると，右下腹部痛が起こる ●回盲部への腸管内ガス移動が原因であるといわれている
ローゼンシュタイン徴候	●仰臥位よりも，左側横臥にて圧迫すると痛みが増強する ●原因は虫垂が伸展するために起こるといわれている
ヒールドロップサイン	●反跳痛の有無をみるために，つま先立ちにさせ，その後，踵を急に落とすと，右下腹部に痛みが増強される特徴がある ●炎症が腹膜に波及することで起こる
筋性防御	●触診により腹部を軽く圧迫した際に，腹壁が反射的に緊張して硬く触れる ●腹膜炎がある場合には，腹部が張って板のようになる

4 腹部 CT

虫垂炎の確定診断としてではなく，結腸憩室炎や他の疾患との鑑別が可能となるために用いることがある。

6. 虫垂炎の治療

■治療方針

炎症が軽度の場合（カタル性虫垂炎）では，第 2 世代の抗生物質を投与し，経過を観察する。それでも症状が改善しなければ，様子をみて虫垂を切除するケースもある。

また，蜂窩織炎虫垂炎と判断した場合は，穿孔性虫垂炎に至る可能性があるため，緊急手術となる。

Ⅱ 虫垂炎の看護ケアとその根拠

1. 虫垂炎の観察ポイント

虫垂炎は，時間の経過とともに症状が変化をする。初期には，悪心や食欲低下，臍部の周囲で不快感を発症し，徐々に痛みが右下腹部に移動する場合には虫垂炎を疑う。虫垂の特徴には，右下腹部を中心とした痛みや，腹膜へ炎症などがあり，以下のような虫垂炎では，それぞれ観察すべき特徴がある。

- カタル性虫垂炎：感冒症状や嘔気・嘔吐，食思低下，心窩部痛の観察
- 蜂窩繊炎性虫垂炎：腹痛の箇所（マックバーニー点，ランツ点での疼痛の有無），嘔気・嘔吐，発熱，全身倦怠感，排ガス・排便の消失傾向の観察
- 壊疽性虫垂炎：嘔気・嘔吐，腹部全体の痛み，グル音の低下，排ガス・排便の消失，発熱の観察
- 穿孔性腹膜炎：腹部緊満，腹痛，嘔気・嘔吐，発熱，食欲不振の観察

2. 虫垂炎の看護目標

1）手術前の看護目標

❶腹痛やその他の腹部症状によって起こる苦痛を緩和し，安楽な生活が送れる
❷検査や緊急手術の必要性について理解し，同意することができる

2）手術後の看護目標

❶手術創部の痛みを緩和できる
❷体位変換により，腸管麻痺からの回復が早期に図ることができる
❸早期に日常生活の自立が図ることができる

3. 虫垂炎の看護ケア

1）手術前全身状態の観察ポイント

病変の時期や炎症などによりケアの内容は異なるが，食事は禁食であり，腹痛や嘔気・嘔吐があるときは，脱水症状がないか，発熱はないか，十分に観察をする必要がある。脱水がある場合には，輸液療法が行われる。

また，痛みは上部から臍部付近で始まり，時間の経過とともに右下腹部に限局してくるのが一般的である。腹痛がある場合には，安楽な姿勢をとって，苦痛の緩和を図る。

2）緊急手術前の援助

日常生活習慣について，食事の摂取時間，暴飲暴食の有無，睡眠時間等を事前に確認する。また，患者は緊急手術を受けることに対して心の準備ができておらず，不安を抱いている。手術に対して必要な検査の内容を説明し，最良の状態で手術に臨めるように援助を行う。

3）手術後全身状態の観察

手術後の経過を観察し，一般状態が安定したら積極的に体位変換を行い，歩行練習を開始する。歩行時は腰椎麻酔の副作用（起立性頭痛）などの観察を行う。

4）ドレナージの管理

蜂窩織性虫垂炎により腹膜炎を併発している場合は，ドレーン挿入部周囲の皮膚の状態や，排液量とその性状を観察する。患者が安楽体位を保ち，さらにドレナージが効果的に行えるように，体位はファーラー位で行う。

5）日常生活自立への援助

食事の開始時期は，腸蠕動がみられ排ガスがあり，嘔気や嘔吐がなければ，手術後１日目から流動食が開始される。早期離床の意義を説明し，歩行など日常生活の拡大を図っていく。

［明神一浩］

《文献》

1）三木一正，西池清美編：消化管疾患の治療と看護．南江堂，2000.
2）日野原重明，井村裕夫監，千葉勉編：看護のための最新医学講座４ 消化器疾患，第２版．中山書店，2005.
3）林　紀夫，日比紀文，坪内博仁編：標準消化器病学．医学書院，2003.
4）佐藤千史，井上智子編：消化器診療—良きインフォームド・コンセントに向けて．日本消化器病学会，2010.
5）小西康弘：吐・下血．井村裕夫編，わかりやすい内科学，第２版，p1032，文光堂，2002.
6）孝田雅彦：吐血と下血．臨牀看護 31(6)：932-936，2005.
7）東口高志編：NST 完全ガイド—栄養療法の基礎と実践．照林社，2005.

NOTE

15 ヘルニア

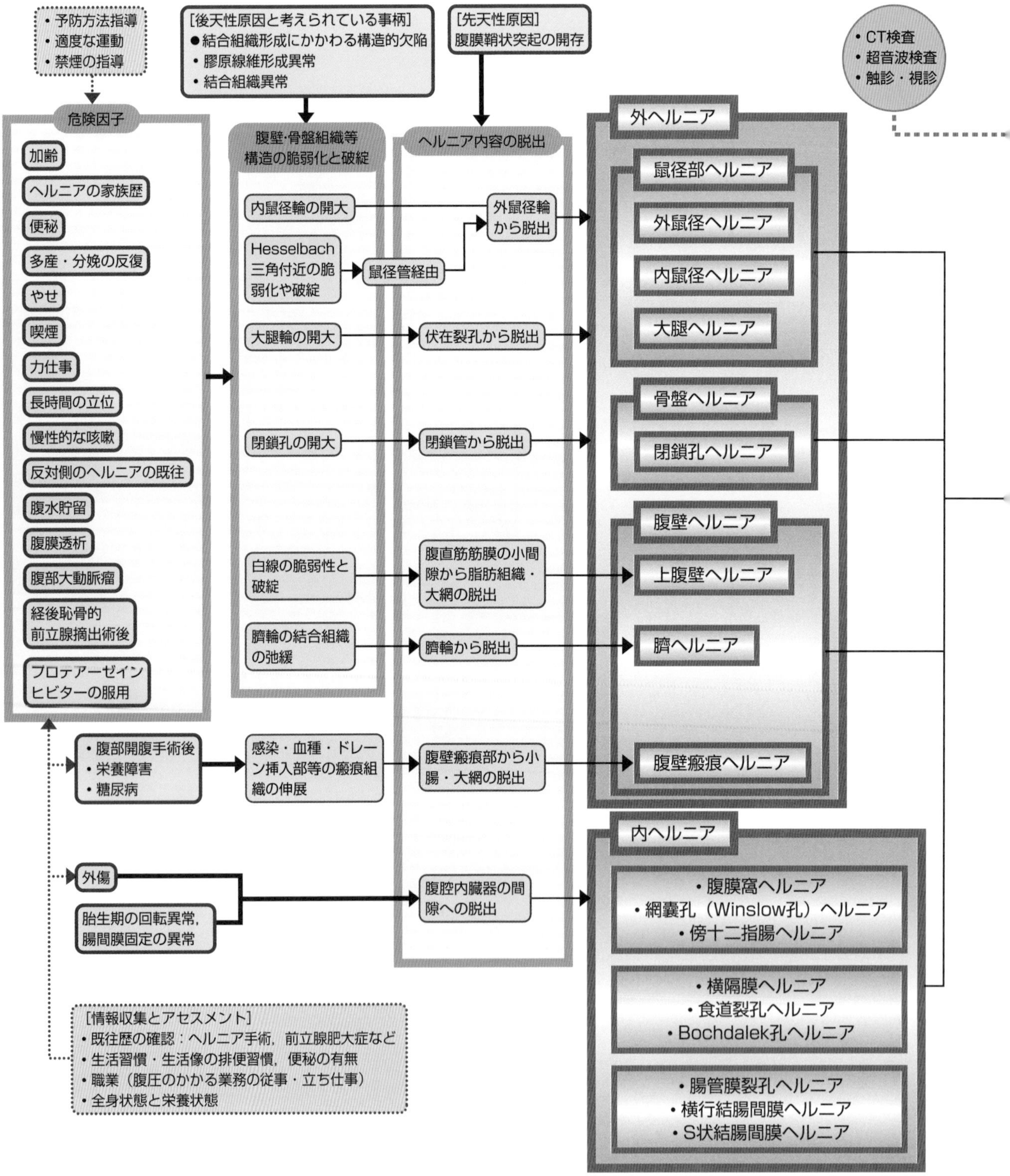

・予防方法指導
・適度な運動
・禁煙の指導
[後天性原因と考えられている事柄]
●結合組織形成にかかわる構造的欠陥
・膠原線維形成異常
・結合組織異常
[先天性原因]
腹膜鞘状突起の開存
・CT検査
・超音波検査
・触診・視診
危険因子
加齢
ヘルニアの家族歴
便秘
多産・分娩の反復
やせ
喫煙
力仕事
長時間の立位
慢性的な咳嗽
反対側のヘルニアの既往
腹水貯留
腹膜透析
腹部大動脈瘤
経後恥骨的
前立腺摘出術後
プロテアーゼイン
ヒビターの服用
腹壁・骨盤組織等
構造の脆弱化と破綻
内鼠径輪の開大
Hesselbach
三角付近の脆
弱化や破綻
鼠径管経由
大腿輪の開大
閉鎖孔の開大
白線の脆弱性と
破綻
臍輪の結合組織
の弛緩
ヘルニア内容の脱出
外鼠径輪
から脱出
伏在裂孔から脱出
閉鎖管から脱出
腹直筋筋膜の小間
隙から脂肪組織・
大網の脱出
臍輪から脱出
外ヘルニア
鼠径部ヘルニア
外鼠径ヘルニア
内鼠径ヘルニア
大腿ヘルニア
骨盤ヘルニア
閉鎖孔ヘルニア
腹壁ヘルニア
上腹壁ヘルニア
臍ヘルニア
腹壁瘢痕ヘルニア
・腹部開腹手術後
・栄養障害
・糖尿病
感染・血種・ドレー
ン挿入部等の瘢痕組
織の伸展
腹壁瘢痕部から小
腸・大網の脱出
外傷
胎生期の回転異常,
腸間膜固定の異常
腹腔内臓器の間
隙への脱出
内ヘルニア
・腹膜窩ヘルニア
・網嚢孔（Winslow孔）ヘルニア
・傍十二指腸ヘルニア
・横隔膜ヘルニア
・食道裂孔ヘルニア
・Bochdalek孔ヘルニア
・腸管膜裂孔ヘルニア
・横行結腸間膜ヘルニア
・S状結腸間膜ヘルニア
[情報収集とアセスメント]
・既往歴の確認：ヘルニア手術，前立腺肥大症など
・生活習慣・生活像の排便習慣，便秘の有無
・職業（腹圧のかかる業務の従事・立ち仕事）
・全身状態と栄養状態

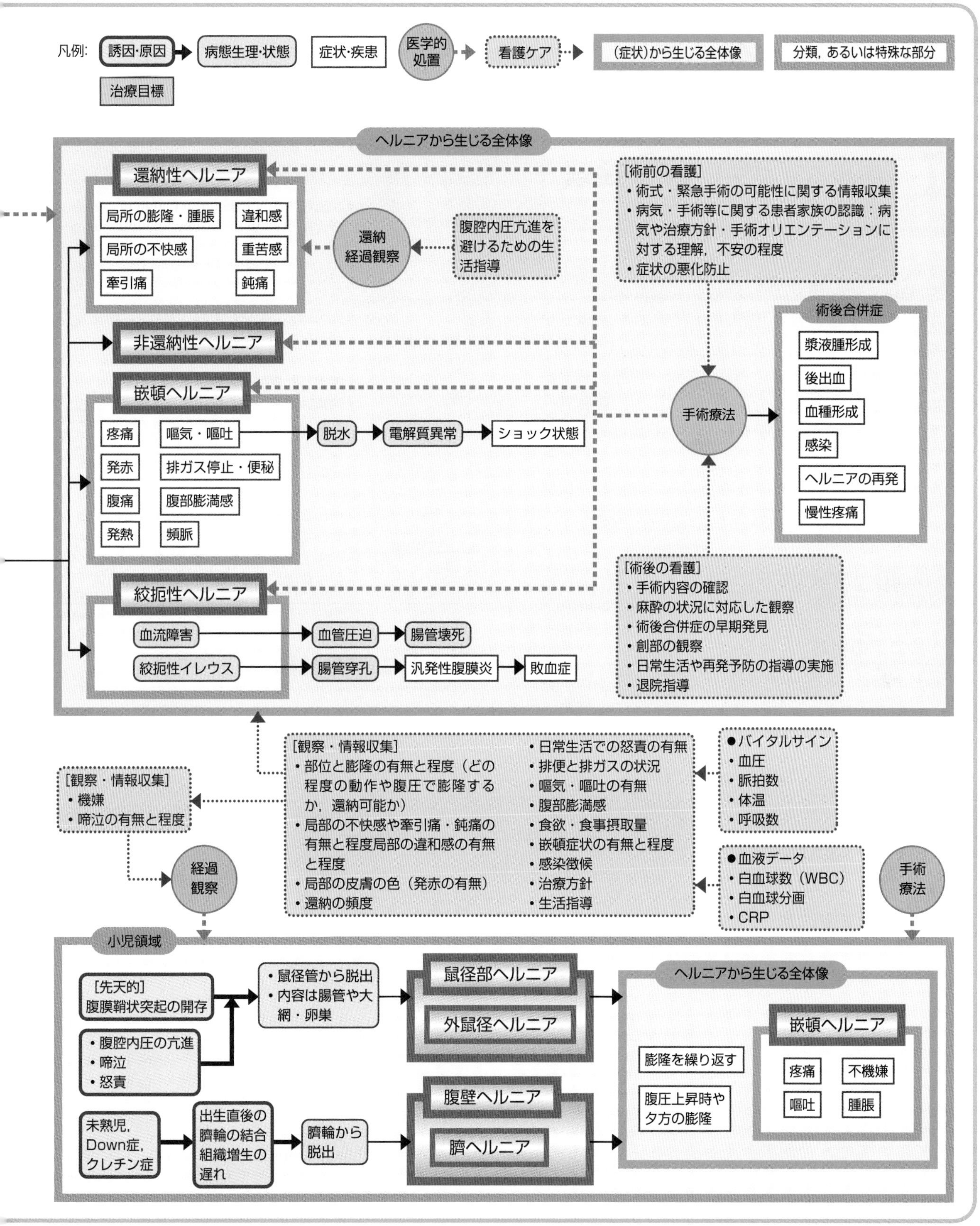
凡例:
誘因·原因
病態生理·状態
症状·疾患
医学的処置
看護ケア
(症状)から生じる全体像
分類，あるいは特殊な部分
治療目標
ヘルニアから生じる全体像
還納性ヘルニア
局所の膨隆・腫脹
違和感
局所の不快感
重苦感
牽引痛
鈍痛
還納経過観察
腹腔内圧亢進を避けるための生活指導
[術前の看護]
・術式・緊急手術の可能性に関する情報収集
・病気・手術等に関する患者家族の認識：病気や治療方針・手術オリエンテーションに対する理解，不安の程度
・症状の悪化防止
非還納性ヘルニア
嵌頓ヘルニア
疼痛
嘔気・嘔吐
脱水
電解質異常
ショック状態
発赤
排ガス停止・便秘
腹痛
腹部膨満感
発熱
頻脈
手術療法
術後合併症
漿液腫形成
後出血
血種形成
感染
ヘルニアの再発
慢性疼痛
絞扼性ヘルニア
血流障害
血管圧迫
腸管壊死
絞扼性イレウス
腸管穿孔
汎発性腹膜炎
敗血症
[術後の看護]
・手術内容の確認
・麻酔の状況に対応した観察
・術後合併症の早期発見
・創部の観察
・日常生活や再発予防の指導の実施
・退院指導
[観察・情報収集]
・部位と膨隆の有無と程度（どの程度の動作や腹圧で膨隆するか，還納可能か）
・局部の不快感や牽引痛・鈍痛の有無と程度局部の違和感の有無と程度
・局部の皮膚の色（発赤の有無）
・還納の頻度
・日常生活での怒責の有無
・排便と排ガスの状況
・嘔気・嘔吐の有無
・腹部膨満感
・食欲・食事摂取量
・嵌頓症状の有無と程度
・感染徴候
・治療方針
・生活指導
●バイタルサイン
・血圧
・脈拍数
・体温
・呼吸数
●血液データ
・白血球数（WBC）
・白血球分画
・CRP
[観察・情報収集]
・機嫌
・啼泣の有無と程度
経過観察
手術療法
小児領域
[先天的]
腹膜鞘状突起の開存
・腹腔内圧の亢進
・啼泣
・怒責
・鼠径管から脱出
・内容は腸管や大網・卵巣
鼠径部ヘルニア
外鼠径ヘルニア
未熟児，Down症，クレチン症
出生直後の臍輪の結合組織増生の遅れ
臍輪から脱出
腹壁ヘルニア
臍ヘルニア
ヘルニアから生じる全体像
膨隆を繰り返す
腹圧上昇時や夕方の膨隆
嵌頓ヘルニア
疼痛
不機嫌
嘔吐
腫脹

15 ヘルニア

I ヘルニアが生じる病態生理

1. ヘルニアの定義

ヘルニア（hernia）とは，先天的・後天的な原因で生じた組織の間隙・もしくは欠損部へ臓器や組織が脱出・嵌入した状態をいう。腹部のヘルニアは，腹腔内臓器が体腔内に間隙にはまり込む「内ヘルニア」と，腹腔外へ脱出する「外ヘルニア」に分類される。頻度は外ヘルニアのほうが多い。

ヘルニアは，生体のさまざまなところで発生し，腹部以外では脳ヘルニア，椎間板ヘルニアなどがある。

2. ヘルニアの解剖生理

1）ヘルニアの構造

ヘルニア内容，ヘルニア門，ヘルニア囊，ヘルニア被膜によって構成される（**表1**，**図1**）。

表1　ヘルニアの構造

部位	状態
ヘルニア内容	●脱出した腹腔内臓器のことを指し，小腸や大網が多い
ヘルニア門	●ヘルニア内容が脱出する出口となる間隙を指す ●先天的もしくは後天的な欠損や，脆弱な部分がヘルニア門となる
ヘルニア囊	●脱出した囊状の腹膜を指す ●通常は壁側腹膜で構成されるが，脱出した臓器がヘルニア囊の一部を構成することもあり，滑脱ヘルニア（表２参照）と呼ばれる
ヘルニア被膜	●ヘルニア囊のさらに外側を覆う組織を指す ●ヘルニア囊と皮膚との間に位置する ●皮下組織，筋膜，脂肪組織が含まれる

3. ヘルニアの分類

1）構造的分類

真性ヘルニア，滑脱ヘルニア，偽性（仮性）ヘルニアに分類できる（**表2**）。

図1　ヘルニアの基本構造

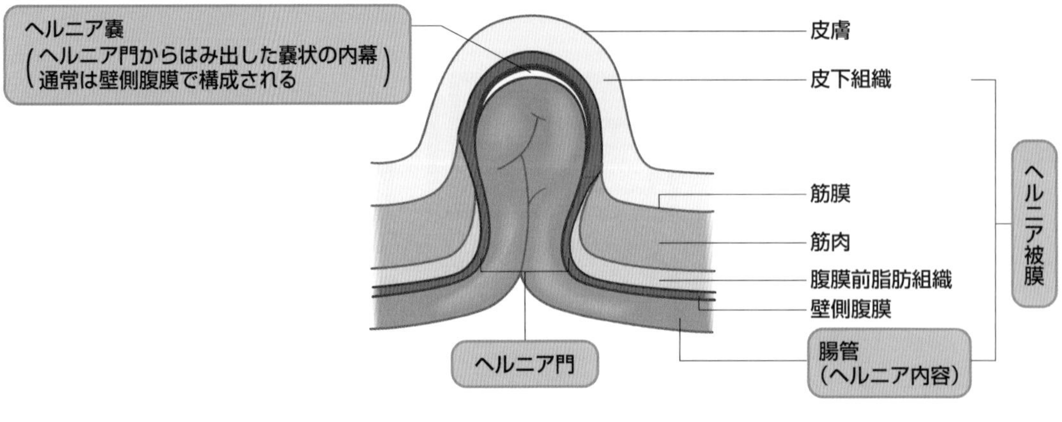

表2 構造的にみたヘルニアの分類

	真性ヘルニア	滑脱ヘルニア	偽性（仮性）ヘルニア
特徴	●壁側腹膜がヘルニア嚢を形成している	●壁側腹膜とともに臓器が脱出し，それ自体がヘルニア嚢の一部を形成している ●盲腸や卵巣，卵管が多い	●ヘルニア嚢がない
	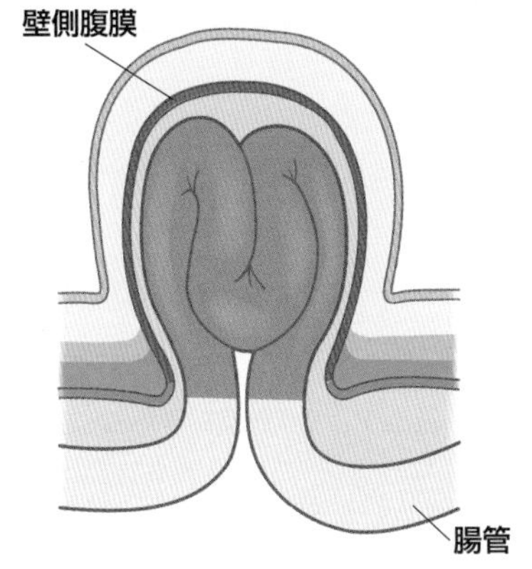	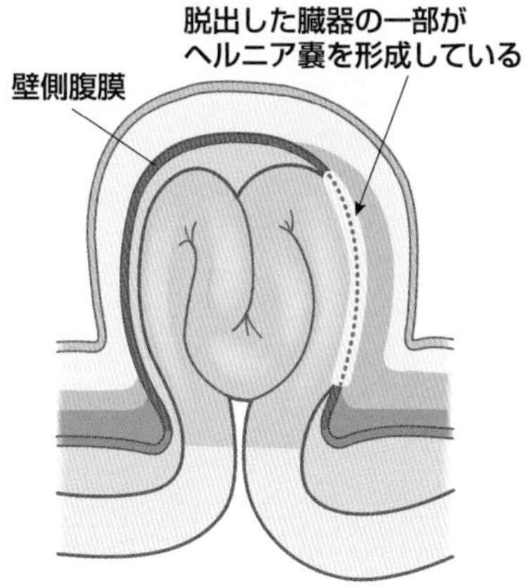	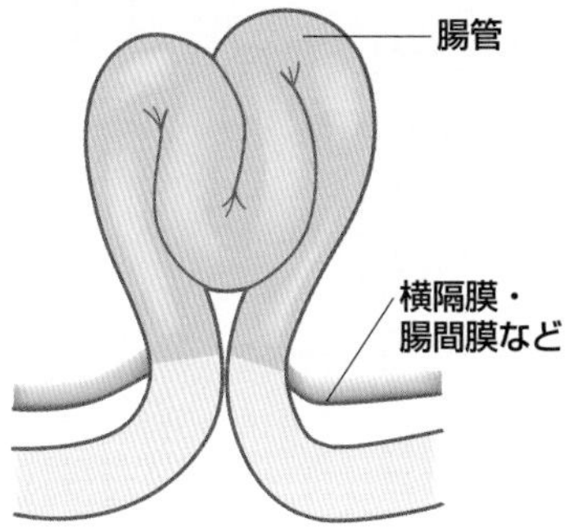

2）脱出場所による分類

外ヘルニアと内ヘルニアに大別できる（**表3**）。

3）外ヘルニア

1 鼠径部ヘルニア

鼠径靱帯の下腹側に脱出するヘルニアを指し，最も頻度が高い。日本ヘルニア学会の「鼠径部ヘルニアの分類」ではⅠ～Ⅴ型に分類される（**表4**）。

外鼠径ヘルニア，内鼠径ヘルニア，大腿ヘルニアに分けられ，その起こる箇所を**図2**に示す。

それぞれの特徴を**表5**に示す。

2 骨盤ヘルニア

●閉鎖孔ヘルニア

閉鎖孔（**図3**）は，骨と恥骨に囲まれた大きな孔で，孔の前上部は血管や神経が通り，膜がない閉鎖管を形成する。この部位から腹腔内臓器が大腿の内側に脱出する。

60歳以上の痩せ型で多産の女性に好発するまれな疾患である。ヘルニア内容は小腸壁が多く，閉鎖管の締めつけが強いために嵌頓症状を呈する。

3 腹壁ヘルニア（図4）

腹部中央は腹直筋があり，外腹斜筋，内腹斜筋，腹横筋がつくる腱膜で覆われている。その中央には白線と呼ばれる紐状の組織が縦走し，臍部には臍輪がある。

●臍ヘルニア

胎生期に臍帯を囲んでいた臍輪は，出生後には線維性結合組織が増生して閉鎖し，周囲の瘢痕組織と癒着して臍を形成する。この部分は皮下組織が薄く，凹んでいるためヘルニア門となり得るが，臍輪が留めている。しかし何らかの原因で臍輪が広がった場合に臍ヘルニアが生じる。

原因は，❶出生直後の臍輪の結合組織増殖が遅れ，生後2～3週間以内の乳児に発症する，❷妊娠，肥満，腹水貯留などによる臍輪の結合組織の弛緩があげられる。

●腹壁瘢痕ヘルニア

外傷や手術後の腹壁の瘢痕部に生じる。腹圧亢進によって瘢痕組織が過度に伸展されることで生じる。創感染，血種，ドレーン挿入，創哆開《しかい》などが誘因となることが多いが，咳嗽，肥満，加齢，栄養障害，糖尿病などの創傷治癒遅延も誘因となる。

4）内ヘルニア

腹膜に生じた間隙から腹腔内臓器がはみ出したもので，皮下には届かない。

1 腹膜窩ヘルニア：傍十二指腸ヘルニア

十二指腸空腸の左右に小腸が嵌入して発症する。

2 腸間膜ヘルニア

腸間膜の異常な間隙に腸管が嵌入して発症する。

表3　**脱出部位によるヘルニアの分類**

<table>
<tr><th></th><th colspan="3">外ヘルニア</th><th>内ヘルニア</th></tr>
<tr><td>発生機序・特徴</td><td colspan="3">●腹腔内臓器がヘルニア嚢に包まれた状態で腹壁の間隙から皮下に脱出したもの
●体表から視診・触診が可能（閉鎖孔ヘルニアは確認しづらい）</td><td>●腹腔内臓器が腹膜の陥没部や腹腔内の間隙から脱出したもの
●腹腔内臓器は腹膜と絡みあい，イレウスを引き起こす
●皮下には脱出しない
●体表からは確認できない</td></tr>
<tr><td rowspan="3">主なヘルニア</td><td>鼠径部ヘルニア</td><td>骨盤ヘルニア</td><td>腹壁ヘルニア</td><td rowspan="2">・腹膜窩ヘルニア
（Winslow 孔ヘルニア，傍盲腸ヘルニア，傍十二指腸ヘルニア）
・横隔膜ヘルニア
（食道裂孔ヘルニア，ボホダレク（Bochdalek）孔ヘルニア）
・腸間膜ヘルニア
（横行結腸間膜ヘルニア，S状結腸間膜ヘルニア）</td></tr>
<tr><td>・外鼠径ヘルニア
（Ⅰ型）
・内鼠径ヘルニア
（Ⅱ型）
・大腿ヘルニア
（Ⅲ型）</td><td>・閉鎖孔ヘルニア</td><td>・上腹壁（白線）
ヘルニア
・臍ヘルニア
・腹壁瘢痕ヘルニア</td></tr>
<tr><td colspan="3">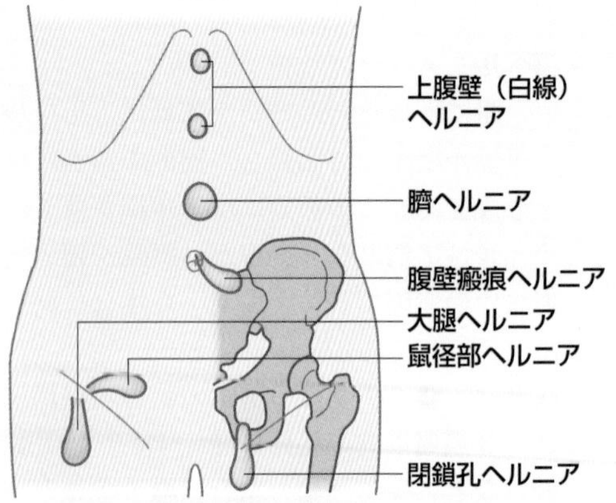

［外ヘルニアの脱出部位］
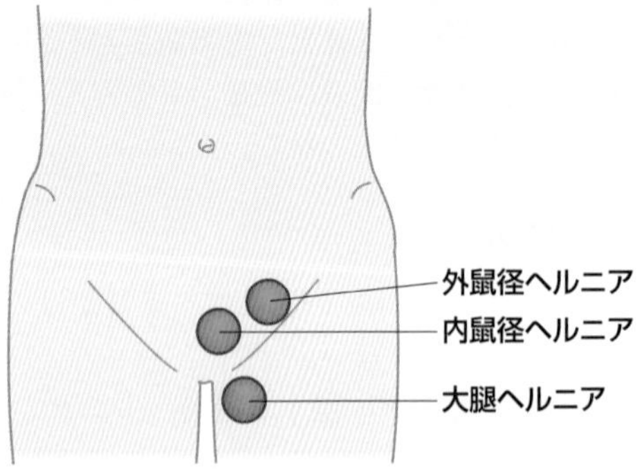

［鼠径部ヘルニアの突出部位］</td><td>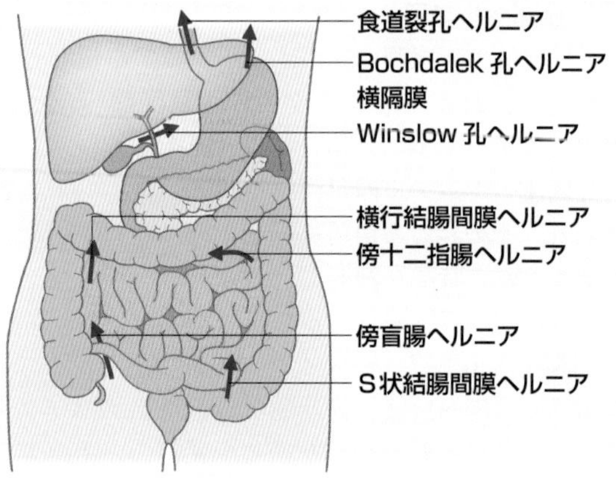

［内ヘルニアの脱出部位］</td></tr>
</table>

表4 鼠径部ヘルニアの分類

Ⅰ型	間接（外）鼠径ヘルニア
Ⅱ型	直接（内）鼠径ヘルニア
Ⅲ型	大腿ヘルニア
Ⅳ型	併存型
Ⅴ型	特殊型 上記の分類に属さない型

（日本ヘルニア学会ガイドライン委員会編：鼠径部ヘルニア診療ガイドライン 2015．pp27，金原出版，2015．より改変）

図2 鼠径部ヘルニアの起こる箇所

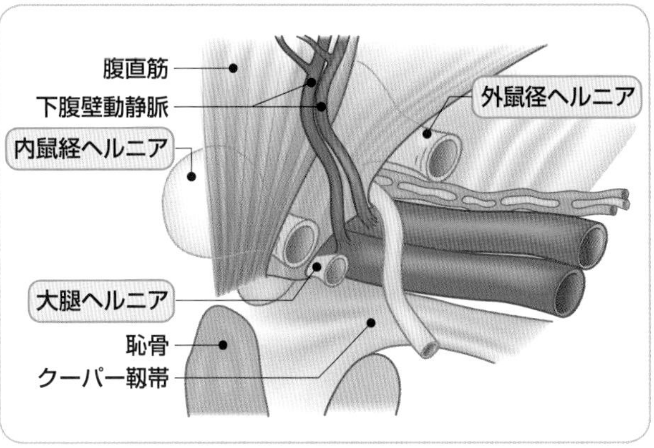

表5 鼠径部ヘルニアの特徴

	外（間接）鼠径ヘルニア	内（直接）鼠径ヘルニア	大腿ヘルニア
ヘルニア内容	腹腔内臓器（腸管が多い）		小腸や大網が多い
ヘルニア門	内鼠径輪から鼠径管→外鼠径輪を経て外側に脱出	ヘッセルバッハ三角から直接腹壁を貫通し外鼠径輪を経て脱出	大腿輪から鼠径靭帯の直下を経て脱出
発生部位	下腹壁動静脈の外側	下腹壁動静脈の内側	鼠径靭帯の直下
原因・誘因	●腹膜鞘状突起の開存＊1 ●腹壁構造の脆弱化と破綻＊2 ●腹圧の亢進 ●咳嗽・怒責・立位・便秘・肥満	腹壁の構造（筋組織）の脆弱化と破綻	●大腿輪の広がり ●筋組織の脆弱化
好発者の特徴	●乳幼児の男児（右側に多い） ●壮年期以降の男性（ピークは 50 ～ 70 歳代）	肥満中高年男性（結合組織の脆弱化や肥満は対称性に起こるため両側性に発生）	60 歳以降の経産婦（多産）（分娩の反復によって大腿輪が広がりやすくなる）
嵌頓	しばしば起こす	まれ	起こしやすい

＊1 **腹膜鞘状突起の開存**：胎生 2 カ月まで後腹壁に付着している精巣は，胎生 3 カ月頃になると下降する。一方，腹膜前壁からは腹膜鞘状突起が発生し，陰嚢に向かって伸び鼠径管を形成し，その中を通って精巣は下降して最終的には陰嚢内に入る。この時点では腹膜鞘上突起を通して陰嚢と腹腔は交通しているが，多くは出生までに腹膜鞘上突起は閉鎖する。しかし何らかの理由によって腹膜鞘状突起が開存したまま残った場合には，広い鼠径管から腹腔内臓器が脱出することがある。右側の腹膜鞘状突起は左側よりも遅れて閉鎖する

＊2 **腹壁構造の脆弱化と破綻**：破綻をきたす主な部位は鼠径管後壁のヘッセルバッハ（Hesselbach）三角，内鼠径輪部，大腿輪部，閉鎖孔周囲である。原因は，結合組織形成にかかわる何らかの構造的欠陥（膠原線維形成，結合組織の異常等）や加齢が影響すると考えられている。50 ～ 60 歳代になると明らかになること多く，予防法はない

3 横隔膜ヘルニア

先天的，あるいは後天的（外傷など）に欠損や脆弱化が起こった部位に腹部臓器が嵌入して発症する。

4. ヘルニア脱出の状態による症状

1）外ヘルニア

ほとんど無症状の場合から緊急手術を要する状況まで多彩である。

1 還納性ヘルニア

ヘルニア内容が脱出するが，還納（元の位置に戻る）す

図3 閉鎖孔ヘルニアの起こる箇所

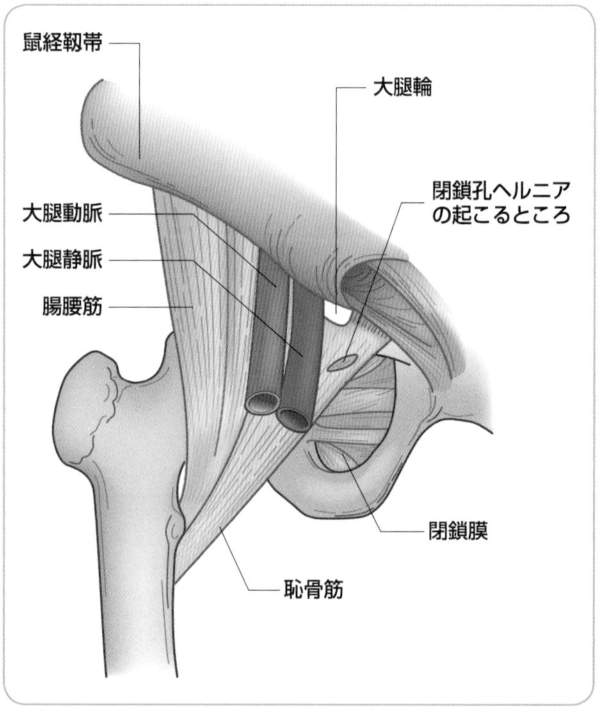

（落合慈之監：消化器疾患ビジュアルブック．p230，学研メディカル秀潤社，2014．より）

図4 白線と腹直筋

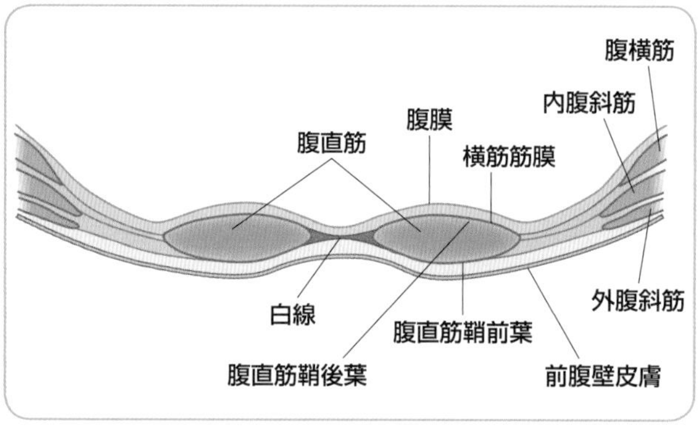

（中島祥介監：STEP 外科②消化器外科・小児外科．p217，海馬書房，2009．より）

る状態をいう。

- **症状**：ヘルニア門の局所に膨隆や腫脹を認め，不快感，牽引痛，鈍痛などを伴うことがある。腹圧上昇との関連があり，立位では膨隆が大きくなり，臥位では腹腔内に還納する

2 非還納性ヘルニア

ヘルニア内容が脱出したまま還納できない状態をいう。

- **症状**：還納性ヘルニアと同様の症状を伴う。治療の緊急性は低い

3 嵌頓ヘルニア（図5）

ヘルニア内容が完全にヘルニア嚢内にはまり込んだ状態で，突然発症し自己還納できない状態や用手還納後も

図5 嵌頓ヘルニアと絞扼性ヘルニア

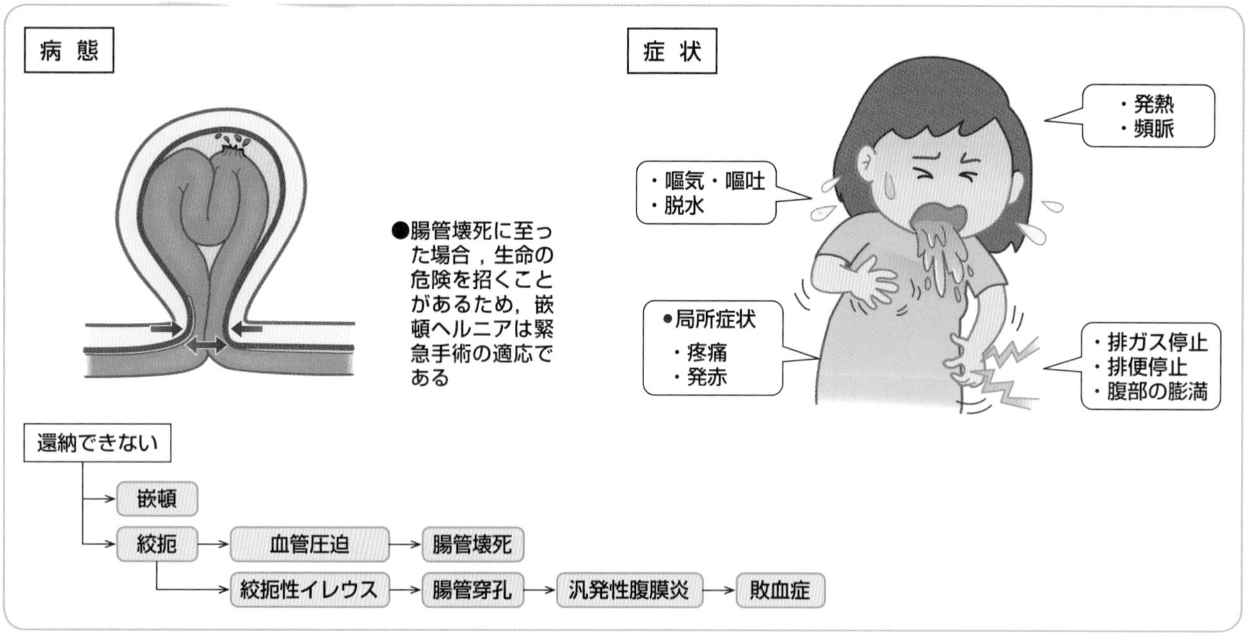

症状が消失しない状態をいう。
- **症状**：局所の膨隆が消失せず，疼痛や発赤がある。ヘルニア内容が腸管の場合は腸閉塞を発症する

4 絞扼性ヘルニア（図5）

血管の圧迫による血流障害を伴っている状態。
- **症状**：ヘルニア内容が腸管の場合は腸閉塞を発症し，放置した場合には腸管壊死・穿孔に至る危険な状態である

2）内ヘルニア

無症状で経過ケースが多い。嵌頓ヘルニアや絞扼性ヘルニアを発症した場合は，外ヘルニアと同様に腸閉塞や腸管壊死に至る。

5. 主なヘルニアの症状

1）外ヘルニア

1 鼠径部ヘルニアの症状（表6）

ヘルニア内容は腸管が多い。腹圧が亢進する動作（咳嗽・怒責・立位等）によって鼠径部に徐々に腫瘤が出現する。

2 大腿ヘルニア・臍ヘルニア・腹壁瘢痕ヘルニアの症状（表7）

①大腿ヘルニア

還納できない例が多い。

疼痛や腫脹を伴わずに，腹痛，嘔吐などの腹部症状で発症することも多い。

②臍ヘルニア

小児の臍ヘルニアと異なり，成人の臍ヘルニアは自然治癒を望めない。

臍部の膨隆や，時には痛みを伴うことがある。

③腹壁瘢痕ヘルニア

ヘルニア部分が小さいときには自覚症状はほとんどない。腹痛，便秘，嵌頓による腸閉塞症状の出現に注意する。

2）内ヘルニア

嵌頓ヘルニアや絞扼性ヘルニアを発症しない限り，ほぼ無症状で経過する。嵌頓ヘルニアや絞扼性ヘルニアを発症した場合は，外ヘルニアと同様，腸閉塞や腸管壊死に至る。

■ 閉鎖孔ヘルニアの症状

大腿ヘルニアと紛らわしい症状を呈する。大腿ヘルニアと同様に突然の嵌頓ヘルニアで発症し，絞扼性イレウス症状を呈する。

しかし，大腿ヘルニアと異なり，体表面に腫瘤を触知できないためにCT検査（可能ならば造影CT）を行う。

症状は，突然に嵌頓ヘルニアで発症し，絞扼性イレウスの症状に苦しむ。腹部膨満，腹痛，嘔吐や閉鎖神経の圧迫による患側の大腿内部から下腿にかけての痛みや腫れを訴える。大腿ヘルニアと同様，60歳以上の経産婦に好発するため，訴えが明確でないこともあるので注意する。

表6 鼠径部ヘルニアの症状

●嵌頓していない場合は，自覚症状は軽微で，局所の不快感程度 ●女児でヘルニア内容が卵巣や卵管の場合は滑脱ヘルニアとなることが多く，非還納性ヘルニアとなるため注意が必要 ●内鼠経ヘルニアでは立位で突然腫瘤が出現して，臥位になるとすぐに消失することも多い	
嵌頓・絞扼性ヘルニア	●嵌頓の発生は，年間で1%程度[1] ●比較的容易に還納可能 ●未熟児の外鼠経ヘルニアでは嵌頓ヘルニアとなる可能性がある ●非還納性ヘルニアとなった場合は，血行障害を伴う，嵌頓ヘルニアに移行 ●絞扼性腸閉塞（イレウス）に移行した場合には，血流が途絶することにより，持続性の鋭い疼痛と腸内容物の停滞により腹部の膨満感や嘔吐，排便・排ガスが停止する ●さらに進行した場合には脱水や電解質異常を呈し，短時間でショック状態に陥ったり，腸管の虚血部位が穿孔して汎発性腹膜炎に至ることもある
乳幼児の外鼠径ヘルニア	●鼠径部の膨隆を繰り返す。腹圧のかかる啼泣時や夕方になると膨隆がみられる。男児の右側の発症が多い（表5の＊1参照） ●ヘルニア内容が大網や卵巣もある。嵌頓が起こると痛みを伴うために不機嫌や嘔吐がみられ，局所は硬く腫脹し圧痛を伴う

表7　大腿ヘルニア・臍ヘルニア・腹壁瘢痕ヘルニアの症状

大腿ヘルニア	臍ヘルニア		腹壁瘢痕ヘルニア
	小児	成人	
●突然の嵌頓ヘルニアで発症し，絞扼性イレウス症状を呈する ●非還納例が多い ●ヘルニア内容が小さいため，鼠径靱帯の下に，胡桃～鶏卵大の腫瘤を触れる ●閉鎖孔ヘルニアとの鑑別のためにCT検査が必要となる	●全出生の数％で認め，未熟児，Down症候群，クレチン症で多くみられる ●安静時には臍の皮膚の弛緩のみであるが，腹圧亢進時に小指頭～ピンポン玉大の柔らかい腫瘤が膨隆してくる ●結合組織の増生の遅れで生じたヘルニア門は，締めつけが緩く，容易に還納する ●成長とともに臍輪の結合組織が増生するので約1年以内に自然治癒することが多く，嵌頓もまれなため経過観察でよい	●いったん弛緩した結合組織は復元が困難であるため，自然治癒は期待できず，腹部の不快症状や疼痛が持続する ●さらに嵌頓の可能性もあるため，原則手術療法を行う	●腹壁瘢痕部から膨隆する腫瘤を認める ●小さい場合には自覚症状はほとんどなく，大きくなると局所の疼痛や腹部膨満感などを伴う ●ヘルニア内容は体網や小腸が多く，ヘルニア嚢と癒着するために非還納性となる ●ヘルニア門の締めつけがないため，嵌頓ヘルニアはまれである ●腹痛，便秘，嵌頓による腸閉塞症状を呈することがある

6. 鼠径部ヘルニアの検査・診断

CT，超音波（エコー）検査，立位腹部単純X線検査，血算一式および生化学検査を行う。

鼠径部ヘルニアの診断では視診と触診（**図6**）が重要となる。

局所の膨隆は視診や触診が可能で，立位で著明となる場合が多い。ヘルニア内容が腸管の場合はグル音の聴診も可能である。膨隆している場合は，触診で還納性か非還納性かの鑑別が重要となる。還納困難で疼痛を伴っている場合は，嵌頓ヘルニアと診断できる。

体表から触れる前上腸骨棘と恥骨外縁を結ぶ線（鼠径ヘルニア靱帯に一致する）を想定して触診する。

1 間接（外）鼠径ヘルニア

鼠径靱帯上方で膨隆を蝕知する。陰嚢に向かってヘルニア内容が下降する。乳幼児の場合はヘルニアが還納さ

図6　鼠径ヘルニアの視診・触診

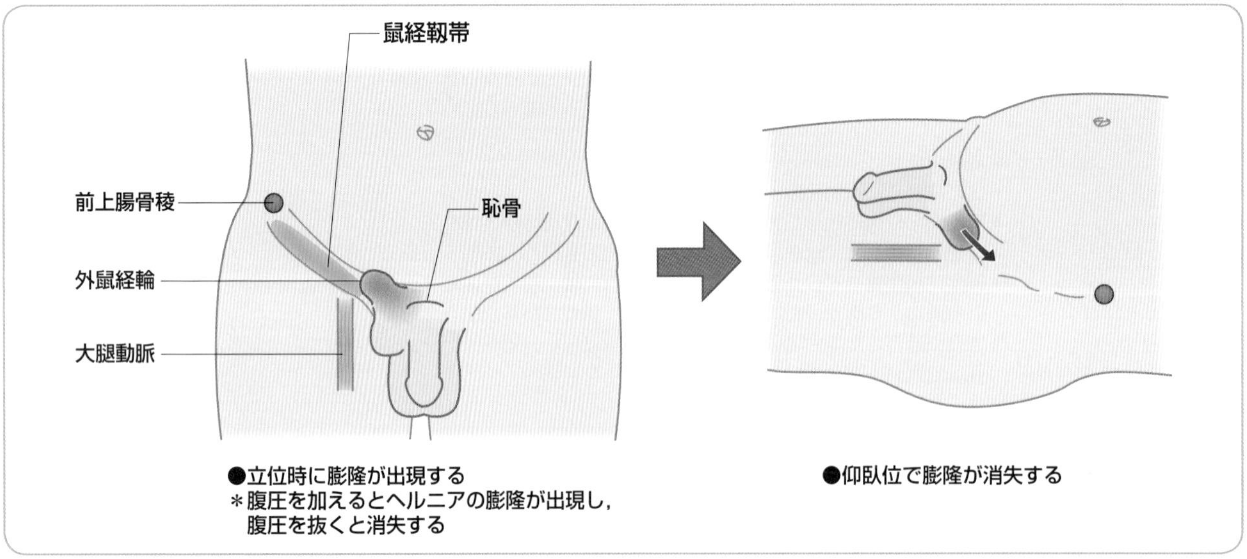

れていても精索上で指をこするとヘルニア嚢同士がこすれ，2枚の絹布を擦っているように感じるシルクサイン（silk sign）を触知できる。

2 直接（内）鼠径ヘルニア

鼠径靱帯の上方で膨隆を触知する。陰嚢に下降することなく，嵌頓することはまれである。

3 大腿ヘルニア

鼠径靱帯下方に膨隆を触知する。自覚症状がないことが多い。嵌頓して初めて気がつくことが多い。ヘルニアは皮下脂肪の影響で触知困難な場合があるので，診断には超音波（エコー）検査やCTが有用である。

7. 鼠径部ヘルニアの治療

1）手術療法

1 成人の内・外鼠経ヘルニア

成人の場合は，自然治癒はなく，治療の原則は手術療法である。しかし，嵌頓や嵌頓に移行する危険性の評価を行い，危険が高くないと判断された場合には，患者に十分に説明をし，理解を得たうえでの経過観察も許容されている。

嵌頓は，ヘルニア発症後3カ月以内，あるいは50歳以上の患者の発生率が高く，嵌頓の発生は年間1%程度である。特に女性は嵌頓率や腸管切除率が高く，大腿ヘルニアとの併存が少なくない。嵌頓し絞扼を起こした場合には，ショック状態や腸管壊死，穿孔に至るため緊急手術の適応となる。ヘルニア手術の術死率は，待機手術で0.2～0.5%，緊急手術では4.0～5.8%とされていることから，手術は緊急手術となる前に待機手術として行うほうが望ましい[1)]。

手術では補強術（メッシュ法）が多い。

2 小児の外鼠経ヘルニア

新生児や未熟児では，嵌頓する可能性が高いため注意が必要である。しかし生後3カ月以内にヘルニアと診断された場合であっても，高い確率での自然治癒の可能性がある。最近では，生後9カ月までは経過をみたほうがよいとの分析結果がある[1)]。しかし，嵌頓率では，生後1～3カ月に小さなピークがあり，生後8カ月～1歳までにさらに高いピークがみられるため，自然治癒の可能性を考慮しながら，少なくとも9カ月をめどに手術の実施等を決定することが推奨されている[1)]。

手術は，ヘルニア嚢の行為結紮（Potts法，LPEC法）が多い。

3 嵌頓ヘルニアの治療

生命の危険がある絞扼を伴うことが多いので，ハイリスクでも手術適応となる[1)]。

4 大腿ヘルニア・閉鎖孔ヘルニアの治療

成人の大腿ヘルニアは手術が推奨される[1)]。大腿ヘルニアは，鼠径ヘルニアに比べて嵌頓に移行するリスクが高いとされている。

2）保存的療法

1 ヘルニアバンド

ヘルニア内容が還納した状態でヘルニア門を圧迫し，脱出を防止する用具を使用する。しかし，圧迫された皮膚の炎症やヘルニア嚢の癒着の危険性もあるため，全身状態が悪い場合や高齢者といった手術を回避したい場合に限られている。

2 徒手還納

嵌頓してから6時間以内で，はっきりした絞扼症状あるいは発熱，白血球増加がなければ試みる。整復できなければ緊急手術の適応となる。また，整復できた場合でも根治術を行うほうが再発率は低い。

Ⅱ ヘルニアの看護ケアとその根拠

ヘルニアの手術は比較的短時間で済み侵襲が少ない手術で，嵌頓などがない場合には，患者の全身状態から手術時期を選択した待機手術となる。一方，嵌頓し絞扼を起こした場合には，ショック状態や腸管壊死，穿孔に至るため，緊急手術の適応となる。前述の「鼠径部ヘルニアの治療」にあるように，緊急手術ではリスクが高くなるため，可能な限り嵌頓を起こさずに待機手術を受けることができるような援助が重要となる。

術式は多岐にわたるため，術後にはさまざまな早期・晩期合併症がある。慢性疼痛，感染，再発，漿液腫形成などがあり，鼠径ヘルニア術後の慢性疼痛の頻度は15～53%と高い[1)]。

1．手術前の看護

1）手術前の看護目標

❶過度な腹圧上昇を避け，ヘルニアの悪化を避けることができる
❷手術の必要性や術式が理解できる
❸手術の経過について理解でき，不安なく手術に臨める

2）手術前の観察ポイント

1 待機手術前（表8）

ヘルニアの悪化の徴候と嵌頓の早期発見のための観察が重要となる。

2 嵌頓を疑う場合（表9）

嵌頓から絞扼を起こした場合は，ヘルニア頸部で静脈還流が阻害され，腸管壊死を起こしたり，壊死した腸管が破れて腸内容物が腹腔内に流出し，腹膜炎を起こし，敗血症に進展するため，生命の危機状態になる。

3）手術前の看護ケア

患者が安全・安楽に予定どおりの手術を受け，合併症を起こすことなく，短期間の入院で治療を終えることができるように，手術前から援助することが重要である。ヘルニア内容の嵌頓，絞扼により緊急手術となる可能性もあることの理解したうえで，手術までの期間，過度な腹圧の上昇を避けた日常生活を送るよう指導を行う。

1 症状の観察

表8に示した観察を行う。また，待機手術までの期間，患者自身が異常の早期発見ができるように，観察のポイントを指導する。

2 手術に向けた全身管理

症状の悪化防止が重要である。腹圧が上昇することによってヘルニア門から臓器が脱出するため，腹圧が上昇する動作や怒責を避けるように指導する。腹圧がかかる製造業や立ち仕事に従事しているときには注意が必要である。

- **排便コントロール**：便秘時には緩下剤の投与や水分の摂取を促し，下痢時には，整腸剤や食事内容を確認する
- **感染予防**：感染症に罹患した場合には予定どおりの手術を受けることができなくなるだけでなく，呼吸器感染症の場合には，咳嗽やくしゃみによる腹圧上昇の可能性も大きくなる。咳嗽やくしゃみによる突然の腹圧上昇はヘルニアの脱出やヘルニア門の増大を誘発するため，ヘルニア部分を手で軽く圧迫して脱出を予防する
- **日常生活**：重い荷物を持ち上げることを避ける（**図7**）
- **異常時の対応**：疼痛が増強する場合は，絞扼の可能性もあるため，受診するように説明する
- **術前検査データ**：手術前の一般検査，感染症の有無を確認する
- **全身状態と栄養状態**：バイタルサイン，血清総蛋白質（TP），血清アルブミン（Alb）・総リンパ球数（TLC）を確認する

3 心理的援助

- 手術に関する情報（麻酔法・予定術式）や術前オリエンテーションや緊急手術の可能性に関する情報を確認する。医師の説明で理解不足の点を追加説明し，補足する

表8　ヘルニア患者の観察ポイント（手術前）

●ヘルニア部の膨隆の有無と程度（どの程度の動作や腹圧で膨隆するか，還納可能か）
●局部の不快感
●局部の牽引痛・鈍痛
●局部の違和感
●局部の皮膚の色（発赤の有無）
●日常生活での怒責の有無（排便時など）
●嘔気・嘔吐の有無
●腹部膨満感
●排便と排ガスの有無と頻度
●食欲と食事摂取量
●手術に関する理解度や不安の有無と程度

表9　嵌頓ヘルニアの症状の観察ポイント（手術前）

●局所の疼痛	●腹部膨満感
●嘔気・嘔吐	●腹痛
●局所の発赤	●便秘・排ガス不良
●発熱	

- 患者や家族の理解の程度や，疾患や手術に対する不安の程度を把握する
- 不安を表出できるように受容的態度で接する
- 睡眠が障害されている場合は医師とも相談し，必要ならば睡眠導入薬の投与を行う

2. 手術後の看護ケア

手術は腰椎麻酔で行われる。そのため腰椎麻酔術後の看護に準ずることになる。腹腔鏡下で行われる場合は，全身麻酔となる。

入院期間は1～3日程度である。手術後は再手術となるような状況への早期対応が可能となるように，創部の観察を十分に行う。経過が順調に進んだ場合には，疼痛をコントロールして早期退院に向けた注意点や再発予防について指導する。

術後合併症として，下記があげられる。

- **後出血・血腫**：手術直後～48時間以内に起こり，症状は皮下出血でわかる。原因は，手術操作による局所の止血が不十分であることや，ヘルニア門の締め過ぎによる循環障害，リンパのうっ滞が考えられる
- **感染・縫合不全**：術後3～10日にみられ，発熱等の炎症所見とヘルニアが再脱出することがある。衰弱，肥満，糖尿病，ステロイド剤の使用も要因となる
- **膀胱損傷・腸管損傷**：術中操作によるが，発症率は低い
- **再ヘルニア**：縫合不全や術中操作が不十分（ヘルニア嚢が処理されていない，ヘルニア門が縫縮されていない，後壁補強が不十分等），術後の過度の運動，不適切な体位が要因となる

1）手術後の看護目標

❶創部痛が軽減することができる
❷術後合併症なく経過することができる

図7 ヘルニア患者の再発予防のための指導内容（退院指導）

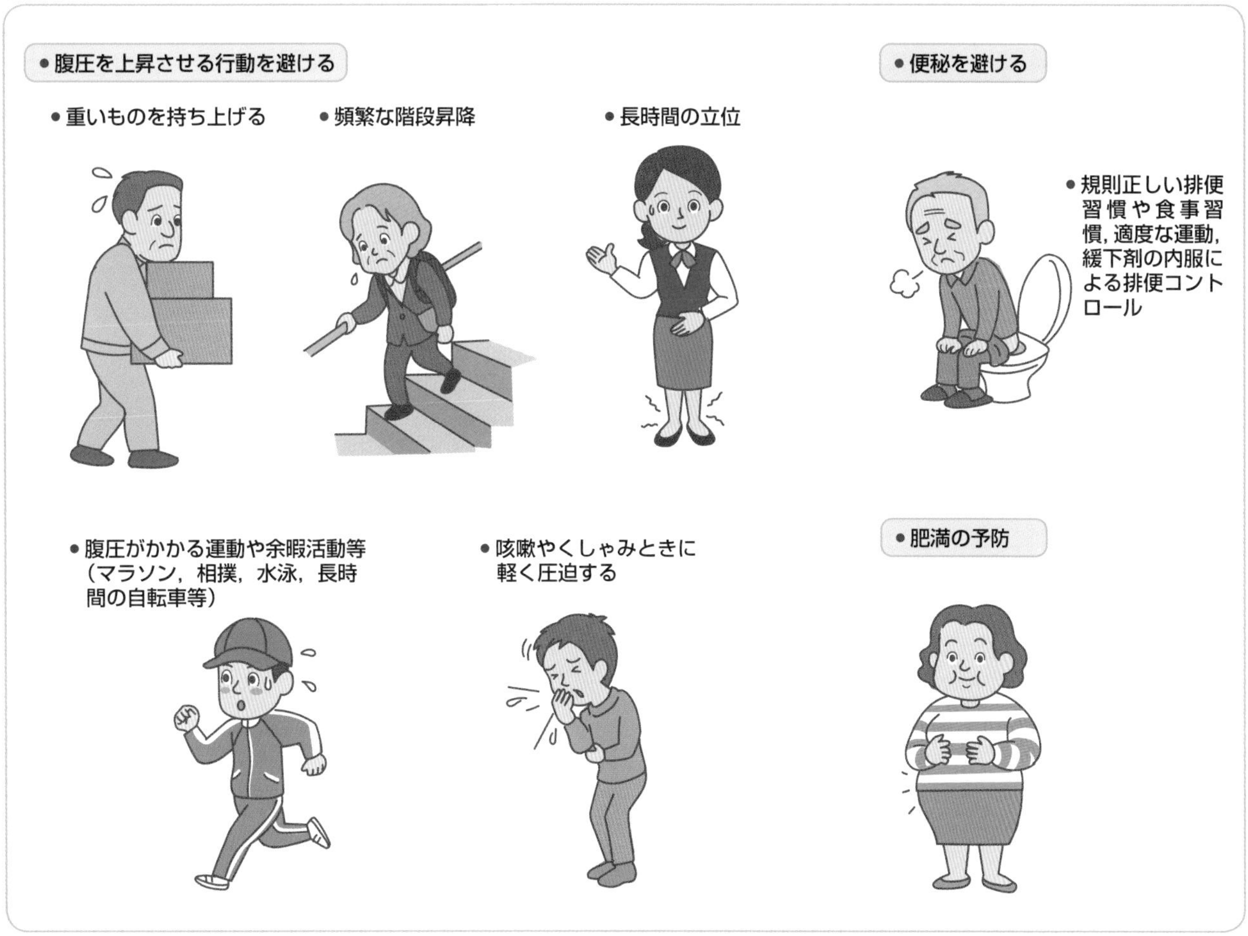

❸再発予防と日常生活の注意点を理解し，実行できる

2）手術後の看護ケア

1 手術内容の確認

2 手術後の全身状態の観察（腰椎麻酔後の看護に準ずる）

3 術後出血の早期発見

時間ごとの観察や腫脹・熱感の確認，ガーゼ汚染と性状の観察を行う。異常時には医師に報告する。

4 陰嚢部の腫脹の有無

腫脹を認める場合には，医師に報告し，陰嚢を挙上し，冷罨法等を実施する。

5 術後疼痛緩和のための処置

術後疼痛は個人差がある（MEMO参照）。腹圧上昇による再脱出を防ぐ意味でも鎮痛薬を用いて鎮痛を図る。

6 退院指導（異常時の対応，再発予防等に関する患者や家族の理解度）（図7）

腹圧が上昇しない体位のとり方や，咳嗽やくしゃみに注意する。

膀胱の緊満や便秘は腹圧上昇の原因となるため排泄の調節を行う。

［梅田尚子］

MEMO　術後の慢性疼痛[1)]

鼠径部ヘルニアの術後慢性疼痛は，術前には存在しない鼠径部痛，あるいは術前に鼠径部痛があってもそれとは異なる疼痛であり，術後3カ月の時点で存在し，6カ月間持続する疼痛と定義される。頻度は15～53%とされている。危険因子として，手術時の用いたメッシュの固定などがあげられているが，腹腔鏡下ヘルニア修復術では鼠径部の切開法に比べて慢性疼痛の発生リスクが低い。

《引用文献》

1）日本ヘルニア学会ガイドライン委員会編：鼠径部ヘルニア診療ガイドライン2015．p20，22，27，58，金原出版，2015．

《参考文献》

1）中島祥介，金廣裕道監：STEP外科〈2〉消化器外科・小児外科，第2版．p202，海馬書房，2009．
2）落合慈之監：消化器疾患ビジュアルブック，第2版．pp225-232，学研メディカル秀潤社，2014．
3）浅野嘉延編：看護のための臨床病態学，第4版．pp212-213，南山堂，2020．
4）南川雅子・他：系統看護学講座 専門分野Ⅱ　成人看護学5消化器，第15版．pp187-190，医学書院，2019．
5）奈良間美保・他：系統看護学講座 専門分野Ⅱ 小児看護学2 小児臨床看護各論，第14版．pp257-259，医学書院，2020．
6）山本雅一監：全部見える 消化器疾患，pp182-184，成美堂出版，2013．
7）道又元裕監：見てわかる消化器ケア，p236，照林社，2012．

NOTE

16 イレウス・腸閉塞

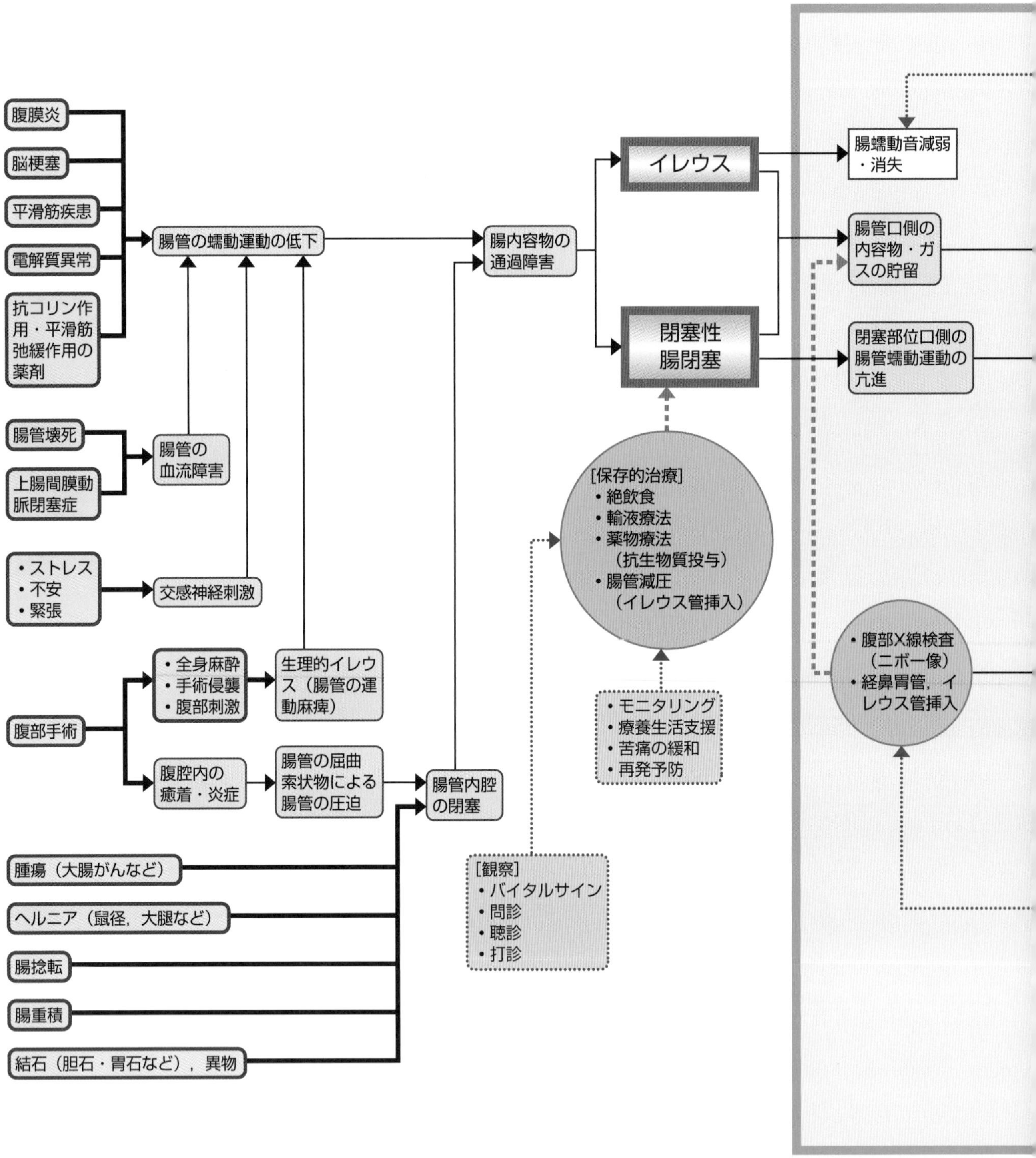
腹膜炎
脳梗塞
平滑筋疾患
電解質異常
抗コリン作用・平滑筋弛緩作用の薬剤
腸管の蠕動運動の低下
腸内容物の通過障害
イレウス
閉塞性腸閉塞
腸蠕動音減弱・消失
腸管口側の内容物・ガスの貯留
閉塞部位口側の腸管蠕動運動の亢進
腸管壊死
上腸間膜動脈閉塞症
腸管の血流障害
・ストレス
・不安
・緊張
交感神経刺激
[保存的治療]
・絶飲食
・輸液療法
・薬物療法
（抗生物質投与）
・腸管減圧
（イレウス管挿入）
・全身麻酔
・手術侵襲
・腹部刺激
生理的イレウス（腸管の運動麻痺）
腹部手術
腹腔内の癒着・炎症
腸管の屈曲索状物による腸管の圧迫
腸管内腔の閉塞
・モニタリング
・療養生活支援
・苦痛の緩和
・再発予防
・腹部X線検査
（ニボー像）
・経鼻胃管，イレウス管挿入
腫瘍（大腸がんなど）
ヘルニア（鼠径，大腿など）
腸捻転
腸重積
結石（胆石・胃石など），異物
[観察]
・バイタルサイン
・問診
・聴診
・打診

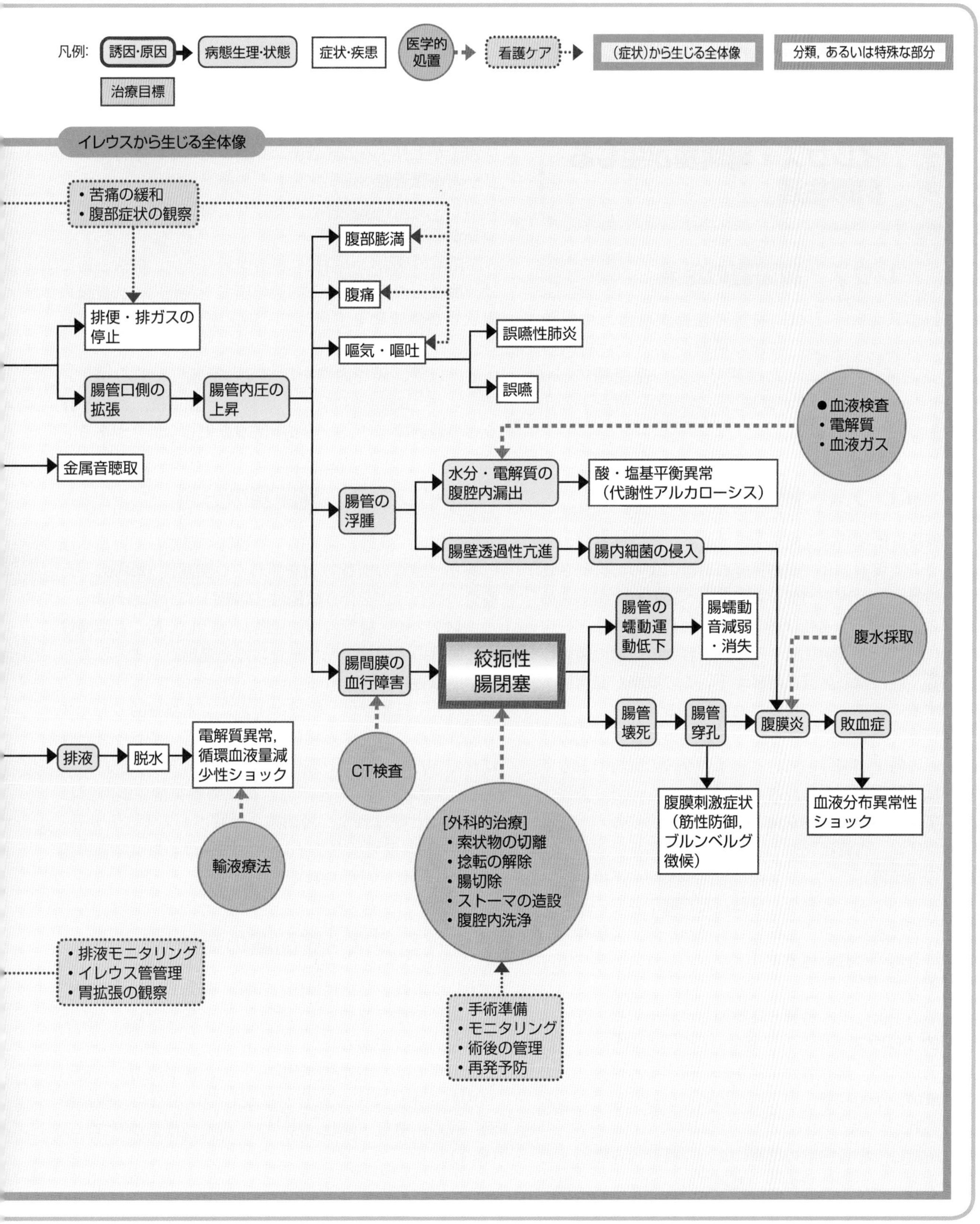
凡例:
誘因・原因
病態生理・状態
症状・疾患
医学的処置
看護ケア
(症状)から生じる全体像
分類，あるいは特殊な部分
治療目標
イレウスから生じる全体像
・苦痛の緩和
・腹部症状の観察
排便・排ガスの停止
腸管口側の拡張
腸管内圧の上昇
腹部膨満
腹痛
嘔気・嘔吐
誤嚥性肺炎
誤嚥
金属音聴取
●血液検査
・電解質
・血液ガス
腸管の浮腫
水分・電解質の腹腔内漏出
酸・塩基平衡異常（代謝性アルカローシス）
腸壁透過性亢進
腸内細菌の侵入
腸間膜の血行障害
絞扼性腸閉塞
腸管の蠕動運動低下
腸蠕動音減弱・消失
腹水採取
腸管壊死
腸管穿孔
腹膜炎
敗血症
CT検査
排液
脱水
電解質異常，循環血液量減少性ショック
輸液療法
[外科的治療]
・索状物の切離
・捻転の解除
・腸切除
・ストーマの造設
・腹腔内洗浄
腹膜刺激症状（筋性防御，ブルンベルグ徴候）
血液分布異常性ショック
・排液モニタリング
・イレウス管管理
・胃拡張の観察
・手術準備
・モニタリング
・術後の管理
・再発予防

16 イレウス・腸閉塞

Ⅰ イレウス・腸閉塞が生じる病態生理

1. イレウス・腸閉塞の定義

イレウス（ileus）とは，腸管の運動が麻痺して腸管の蠕動運動が低下し，腸管の閉塞がないのに腸内容物が通過障害を起こした状態である。**腸閉塞**（bowel obstruction）とは，腸管が機械的・物理的に閉塞する状態である。

2. イレウス・腸閉塞のメカニズム

腸管は自律神経の支配を受けており，副交感神経の刺激によって促進され，交感神経の刺激によって抑制される。腸管では食物を口側から肛門側へ送り出す蠕動運動がみられる。蠕動運動は平滑筋で行われ，食物などの内容物によって腸壁が拡張すると，内容物の口側の腸管は収縮し，肛門側の腸管は弛緩する。この収縮が肛門側へ移動することによって蠕動運動が生じる。

イレウスの発症には，さまざまな原因による腸管の蠕動運動の低下が関与している。イレウスの原因で最も多いのは，腹膜炎など腹腔内の炎症によるもので，炎症によって腸管の蠕動運動が低下することで生じる。

そのほか，腸管壊死や上腸間膜動脈閉塞症などによる腸管の血流障害，抗コリン作用をもつ薬剤や平滑筋弛緩作用をもつ薬剤など腸管の蠕動運動を低下させる薬剤の使用，脳梗塞などの中枢疾患，平滑筋疾患，電解質異常などでも腸管の蠕動運動が低下し，イレウスを発症することがある。

腹部の手術後は，腸管の蠕動運動が低下する。これは**生理的イレウス**といわれ，通常，術後72時間以内に蠕動運動が再開，排ガスが確認され回復する。原因としては，麻酔，手術侵襲，腹腔内への刺激が影響していると考えられている。

腸閉塞は，腸管内腔の閉塞によって腸管内容物の通過障害を起こした状態である。通過障害が起こると，腸管の口側に内容物，水分，ガスの貯留が起こり，口側が急速に拡張して静脈還流が障害される。腸管の拡張によって内圧が上昇すると腸管壁が浮腫を起こし，水分やナトリウムが腸管腔へ漏出する。その結果，腸管がいっそう拡張して動脈血流の障害が起こり，腸管の壊死・穿孔につながる。

腸閉塞の原因は，術後の癒着が最も多い。開腹手術では，腹腔内の癒着による腸管の屈曲や腹腔内の炎症後の索状物が腸管壁を圧迫して，腸閉塞を生じる場合がある。

そのほか，腸管内腔を閉塞する腫瘍（大腸がんなど），ヘルニア（鼠径，大腿など），腸捻転，腸重積，食物や便などの通過障害によっても腸閉塞を生じる場合がある。

3. イレウス・腸閉塞の分類

腸閉塞は，腸管が機械的・物理的に閉塞している状態であり，腸管の血行障害を伴わない**閉塞性（単純性）**と，腸管の血行障害を伴う**絞扼性（複雑性）**に分類される。

イレウスは，腸管の蠕動運動が停止して起こる**麻痺性**と，腸管の痙攣によって腸管の蠕動運動がうまく伝わらない**痙攣性**に分類される。

これまで日本では，腸管の閉塞による機械的イレウスも腸管麻痺に起因する機能的イレウスも，イレウスと呼ばれてきた。しかし，海外ではイレウスとは機能的イレウス（腸管麻痺）のみを示し，従来の機械的イレウスはイレウスと呼ばれず，腸閉塞と呼称される[1]ことから，『急性腹症診療ガイドライン 2015』ではイレウスと腸閉塞の定義が使い分けられている（**図1**）。

4. イレウス・腸閉塞の症状

イレウスの主な症状は腹部膨満，嘔気・嘔吐で，腹痛は，腸管の蠕動運動に伴って間欠的であるため，ある場合とない場合がある。

腸閉塞では，腸管内腔が閉塞し内容物が停滞し大量のガスの発生によって腸管が拡大しているため，腹部膨満，腹痛，嘔気・嘔吐，排ガス・排便の停止がみられる（**表1**）。

図1　イレウス・腸閉塞の分類

従来の分類	
機械的イレウス	閉塞性イレウス
	絞扼性イレウス
機能的イレウス	麻痺性イレウス

→

新しい概念	
腸閉塞	閉塞性
	絞扼性
イレウス	麻痺性

閉塞性　血行障害を伴わない

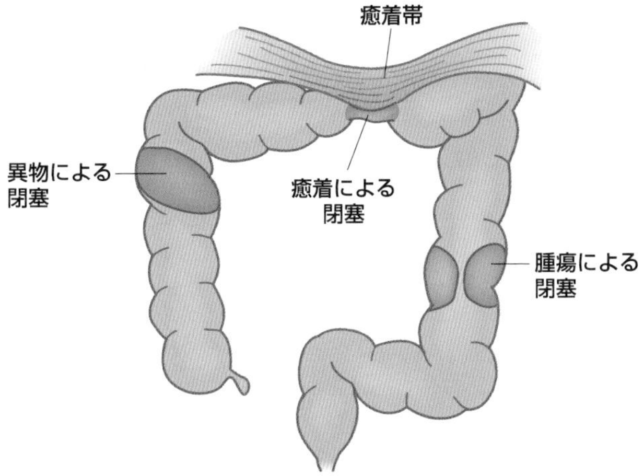

絞扼性　血行障害を伴う

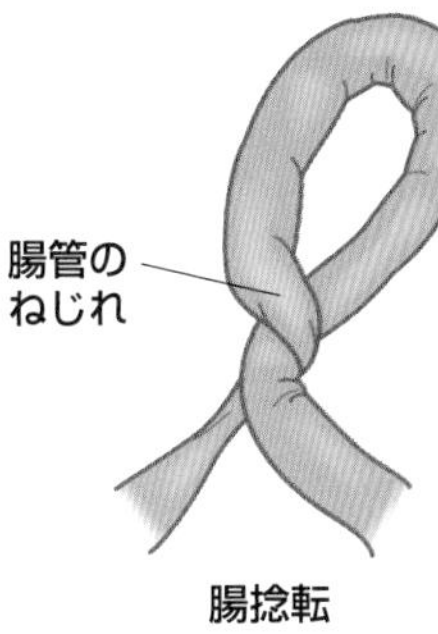

5. イレウス・腸閉塞の検査・診断

イレウス・腸閉塞の診断は，腹部の聴診，腹部X線検査，血液検査などによって行われる。絞扼性腸閉塞の場合，腸管壊死や穿孔の危険性があり，ショック症状が現れ急激に病状が悪化するため，絞扼性か否かの速やかな鑑別が重要となる。

1）問診

症状の有無，病歴を聴取する。開腹手術の既往は必ず聴取する。

2）身体所見

腹部の聴診の所見が重要である。イレウスの場合，腸管の蠕動運動は低下・停止しているため，腸蠕動音は減弱・消失する。

腸管の血行障害を伴わない閉塞性腸閉塞の場合，腸蠕動音は亢進し，金属音が認められる。これは，閉塞している部位より口側は内容物を肛門側へ送り出そうと蠕動運動が亢進するためと考えられている。

一方，絞扼性腸閉塞では血行障害から蠕動運動が低下するため，腸蠕動音は減弱・消失する。

腹部の視診では腹部膨隆，打診では鼓音が認められる。絞扼性腸閉塞の場合，ブルンベルグ（Blumberg）徴候，筋性防御といった腹膜刺激症状が認められる。

3）腹部X線検査

腸管のガスの貯留がイレウスでは腸管全体，腸閉塞では閉塞部位より口側にみられる。立位の撮影で**ニボー**（niveau）の形成がみられる（**図2**）。

4）CT検査

絞扼性腸閉塞の鑑別には単純CTと造影CTを行う。腸管の血流障害を伴うと腸管は造影不良となり，腸管壁の浮腫，腹水などを認める。

5）血液検査

AST，ALT，ALP，LDH（乳酸脱水素酵素），CK（クレアチニンキナーゼ），WBC（白血球数），CRP（C-ペプチド）など炎症反応や腸管由来の酵素の上昇，脱水に伴う血液濃縮所見や電解質異常がみられる。

表1　イレウス・腸閉塞の症状

	イレウス	腸閉塞	
		閉塞性	絞扼性
定義	腸管の運動が麻痺して腸管の蠕動運動が低下し，腸管の閉塞がないのに腸内容物が通過障害を起こした状態	腸管が機械的・物理的に閉塞する状態	
主な原因	腹腔内の炎症	開腹術後の癒着	
症状	腹部膨満，嘔気・嘔吐，腹痛（間欠的）	腹部膨満，腹痛，嘔気・嘔吐，排ガス・排便の停止	
腹部徴候	●視診：腹部膨隆 ●聴診：腸蠕動音減弱・消失 ●打診：鼓音	●視診：腹部膨隆 ●聴診：腸蠕動音亢進，金属音 ●打診：鼓音	●視診：腹部膨隆 ●聴診：腸蠕動音は減弱・消失 ●打診：鼓音 ●触診：腹膜刺激症状（ブルンベルグ徴候，筋性防御）
診断	腹部X線検査：腸管全体のガスの貯留，ニボー像	腹部X線検査：閉塞部位より口側のガスの貯留，ニボー像	●腹部X線検査：ガスの貯留（無ガスのこともある），ニボー像 ●CT検査：腸管造影不良，腸管壁の浮腫，腹水
治療	保存的治療	●保存的治療 ●外科的治療（保存的治療で軽快しない場合）	外科的治療

図2　腹部X線検査像

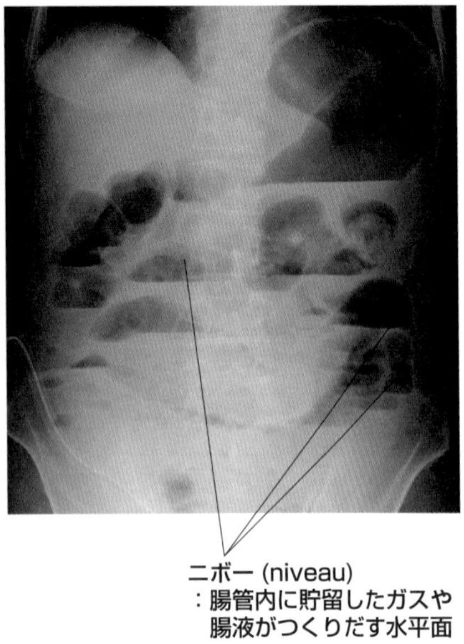

6. イレウス・腸閉塞の治療

1）保存的治療

イレウスや癒着による腸閉塞の場合，保存的治療が第一選択となる。軽症であれば絶食，輸液療法，薬物療法で軽快する。

軽度の腸閉塞で狭窄部が上部の場合には，減圧目的で経鼻胃管が挿入される。

腸管の拡張が顕著であれば，イレウス管を挿入して腸管の内容物を体外へ排出し，腸管の減圧を図る（図3）。

2）外科的治療

イレウス管を挿入しても軽快しない場合，腸閉塞を繰り返す場合，腫瘍など腸管を閉塞している原因が明らかな場合には，手術療法の適応となる。絞扼性腸閉塞の場合は，緊急手術の適応となる。絞扼を解除し，腸管の壊死が認められれば壊死腸管の切除が必要となる。

手術は，開腹した患者の状態によって索状物の切離，

図3　イレウス管

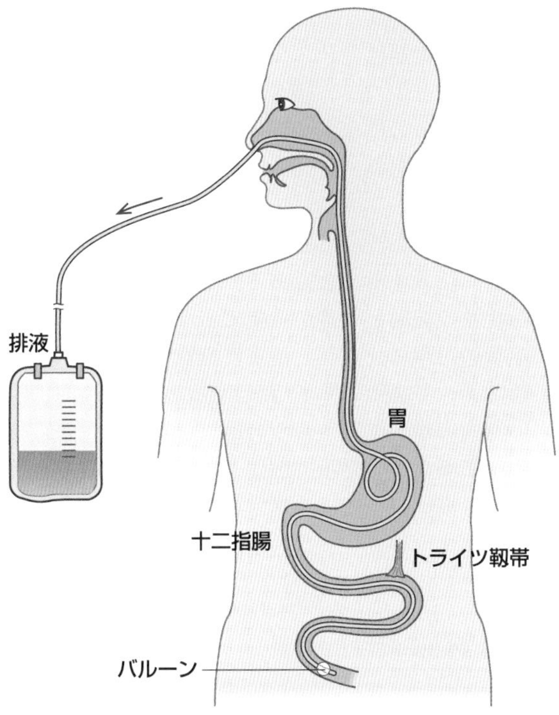

がんなどによって腸管の狭窄部位が直腸や下行結腸などにある場合は，イレウス管を経肛門的に挿入することがある。

捻転の解除，腸切除，ストーマの造設を行う。腸穿孔を併発している場合には，腹腔内の十分な洗浄を行い，手術部位感染の予防に努める。

7. イレウス・腸閉塞の合併症

腸管の血流が低下し腸管壁の浮腫によって透過性が亢進すると，腸内細菌が腸管壁に侵入し，細菌性腹膜炎をきたすことがある。また，腸管の捻転などによって腸間膜動脈の枝が狭窄・閉塞すると腸管壊死を引き起こす。診断には腹水を調べ，混濁，血性の有無を確認する。

Ⅱ　イレウス・腸閉塞の看護ケアとその根拠

1. イレウス・腸閉塞の観察ポイント

イレウス・腸閉塞はさまざまな原因によって発症する。そのため，徴候・症状は多様であるが，観察で得られた情報を整理，アセスメントして原因を鑑別し，原因・状態に応じた治療を行い，再発を予防することが必要である。

また，絞扼性腸閉塞の場合は急激に状態が悪化する。バイタルサインの測定，聴診・視診・打診・触診といった腹部症状の観察を経時的に行うことで異常を早期発見し，絞扼性腸閉塞の所見を認めたら早急に医師に報告し，迅速に対応していくことが重要である。

2. イレウス・腸閉塞の看護目標

❶病状について理解し，治療（手術）に臨むことができる
❷身体的症状が緩和され，苦痛・不安が軽減する
❸再発予防について理解できる

3. イレウス・腸閉塞の看護ケア

1）保存的治療におけるケア

保存的治療は，絶飲食のもとで抗生物質の投与，輸液が行われ，経鼻胃管やイレウス管が挿入される。治療によって症状が改善されたかどうかの観察が重要であり，腹部の聴診をはじめとする腹部症状の観察，排便・排ガスの確認，経鼻胃管やイレウス管の排液量と内容物の観察，嘔吐物の観察，腹部X線検査所見の確認を行う。

嘔吐，経鼻胃管やイレウス管からの排液によって電解質と水分を喪失し，脱水，電解質異常をきたしやすく，循環血液量減少性ショックに陥ることもある。そのため，全身状態の観察，水分出納のモニタリングが必要である。また，嘔吐による誤嚥性肺炎にも注意する。

患者は，症状や絶飲食による苦痛，経鼻胃管やイレウス管，輸液チューブの留置による拘束などのため，身体的にも精神的にもストレスが強い。また，保存的治療で改善されない場合は，手術適応となるため患者の不安は

より強くなる。

看護師は患者が安心して治療に臨み，療養生活を送れるよう，治療の必要性や今後の経過などについて十分説明を行う。そして，患者の言動に注意し，患者の苦痛や不安を受け止め，安心感を与える。

2）イレウス管の管理

イレウス管は，閉塞している腸管の口側を減圧することにより，閉塞を解除し，腸管壁の浮腫を軽減させる目的で挿入される。X 線透視下で経鼻的にトライツ靱帯を越えて挿入し，先端のバルーンを膨らませると蠕動運動によって閉塞部の口側から肛門側に向かって進む。そのため，イレウス管の先端が進むことができるよう胃内にチューブをたるませた状態で留置する。

また，イレウス管では胃内の減圧ができないため，胃の拡張（腹部膨満，嘔吐など）が認められる場合には，胃管の挿入も必要となる。

イレウス管留置中は，チューブが抜去しないように留意し，適切に管理することが必要である（図4）。

3）外科的治療の適応となった場合

術前からの絶飲食も影響して低栄養状態であることが多く，創傷治癒遅延のリスクは高まっている。腸閉塞の術後は，特にイレウス，腸閉塞，創感染，腹腔内感染，縫合不全などの合併症が起こりやすい。

再閉塞予防のため，術後にイレウス管を留置しておく場合がある。

また，腸切除を行った場合，吻合部の安静のためにイレウス管を留置することもある。

栄養状態の把握と改善が重要であるが，食事開始時は腹部症状の出現に注意し，慎重に摂取する。

手術によって腸管の閉塞は解除されるが，腸内に貯留していた内容物が排除されるわけではなく，胃からの逆流，腹部膨満による呼吸抑制が引き起こす呼吸器合併症のリスクも高い。術後は，異常の早期発見，全身麻酔や手術侵襲に伴う術後合併症の予防のための援助が必要である。

4）再発予防に向けた支援

術後は時間の経過にかかわらず，つねにイレウス・腸

図4　イレウス管の管理

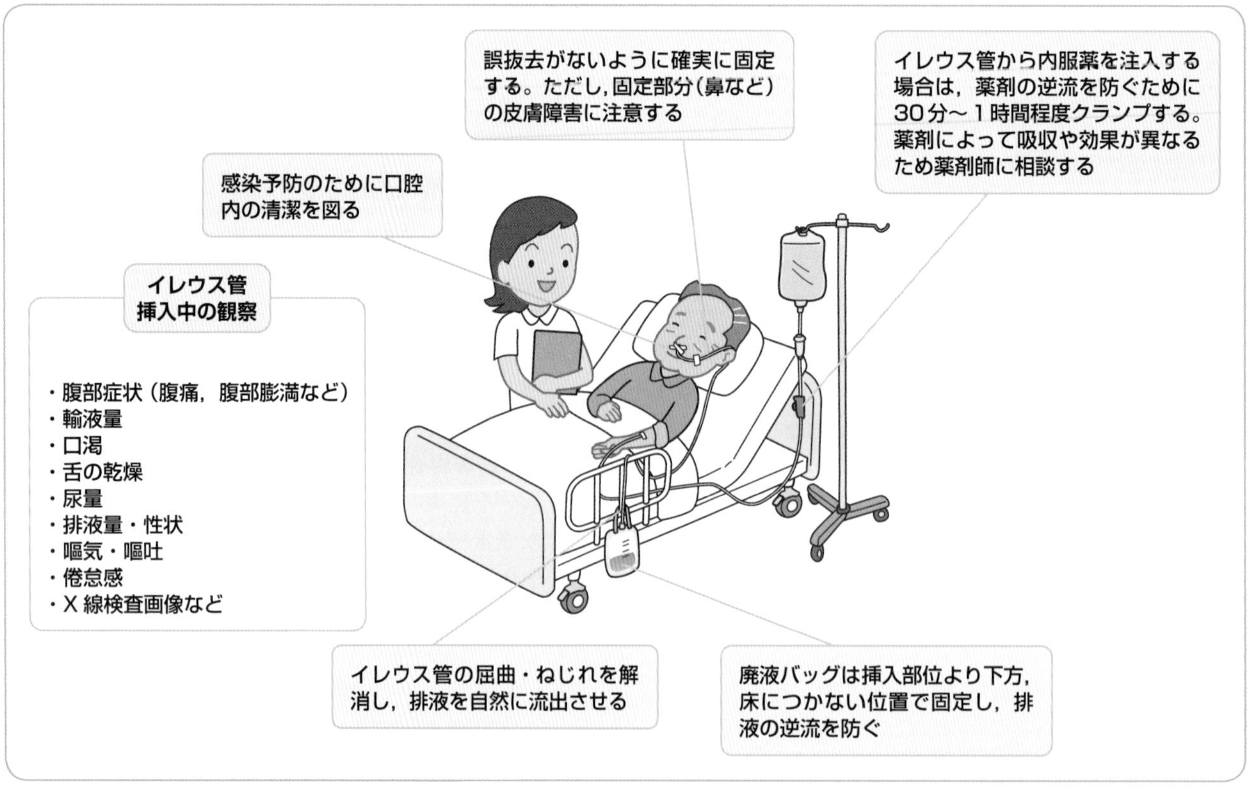

閉塞のリスクが伴うため，再発予防に向けたセルフケアのための支援が必要である。

イレウス・腸閉塞の症状についてセルフモニタリングし，消化の悪い食品の回避，食物繊維の多い食品の摂取，水分の摂取，適度な運動を心がけて腸管の蠕動運動の促進を図り，規則的な排便を維持する。

［吉川有葵］

《引用文献》

1）急性腹症診療ガイドライン出版委員会編：急性腹症とは．急性腹症診療ガイドライン 2015，pp16-17，医学書院，2015.

《参考文献》

1）真弓俊彦，富田章仁，馬庭幸詩・他：新しい概念でチェック！「腸閉塞」「イレウス」．エキスパートナース　33（7）：55-65，2017.

2）花出正美：イレウス．雄西智恵美・他編，成人看護学 周手術期看護論，第3版，pp177-185，ヌーヴェルヒロカワ，2014.

3）井上透・他：イレウス．日ごろの“？”をまとめて解決 消化器ナースのギモン，pp40-55，照林社，2020.

4）鎌倉やよい，深田順子：周術期の臨床判断を磨く―手術侵襲と生体反応から導く看護．pp53-70，医学書院，2013.

5）医学情報科学研究所編：イレウス（腸閉塞）．病気がみえる vol.1 消化器，第4版．pp114-121，メディックメディア，2011.

6）竹内登美子・他：消化管系合併症と看護．〈講義から実習へ〉高齢者と成人の周手術期看護2術中／術後の生体反応と急性期看護，第2版，pp132-137，医歯薬出版，2018.

7）柏原秀也：イレウスの特徴，治療．消化器外科ナーシング（春季増刊）：238-245，メディカ出版，2013.

8）坂東裕子：イレウスの術前術後ケア．消化器外科ナーシング（春季増刊）：242-245，2013.

9）下正宗編：疾病の成り立ちと回復の促進3　疾病各論2．pp43-45，医学書院，2013.

10）中野昭一：図説・病気の成立ちとからだⅡ．pp26-29，医歯薬出版，2015.

NOTE

17 大腸がん

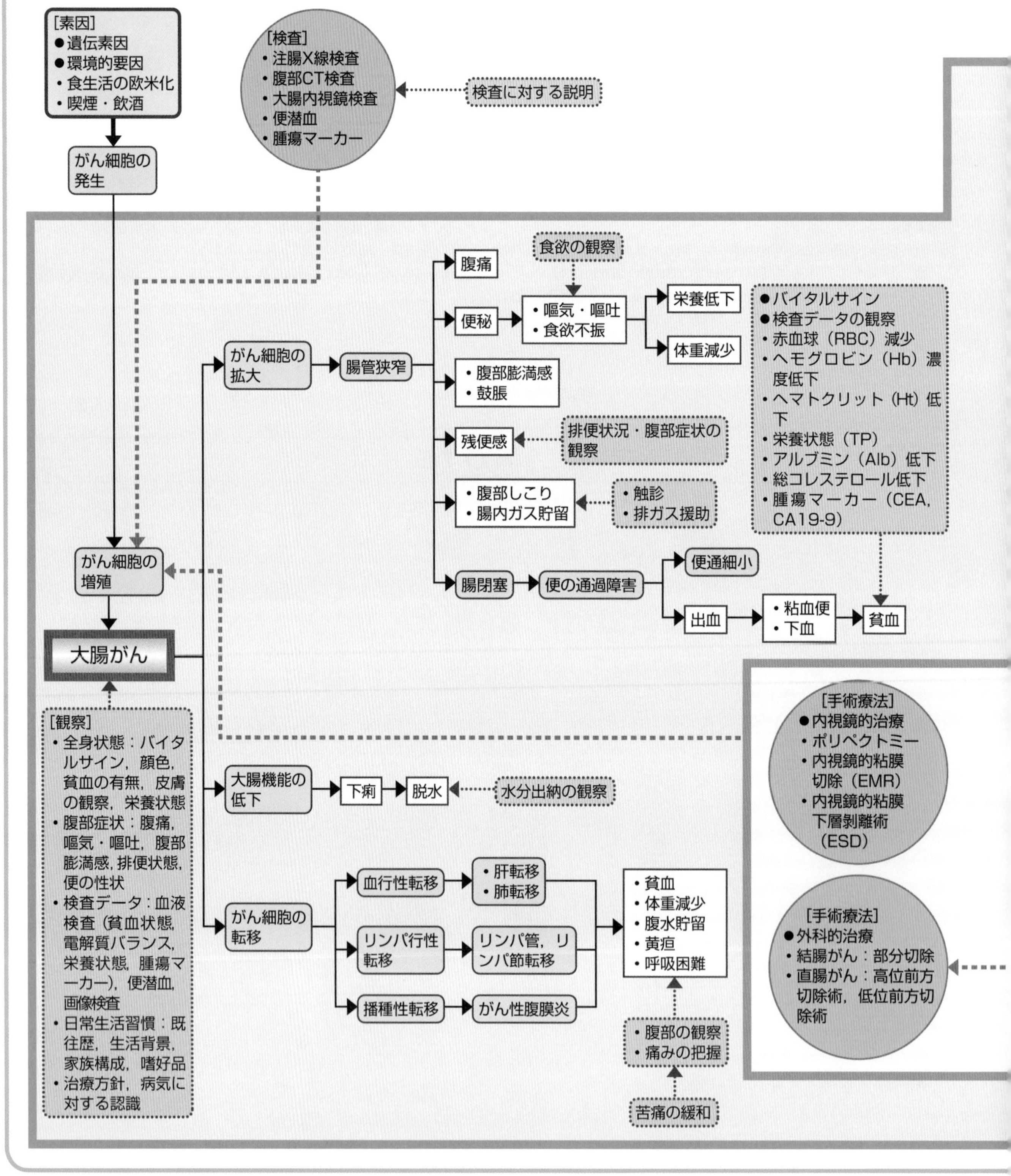

[素因]
●遺伝素因
●環境的要因
・食生活の欧米化
・喫煙・飲酒
がん細胞の発生
[検査]
・注腸X線検査
・腹部CT検査
・大腸内視鏡検査
・便潜血
・腫瘍マーカー
検査に対する説明
がん細胞の増殖
大腸がん
[観察]
・全身状態：バイタルサイン，顔色，貧血の有無，皮膚の観察，栄養状態
・腹部症状：腹痛，嘔気・嘔吐，腹部膨満感，排便状態，便の性状
・検査データ：血液検査（貧血状態，電解質バランス，栄養状態，腫瘍マーカー），便潜血，画像検査
・日常生活習慣：既往歴，生活背景，家族構成，嗜好品
・治療方針，病気に対する認識
がん細胞の拡大
腸管狭窄
腹痛
食欲の観察
便秘
・嘔気・嘔吐
・食欲不振
栄養低下
体重減少
・腹部膨満感
・鼓脹
残便感
排便状況・腹部症状の観察
・腹部しこり
・腸内ガス貯留
・触診
・排ガス援助
●バイタルサイン
●検査データの観察
・赤血球（RBC）減少
・ヘモグロビン（Hb）濃度低下
・ヘマトクリット（Ht）低下
・栄養状態（TP）
・アルブミン（Alb）低下
・総コレステロール低下
・腫瘍マーカー（CEA，CA19-9）
腸閉塞
便の通過障害
便通細小
出血
・粘血便
・下血
貧血
[手術療法]
●内視鏡的治療
・ポリペクトミー
・内視鏡的粘膜切除（EMR）
・内視鏡的粘膜下層剥離術（ESD）
大腸機能の低下
下痢
脱水
水分出納の観察
がん細胞の転移
血行性転移
・肝転移
・肺転移
リンパ行性転移
リンパ管，リンパ節転移
播種性転移
がん性腹膜炎
・貧血
・体重減少
・腹水貯留
・黄疸
・呼吸困難
・腹部の観察
・痛みの把握
苦痛の緩和
[手術療法]
●外科的治療
・結腸がん：部分切除
・直腸がん：高位前方切除術，低位前方切除術

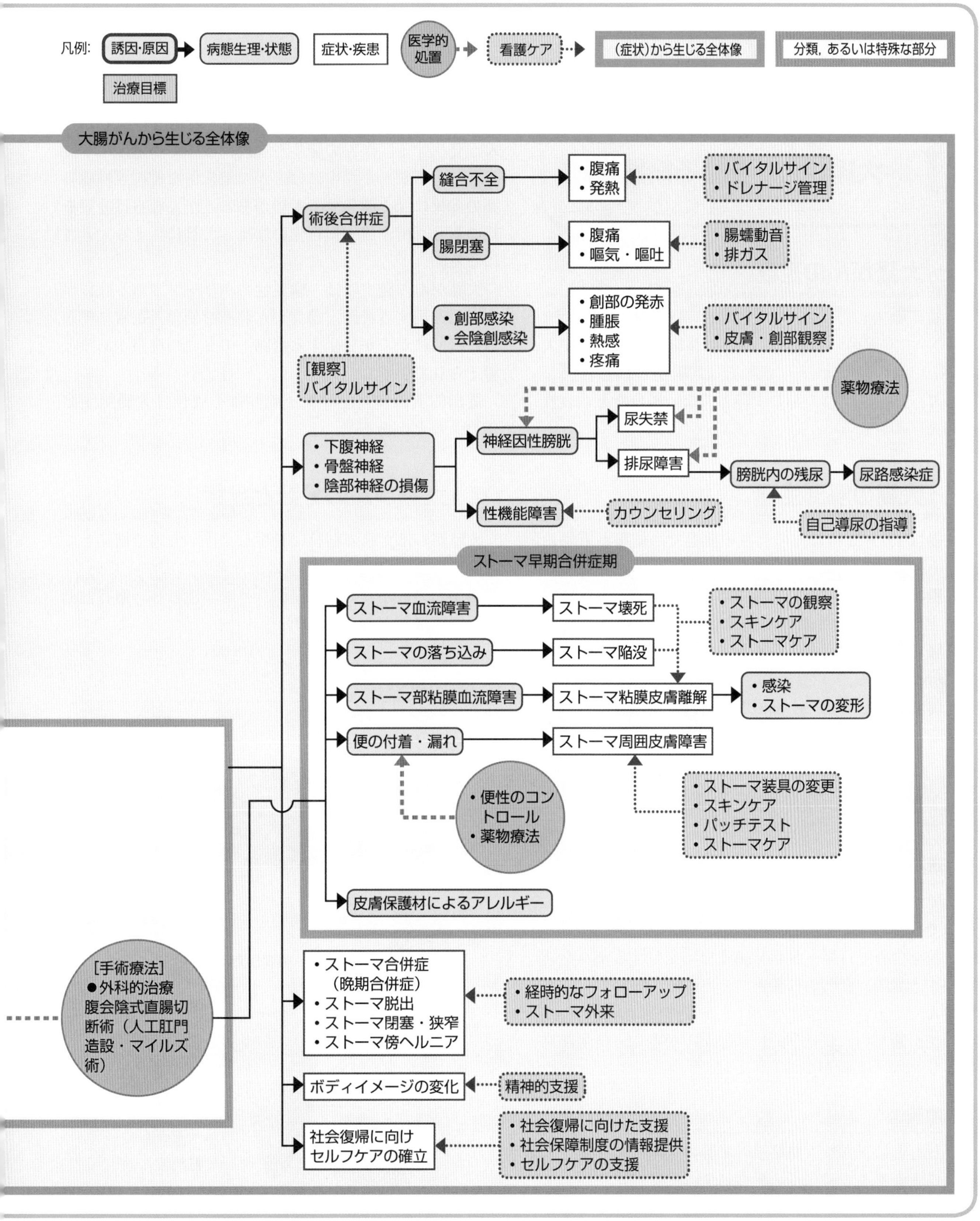
凡例:
誘因·原因
病態生理·状態
症状·疾患
医学的処置
看護ケア
(症状)から生じる全体像
分類，あるいは特殊な部分
治療目標
大腸がんから生じる全体像
術後合併症
縫合不全
・腹痛
・発熱
・バイタルサイン
・ドレナージ管理
腸閉塞
・腹痛
・嘔気・嘔吐
・腸蠕動音
・排ガス
・創部感染
・会陰創感染
・創部の発赤
・腫脹
・熱感
・疼痛
・バイタルサイン
・皮膚・創部観察
[観察]
バイタルサイン
薬物療法
・下腹神経
・骨盤神経
・陰部神経の損傷
神経因性膀胱
尿失禁
排尿障害
膀胱内の残尿
尿路感染症
自己導尿の指導
性機能障害
カウンセリング
ストーマ早期合併症期
ストーマ血流障害
ストーマ壊死
・ストーマの観察
・スキンケア
・ストーマケア
ストーマの落ち込み
ストーマ陥没
ストーマ部粘膜血流障害
ストーマ粘膜皮膚離解
・感染
・ストーマの変形
便の付着・漏れ
ストーマ周囲皮膚障害
・便性のコントロール
・薬物療法
・ストーマ装具の変更
・スキンケア
・パッチテスト
・ストーマケア
皮膚保護材によるアレルギー
[手術療法]
●外科的治療
腹会陰式直腸切断術（人工肛門造設・マイルズ術）
・ストーマ合併症
（晩期合併症）
・ストーマ脱出
・ストーマ閉塞・狭窄
・ストーマ傍ヘルニア
・経時的なフォローアップ
・ストーマ外来
ボディイメージの変化
精神的支援
社会復帰に向け
セルフケアの確立
・社会復帰に向けた支援
・社会保障制度の情報提供
・セルフケアの支援

17 大腸がん

Ⅰ 大腸がんが生じる病態生理

1. 大腸がんの定義

大腸に発生した腫瘍（細胞が異常に増えて塊になった状態のもの）で，周囲の組織に浸潤や転移を起こすものが大腸がん（colorectal cancer）である。大腸がんは悪性腫瘍であり，浸潤や転移を起こす能力のない線種などの良性腫瘍と区別される[1]。

2. 大腸の解剖生理

大腸は1.5～2 mほどの長さの臓器で，結腸と直腸に分けられる。

大腸は小腸に続いて，右下腹部から始まり，右下腹部→左上腹部→左下腹部へ至り，肛門へつながる。

結腸は盲腸，上行結腸，横行結腸，下行結腸，S状結腸に分けられる。

直腸は直腸S状部，上部直腸，下部直腸に分けられる（図1）。

3. 大腸がんのメカニズム

1）統計

大腸がんは増加傾向にあるがんの1つで，消化器がんの中でも多い。

虫垂を含めて盲腸～S状結腸までに発生するがんを結腸がん，直腸，肛門管に発生するものを直腸がん，肛門管がんという。食生活の欧米化（高脂肪，低繊維食）に伴い増加が著しい。組織学的には腺がんが多く，発生部位はS状結腸・直腸が多い[2]。

2）原因

もともとは正常な大腸粘膜の細胞の遺伝子に異変が生じることがある。遺伝子の異変によって発がんを促す遺伝子（がん遺伝子）が現れたり，逆に発がんを抑えている遺伝子（がん抑制遺伝子）が働かなくなることにより，がんが発生する。がんの発生や進展には多くの遺伝子が関与しているが，この中には，がん遺伝子など抗悪性腫瘍薬の効果に深く関与するものがある。がん細胞は分裂を繰り返し，何十億～何百億に増えると目に見える大きさになる。

大腸がんの発生には，❶良性のポリープである腺腫ががんに進展する経路，❷発がん刺激を受けた正常粘膜から直接的にがんが発生する経路，の2つの経路があると考えられている。

遺伝的素因には，リンチ症候群や家族性大腸腺腫症（FAP）などがある[1]。

4. 大腸がんの分類と症状

大腸がんは大腸の粘膜に発生した後，大腸で増殖して大きくなるとともに，転移により全身に広がっていく。大腸がんの広がり方には浸潤，リンパ性転移，血行性転移，腹膜播種がある（図2）。

図1 大腸の区分

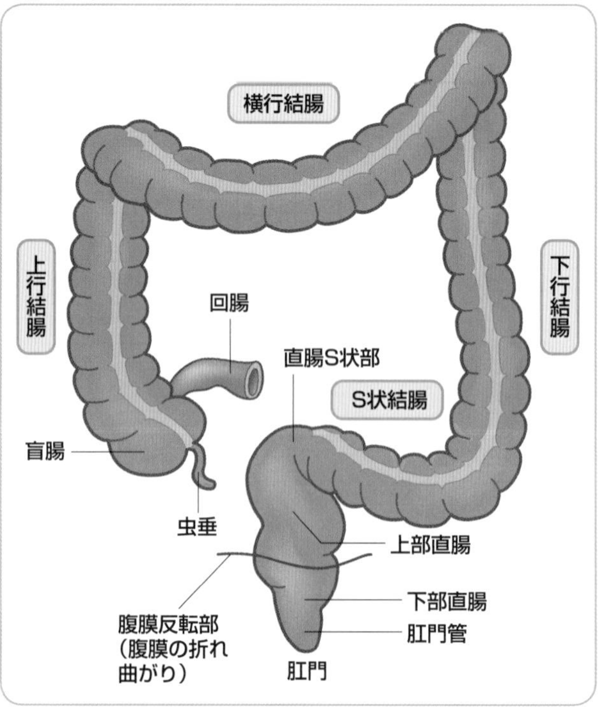

1）分類

日本での大腸がんの取扱いについては，大腸がん研究会の『大腸癌取扱い規約』に準じて行われており，用語の用い方も規約されている。また，大腸がん研究会から治療ガイドラインも発行されている。

1 肉眼的分類（図3）

触診，X線検査，内視鏡検査などによる判定，および

図2 大腸がんの広がり方

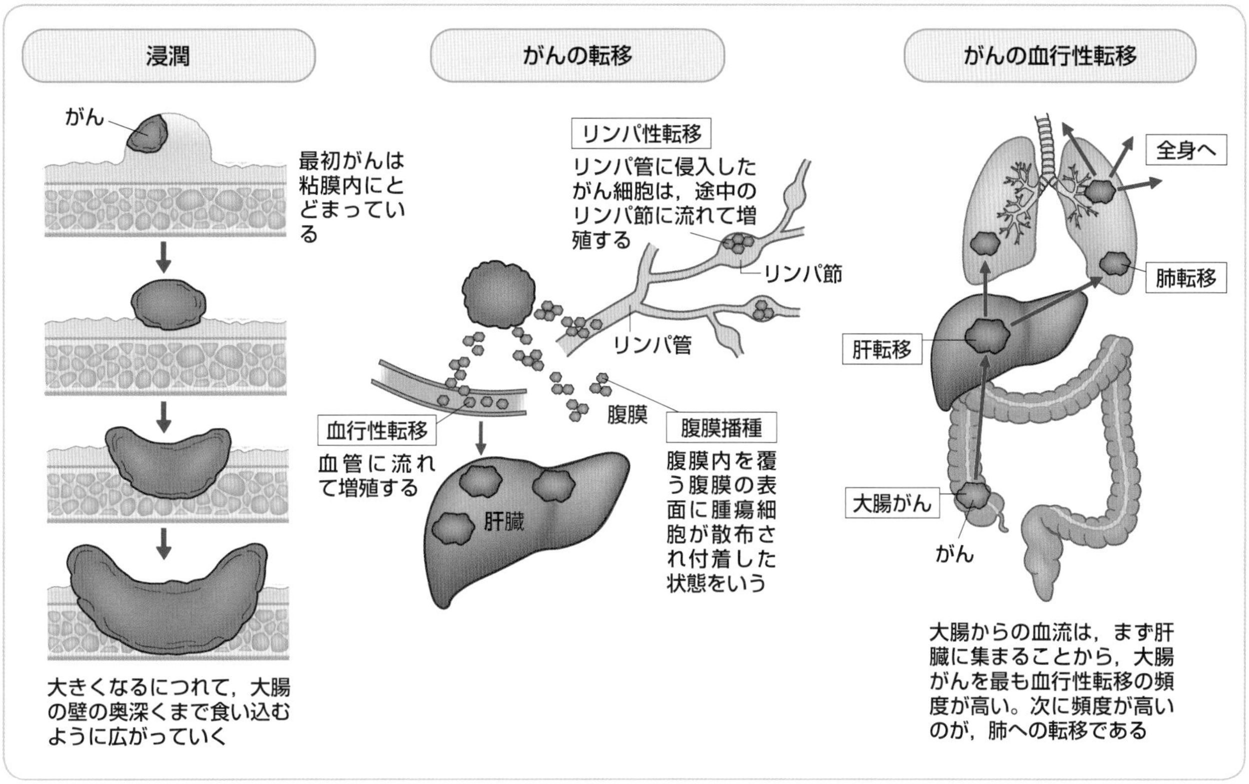

図3 大腸がんの肉眼的分類

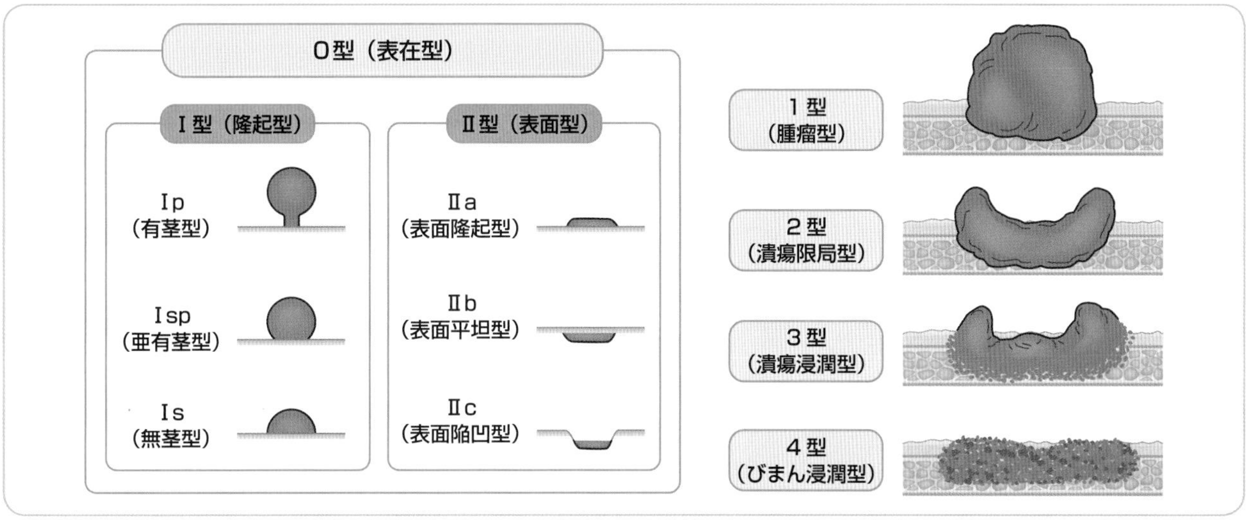

（大腸癌研究会：大腸癌取扱い規約，第9版．pp9-10，金原出版，2018．を参考に作成）

新鮮標本からの判定によって**図3**のように分類される。なお0型（表在型）は，壁深達度がM，SMのがんとし，早期がんと推定されるものを指す。

2 壁深達度

がんが浸潤した腸管壁の深さは**表1・図4**のように分類される。大腸は管腔臓器であり，層構造をとる。腫瘍は大腸の内側（粘膜）から発生し，進行すると深部へ進

表1 壁深達度（T）

TX		壁深達度の評価ができない
T0		がんを認めない
Tis		がんが粘膜内にとどまり，粘膜下層に及んでいない
T1		がんが，粘膜下層までにとどまり，固有筋層に及んでいない
	T1a	がんが，粘膜下層までにとどまり，浸潤距離が 1000 μm未満である
	T1b	がんが，粘膜下層までにとどまり，浸潤距離が 1000 μm以上であるが，固有筋層にまで及んでいない
T2		がんが固有筋層まで浸潤し，これを超えていない
T3		がんが固有筋層を超えて浸潤している ●漿膜を有する部位では，がんが漿膜下層までにとどまる ●漿膜を有しない部位では，がんが外膜までにとどまる
T4		がんが漿膜表面に接しているか，または露出，あるいは直接他臓器に浸潤している
	T4a	がんが漿膜面に接しているか，またはこれを破って腹腔に露出している
	T4b	がんが直接他臓器に浸潤している

（大腸癌研究会：大腸癌取扱い規約，第9版．pp10-11，金原出版，2018．より作成）

図4 壁深速度

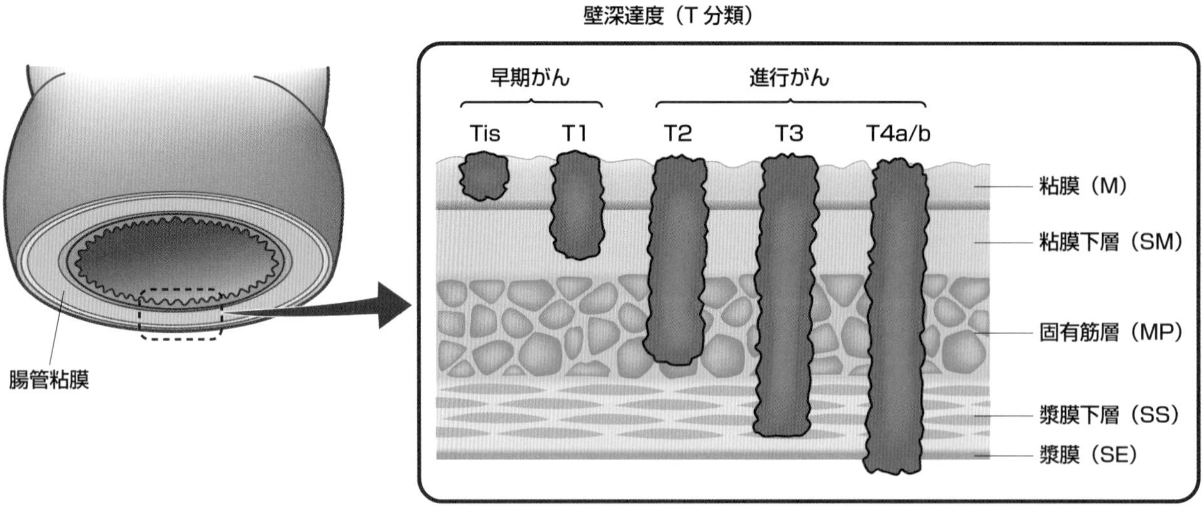

T 分類は，腸管粘膜に発生した，がんが，どのくらいの深さまで浸潤した（もぐりこんだ）かにより判断される。

展していく。腫瘍最深部の深さに応じて，T 因子が変わる。腫瘍の壁深度が T1（粘膜下層）までを早期がん T2（固有筋層）以深を進行がんと定義されている。

3 リンパ節転移

郭清の対象となるリンパ節を腸管傍リンパ節，中間リンパ節，主リンパ節の 3 群に分類し，直腸ではこれに側方リンパ節を加える。これらのリンパ節を領域リンパ節と総称する。

リンパ節転移の程度による分類を**表 2** に示す。

4 遠隔転移

領域リンパ節以外リンパ節転移への転移は M1 とする。M1 の場合は部位も表記する（**表 3**）。

5 肝転移

大腸がんは血行性転移が認められるが，特に肝臓への転移の頻度は高い。肝転移の程度によって分類される（**表 4**）。

6 腹膜播種転移

腹膜播種の程度によって分類される（**表 5**）。

7 肺転移

肺への転移の程度によって分類される（**表 6**）。

8 ステージ分類（病期分類）

大腸がんの進行分類は壁深達度，リンパ節転移，肝転移，腹膜播種と腹腔外の遠隔転移の有無によって規定される。**表 7** に示す。

2）症状

大腸がんの主症状は出血，腹痛，便通異常である。

表 2　リンパ節転移（N）

NX		リンパ節転移の程度が不明
N0		リンパ節転移を認めない
N1		腸管傍リンパ節と中間リンパ節の転移総数が 3 個以下
	N1a	転移個数が 1 個
	N1b	転移個数が 2 ～ 3 個
N2		腸管傍リンパ節と中間リンパ節の転移総数が 4 個以上
	N2a	転移個数が 4 ～ 6 個
	N2b	転移個数が 7 個以上
N3		主リンパ節に転移を認める。下部直腸癌で主リンパ節および / または側方リンパ節に転移を認める

（大腸癌研究会：大腸癌取扱い規約，第 9 版．p15，金原出版，2018．より作成）

表 3　遠隔転移（M）

M0			遠隔転移を認めない
M1			遠隔転移を認める
	M1a		1 臓器に遠隔転移を認める（腹膜転移は除く）
	M1b		2 臓器以上に遠隔転移を認める（腹膜転移は除く）
	M1c		腹膜転移を認める
		M1c1	腹膜転移のみを認める
		M1c2	腹膜転移およびその他の遠隔転移を認める

（大腸癌研究会：大腸癌取扱い規約，第 9 版．p15，金原出版，2018．より作成）

表 4　肝転移（H）

HX	肝転移の有無が不明
H0	肝転移を認めない
H1	肝転移巣 4 個以下かつ最大径が 5cm 以下
H2	H1，H3 以外
H3	肝転移巣 5 個以上かつ最大径が 5cm を超える

（大腸癌研究会：大腸癌取扱い規約，第 9 版．p16，金原出版，2018．より作成）

表 5　腹膜播種転移（P）

PX	腹膜転移の有無が不明
P0	腹膜転移を認めない
P1	近接腹膜のみ播種性転移を認める
P2	遠隔転移に少数の播種性転移を認める
P3	遠隔腹膜に多数の播種性転移を認める

（大腸癌研究会：大腸癌取扱い規約，第 9 版．p17，金原出版，2018．より作成）

早期がんでは無症状のことが多く，症状がみられるのは下部（S状結腸・直腸）大腸がんにおける血便である。進行がんではその存在部位と大きさによって症状が異なる。

右側結腸は管腔が広く，腸内容が液状であるため，症状が発現しにくい。したがって右側結腸のがんは大きく発育し，腫瘤として触れたり，原因不明の貧血精査で発見されることがある。右側結腸がんの自覚症状の多くは，軽度の腹痛や不定の腹部症状である。

一方，左側結腸がんは管腔が狭く，腸内容物が固形化しているため，左側結腸がんでは腹痛を伴う通過障害やイレウスになりやすい。また肛門にも近いため，出血も顕出血となることが多い。

直腸がんも左側結腸がんと同様の症状を呈するが，下血，血便，便通異常，テネスムス（しぶり腹），糞便の狭小化などの症状発現が右側結腸がんに比べて早い（**図5**）。

表6　肺転移（PUL）

PULX	肺転移の有無が不明
PUL0	肺転移を認めない
PUL1	肺転移が２個以下，または片側に３個以上
PUL2	肺転移は両側に３個以上，またはがん性リンパ管炎，がん性胸膜炎，肺門部，縦隔リンパ節転移を認める

（大腸癌研究会：大腸癌取扱い規約，第９版．p17，金原出版，2018．より作成）

表7　大腸がんのステージ分類

遠隔転移（M）		M0				M1		
						M1a	M1b	M1c
リンパ節転移（N）		N0	N1 N1aN1b	N2a	N2b, N3	Any N		
壁深達度（T）	Tis	0						
	T1a/T1b	I	Ⅲa					
	T2			Ⅲb				
	T3	Ⅱa				Ⅳa	Ⅳb	Ⅳc
	T4a	Ⅱb			Ⅲc			
	T4b	Ⅱc						

（大腸癌研究会：大腸癌取扱い規約，第９版．p19，金原出版，2018．より）

図5　大腸がんの症状

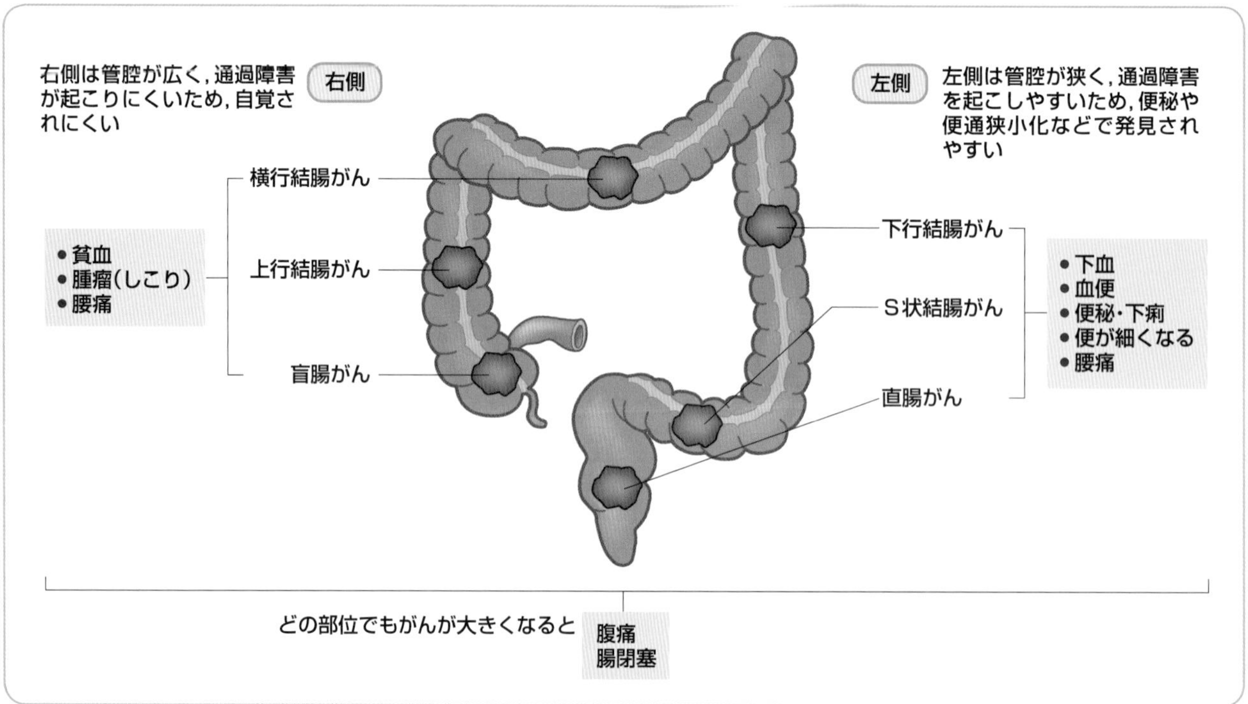

5. 大腸がんの検査・診断

1）スクリーニング

1 問診

大腸がんのリスクファクターとして，家族性ポリポーシスなどを含む大腸がんの家族歴，潰瘍性大腸炎などの炎症性疾患，大腸腺腫，女性生殖器悪性腫瘍などの既往歴があげられる。

2 触診・直腸指診

右側結腸がんでは腫瘤を触知することが多い。触診では，肝腫大の有無や体表リンパ節も同時に行う。肛門管・下部直腸のがんでは，直腸指診で腫瘤を触知できる。大腸がんの約1/3が同部に発生することから，この直腸視診は重要である。

3 便潜血反応

免疫学的潜血反応が広く行われており，ヒトヘモグトビンを特異的に検出する方法である。

4 検査データ

- **貧血状態**：赤血球数（RBC）減少，ヘモグロビン（Hb）濃度低下
- **栄養状態**：血清総蛋白（TP）低下，血中アルブミン（Alb）減少，総コレステロール（TC）値低下

5 腫瘍マーカー

大腸がんの早期診断に有用な腫瘍マーカーはなく，CEA（癌胎児性抗原）やCA19-9（糖鎖抗原19-9）は一定の割合で陽性になるが，高値を示す場合には肝転移や肺転移を伴っている場合が多い。早期診断より術後の再発，転移の指標として重要である。

2）画像診断

1 注腸X線検査

バリウムを大腸粘膜に付着させ，空気を入れて微細構造をみる二重造影法で行う。大きい病変，深達度の深い進行がんの確定診断には有用である。進行がんでみられる全周性の狭窄像の典型像がいわゆる**アップルコア徴候（サイン）**（図6）である。

2 大腸内視鏡検査

X線検査と比べて，色調の変化や差がわかるため，表面型腫瘍の診断に優れている。病変の部位，大きさ，深達度，大腸の閉塞状態が確認できる。腫瘍，がん性潰瘍，狭窄を直接目で確認し，組織学診断のため生検採取を行うことができる。

図6　アップルコア徴候（サイン）

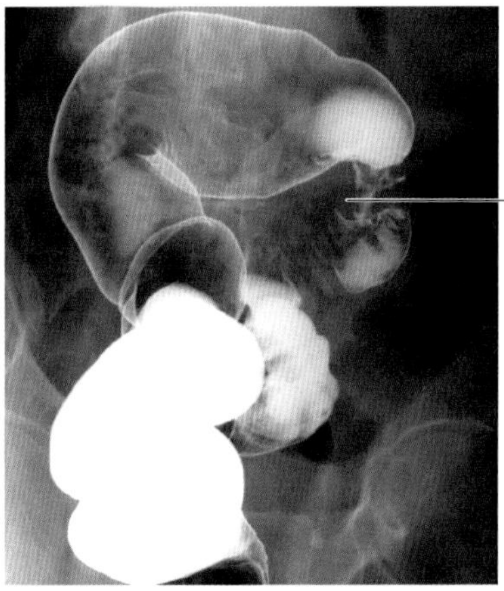

3 CT

大腸がんと周囲臓器との位置関係，リンパ節転移や腹膜播種の有無を確認できる。大腸がんは血行性転移が起こりやすいので，肺転移・肝転移の有無を確認することができる。

4 MRI

大腸がんと周囲臓器との位置関係，肝転移やリンパ節転移の有無の確認ができる。特に直腸がんの周囲への広がりや肝転移を詳細に調べることができる。

5 腹部超音波（エコー）

大腸がんと周囲臓器との位置関係，肝転移やリンパ節転移，腹膜播種の有無の確認ができる。

6 その他

カプセル型の内視鏡を飲み込んで，内臓されているカメラで確認するカプセル内視鏡，通常の検査では検出されない転移や再発検索のためのPET検査などが用いられる。

6. 大腸がんの治療

1）内視鏡的治療

内視鏡を用いて大腸の良性ポリープやがんを切除する治療法である。

1 ポリペクトミー

適応は，有茎性ポリープや広基性ポリープで基部を絞扼できるものである。ポリープの基部にスネアという金属製の輪をかけて，高周波の電流を流し焼灼する。

コールドポリペクトミーは，大きさ10mm未満の非

有茎性の低異形度腺腫が適応である。高周波の電流を流さずに切除する方法で，出血や熱傷のリスクが低い。

2 内視鏡的粘膜切除（EMR）

ポリペクトミーが困難な表在型腫瘍に対して適応される。粘膜下層に生理食塩水を局注針で注入し，病変を隆起させ，スネアをかけて絞扼しポリペクトミーと同様に焼灼する。

3 内視鏡的粘膜下層剥離術（ESD）

EMR では困難な大きな早期がんに対し適応される。現在は 2 ～ 3cm の早期がんが保険適用になっている。

2）外科的治療

1 結腸がん

がんを含めた腸管切除と所属リンパ節の郭清を施行し，残存腸管の吻合を行う。

図 7　低位前方切除術

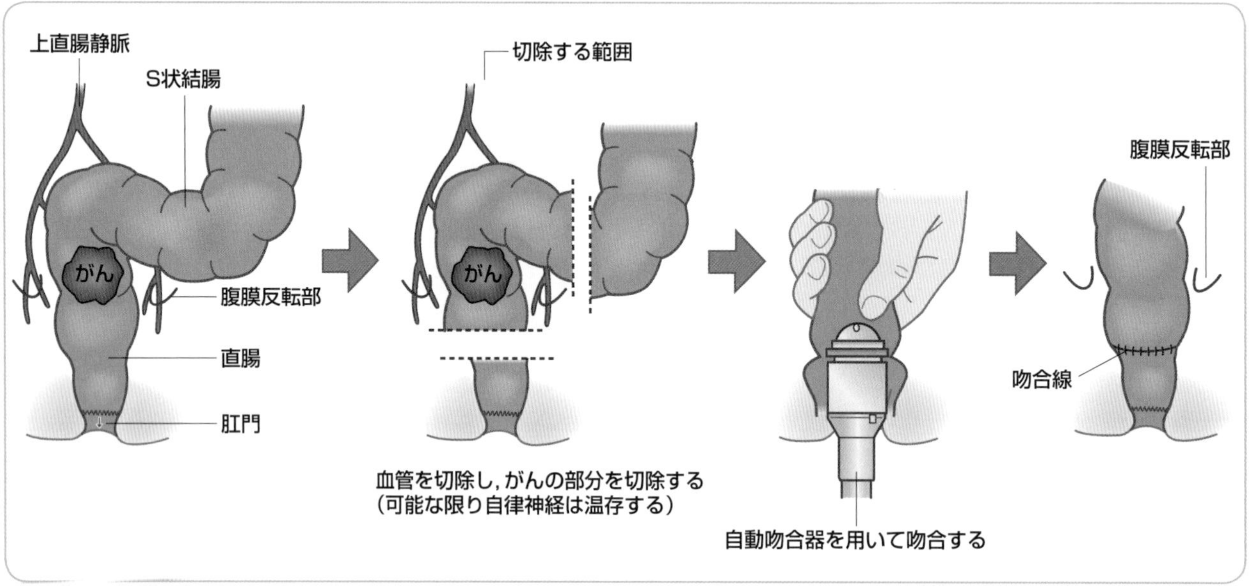

図 8　腹会陰式直腸切断術（マイルズ術）

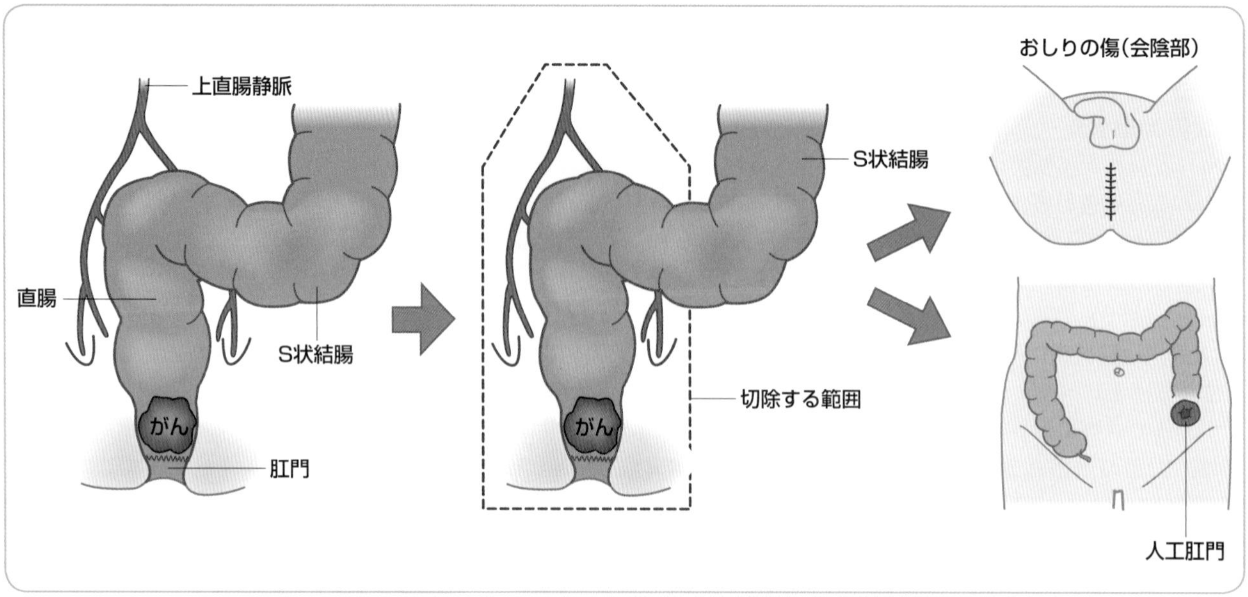

2 直腸がん

肛門機能を温存する低位前方切除術（**図7**）と，永久人工肛門を造設する腹会陰式直腸切断術（マイルズ術）（**図8**）が行われる。近年は腹腔鏡やロボット支援の手術も行われている。

2）外科的治療

1 化学療法

術後の再発を予防する目的で行う「補助化学療法」と，切除困難ながんに対して行う「化学療法」がある。

2 放射線治療

がん細胞のDNAを傷つけ，細胞分裂を止める作用により腫瘍を縮小させる治療法である。手術治療と同様に，局所治療に位置づけられている。直腸がんの術後再発抑制や術前の収容量減量，肛門温存を目的とした「補助放射線療法」と切除不能進行再発がんの症状緩和や延命を目的とした「緩和補助療法」がある[3]。

Ⅱ 大腸がんの看護ケアとその根拠

1. 大腸がんの観察ポイント

大腸がんは早期の段階ではほとんど自覚症状がない。進行が進むと，腹痛，下血・血便，排便障害などの症状が出現する。

1）アセスメント

- **全身状態**：バイタルサイン，顔色，貧血の有無，皮膚の観察，栄養状態
- **腹部症状**：腹痛，嘔気・嘔吐，腹部膨満感，排便状態，便の性状
- **検査データ**：血液検査（貧血状態，電解質バランス，栄養状態，腫瘍マーカー），便潜血，画像検査
- **日常生活習慣**：既往歴，生活背景，家族構成，嗜好品
- 病気に対する認識

2. 大腸がんの看護の目標

1）術前

大腸がんは部位や進行程度により治療方針は違うが，手術が基本的な治療法である。手術を行う際には，不安なく手術にのぞむことができ，前向きに治療ができることが目標となる。大腸がんによる腹痛，下血，排便障害がある際には症状に対する苦痛の緩和が必要となる。

ストーマが造設される際には，ストーマが受容できるよう援助が必要である。

基礎疾患をもっている患者は，術後合併症を起こすおそれがあるため，術前に管理ができているかがポイントとなる。

2）術後

手術後は，術後合併症の予防と苦痛の緩和が目標となる。

ストーマが造設された患者には，ストーマの合併症予防，ボディイメージの変化に対する受容，退院に向けてストーマセルフケアの確立が目標となる。

3. 大腸がんの看護ケア

1）術前

腫瘍による閉塞状態が強いときには，症状の緩和のためにイレウスチューブや経肛門的に減圧チューブを挿入することがある。排液量が多いと脱水や電解質異常が生じることがあるので，水分出納の観察が必要である。チューブによる不快感や，皮膚障害などを起こす可能性もあるためケアが必要である。

手術部位によって切除範囲と術式は大きく異なる。切除やリンパ節郭清によって術後生じる可能性のある機能障害（排尿・排便障害，性機能障害）については，患者が理解できるようオリエンテーションを行う。

術前の処置として絶食や低残渣食，必要時には緩下薬の内服，浣腸等を行う。

体毛が手術の邪魔になる場合のみ除毛を行う。必要時臍処置をする。

2）術後

1 大腸がん術後の合併症

縫合不全，腸閉塞，創部感染が主な合併症である。

①**縫合不全**：発熱，腹痛，ドレーンの混濁などがあれば縫合不全を疑う。排液の量・性状の観察が必要である。汎発性腹膜炎を起こしていれば緊急手術が必要となる。

②**腸閉塞**：腹部膨満，嘔気・嘔吐，排便・排ガスの停止が主な症状。術後に多いのは，腸管麻痺による麻痺性イレウスである。術後腸閉塞の予防には早期離床を促すことが大切である。

③**創部感染**：創部の発赤，腫脹，熱感，疼痛が主な症状である。

2 排便障害

大腸の切除範囲と部位により，腸内容物の通過時間によって便性が変化し排便回数が多くなることや，肛門括約筋の機能低下により漏便が生じやすい。

食事が開始されると一時的に軟便や下痢が生じ，頻繁に便意を感じるが，下痢は薬物でコントロールでき，時間の経過とともに症状が軽減していくことを患者に説明することで，患者の不安の軽減に努める。

漏便による肛門部疼痛があるときは，排便状況や肛門周囲の皮膚の観察を行う。漏便は以下の刺激により生じる。❶頻繁の排便，❷便漏れによるアルカリ性の便が肛門に付着する化学的刺激，❸便を拭き取る際の機械的・物理的刺激による皮膚障害である。

排便時のたびに行う頻繁の洗浄は皮脂膜を除去してしまうため，便が付着しないように油性の軟膏や皮膚保護剤パウダーなどで，皮膚を保護する。

3 排尿障害

手術操作により，下腹神経，骨盤神経，陰部神経など膀胱と尿道を支配する神経が損傷されることで生じる。

手術後尿道留置カテーテルを抜去したあとは，尿意や残尿感の有無，1回尿量，排尿間隔の観察を行う。残尿測定を行い，残量がある場合には間欠的自己導尿の指導を行うが，直腸がんの手術で自律神経が温存されていれば，時間の経過とともに回復する。

4 食事指導

基本的に大腸の機能が回復すれば食事の制限はなく，栄養のバランスがとれた食事内容にするように説明する。排便状況や生活習慣などを考慮した上で，下痢や便秘を生じやすい食品などを参考に指導を行う。

下痢を起こしやすい食品には冷たい食事や飲み物，アルコール，コーヒー，香辛料，脂肪分の多い肉類，揚げ物などがある（図9）。良質で吸収のよい蛋白質を摂取するよう指導する。

5 生活習慣

生活のリズムは排便に影響されるため，規則正しい生活を行い，適度な運動を行うよう勧める。便秘の際は水分摂取を勧めるが，腹部膨満や腹痛，嘔気等がある場合は腸閉塞の可能性もあるため，受診するように指導する。

4. ストーマケア

1）ストーマケアの基礎知識

ストーマとはギリシャ語で口を意味し，「消化管や尿路を人為的に対外に誘導して造設した開放口」[4]と定義されている。

ストーマは期間（目的），種類（開口部の数），造設臓器

図9　下痢を起こしやすい食品

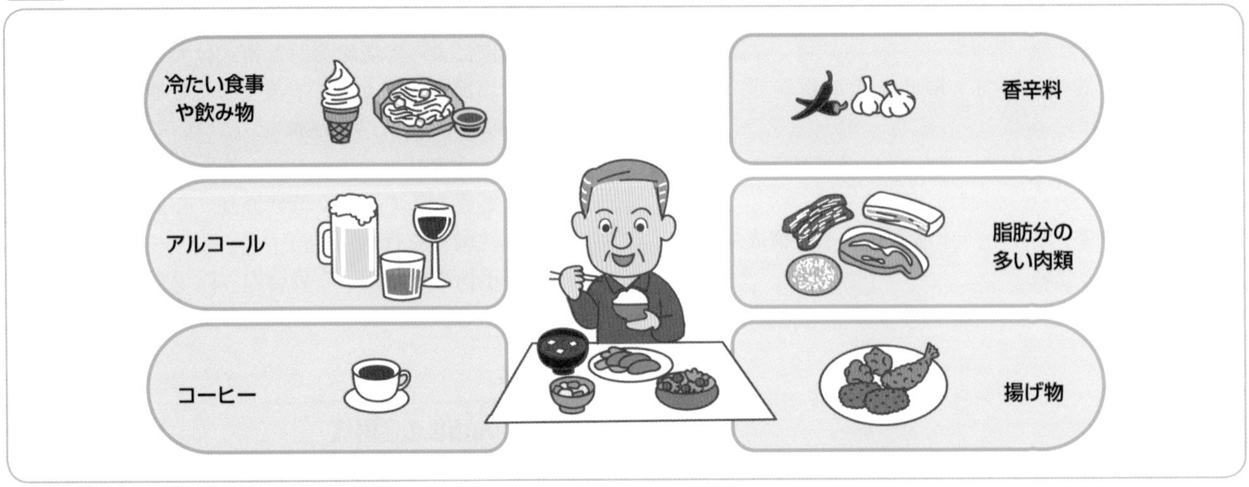

別に分類される。

1 ストーマ造設の目的による分類

①肛門機能が保てなくなる場合，排泄物の出口とする。例えば，下部直腸がんに対し，直腸切断術を行う場合は，**永久ストーマ**の造設となる。

②腸管の安静を保つ。ストーマから肛門側の腸管に便が流れなくなるため，肛門側の安静が保たれ，縫合不全を防ぐ。例えば，低位前方切除術など吻合部が肛門に近くなる術式の場合は，**一時的ストーマ**の造設となる。

2 ストーマの開口部の数による分類

- **単孔式ストーマ**：管腔臓器の断端を体外に出して造設されたストーマ[5]である
- **双孔式ストーマ**：腸管口側端を人工肛門として，肛門側端を粘液瘻（粘液を出すための孔）として造設されたストーマ[6]である。断端式とループ式があり，前者には二連銃式と分離式がある（図10）。

3 造設部位別による分類

- **回腸ストーマ**

後腹膜に固定されていないため可動性がよくストーマを造設しやすい。

小腸ストーマは結腸を介さないため，術後早期は水様便になりやすく，脱水・電解質のバランスを崩すおそれがある。

- **結腸ストーマ（図11）**

盲腸・上行結腸ストーマ，横行結腸ストーマ，下行結腸ストーマ，S状結腸ストーマがある。ストーマ造設は横行結腸，S状結腸に造設されることが多い。その理由は，後腹膜に固定されていないので，腹壁外への腸管の挙上がスムーズにできるためである。

2）ストーマ造設患者の看護

1 術後の心理的支援

患者はストーマを造設したという現実を術直後に認識する。術前にストーマ造設を理解していても現実に受け止められないことがある。最初は拒否的な患者も，看護師のストーマケアを通して，少しずつ自分の身体の一部として受け止めていくことができる。そのため患者の言葉を傾聴し，共感的な態度で接することが大切となる。

患者は初めての経験であり不安を抱えている。看護師の言動に対して敏感になっているため，ケアは手際よく行い，ストーマケアが大変であるイメージを与えないよ

図10 ストーマの種類

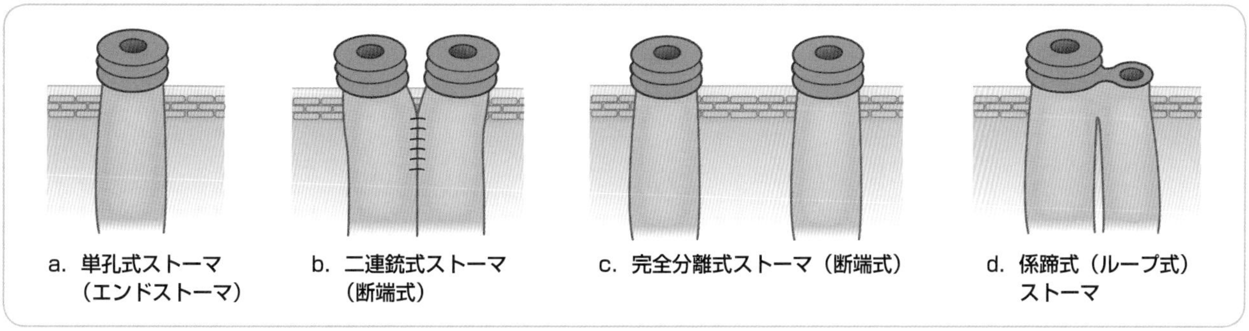

図11 造設部位

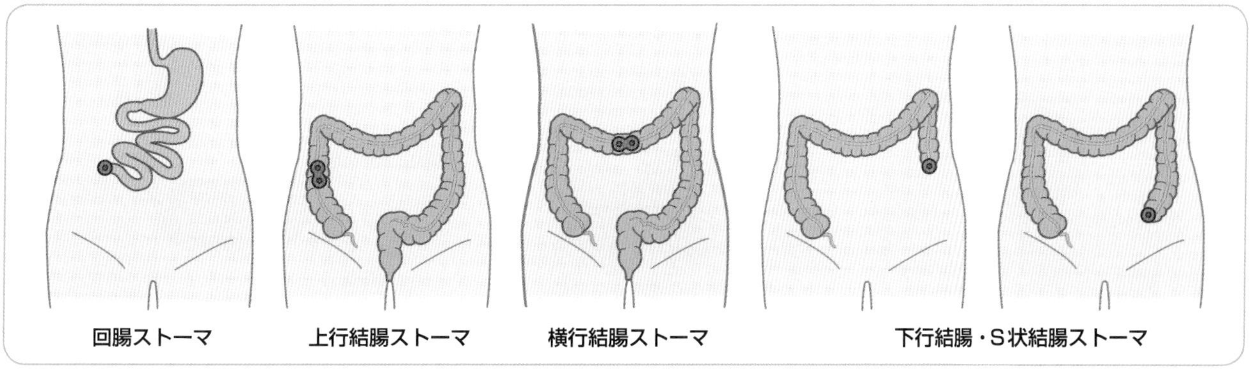

うに注意が必要となる。看護師は患者の社会復帰へと向かう過程で大切な役割を担っていることを認識しなければならない。

2 ストーマとストーマ皮膚の観察

①ストーマ各部の計測（図 12・13）

ストーマケアを行う場合，正しくストーマサイズを計測し，正しく名称を記載する。ストーマサイズを計測する際，「縦×横×高さ」で記載する。縦と横はストーマ基部で測定し，高さはストーマの最高位ではなく，排泄孔の高さを測定する。

②ストーマ周囲の名称

図 14 に示す。

3 ストーマ装具の構成と選択

ストーマ装具は面板とストーマ袋から構成される。

面板とは「ストーマ袋や洗腸排出部分などを身体に固定する平板」をいう[7]。面板とストーマ袋が分離できる❶多品系（二品系）装具と，面板とストーマ袋が一体になっている❷単品系装具がある（図 15）。単品系と二品系装具の長所と短所を**表 8** に示す。

面板の形状は，①平面型と②凸面型がある。平面型装具は，高さのあるストーマや腹壁が平坦で硬い場合に使用する。

凸面型装具は，凸面嵌め込み具（コンベックスインサート）が内蔵された面板である。高さのないストーマや皺・くぼみのあるストーマ周囲の皮膚への面板の密着を高める[8]。凸面の高さは 3 ～ 13mm あり，浅い・中間・深いに分けられる。

図12 ストーマ測定方法（単孔式）

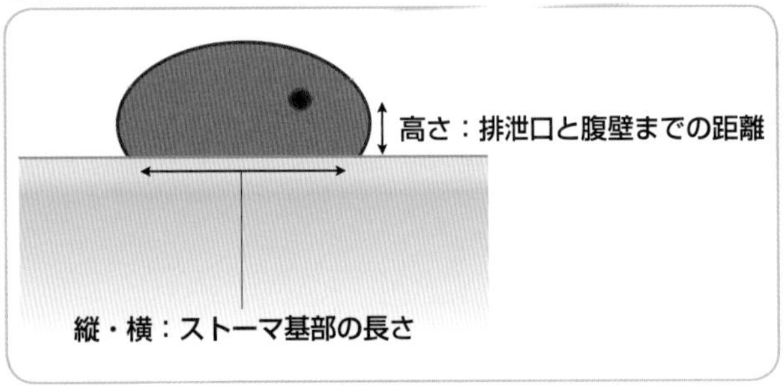

3）ストーマ装具交換時の看護

①必要物品をそろえる

▶ストーマ装具，皮膚保護剤，剝離剤，ガーゼ，洗面器，ビニール袋，洗浄剤（石鹸），手袋，はさみ，ノギス

②貼付している装具を剝離剤で，優しく剝がす

▶引っ張って剝がすと，剝離刺激で皮膚障害を起こす原因になるので注意する

③剝がした面板を観察する

図14 ストーマ周囲の名称

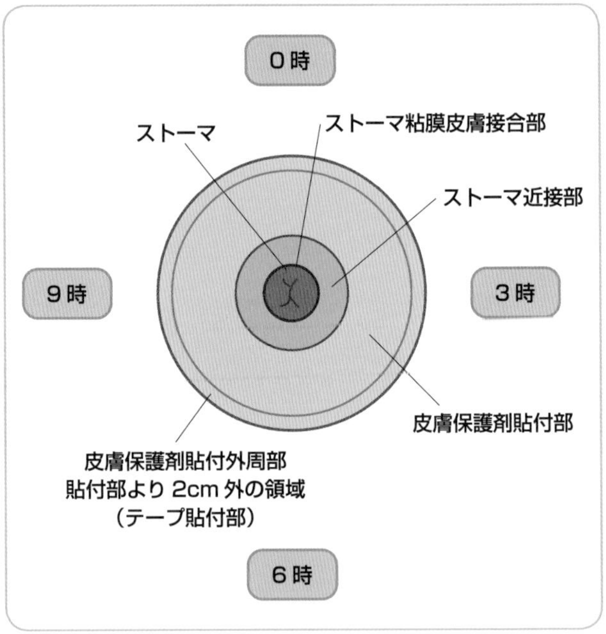

図13 ストーマ測定方法（双孔式）

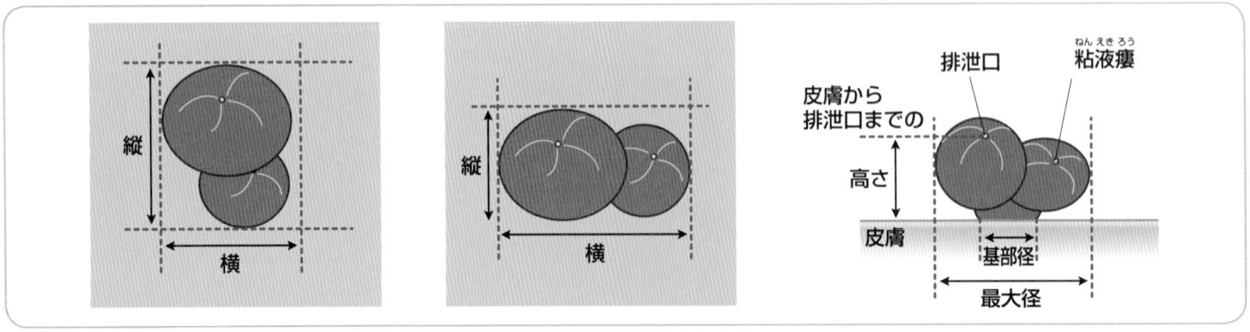

図15 ストーマ装具の構造と名称

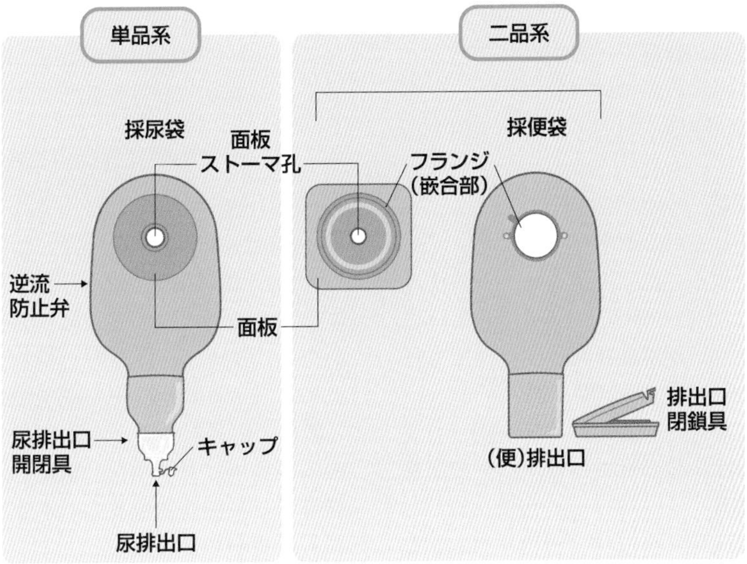

表8 単品系と二品系装具の長所と短所

	長所	短所
単品系	●面板が柔らかく薄いので身体にフィットする。目立たない ●単価が安価である ●接合部がないので袋が外れる心配がない	●装着時にストーマを直視できない ●耐久性に劣る ●ストーマ袋だけを交換できない
二品系	●装着時にストーマを直視にて装具を装着できる ●TPO にあわせてストーマ袋を変えることができる ●面板に厚みがあり，耐久性がある ●面板とストーマ袋を別々に交換できる	●結合部から外れることがある。 ●面板に接合部があるため，操作が面倒で身体能力によってはできない場合がある ●面板とストーマ袋の値段になるため単価が高い ●面板が硬く，厚みがあるので，装着時の違和感や，服装によっては目立つ可能性がある

図16 溶解・膨潤

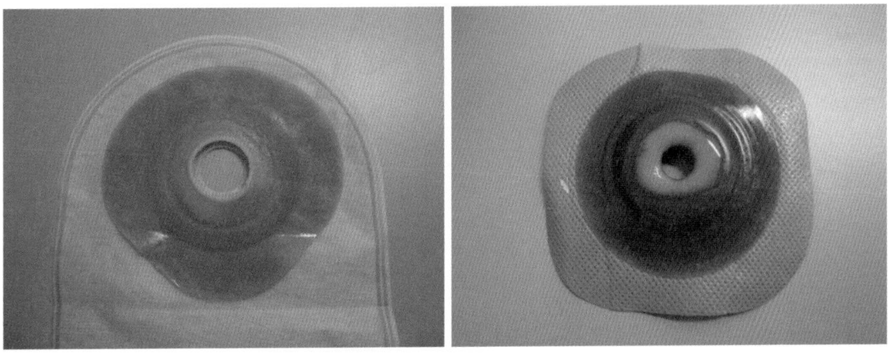

[溶解]　[膨潤]

▶便の潜り込み，溶解，膨潤の程度を観察し，次回の交換日を設定する

▶溶解・膨潤（**図16**）ともに1cm以内で交換する

④ストーマとストーマ皮膚の観察をする

▶ストーマの色，ストーマの異常の有無，ストーマ周囲の皮膚障害の有無，腹壁の状態・皺，くぼみの有無を観察する

⑤ストーマ周囲の皮膚を優しく泡で洗浄する

▶ストーマ周囲に付着している便を拭き取り，ストーマ周囲の皮膚を洗浄する。泡立てた石鹸や泡の洗浄剤で愛護的に洗浄し，その後洗浄剤が残らないように拭き取る。シャワーが可能ならシャワーでも可能。その後，押さえ拭きをする（**図17**）。

⑥ストーマサイズの測定を行う（**図12・13**参照）

⑦ストーマの大きさや形状に合わせて面板にペンで記載し，はさみでカットする

▶面板に記載する際は実際のサイズより2～3mm大きく記載する。ストーマ粘膜を傷付けないためである（**図18**）

⑧必要に応じて皮膚保護剤を使用する

⑨ストーマの位置を確認しながら装具を装着する

図17 ストーマ周囲の洗浄

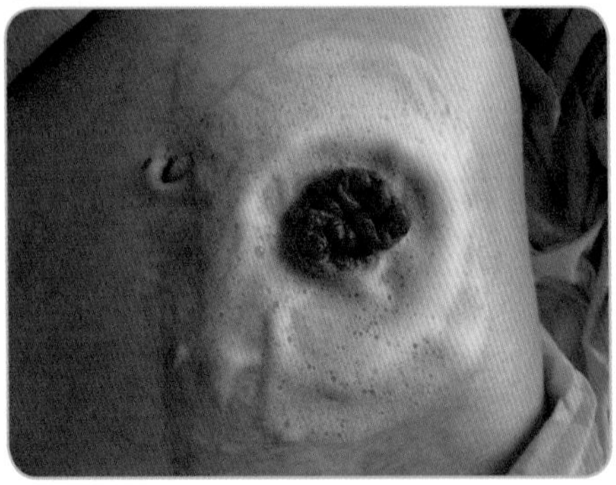

図18 面板のカット

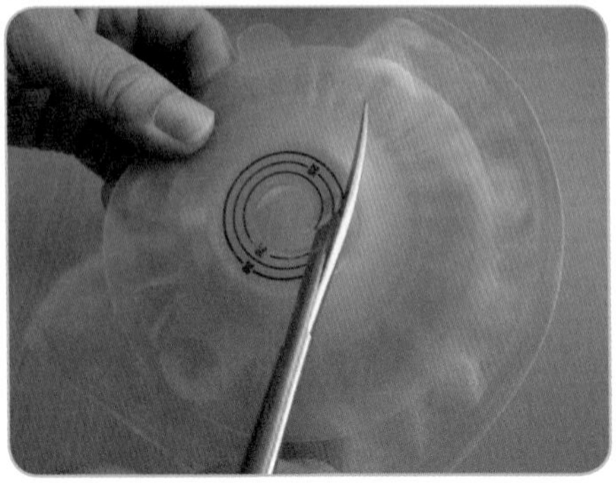

▶貼付する際は腹部の皺を伸ばして貼付する

▶単品系の装具は二つ折りにしてストーマの下から貼付すると貼りやすい（**図19**）

⑩ストーマ袋を取り付ける（二品系）（**図20**）

⑪装具の排泄口を閉める

4）ストーマの日常生活についての退院指導

1 食事（表9）

基本的にストーマを造設したからといって食事の制限はない。栄養バランスを考えて規則正しく食べてもらうようにする。ただし，回腸ストーマの場合には腸管が細いため，フードブロッケージ（消化管内で消化物が固形化し引き起こされる閉塞症状）[9] に注意が必要になる。

表9に注意を必要とする食事を示す。とくに食物繊維の多い食事はよく噛む，細かく刻むなど工夫をするよう指導する。排泄物も多く，水分補給や電解質のバランスにも注意が必要となる。

図19 装具の装着

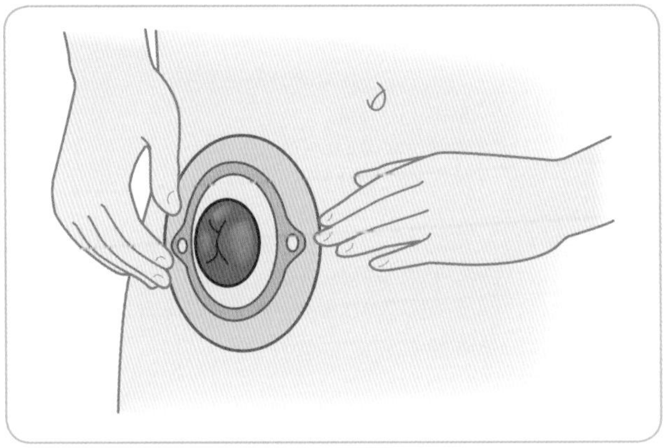

図20 ストーマ袋の取り付け

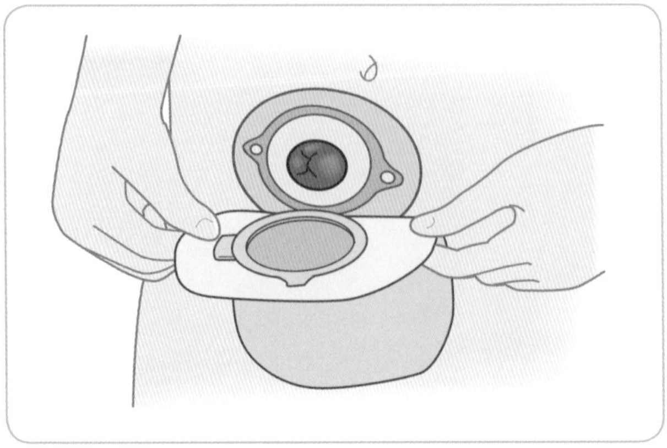

表9　注意する食事

便が柔らかくなりやすい食べ物	炭酸飲料やビールなどの冷たい飲み物，ぶどう，みかん，桃などの生の果物，トマト，キャベツなどの生野菜，イカ，タコなど
便が硬くなりやすい食べ物	米飯，パン，うどん，とうもろこし，もち，くず湯，マシュマロ，しぶ柿など
ガスの発生を抑える食べ物	ヤクルト®，ヨーグルトなど
ガスを発生させやすい食べ物	山芋類，じゃがいも，ごぼう，さつまいも，きゅうり，ラーメン，炭酸飲料，ビール，大根，豆類，カニ・エビ類，貝類など
便や尿のにおいを抑える食べ物	オレンジジュース，パセリ，レモン，クランベリージュース，ヨーグルトなど
便や尿のにおいを強くする食べ物	にんにく，アスパラガス，ニラ，チーズ，卵，ねぎ類，ビール，カニ･エビ類，豆類など
消化の悪い食べ物（咀嚼が必要）	こんぶ，わかめ，ピーナッツ，くるみ，きのこ類，しらたき，コンニャク，たけのこ，パイナップルなど

図21　折りたたんだストーマ袋

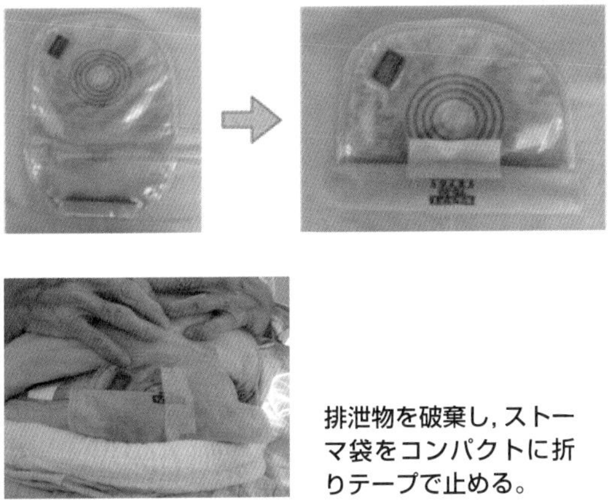

排泄物を破棄し，ストーマ袋をコンパクトに折りテープで止める。

2 入浴

装具を装着しても外してもどちらでも入浴はできるが，回腸ストーマの場合は排泄物が多いので装具を装着したままのほうが安心である。

装具を装着したままの場合は，入浴前には排泄物を破棄し，図21のようにストーマ袋をコンパクトに折りたたんでテープでとめて入浴する。公衆浴場では装具を装着して入浴することはマナーであり，入浴シートの使用やコンパクトなストーマ袋の使用をすすめる。

3 外出・旅行

退院後体力が回復し，治療上の問題がなければ制限する必要はなく，外出も旅行も可能である。外出時には必ず，不意の排泄物の漏れやストーマ装具トラブルに備えて，装具を一式持参することやオストメイト対応のトイレの場所を調べておくと安心であることを説明する。

4 運動

適度な運動は必要であり，健康維持やストレス解消の効果がある。治療上問題がなければ，軽い運動から始めてもよい。ストーマ粘膜損傷の可能性のある，身体のぶつかる格闘技などや腹部を圧迫する鉄棒などは控える。

5 衣類

基本的には制限はなく，ストーマを圧迫せず，ゆとりのある衣類を選択してもらうが，ストーマを直上しなければ，着物やジーンズなども着用できる。ベルトがストーマにかかる場合は，サスペンダーの使用などもすすめる。

6 仕事

仕事の復帰は仕事内容，体力の回復状況によって個人差はあるが，無理のないように医師と相談しながら行う。

7 災害時の備え

災害時に備えて，緊急避難セットの中に2週間分程度のストーマ用品や小物などを準備しておく。日常的に使用している商品名や購入先の連絡先などの緊急連絡先のメモなども備えておくよう説明する。

［小柳貴子］

《引用文献》

1）大腸がん研究会：患者さんのための大腸がん治療ガイドライン 2014．〈http://www.jsccr.jp/forcitizen/comment02.html〉（2020年8月閲覧）
2）渡邊昌彦，井原厚：大町腫瘍．北島正樹，江川幸二編，系統看護学講座　別巻　臨床外科看護各論，第9版，pp230-232，医学書院，2017．
3）大腸がん研究会編：大腸がん治療ガイドライン医師用2019年版．p42，金原出版，2019．
4）日本ストーマ・排泄リハビリテーション学会編：ストーマ・排泄リハビリテーション学用語集，第3版．p30，金原出版，2015．
5）前掲1，p40．
6）前掲1，p37．
7）穴澤貞夫，大村裕子編：ストーマ装具選択ガイドブック—適切な装具の使い方．p22，金原出版，2012．
8）前掲1，p46．
9）前掲1，p57．

《参考文献》

1). 南川雅子・他：系統看護学講座　専門分野Ⅱ　消化器　成人看護学 5，第 15 版，pp201-206，389-396，472-475，477-478，医学書院，2020.

2) 日本創傷・オストミー・失禁管理学会編：排泄ケアガイドブック―コンチネンスケアの充実をめざして．pp239-246，照林社，2017.

3) 浅井麻紀：ストーマ合併症．日本ストーマ・排泄リハビリテーション学会・日本大腸肛門学会編，消化管ストーマ造設の手引き，pp178-190，文光堂，2014.

4) ストーマリハビリテーション講習会実行委員会編：ストーマリハビリテーション基礎と実際，第 3 版．p38-40，46-49，96-98，208-220，290-299，金原出版，2016.

5) 穴澤貞夫，大村裕子編：ストーマ装具選択ガイドブック―適切な装具の使い方．pp22-27，金原出版，2012.

6) 熊谷英子監：ストーマケアのコツとワザ 201―ベテラン認定看護師がやさしくナビ！これ一冊でばっちり理解．pp36-42，138-142，メディカ出版，2014.

NOTE

Column 消化器ストーマ合併症

消化器ストーマ造設術を受けた患者は，手術による疼痛，体力の低下やボディイメージの変容，排泄経路の変更などが原因で，身体面，精神面，社会面など多岐にわたり問題が生じる。患者は，ストーマを保有した自分を受け入れようと葛藤を繰り返し不安な心理状態のなか，新たな排泄管理方法の習得をしなければならない。

そこで看護師は，患者の行動や言動をありのまま認め，温かい態度で寄り添い，不安の軽減に努めていく。また，セルフケア開始時期は，ストーマケアを患者と一緒に考え，自ら問題解決に取り組めるようセルフケアの確立につなげられるよう支援を行う。

ストーマ合併症が起こると，身体的苦痛だけではなく，装具や管理方法の変更，入院期間の延長，経済的負担等が生じ，患者の日常生活動作および活動（activities of daily living：ADL）の低下，生活の質（Quality of Life：QOL）の低下を引き起こす可能性がある。

またストーマ管理困難を生じることで，患者は「自分では管理ができないのでは」という不安と，セルフケアへの意欲が減退してしまうことがある。

そのためストーマ合併症の予防ができるように看護師は十分な観察を行い，異常の早期発見と，正しいストーマケアを行うことが必要となる。

ここでは，代表的なストーマ合併症の原因，ストーマとストーマ周囲皮膚の観察ポイント，ケア方法について説明する。

1. 消化器ストーマ合併症の原因と時期

1）発生の原因

①外科的治療に起因するもの
②体形の変化によるもの
③内臓病変によって生じるもの
④誤ったストーマケアによって生じるもの

2）発生の時期（表1）

①早期合併症：術後30日以内に起こる
②晩期合併症：術後30日以降，または社会復帰後に起こる

2. 早期合併症

1）ストーマ壊死

術直後は，ストーマが一時的にうっ血し暗赤色を呈するが，浮腫がとれると徐々に赤色に移行する。しかし，壊死を引き起こすとストーマの色調は暗紫色から黒色に移行し，乾燥傾向となる。しだいに黄色，白色となり脱落を呈する（図1）。

表1 代表的なストーマ合併症の発生時期と原因

発症時期	原因	ストーマ合併症の種類
早期合併症	外科的治療	●ストーマ壊死 ●粘膜皮膚離開 ●ストーマ脱落 ●ストーマ狭窄 ●皮膚移植 ●ストーマ閉塞 ●ストーマ周囲膿瘍
	誤ったストーマケア	●皮膚障害 ●ストーマ出血
晩期合併症	外科的治療	●ストーマ狭窄 ●ストーマ脱出 ●ストーマ傍ヘルニア
	体形の変化	●ストーマ脱出 ●陥凹型ストーマ ●ストーマ傍ヘルニア
	内臓病変	●ストーマ静脈瘤 ●壊疽性膿皮症 ●がん転移
	誤ったストーマケア	●皮膚障害 ●ストーマ粘膜移植

図1 ストーマ壊死

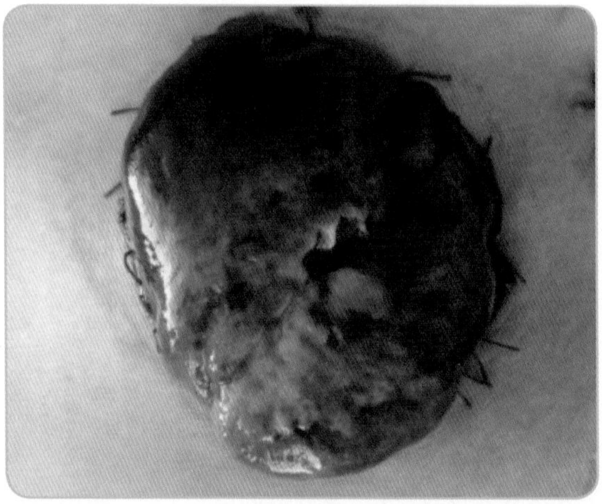

図2 粘膜皮膚離開

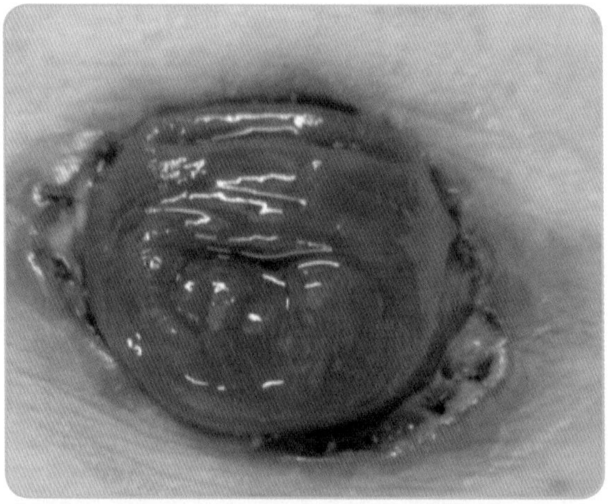

1 原因

手術操作による腸管の辺縁血管の損傷や切離の際，また腸管を体外に引っ張り上げる際に緊張が強い場合に生じる血流障害などあげられる。広範囲に壊死が生じると，大腸の場合は小腸と比べて血流が乏しいためストーマが脱落し，腹膜炎を併発するケースがある。長期的には，ストーマ陥没や狭窄などの合併症へと移行する可能性がある。

2 観察ポイント

循環障害の程度を継時的に観察する。

ストーマ粘膜の色調と弾力性，粘膜皮膚接合部離開の有無の観察を行う。

ストーマ粘膜が硬ければ，完全に血流が途絶えていることが多い。

3 ケア方法

ストーマ粘膜が観察しやすいよう単品系窓付き装具，または二品系装具を選択しストーマ袋は透明の袋とする。

2）粘膜皮膚離開

ストーマ粘膜と皮膚接合部が離開した状態をいう(図2)。

1 原因

造設時の汚染により皮膚粘膜縫合部直下に膿瘍が形成された場合と，縫合した腸管に著しい張力がかかる場合，ストーマの部分的な循環障害等で発生する。

低栄養，糖尿病との基礎疾患などによる創傷治癒遅延により発生する場合もある。

発生すると排泄物により離開部が汚染され，感染を引き起こす可能性がある。

2 観察ポイント

ストーマ離開部の大きさ，滲出液の量，ストーマ周囲の硬結や熱感等の感染徴候の有無を観察する。

3 ケア方法

離開部に壊死組織が残存していれば，壊死組織の除去と感染コントロールが必要である。

装具は単品系装具を短期交換するか，二品系装具に変更する。

離開部は生理食塩水で洗浄し，粉状皮膚保護材または銀含有創傷被覆材を充填し肉芽組織の増生を促進させる。

離開部の大きさに合わせて面板ストーマ孔は離開部まで大きくカットし，滲出液がドレナージできるようにする。

3）ストーマ周囲皮膚障害 (図3)

1 原因

ストーマ周囲皮膚障害は，複数の要因により生じやすい。

図3 ストーマ近接部の皮膚障害

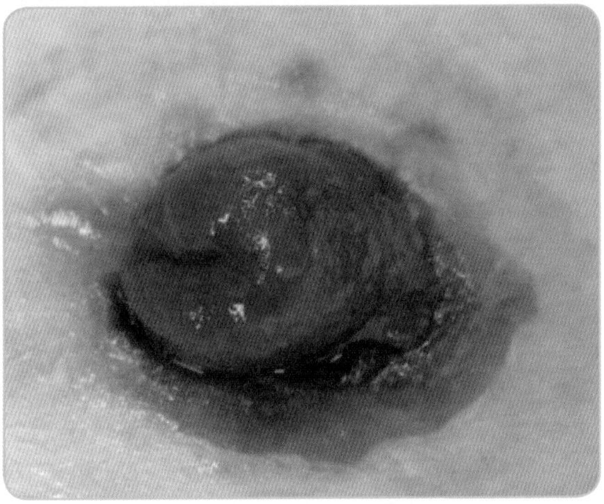

この皮膚障害は一次性接触性皮膚炎であり，接触する原因物質を取り除きケアすると皮膚障害は改善することが多い。

看護師は皮膚の清潔と保護を考慮した予防的スキンケアの実践と，適切なストーマ装具の選択と正しいストーマケアの提供により，皮膚障害を予防することが大切である。

ストーマ周囲皮膚障害が起こりやすい部位（**図4**）によってそれぞれ原因が異なる。

2 観察ポイント

ストーマ周囲皮膚障害の部位（**図4**）のびらん，潰瘍，水疱，丘疹，滲出液，痒み，疼痛の有無を観察する。

ケア方法，装具交換の間隔，皮膚障害発生時期について情報収集を行う。

図4 皮膚障害が起こりやすい部位

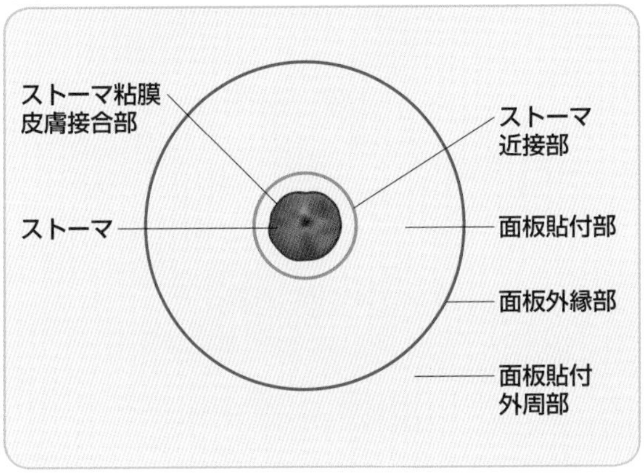

3 ケア方法

①ストーマ近接部

主に面板ストーマ孔がストーマサイズより大きくカットされ，ストーマ近接部が露出することで，便による消化酵素が付着し，びらん，潰瘍が，発生する。

使用している装具の選択，面板ストーマ孔のサイズを確認する。

装具交換日数を短くし，ストーマ周囲の皮膚を清潔に保つ。皮膚障害の部位とはがした面板皮膚保護材の膨潤，または溶解部位を確認する。滲出液が少ない場合は粉状皮膚保護材を散布し面板を貼付する。滲出液が多い場合は，びらん，潰瘍部に粉状皮膚保護材を散布したあと，用手成形皮膚保護材や板状皮膚保護材を貼付し面板を貼付する。

②面板貼付部

面板をはがすときの刺激が原因で表皮剝離，紅斑が出現する。

便の潜り込み，皮膚保護成分によるアレルギー反応により，水疱，びらん，潰瘍が出現することがある。使用している装具の選択の見直しと装具交換日数を短くする。

滲出液が少ない場合は粉状皮膚保護材を散布し面板を貼付する。

滲出液が多い場合は，びらん，潰瘍部に粉状皮膚保護材散布したあと，用手成形皮膚保護材や板状皮膚保護材貼付し面板を貼付する。

③面板外縁部

テープを剝がすときの刺激や，面板粘着剤の成分による化学的刺激が原因である。

粘着剝離剤，皮膚被膜剤の使用の励行や愛護的に面板をはがすよう指導が必要である。

④面板貼付外周部

ストーマ袋やストーマ袋の不織布の接触，ベルト装着が原因による発汗，皮膚の浸軟（ふやけ）が原因で皮膚障害を起こすことがある。皮膚の接触を避け，綿製の下着，パウチカバーを利用する皮膚を清潔に保つ。

皮膚障害が改善しない場合は，真菌，皮下膿瘍，壊疽性膿皮症などの皮膚疾患の可能性があるため，皮膚科医の診察を受ける必要がある。

3．晩期合併症

1）ストーマ傍ヘルニア（図5）

腹腔内の小腸，大網等が脱出し，ストーマ周囲皮膚に膨隆が生じる状態をいう。

1 原因

ストーマ造設術時，腹直筋腱膜切開孔が大きすぎる等の手技的要因と肥満・便秘・腹水による腹圧の上昇，腹壁の脆弱化による患者因子がある。

晩期合併症のなかで発生頻度が高い。

2 観察ポイント

臥位のとき腹壁は平坦であるが，座位，立位時に腹圧がかかるとストーマ周囲が膨隆しストーマのサイズが拡大する場合がある。そのため立位，座位，仰臥位の腹壁の形状，ストーマサイズの計測，ストーマ装具から便漏れの有無，ストーマ周囲の疼痛の有無の観察が必要である。

図5 ストーマ傍ヘルニア

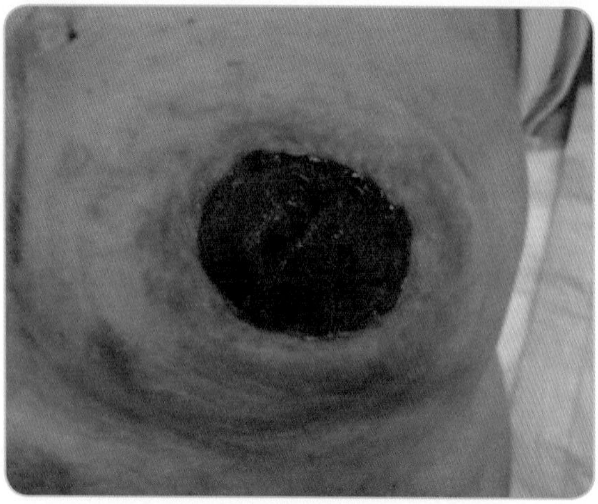

3 ケア方法

腹壁に追従しやすい単品系平面装具で外周テープ付装具または，テーパーエッジタイプ，または二品系平面装具の浮動型フランジの選択が望ましい。

体位によりストーマサイズが変化するため，最大径のストーマサイズに合わせて面板ストーマ孔をホールカットする。ストーマ近接部に用手成形皮膚保護材を貼用する。

必要時ストーマヘルニア用ベルトを装着するなど，アクセサリーの活用を行う。

体重増加に留意し，極度に腹圧をかける動作は避けるよう日常生活指導を行う。

2）ストーマ脱出

腸管がストーマ造設時よりも飛びだした状態，または垂れている状態をいう（図6）。

1 原因

ストーマと筋膜との不完全な固定の場合などが考えられる。

2 観察ポイント

ストーマ浮腫・壊死・潰瘍・出血の有無を観察する。

3 ケア方法

脱出部の腸粘膜を損傷しないよう，柔らかい面板単品系装具を選択する。

図6 ストーマ脱出

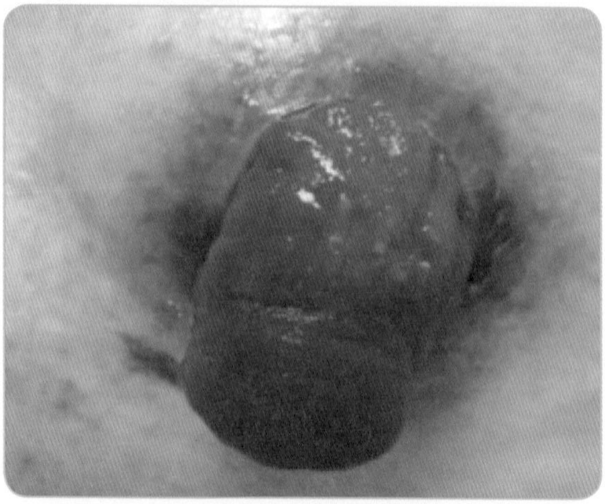

図7 肝転移によるストーマ周囲静脈瘤

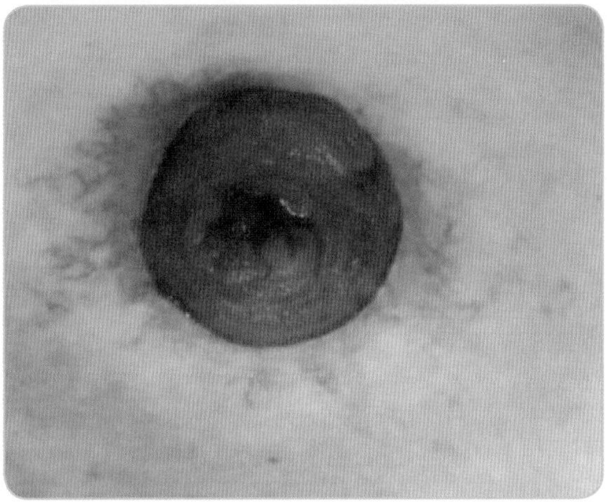

脱出時と還納時のストーマサイズには変化があるため，脱出時のストーマサイズに合わせて面板ストーマ孔を大きくホールカットする。脱出する腸管が長ければ容量の大きいストーマ袋を選択する。

3）ストーマ周囲静脈瘤

ストーマ周囲皮膚の発赤部分に放射状の細かな静脈血管が怒張している状態をいう（図7）。

1 原因

慢性静脈血還流不全によりストーマにできた静脈の拡張蛇行。肝硬変，がんの多発性肝転移による門脈圧亢進症を有するストーマ保有者にみられる。

2 観察ポイント

ストーマ粘膜，粘膜皮膚接合部，ストーマ周囲皮膚に大出血することがあるため，注意して観察する。

3 ケア方法

出血部位を圧迫しても止血ができない場合や，出血量が多い場合は直ちに医師に報告する。ストーマ粘膜，ストーマ粘膜結合部の保護を行い出血に対し予防ケアを行う。

面板ストーマ孔はストーマ粘膜に当たらないように大きめにカットする。

ストーマ近接部に用手成形皮膚保護材で保護する。

面板をはがす際，剝離刺激で出血しないように粘着剝離剤を用いて愛護的に行う。

［丸山真由］

《文献》

1）日本ストーマ・排泄リハビリテーション学会編：ストーマ・排泄リハビリテーション学用語集，第4版．pp35-39，金原出版，2020.
2）ストーマリハビリテーション講習会実行委員会編：ストーマリハビリテーション基礎と実際，第3版．pp208-219，金原出版，2016.
3）ストーマリハビリテーション講習会実行委員会編：ストーマリハビリテーション実践と理論．pp52-56，171-172，286-288，金原出版，2013.
4）菅井亜由美：ストーマ術後ケアまるっとわかるQ＆A95．pp53-56，92-101，メディカ出版，2015.
5）日本ストーマ・排泄リハビリテーション学会・日本大腸肛門病学会編：消化管ストーマ造設の手引き．pp178-190，文光堂，2014.
6）大村裕子：ストーマ装具選択の実際．pp10-19，へるす出版，2011.

18 クローン病

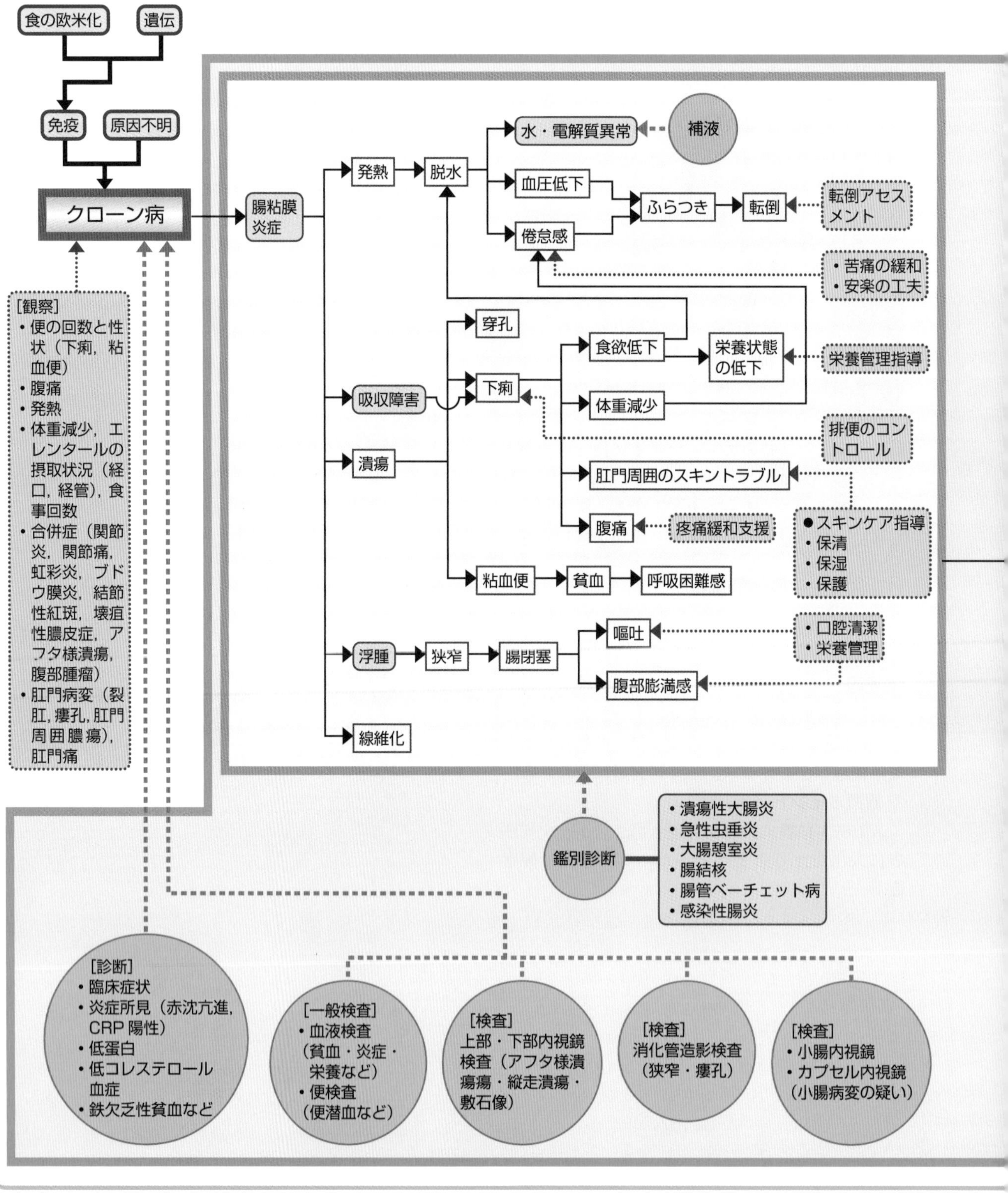
食の欧米化
遺伝
免疫
原因不明
クローン病
[観察]
・便の回数と性状（下痢，粘血便）
・腹痛
・発熱
・体重減少，エレンタールの摂取状況（経口，経管），食事回数
・合併症（関節炎，関節痛，虹彩炎，ブドウ膜炎，結節性紅斑，壊疽性膿皮症，アフタ様潰瘍，腹部腫瘤）
・肛門病変（裂肛，瘻孔，肛門周囲膿瘍），肛門痛
腸粘膜炎症
発熱
脱水
水・電解質異常
補液
血圧低下
ふらつき
転倒
転倒アセスメント
倦怠感
・苦痛の緩和
・安楽の工夫
穿孔
食欲低下
栄養状態の低下
栄養管理指導
吸収障害
下痢
体重減少
排便のコントロール
潰瘍
肛門周囲のスキントラブル
腹痛
疼痛緩和支援
●スキンケア指導
・保清
・保湿
・保護
粘血便
貧血
呼吸困難感
浮腫
狭窄
腸閉塞
嘔吐
腹部膨満感
・口腔清潔
・栄養管理
線維化
鑑別診断
・潰瘍性大腸炎
・急性虫垂炎
・大腸憩室炎
・腸結核
・腸管ベーチェット病
・感染性腸炎
[診断]
・臨床症状
・炎症所見（赤沈亢進，CRP 陽性）
・低蛋白
・低コレステロール血症
・鉄欠乏性貧血など
[一般検査]
・血液検査（貧血・炎症・栄養など）
・便検査（便潜血など）
[検査]
上部・下部内視鏡検査（アフタ様潰瘍・縦走潰瘍・敷石像）
[検査]
消化管造影検査（狭窄・瘻孔）
[検査]
・小腸内視鏡
・カプセル内視鏡（小腸病変の疑い）

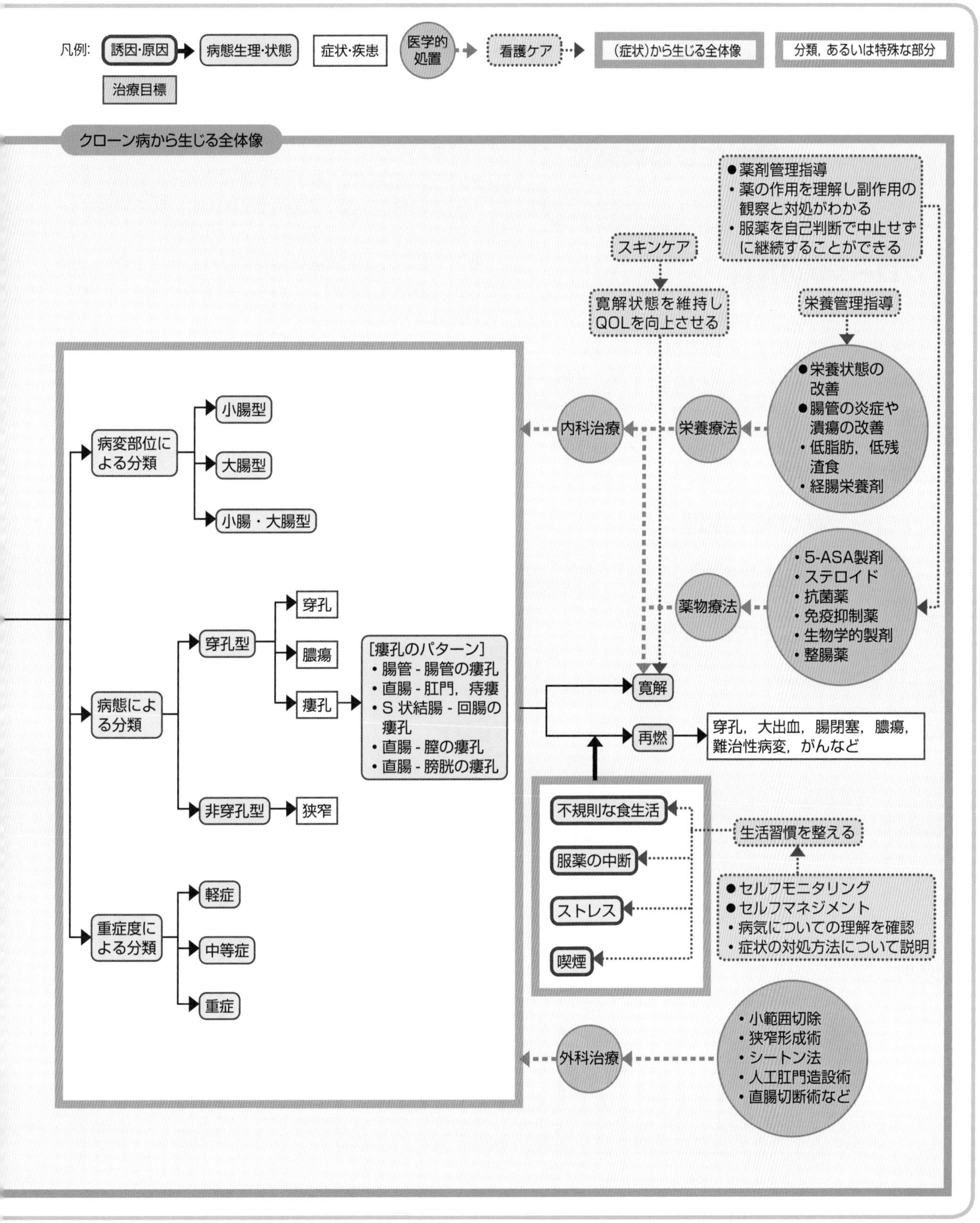
凡例：
誘因·原因
病態生理·状態
症状·疾患
医学的処置
看護ケア
(症状)から生じる全体像
分類，あるいは特殊な部分
治療目標
クローン病から生じる全体像
●薬剤管理指導
・薬の作用を理解し副作用の観察と対処がわかる
・服薬を自己判断で中止せずに継続することができる
スキンケア
寛解状態を維持しQOLを向上させる
栄養管理指導
●栄養状態の改善
●腸管の炎症や潰瘍の改善
・低脂肪，低残渣食
・経腸栄養剤
内科治療
栄養療法
病変部位による分類
小腸型
大腸型
小腸・大腸型
・5-ASA製剤
・ステロイド
・抗菌薬
・免疫抑制薬
・生物学的製剤
・整腸薬
薬物療法
穿孔
穿孔型
膿瘍
瘻孔
[瘻孔のパターン]
・腸管 - 腸管の瘻孔
・直腸 - 肛門，痔瘻
・S 状結腸 - 回腸の瘻孔
・直腸 - 膣の瘻孔
・直腸 - 膀胱の瘻孔
病態による分類
寛解
再燃
穿孔，大出血，腸閉塞，膿瘍，難治性病変，がんなど
非穿孔型
狭窄
不規則な食生活
生活習慣を整える
服薬の中断
ストレス
喫煙
●セルフモニタリング
●セルフマネジメント
・病気についての理解を確認
・症状の対処方法について説明
重症度による分類
軽症
中等症
重症
外科治療
・小範囲切除
・狭窄形成術
・シートン法
・人工肛門造設術
・直腸切断術など

18 クローン病

Ⅰ クローン病が生じる病態生理

1. クローン病の定義

炎症性腸疾患（inflammatory bowel disease：IBD）は慢性あるいは寛解・再燃性の腸管の炎症性疾患を総称し，一般に潰瘍性大腸炎（ulcerative colitis：UC）とクローン病（Crohn's disease：CD）の２疾患を指す。クローン病は非連続性に分布する全層性肉芽腫性炎症や瘻孔を特徴とする原因不明の慢性炎症性疾患である[1)]。

2. クローン病の解剖生理

消化管壁は粘膜・粘膜下層・漿膜（食道は漿膜を欠く）からなる。クローン病は消化管の腸管壁全層に炎症を生じる特徴がある。

クローン病は口腔～肛門まで消化管のどの部位にも生じ，病変部位は小腸・大腸（特に回盲部），肛門周囲に好発する。

痛みを感じる知覚神経は粘膜面にはほとんどなく，漿膜に多く筋層まで分布しており，病変の深さにより痛みの程度は異なる。

3. クローン病のメカニズム

医療受給者証および登録者証交付件数から，クローン病は年々増加傾向にある（**図１**）。好発年齢は10～20歳代の若年者の男性に多くみられる[2)]。

粘膜の免疫系の調整機構が障害されて炎症が生じるというのが，現在の国際的なコンセンサスである[1)]。原因が不明であり，根治療法がないため寛解と再燃を繰り返

図１　クローン病医療受給者証交付件数の推移

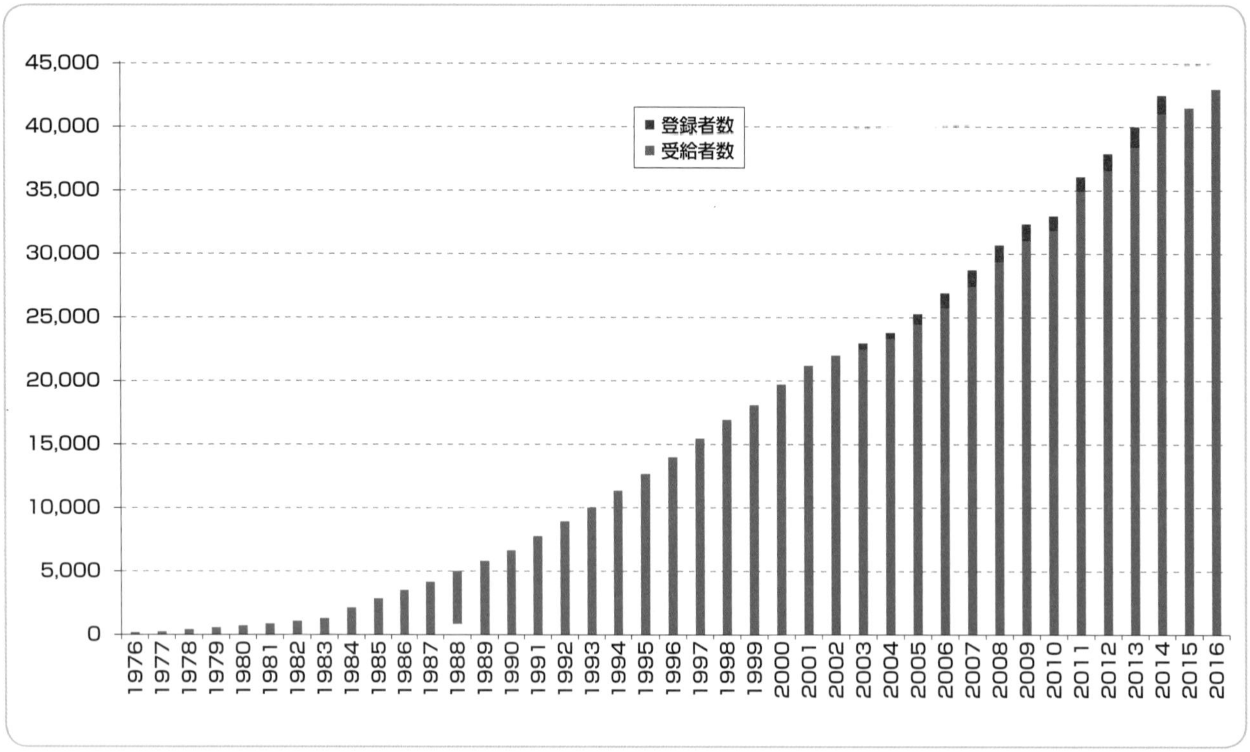

［難病情報センター：クローン病（指定難病96）.〈https://www.nanbyou.or.jp/entry/81〉（2021年９月１日閲覧）］

し，長期の治療を必要とするのが特徴である。

クローン病は，炎症が全消化管に区域性，非連続性，非対称性に生じる。疾患特有の全層性の炎症は，深い潰瘍を形成し腸の変形や潰瘍による狭窄をきたし，さらに進行すると穿孔することもある。また，深い潰瘍を形成し，腸壁を越えて腸管と隣接する他臓器と交通し，瘻孔を形成する。そのほか，消化管だけでなく，全身に腸管外合併症を生じる（**図2**）。

4. クローン病の分類と症状

クローン病では病変部位の特定，病態，活動度，重症度の把握が重要である。臨床症状としては病変部位や範囲により異なるが，四徴として腹痛，下痢，体重減少，発熱などがある。

図2 IBD腸管外合併症

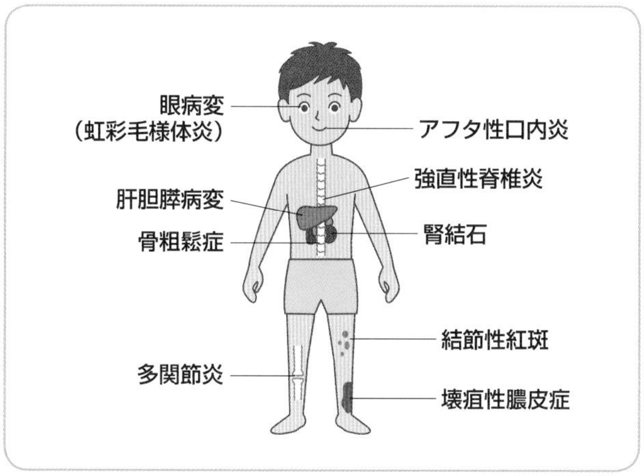

1）病変部位による分類

クローン病の主病変の存在部位により，「小腸型」「小腸大腸型」「大腸型」に分類される（**図3**）。

2）病態による分類

クローン病の病態としては，「穿孔型（穿孔，膿瘍，瘻孔）」と「非穿孔型（狭窄）」に分類される。瘻孔は体内外の交通により内瘻と外瘻に分けられる（**図4**）。

1 内瘻

- 腸管-腸管の瘻孔
- 直腸-肛門，痔瘻
- S状結腸-回腸の瘻孔
- 直腸-膣の瘻孔
- 直腸-膀胱の瘻孔

2 外瘻

- 腸管-皮膚瘻孔

3）活動度

クローン病の診断指標としてIOIBD score（**表1**）[3]，CDAI（**表2**）などが用いられている。

4）重症度による分類

重症度は「軽症」「中等症」「重症」に分けられる。治療に際しては，重症度分類（**表3**）を参考に行う。

図3 病変分類

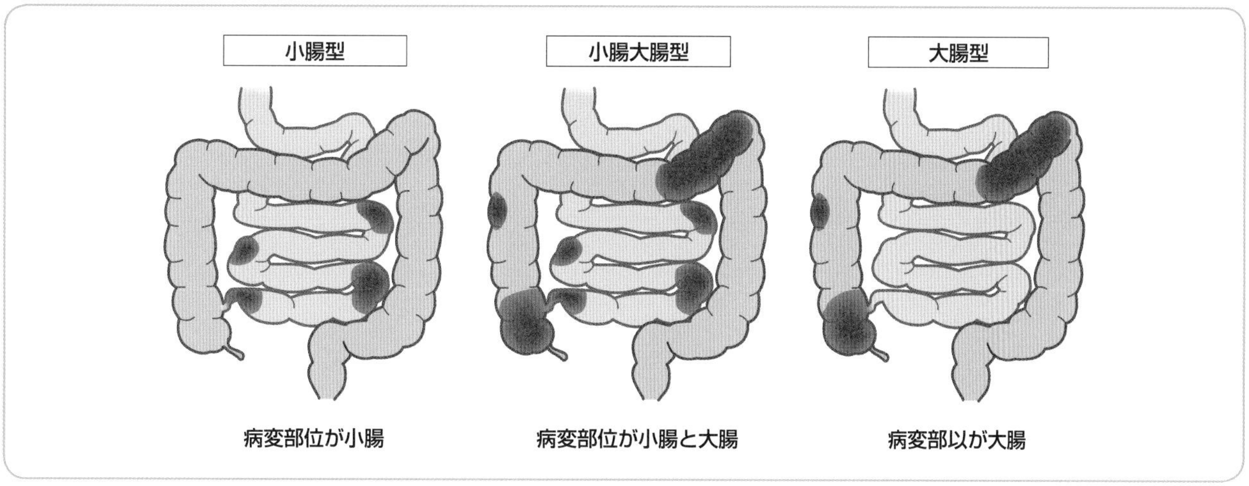

図4 瘻孔のパターン

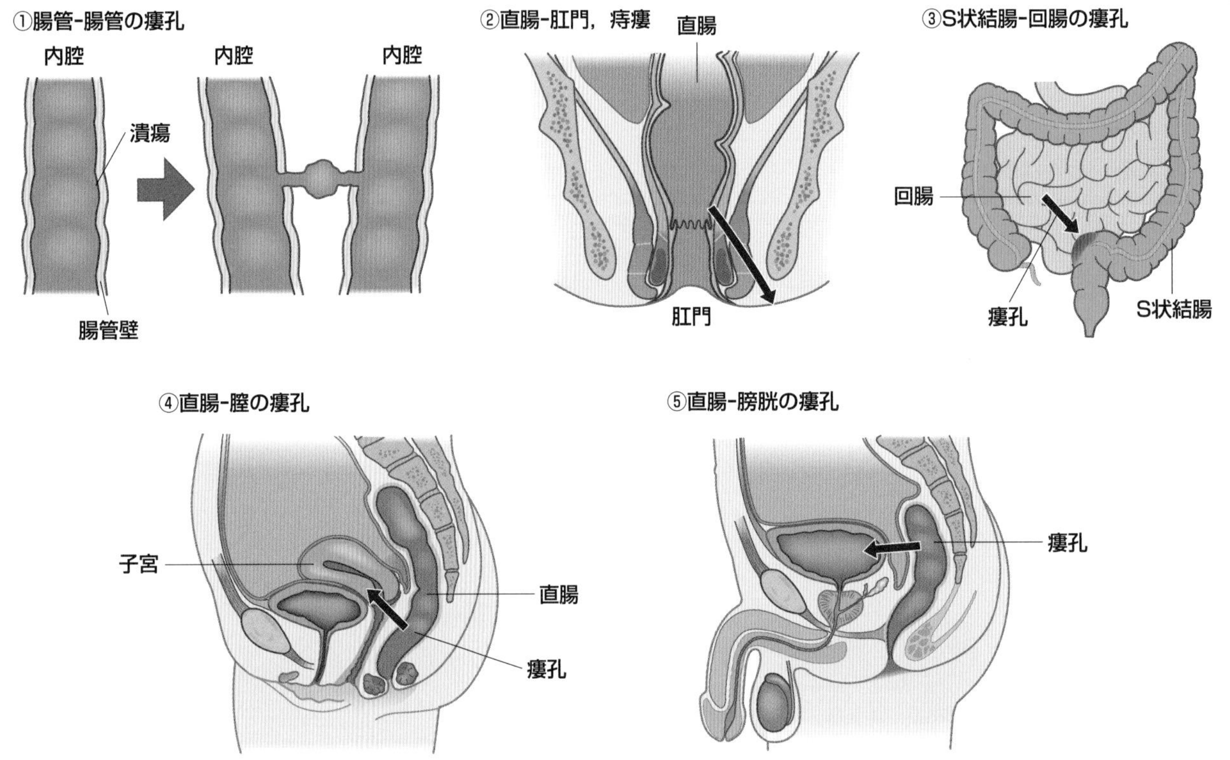

表1 IOIBD score

1．腹痛	6．腹部腫瘤
2．1日6回以上の下痢あるいは粘血便	7．体重減少
3．肛門部病変	8．38℃以上の発熱
4．瘻孔	9．腹部圧痛
5．その他の合併症	10．10g/100mL 以下のヘモグロビン（Hb）値

上記の10項目を各1点で，合計スコアを出す。2点以上であれば活動性があり，医療助成の対象となり，1点以下であれば寛解と判断する。
IOIBD：The International Organisation for the study of Inflammatory Bowel Disease

（日本炎症性腸疾患協会（CCFJ）編：クローン病の診療ガイド，第2版．p10，文光堂，2018．より）

表2　CDAI

1．過去1週間の水様または泥状便の回数	×2=X1
2．過去1週間の腹痛評価の合計	×5=X2
0=なし　1=軽度　2=中等度　3=高度	
3．過去1週間の一般状態評価の合計	×7=X3
0=良好　1=やや不良　2=不良　3=かなり不良　4=極めて不良	
4．クローン病に起因すると推定される症状または所見	
（1）～（6）の1項目につき1点を加算し，その合計	×20=X4
（1）関節炎または関節痛	
（2）皮膚または口腔内病変（壊疽性膿皮症，結節性紅斑など）	
（3）虹彩炎またはぶどう膜炎	
（4）裂孔，痔瘻または肛門周囲膿瘍	
（5）その他の瘻孔（腸－膀胱瘻など）	
（6）過去1週間の37.8℃を超える発熱	
5．下痢に対するロペミンまたはオピアトの使用	×30=X5
0=なし　1=あり	
6．腹部腫瘤	×10=X6
0=なし　1=あり	
7．ヘマトクリット（Ht）	×6=X7
男性=47－ヘマトクリット（Ht）値，女性=42－ヘマトクリット（Ht）値	
8．体重	×1=X8
100×（1－[体重／標準体重]）	

$$CDAI = \sum_{i=1}^{8} Xi$$

（日本炎症性腸疾患協会（CCFJ）編：クローン病の診療ガイド，第2版．p9，文光堂，2018．より）

表3　重症度分類

	CDAI*	合併症	炎症（CRP値）	治療反応
軽　症	150～220	なし	かすかな上昇	
中等症	220～450	明らかな腸閉塞などなし	明らかな上昇	軽症治療に反応しない
重　症	450＜	腸閉塞，膿瘍など	高度上昇	治療反応不良

＊：CDAI（Crohn's disease activity index）

（難治性炎症性腸管障害に関する調査研究（久松班）：潰瘍性大腸炎・クローン病 診断基準・治療指針 令和2年度改訂版．p29，厚生労働科学研究費補助金 難治性疾患政策研究事業，令和2年度分担研究報告書，2021．より）

5. クローン病の検査・診断

診断は問診によるクローン病に特徴的な臨床所見の把握と，内視鏡検査をはじめとした画像検査の所見により行う（図5）。

クローン病の急性期では，潰瘍性大腸炎，急性虫垂炎，大腸憩室炎，腸結核，腸管ベーチェット病，感染性腸炎などとの鑑別が重要である。また，診断時だけでなくクローン病の病態の経過や症状の把握をするために，定期的な血液検査や内視鏡検査が必要となる。

1 一般検査

①血液検査

血液検査は重症度の評価など病勢の把握のために有用である。

- 赤血球数（RBC），ヘモグロビン（Hb），ヘマトクリッ

ト（Ht）値の低下は出血による貧血の有無や程度を評価する

- 白血球数（WBC）や血小板（PLT）数により炎症の程度を推察する

図5 クローン病の診断の手順

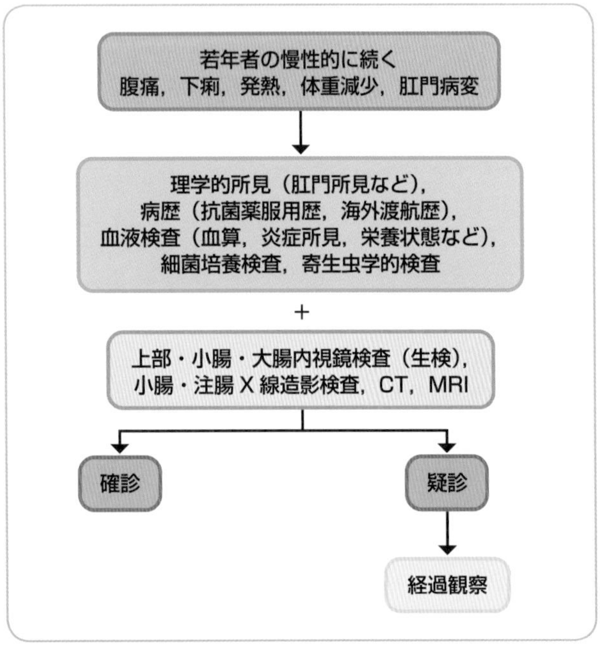

（難治性炎症性腸管障害に関する調査研究（久松班）：潰瘍性大腸炎・クローン病 診断基準・治療指針 令和２年度改訂版 ． p28，厚生労働科学研究費補助金 難治性疾患政策研究事業，令和２年度分担研究報告書，2021．より）

- 炎症反応検査により炎症の存在や疾患の活動性を把握する
- アルブミン（Alb）値，総蛋白（TP）値，総コレステロール（T-ch）により栄養評価を行う
- 疾患特有の頻回の下痢は低ナトリウム（Na）血症などの電解質異常を把握する

②便検査

クローン病では下血は少なく，無症状でも便潜血陽性の場合には，内視鏡検査が検討される。

2 上部・下部内視鏡検査

病変の部位を把握し治療を選択する上で重要となる。下部内視鏡検査はクローン病に特徴的な所見であるアフタ様潰瘍，縦走潰瘍，敷石像，狭窄，瘻孔（内瘻・外瘻），肛門部病変など病変部位が区域性，非連続性，非対称性に生じているかを把握するために重要である（**図6**）。

クローン病は初回診断時から狭窄や腸管合併症を伴うことがあるため，腹部症状が強いときや閉塞症状を認めるときなどは，検査適応と前処置について慎重に検討する。その結果，内視鏡検査による観察が困難な場合には，他の画像検査を用いることもある。

①**アフタ様潰瘍：**口腔内アフタに類似した浮腫や，紅暈を伴う小びらん，紅暈を伴わないものや，浮腫のない平坦な病変もある

②**縦走潰瘍：**腸管の長軸方向に４～5cm以上の長さを有する潰瘍で，大腸では結腸紐に沿って長く縦走する

③**敷石像：**多発潰瘍の介在粘膜に玉石状の隆起が多発

図6 病態の特徴

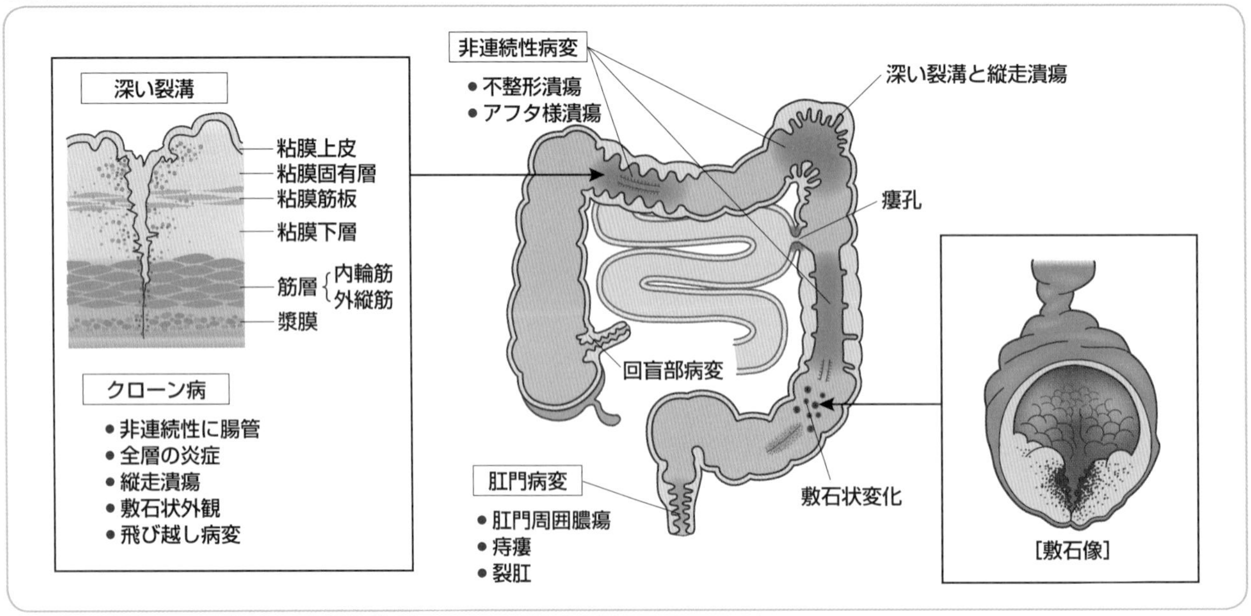

し，石畳の外観のように大小の石を敷き詰めたようにみえる

3 消化管造影検査（X線検査）

消化管造影は，クローン病の特徴的な所見である縦走潰瘍や敷石像，狭窄や瘻孔などの腸管合併症の把握に適している。

4 小腸内視鏡・カプセル内視鏡検査

小腸病変が疑われるが，小腸X線造影検査など他の画像診断により病変を抽出できない場合には，カプセル内視鏡による検査が有用である。

6. クローン病の治療

クローン病の寛解期と活動期では治療が異なる。治療方針の決定には病変部位（小腸型，小腸大腸型，大腸型）や病態（炎症型，瘻孔形成型，狭窄型），重症度（軽症，中等症，重症）を的確に把握することが重要である。

1）薬物療法

クローン病は内服治療が基本となり，自己判断で服薬を中止すると再燃することがあるため，副作用に注意しながら服薬を継続することが重要となる。

クローン病の内科治療は，クローン病治療指針（**表4**）[4]を参考に活動期と寛解期で検討される。

薬物療法としては，5-ASA製剤，副腎皮質ステロイド，抗菌薬，免疫抑制薬，生物学的製剤，整腸薬などが選択される。

重症度，病変範囲，部位，合併症などを考慮しながら，血球成分除去療法や内視鏡的拡張術などを組み合わせた治療が行われる。

また，肛門病変や狭窄／瘻孔，術後の再発予防に関しても，治療指針が示されている。

2）外科治療

穿孔，大量出血，癌合併，内科的治療により改善しない腸閉塞，膿瘍などに対しては外科的治療が検討される。

クローン病の切除範囲は，内科的治療で改善しない症状の原因となっている病変部腸管の小範囲切除とされている。その理由は，短腸症候群の予防である。

狭窄や瘻孔などに対しては，病変部腸管の切除術や狭窄形成術が行われる（**図7**）。その際，小腸病変に対しては可能であれば，狭窄形成術により腸管を温存することが検討される。

また，内科的治療で改善しない難治性肛門病変に対して，シートン法などの局所治療や人工肛門造設術，直腸切除術などが検討される。

3）栄養療法

クローン病の食事は，腸管の安静を目的に低脂肪・低残渣で易消化性の食品や調理が基本である。低脂肪・低残渣で消化のよいものを摂取することで，消化液は減少し腸管の安静が保たれ，腹痛や下痢などの症状を改善し炎症を抑える。また，食物繊維により狭窄部位で引き起こされる通過障害を予防することができる。

消化管症状の強い活動期では，経口摂取が困難となったり，摂取することで病状を悪化させることがある。しかし，炎症がある活動期は消耗や吸収不良により，栄養摂取量を多く必要とする。小腸に狭窄病変があり通過障害を起こしやすい場合や，小腸病変が広範で栄養障害を招くおそれがあるときには経腸栄養剤を選択する。腸管の状態に合わせて，食事内容と経腸栄養療法との併用を検討していく。

経腸栄養剤は構成成分により成分栄養剤（エレンタール®,）消化態栄養剤（ツインライン®NF），半消化態栄養剤（ラコール®NF，エンシュア・リキッド®など）に分類される。クローン病では，成分栄養剤を主とした消化態栄養剤が用いられる。

成分栄養剤の投与方法には，経口摂取と経鼻チューブを用いた方法があり，患者に応じて選択する。成分栄養剤は，蛋白質が完全に分解され，消化エネルギーを使うことなく高エネルギーを補給し，栄養状態を改善する。蛋白質が抗原性の少ないアミノ酸で構成され，必要最小限の脂肪しか含まれておらず，臭いや味が独特であり，経口摂取に抵抗感を示すこともある。

そのため，成分栄養剤専用のフレーバーの使用や，経鼻チューブ挿入による経管栄養も検討される。効果を説明し，摂取する必要性を理解することが重要となる。

また摂取できない理由は，味や時間，環境など患者個々により，さまざまであるため，確認し対処していく必要がある。しかし，成分栄養剤に対する患者の受容性が低い場合は，半消化態経腸栄養剤を選択することも検討していく。

経腸栄養剤を投与する場合は，病状に合わせて投与量・濃度・速度について検討する。また，経腸栄養剤の投与中は，腹痛，下痢，嘔気などを生じることがあるため，注意が必要である。腸管に狭窄や瘻孔がある場合や広範囲の小腸切除などにより，消化吸収機能障害があ

表 4　令和 2 年度クローン病治療指針（内科）

活動期の治療（病状や受容性により，栄養療法・薬物療法・あるいは両者の組み合わせを行う）		
軽症〜中等症	**中等症〜重症**	**重症 （病勢が重篤、高度な合併症を有する場合）**
<u>薬物療法</u> ●ブデソニド ●5-ASA 製剤 ペンタサ®顆粒 / 錠，サラゾピリン®錠（大腸病変） <u>栄養療法（経腸栄養療法）</u> 許容性があれば栄養療法 経腸栄養剤としては， ●成分栄養剤（エレンタール®） ●消化態栄養剤（ツインライン®など）を第一選択として用いる ※受容性が低い場合は半消化態栄養剤を用いてもよい ※効果不十分の場合は中等症〜重症に準じる	<u>薬物療法</u> ●経口ステロイド（プレドニゾロン） ●抗菌薬（メトロニダゾール*，シプロフロキサシン*など） ※ステロイド減量・離脱が困難な場合：アザチオプリン，6-MP* ※ステロイド・栄養療法などの通常治療が無効 / 不耐な場合：インフリキシマブ，アダリムマブ，ウステキヌマブ，ベドリズマブ <u>栄養療法（経腸栄養療法）</u> ●成分栄養剤（エレンタール®） ●消化態栄養剤（ツインライン®など）を第一選択として用いる。 ※受容性が低い場合は半消化態栄養剤を用いてもよい <u>血球成分除去療法の併用</u> ●顆粒球吸着療法（アダカラム®） ※通常治療で効果不十分・不耐で大腸病変に起因する症状が残る症例に適応	外科治療の適応を検討した上で以下の内科治療を行う。 <u>薬物療法</u> ●ステロイド経口または静注 ●インフリキシマブ，アダリムマブ，ウステキヌマブ，ベドリズマブ（通常治療抵抗例） <u>栄養療法</u> ●経腸栄養療法 ●絶食の上，完全静脈栄養療法（合併症や重症度が特に高い場合） ※合併症が改善すれば経腸栄養療法へ ※通過障害や膿瘍がない場合はインフリキシマブ，アダリムマブ，ウステキヌマブ，ベドリズマブを併用してもよい

寛解維持療法	肛門病変の治療	狭窄 / 瘻孔の治療	術後の再発予防
<u>薬物療法</u> ●5-ASA 製剤 ペンタサ®顆粒 / 錠 サラゾピリン®錠（大腸病変） ●アザチオプリン ●6-MP* ●インフリキシマブ，アダリムマブ，ウステキヌマブ，ベドリズマブ（インフリキシマブ，アダリムマブ，ウステキヌマブ，ベドリズマブにより寛解導入例では選択可） <u>在宅経腸栄養療法</u> ●エレンタール®，ツインライン®等を第一選択として用いる ※受容性が低い場合は半消化態栄養剤を用いてもよい ※短腸症候群など，栄養管理困難例では在宅中心静脈栄養法を考慮する	<u>まず外科治療の適応を検討する</u> ドレナージやシートン法など <u>内科的治療を行う場合</u> ●痔瘻・肛門周囲膿瘍 メトロニダゾール*，抗菌剤・抗生物質 インフリキシマブ，アダリムマブ，ウステキヌマブ ●裂肛，肛門潰瘍： 腸管病変に準じた内科的治療 ●肛門狭窄：経肛門的拡張術	【狭窄】 ●<u>まず外科治療の適応を検討する</u> ●内科的治療により炎症を沈静化し，潰瘍が消失・縮小した時点で，内視鏡的バルーン拡張術 【瘻孔】 ●<u>まず外科治療の適応を検討する</u> ●内科的治療（外瘻）としてはインフリキシマブ，アダリムマブ，アザチオプリン	<u>寛解維持療法に準ずる</u> <u>薬物治療</u> ●5-ASA 製剤 ペンタサ®顆粒 / 錠， サラゾピリン®錠（大腸病変） ●アザチオプリン ●6-MP* ●インフリキシマブ，アダリムマブ <u>栄養療法</u> ●経腸栄養療法 ※薬物療法との併用も可

※（治療原則）内科治療への反応性や薬物による副作用あるいは合併症などに注意し，必要に応じて専門家の意見を聞き，外科治療のタイミングなどを誤らないようにする。薬用量や治療の使い分け，小児や外科治療など詳細は本文を参照のこと。

*：現在保険適応には含まれていない

（難治性炎症性腸管障害に関する調査研究（久松班）：潰瘍性大腸炎・クローン病 診断基準・治療指針 令和 2 年度改訂版．p36，厚生労働科学研究費補助金 難治性疾患政策研究事業，令和 2 年度分担研究報告書，2021．より）

図7 狭窄形成術

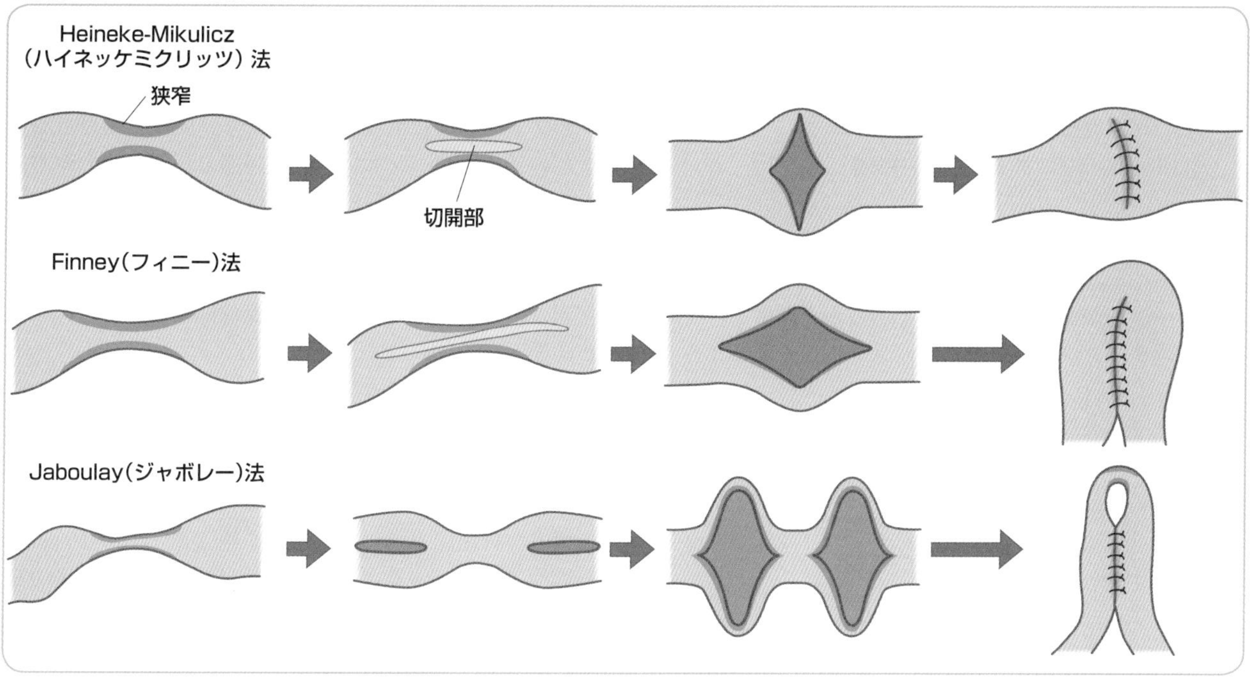

り，在宅で経静脈的に栄養が必要な場合は，在宅静脈栄養法（HPN）が検討される。

Ⅱ クローン病の看護ケアとその根拠

1. クローン病の観察ポイント

クローン病の特徴的な症状としては，下痢，腹痛，発熱，体重減少などがある。病変部位により症状は異なり，臨床症状から活動性を評価し治療を検討する。そのため，IOIBDスコア（**表1**参照）などの項目を参考に臨床症状について把握し，あわせて日常生活の困りを確認していく。

慢性疾患であるため，看護師が把握するだけでなく，患者自身が病気を理解し寛解期を長く維持できるように，セルフモニタリングおよびセルフマネジメントできるよう支援することが重要である。

患者自身が日々の生活の中で観察して得られた症状については，メモ（**図8**）をとるなどして医療者と共有する。そのためには，患者が自己の体調管理に興味をもてるように工夫することが必要となる。

- **観察項目**

①便の回数と性状（有形便，泥状便，水様便，粘血便）

②腹痛（高度，中等度，軽度，無）

図8 メモ

月/日	便回数	便の性状	腹痛	発熱	食
11/18	3	泥状	軽度		
11/19	1	有形	軽度		
11/20	2	泥状			
11/21	3	水			
11/22					

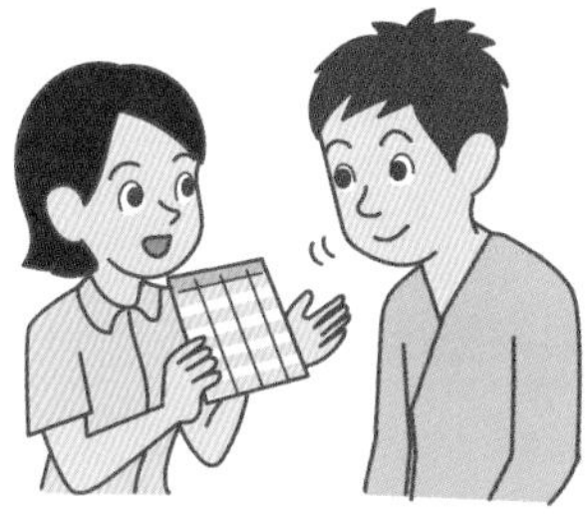

③発熱
④体重減少，エレンタールの摂取状況（経口，経管），食事回数
⑤合併症（関節炎，関節痛，虹彩炎，ブドウ膜炎，結節性紅斑，壊疽性膿皮症，アフタ様潰瘍，腹部腫瘤）
⑥肛門病変（裂肛，瘻孔，肛門周囲膿瘍），肛門痛

2. クローン病の看護目標

❶クローン病がどのような病気であるかを理解し，セルフモニタリングとセルフマネジメントが行えるよう支援する
❷栄養状態の改善と腸管の安静を考慮した食生活と日常生活により，病気の活動性をコントロールし，寛解状態を維持しQOLを高める
❸就学，就職，結婚，出産などのライフイベントに応じた生活が送れるよう支援する

3. クローン病の看護ケア

1）セルフモニタリングとセルフマネジメント

クローン病の症状について自分自身で観察することができ，症状に応じた対処行動をとることができるよう支援する。

2）栄養療法の指導

食事は栄養管理目的だけでなく，日々の生活において楽しみの1つであり，他者とのコミュニケーションの場となることも多い。そのため，「これは食べてはいけない」「これを食べるべき」というのではなく，個々の患者の状態に合った食事指導が求められる。

しかし，不規則で偏った食生活はクローン病の再燃要因になるため，病変部位や症状など消化吸収機能に応じた指導が必要となる。なぜ食事管理が必要なのかを理解し，自主的に管理できるよう支援する。

栄養指導の際は，体重の推移を食事摂取状況や栄養剤の併用量などと合わせて評価する。食事制限ばかりでなく，寛解期では再燃しないことに配慮し制限を緩和することも考慮する。

3）薬物療法への看護

クローン病は内服治療が基本となり，自己判断で服薬を中止すると再燃することがある。薬剤の効果を理解し副作用に注意しながら，服薬を継続できるよう支援する。

4）生活習慣の支援

クローン病は若年者に多く，就学，就職，結婚，出産などのライフイベントに応じた周囲の理解と協力が求められる。就学においては，症状により体育の授業に参加できない，食事制限など友人と異なるなどで，孤立感を抱くことがある。周囲からの理解が得られないことで孤立することもあるため，教員や保健師など学校との調整が必要となる。

また，過労やストレスなどにより病状が悪化するため，休息がとれているかを確認していく。

喫煙はクローン病の難治化や再発に関与していることが示されているため，喫煙者には禁煙を指導していく。

頻回な排便により外出に不安を抱くことも多い。外出時の注意点や工夫点についても患者の生活に合わせて検討していく。

5）スキンケアについて

排泄は羞恥心を伴うため，下痢により肛門周囲にスキントラブルを生じても報告できないでいることも多い。そのため，事前にスキントラブルについて説明し，予防方法やスキントラブル時のケア方法について，共有しておく必要がある。

下痢により便が肛門周囲の皮膚に付着したり，排便ごとにこするように拭くことで，肛門周囲の皮膚は，容易に発赤やびらんなどのスキントラブルを生じる。

スキンケアの基本は保清，保湿，保護である。便により汚染された皮膚は，弱酸性の石鹸をよく泡立て，汚れを浮かせるように取り除く。

頻回の洗浄により，皮膚のバリア機能が低下し，容易にスキントラブルを生じるため保湿が必要となる。撥水効果を期待して予防的に，肛門周囲にワセリン®などを塗布することも効果的である。

またケア時は皮膚に物理的刺激を与えないように，愛護的にケアすることが重要となる。

［花田正子］

《引用文献》

1）日本消化器病学会編：炎症性腸疾患（IBD）診療ガイドライン2016. p2，4，南江堂，2016.
2）難病情報センター：クローン病（指定難病96）.〈https://www.nanbyou.or.jp/entry/81〉（2020年6月閲覧）
3）日本炎症性腸疾患協会（CCFJ）編：クローン病の診療ガイド，第2

版．p9，10，文光堂，2018.
4）難治性炎症性腸管障害に関する調査研究（久松班）：潰瘍性大腸炎・クローン病 診断基準・治療指針 令和２年度改訂版．pp20-21，28-29，厚生労働科学研究費補助金 難治性疾患政策研究事業，令和２年度分担研究報告書，2021.

《参考文献》

1）福島恒男編：IBD チーム医療ハンドブック―潰瘍性大腸炎・クローン患者を支援するために，第２版．文光堂，2012.
2）日比紀文監，横山薫・他編：チーム医療につなげる！ IBD 診療ビジュアルテキスト．羊土社，2016.

NOTE

19 潰瘍性大腸炎

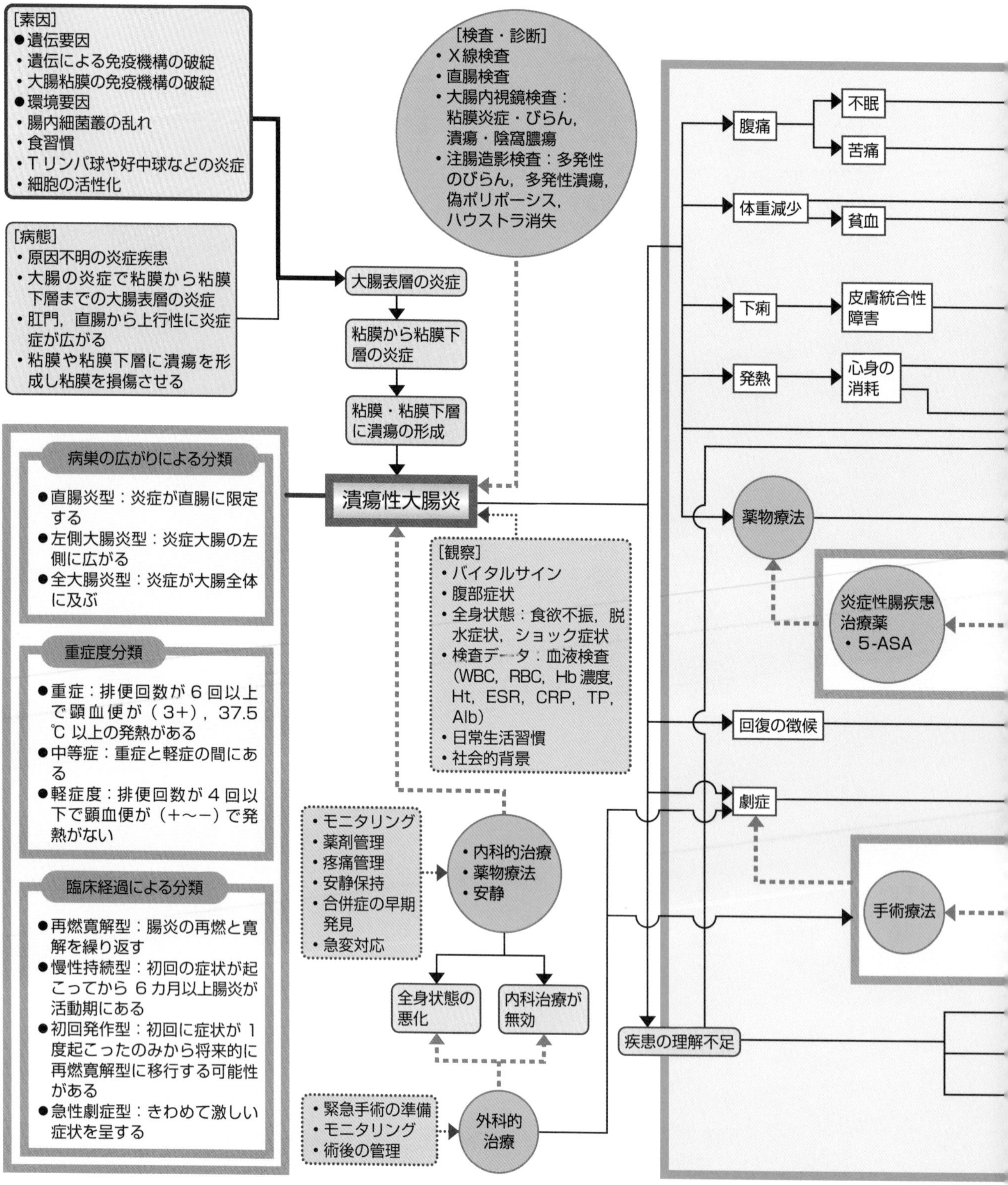
[素因]
●遺伝要因
・遺伝による免疫機構の破綻
・大腸粘膜の免疫機構の破綻
●環境要因
・腸内細菌叢の乱れ
・食習慣
・Tリンパ球や好中球などの炎症
・細胞の活性化
[病態]
・原因不明の炎症疾患
・大腸の炎症で粘膜から粘膜下層までの大腸表層の炎症
・肛門，直腸から上行性に炎症症が広がる
・粘膜や粘膜下層に潰瘍を形成し粘膜を損傷させる
[検査・診断]
・X線検査
・直腸検査
・大腸内視鏡検査：粘膜炎症・びらん，潰瘍・陰窩膿瘍
・注腸造影検査：多発性のびらん，多発性潰瘍，偽ポリポーシス，ハウストラ消失
大腸表層の炎症
粘膜から粘膜下層の炎症
粘膜・粘膜下層に潰瘍の形成
潰瘍性大腸炎
病巣の広がりによる分類
●直腸炎型：炎症が直腸に限定する
●左側大腸炎型：炎症大腸の左側に広がる
●全大腸炎型：炎症が大腸全体に及ぶ
重症度分類
●重症：排便回数が6回以上で顕血便が（3+），37.5℃以上の発熱がある
●中等症：重症と軽症の間にある
●軽症度：排便回数が4回以下で顕血便が（+〜−）で発熱がない
臨床経過による分類
●再燃寛解型：腸炎の再燃と寛解を繰り返す
●慢性持続型：初回の症状が起こってから6カ月以上腸炎が活動期にある
●初回発作型：初回に症状が1度起こったのみから将来的に再燃寛解型に移行する可能性がある
●急性劇症型：きわめて激しい症状を呈する
[観察]
・バイタルサイン
・腹部症状
・全身状態：食欲不振，脱水症状，ショック症状
・検査データ：血液検査（WBC，RBC，Hb濃度，Ht，ESR，CRP，TP，Alb）
・日常生活習慣
・社会的背景
・モニタリング
・薬剤管理
・疼痛管理
・安静保持
・合併症の早期発見
・急変対応
・内科的治療
・薬物療法
・安静
全身状態の悪化
内科治療が無効
・緊急手術の準備
・モニタリング
・術後の管理
外科的治療
腹痛
不眠
苦痛
体重減少
貧血
下痢
皮膚統合性障害
発熱
心身の消耗
薬物療法
炎症性腸疾患治療薬
・5-ASA
回復の徴候
劇症
手術療法
疾患の理解不足

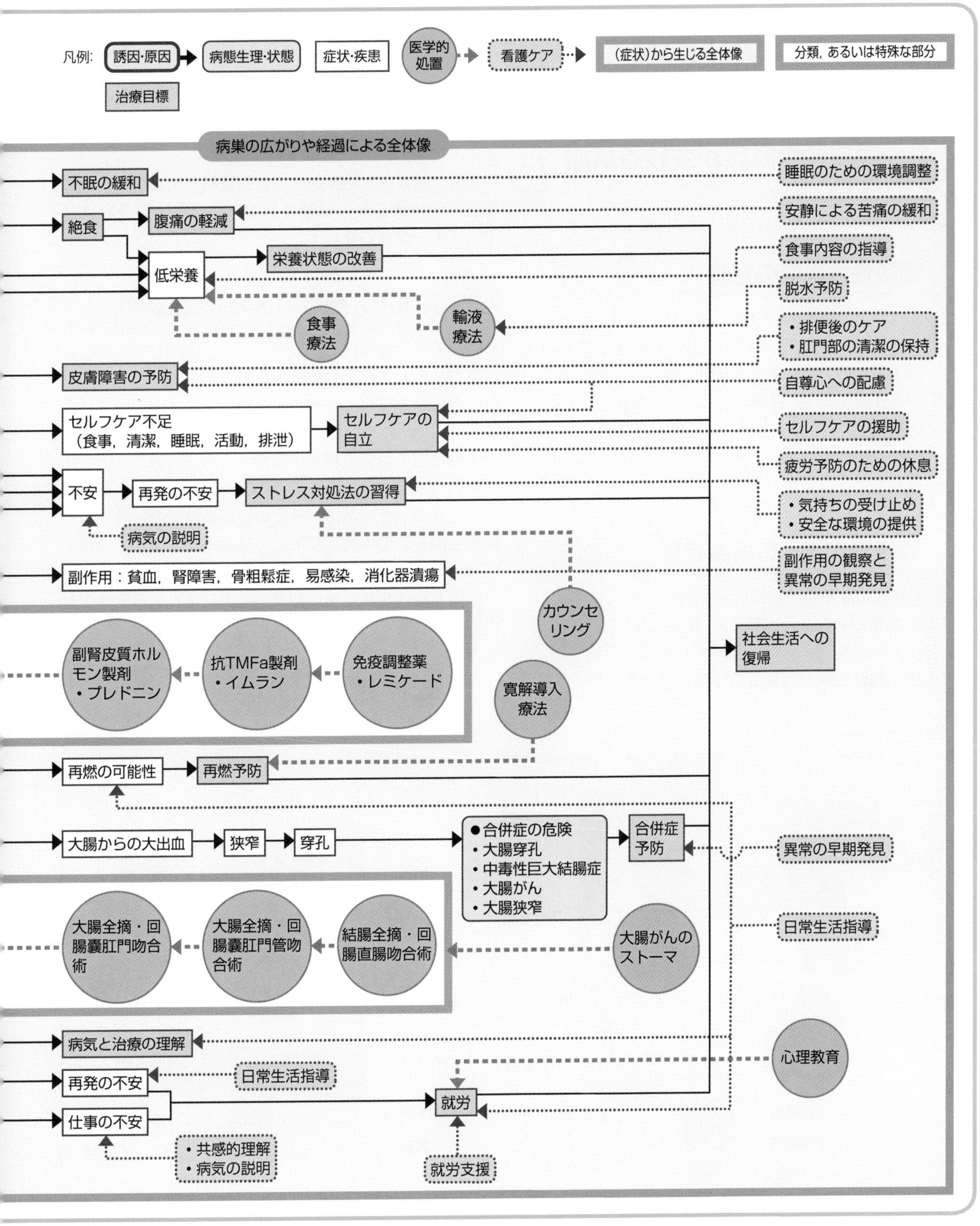
凡例:
誘因･原因
病態生理･状態
症状･疾患
医学的処置
看護ケア
(症状)から生じる全体像
分類，あるいは特殊な部分
治療目標
病巣の広がりや経過による全体像
不眠の緩和
睡眠のための環境調整
絶食
腹痛の軽減
安静による苦痛の緩和
低栄養
栄養状態の改善
食事内容の指導
脱水予防
食事療法
輸液療法
・排便後のケア
・肛門部の清潔の保持
皮膚障害の予防
自尊心への配慮
セルフケア不足
（食事，清潔，睡眠，活動，排泄）
セルフケアの自立
セルフケアの援助
疲労予防のための休息
不安
再発の不安
ストレス対処法の習得
・気持ちの受け止め
・安全な環境の提供
病気の説明
副作用：貧血，腎障害，骨粗鬆症，易感染，消化器潰瘍
副作用の観察と異常の早期発見
カウンセリング
副腎皮質ホルモン製剤
・プレドニン
抗TMFa製剤
・イムラン
免疫調整薬
・レミケード
寛解導入療法
社会生活への復帰
再燃の可能性
再燃予防
大腸からの大出血
狭窄
穿孔
●合併症の危険
・大腸穿孔
・中毒性巨大結腸症
・大腸がん
・大腸狭窄
合併症予防
異常の早期発見
大腸全摘・回腸嚢肛門吻合術
大腸全摘・回腸嚢肛門管吻合術
結腸全摘・回腸直腸吻合術
大腸がんのストーマ
日常生活指導
病気と治療の理解
心理教育
再発の不安
日常生活指導
仕事の不安
就労
・共感的理解
・病気の説明
就労支援

19 潰瘍性大腸炎

I 潰瘍性大腸炎が生じる病態生理

1. 潰瘍性大腸炎の定義

潰瘍性大腸炎（ulcerative colitis：UC）は，原因不明の大腸のびまん性炎症性疾患である。粘膜～粘膜下層までの大腸の表層を主とした炎症で，肛門に近い直腸から上行性に広がる性質があり，連続性に広がる。難治性のため寛解と再燃を繰り返すことが多く，完全治癒が得られない慢性炎症性疾患である。若年者に好発するが，あらゆる年代や男女ともに発症する。

2. 潰瘍性大腸炎の解剖生理

大腸の粘膜は，粘膜，粘膜下層，筋層と続き，粘膜は粘膜上皮で覆われている（**図1**）。粘膜上皮には，粘膜上皮細胞と杯細胞があり，杯細胞から粘液が分泌され，粘膜上皮細胞が粘膜を保護している。潰瘍性大腸炎は，粘膜や粘膜下層にびらんや潰瘍を形成し，粘膜を損傷させる。

大腸の働きは，粘膜からの水分吸収と蠕動運動により糞便を形成するが，粘膜の損傷により水分が吸収されず，下痢や血便が発症する。

3. 潰瘍性大腸炎のメカニズム

原因不明の炎症性疾患である。病因に関して，自己免疫説やストレスなどの精神身体説，感染説，アレルギー説，自律神経障害説などがあるが，原因は明らかではない。

大腸粘膜での免疫機構の破綻とも考えられており，Tリンパ球や好中球などの炎症細胞が活性化され，粘膜が障害される。免疫機構の破綻の要因には，遺伝的要因や環境要因としての腸内細菌叢の乱れや食習慣などの関与が考えられている。

直腸またはＳ状結腸に初発し，上行性に大腸全体をおかしていく（**図2**）。粘膜面に多発性の潰瘍を生じ，浮腫や出血を伴う。

図1　大腸の解剖図

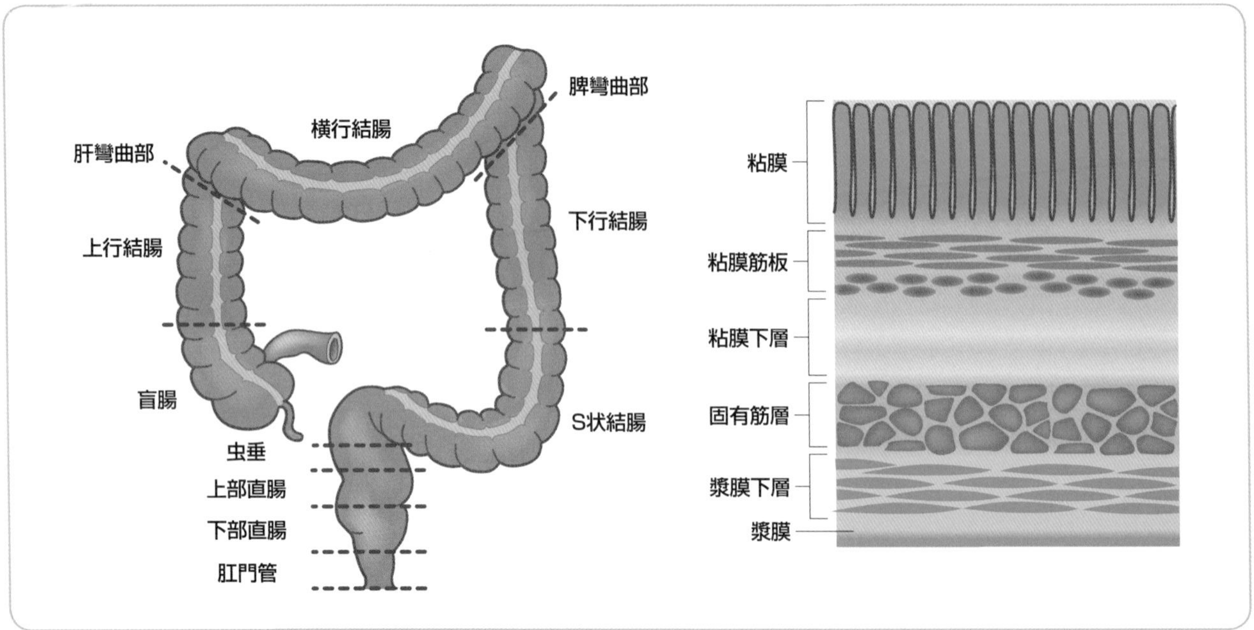

4. 潰瘍性大腸炎の分類と症状

粘血便（粘血膿便）を伴った慢性の下痢が主症状である。全身的には腹痛，発熱，体重減少，貧血などの症状を呈する。劇症の場合には，敗血症様の症状を伴う。

潰瘍性大腸炎は，炎症の広がりや活動性，重症度によって，さまざまに分類される。

1）病変の広がりによる分類

炎症の範囲により，主に「直腸型」「左側大腸型」「全大腸型」の3つに分類される。「直腸型」は炎症が直腸に限定しているものであり，「左側大腸型」は大腸の左側に，「全大腸型」は大腸全体に炎症がある潰瘍性大腸炎である。その内容を**図2・3**に示す。

図2 主な病変

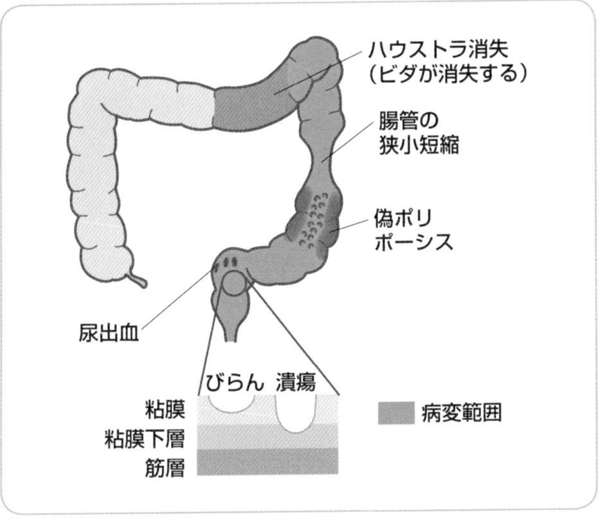

2）臨床経過による分類

臨床経過により「再燃寛解型」「慢性持続型」「急性劇症型」「初回発作型」の4つに分類される。その内容を**図4**に示す。

図4 臨床経過による分類

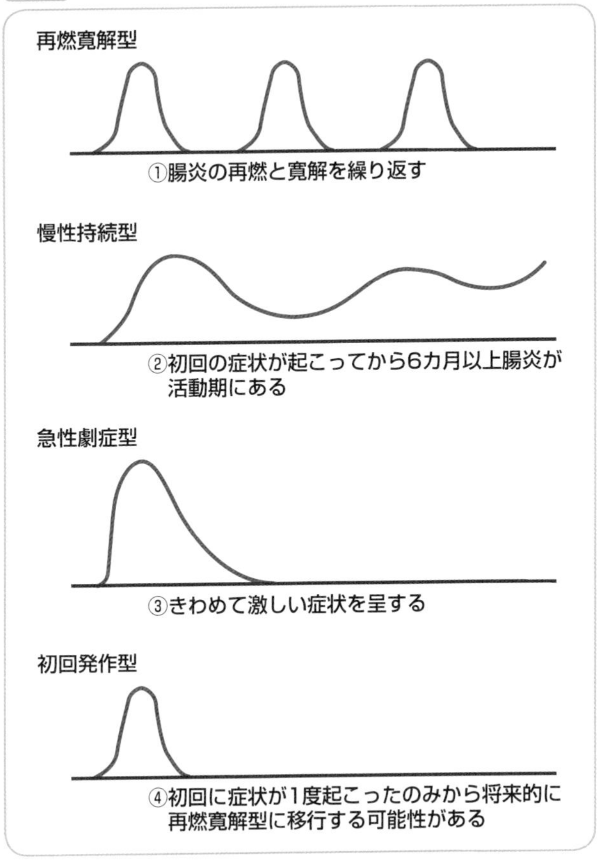

（前本篤男：潰瘍性大腸炎の診断基準と分類．日比紀文監・他編，チーム医療につなげる！ IBD 診療ビジュアルテキスト．pp44-48，羊土社，2016．より）

図3 病変分類

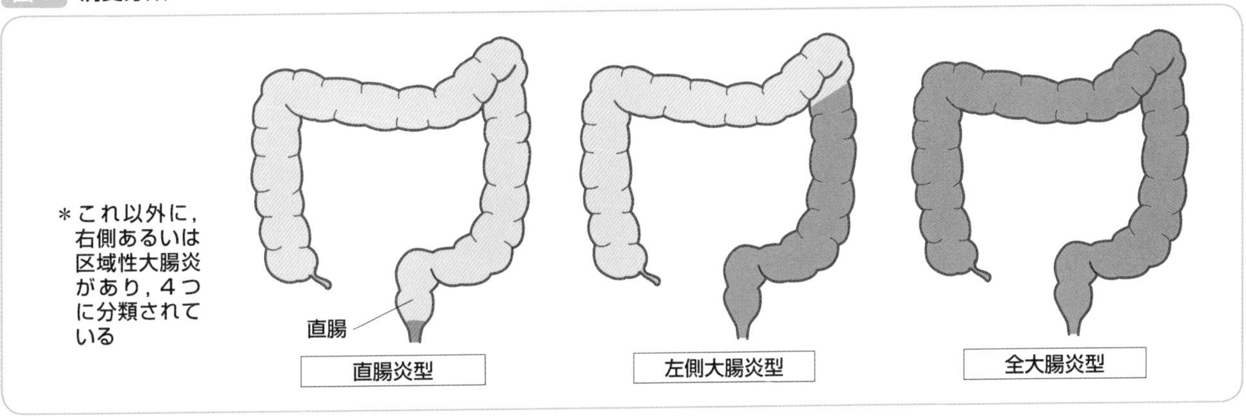

表1　重症度分類

	重症	中等症	軽症
①排便回数	6回以上		4回以下
②顕血便	(+++)		(+) ～ (−)
③発熱	37.5℃以上		なし
④頻脈	90/分以上	重症と軽症との中間	なし
⑤貧血	ヘモグロビン（Hb）10g/dL以下		なし
⑥赤沈またはCRP	30mm/時以上 3.0mg/dL以上		正常

重症：1および2のほかに，3または4のいずれかを満たし，かつ6項目中4項目以上をたすもの
軽症：6項目すべて満たすもの

（難治性炎症性腸管障害に関する調査研究（鈴木班）：潰瘍性大腸炎・クローン病診断基準・治療指針，令和2年度改訂版．p2，厚生労働科学研究費補助金難治性疾患等克服研究事業　令和元年度分担研究報告書，2020．より）

3）重症度分類

重症度は，排便回数や血便，発熱，炎症などの状態から「軽症」「中等度」「重症」の3つに分類される（**表1**）。「重症」の中でも，特に症状が激しく重篤で一定以上の基準を満たす場合は「劇症」になる。

5. 潰瘍性大腸炎の検査・診断

臨床経過およびX線検査，直腸検査，大腸内視鏡検査などによって診断する（**図5**）。

注腸造影検査では，粘膜表面の繁華，多発性のびらん，潰瘍，偽ポリポーシス，鉛管像の変化を認める（**ハウストラの消失**）（**図2参照**）。

ハウストラ（結腸膨起）とは結腸を外側からみたときに，繰り返し並んでいるたくさんの大きな膨らみのことで，潰瘍性大腸炎の炎症が反復持続すると，粘膜の萎縮などにより大腸の長さと内径が小さくなり，ハウストラの消失が起こる。

内視鏡の検査では，粘膜の炎症症状，びらん，潰瘍，陰窩膿瘍を認める。しかし，重篤で進行の速いタイプの潰瘍性大腸炎に対しては，不用意に注腸造影検査を行うと，さらに病状が悪化したり穿孔をきたす場合があるので，検査の適応には注意を払う必要がある。

鑑別診断上最も重要な疾患はクローン病である（MEMO参照）。

図5　診断手順フローチャート

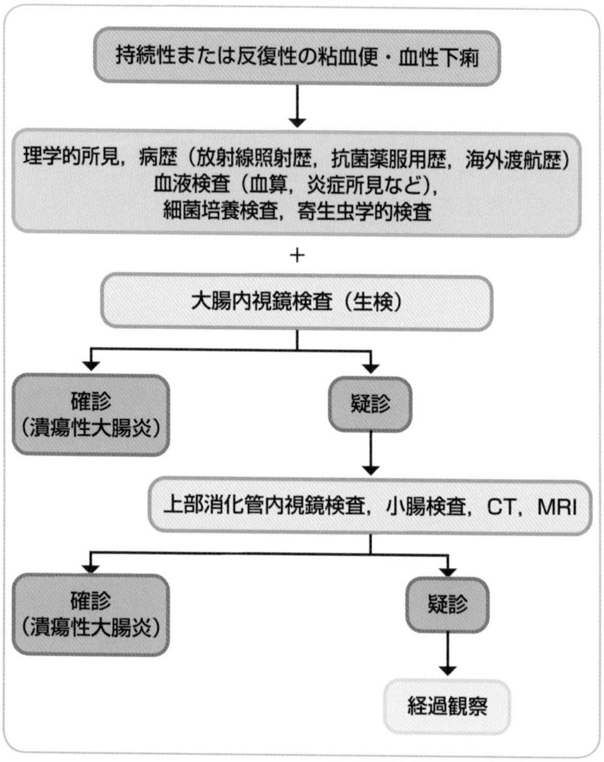

（難治性炎症性腸管障害に関する調査研究（鈴木班）：潰瘍性大腸炎・クローン病診断基準・治療指針，令和2年度改訂版．p1，厚生労働科学研究費補助金難治性疾患等克服研究事業　令和元年度分担研究報告書，2020．より）

6. 潰瘍性大腸炎の主な治療と合併症

1）内服治療

1 炎症性腸疾患治療薬

軽症～中等度の潰瘍性大腸炎では寛解導入期，寛解維持期に有効である。直腸炎型では坐剤が左側大腸炎までであれば，注腸が単独または併用にて有効である。

2 副腎皮質ステロイド

中等度および重症例における寛解導入に有効とされている。経口ステロイド薬に反応しない場合，または重症および劇症例では，ステロイド薬の静脈注射が有効な場合がある。

3 免疫調整薬

寛解維持に有効でありステロイド減量効果も証明されている。効果発現までに数週間程度，待たなければならない。

4 抗 TNF *α* 製剤

2010 年に臨床試験を受け許可された薬剤で寛解導入，寛解維持の効果が期待できる。

内服治療内容を**表2**に示す。

2）外科治療

内科的治療が奏功しない場合は手術を行う。

1 大腸全摘・回腸嚢肛門吻合術（IAA）

肛門を締める筋肉である肛門括約筋を残し，大腸の粘膜をすべて取り除く。これにより，手術後に潰瘍性大腸炎による炎症やがん化の可能性を取り除くことができる。ただし，IACA に比べ，下着にシミがつく程度の少量の便が漏れる「漏便」が術後早期に起こりやすくなる。

2 大腸全摘・回腸嚢肛門管吻合術（IACA）

肛門を締める部分の直腸粘膜を残すため，術後早期の漏便や排便回数は減るといわれる。しかし，残した直腸粘膜から潰瘍性大腸炎が再燃したり，がん化するリスクが残る。

3 結腸全摘・回腸直腸吻合

直腸を遺し回腸と吻合する。直腸の炎症が軽度の者や高齢者に適応される。排便状は良好であるが，残存直腸の再燃，がん化の可能性がある。

表2 内服治療

分類	商品名	薬効	副作用
炎症性腸疾患治療薬（5-ASA）	●ペンタサ ●アサコール ●サラゾピリン	炎症性細胞の組織への湿潤の抑制	●再生不良性貧血 ●間質性肺炎 ●腎障害
副腎皮質ステロイド	●プレドニン ●プレドニゾロン	●抗炎症作用 ●抗アレルギー作用 ●免疫抑制作用	●易感染 ●高血糖 ●骨粗鬆症
免疫調整薬	●イムラン ●アザニン	核酸合成を阻害することで免疫抑制作用の発現	●肝障害 ●けいれん ●骨髄抑制
抗 TNF *α* 製剤	レミケード注	炎症性サイトカインである TNF *α* を中和し炎症の抑制	●易感染 ●結核

MEMO 潰瘍性大腸炎とクローン病との違い

●潰瘍性大腸炎（UC）

潰瘍性大腸炎は大腸の炎症により下痢，血便を生じる。比較的典型的な症状は 1 日 5 ～ 10 回前後の下痢，血便が続く，といったようなもので病変範囲や重症度は患者ごとに異なる。多くの患者では適切な治療を行えば症状は改善するが，薬を減量したり中止をすると症状の再発がしばしばみられる。また，治療薬に対する反応性も患者によって異なる。

●クローン病（CD）

クローン病は口腔から肛門までの全消化管に炎症をきたしうる疾患で，好発部位は小腸，大腸，肛門である。病変部位や重症度によって症状は異なるが，下痢，腹痛の症状が多く，発熱や体重減少もしばしばみられる。クローン病は腸に深い潰瘍を形成するため腸の変形をきたしやすく，腸が潰瘍のため狭くなったり（狭窄），腸に穴が空いたり（穿孔），腸と腸がトンネルを形成（瘻孔）する。肛門部では痔瘻（直腸の潰瘍が肛門わきの皮膚とトンネルをつくる）を形成することがある。

好発部位

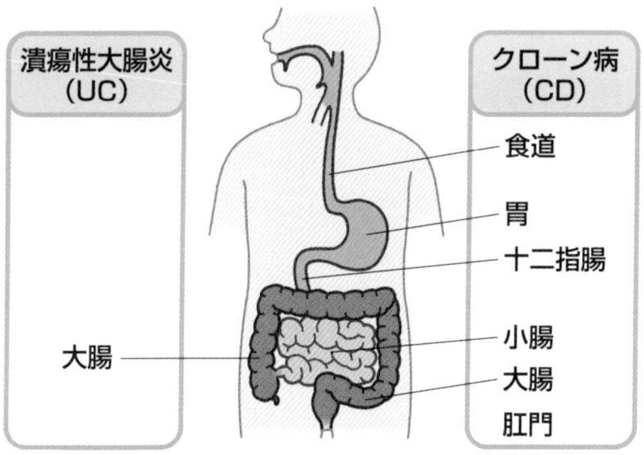

潰瘍性大腸炎の主な症状	クローン病の主な症状
●虹彩毛様体炎 ●アフタ性口内炎 ●強直性脊椎炎 ●仙腸関節炎 ●原発性硬化性胆管炎 ●中毒性巨大結腸症 ●大量出血 ●穿孔 ●血液検査	●虹彩毛様体炎 ●アフタ性口内炎 ●上部消化管病変 ●関節炎 ●瘻孔 ●肛門病変 ●敷石像 ●裂孔

3）潰瘍性大腸炎の手術適応

1 絶対的手術適応

- **緊急手術**：全身状態が悪化したときや大腸がんの場合に行う。また大出血や穿孔，中毒性巨大結腸症などの場合にも行われる
- **準緊急手術**：内科的治療が無効な重症型，劇症型潰瘍性大腸炎で適応される

2 相対的手術適応

慢性持続型や全大腸炎型の潰瘍性大腸炎で，内科治療（副腎皮質ステロイド，免疫調整薬など）で十分な効果がなく，日常生活や社会生活が困難なQOLが低下している例や重度の副作用が発現，または発現する可能性が高い例で行われる。腸管外合併症や大腸合併症がある場合にも行われる。

4）食事療法

入院治療が必要な重症例では低残渣食が勧められる。多量の出血や強い腹痛のある重症例では，腸管安静のため一時的に絶食とすることがあるが，絶食自体は治療効果に影響を与えないと考えられている。

5）寛解導入療法

薬剤を選択する治療法で，寛解導入後も再燃を予防するために寛解導入療法を行う。重症や難治例は専門医に相談しながら治療法を選択する。

寛解導入療法を次ページの**表3**に示す。

6）潰瘍性大腸炎の合併症

腸管病変に基づく合併症以外に種々の腸管外合併症を伴う。特に自己免疫性機序の疑われる合併症が発症する。

図6に潰瘍性大腸炎の合併症を，**表4**にその症状を示す。

II 潰瘍性大腸炎患者の看護ケアとその根拠

多くの潰瘍性大腸炎の患者は，長期にわたり寛解と再燃を繰り返すため，難治性疾患として厚生労働省の「特定疾患治療研究事業対象疾患」に指定されている。長期の寛解と再燃を繰り返す患者にとっては，身体的苦痛と同時に精神的な苦痛を伴うことになる。

患者が薬物療法を継続でき，日常生活に留意して過ごせるように支援し，寛解期が長く維持できるような援助が必要である。

1. 潰瘍性大腸炎の観察ポイント

1 バイタルサイン

・発熱・頻脈の有無，血圧

2 腹部症状

①腹痛の有無・部位・程度（持続的・間欠的）

②嘔気・嘔吐，腹部膨満感の有無

③排便：状態・回数・量・性状（下痢，血性下痢，水様便，粘血便）

3 全身状態

①食欲不振，脱水症状（口渇，脱力感，皮膚の乾燥，倦怠感など）

②ショック症状（顔面蒼白，冷汗，チアノーゼ）

4 検査データ

①**血液検査**：白血球数（WBC），赤血球数（RBC），ヘモグロビン（Hb）濃度，ヘマトクリット（Ht），赤血球沈降速度（ESR），C反応性蛋白（CRP），血清総蛋白（TP），血清アルブミン（Alb）

②**画像検査**：腹部単純X線撮影，注腸X線造影，内視鏡検査（大腸内視鏡）

5 日常生活習慣

食事の摂取状況，食事時間，睡眠状況，休養のとり方，就学時間，嗜好品，日常生活の日課を観察する。

6 社会的背景

職業，家族構成，家庭・職場・学校における役割，経済的問題，家族の支援体制の情報収集を行う。

7 病気に対する患者の認識と不安の程度

①病気の認識，日常生活の留意点についての知識

②病気に対する不安の程度，社会生活上での不安

2. 潰瘍性大腸炎の看護問題

❶頻繁な排便により，日常生活に支障をきたす

❷夜間も続く下痢症状により，睡眠障害が出現する

❸粘血便や下痢により，肛門周囲の粘膜・皮膚が障害されやすい状態である

❹誘発因子の認識不足に関連して症状悪化の可能性がある

表3 寛解導入療法

寛解導入療法

	軽症	中等症	重症	劇症
全大腸炎型 左側大腸炎型	経口剤：5-ASA 製剤 注腸剤：5-ASA 注腸，ステロイド注腸 フォーム剤：ブデゾニド注腸フォーム剤 ※中等症で炎症反応が強い場合や上記で改善ない場合はプレドニゾロン経口投与 ※さらに改善なければ重症またはステロイド抵抗例への治療を行う ※直腸部に炎症を有する場合はペンタサ坐剤が有用		ステロイド大量静注療法 ※改善なければ劇症またはステロイド抵抗例の治療を行う ※状態により手術適応の検討	緊急手術の適応を検討 ※外科医と連携のもと，状況が許せば以下の治療を試みてもよい ・ステロイド大量静注療法 ・タクロリムス経口 ・シクロスポリン持続静注療法* ・インフリキシマブ点滴静注 ※上記で改善なければ手術
直腸炎型	経口剤：5-ASA 製剤 坐　剤：5-ASA 坐剤，ステロイド坐剤 注腸剤：5-ASA 注腸，ステロイド注腸 フォーム剤：ブデゾニド注腸フォーム剤　※安易なステロイド全身投与は避ける			

	ステロイド依存例	ステロイド抵抗例
難治例	免疫調節薬：アザチオプリン，6-MP* ※上記で改善しない場合：血球成分除去療法，タクロリムス経口，インフリキシマブ点滴静注，アダリムマブ皮下注射，ゴリムマブ皮下注射，トファシチニブ経口，ベドリズマブ点滴静注，ウステキヌマブ点滴静注（初回のみ）を考慮してもよい ※トファシチニブ経口はチオプリン製剤との併用は禁忌	中等症：血球成分除去療法，タクロリムス経口，インフリキシマブ点滴静注，アダリムマブ皮下注射，ゴリムマブ皮下注射，トファシチニブ経口，ベドリズマブ点滴静注，ウステキヌマブ点滴静注（初回のみ） 重　症：血球成分除去療法，タクロリムス経口，インフリキシマブ点滴静注，アダリムマブ皮下注射，ゴリムマブ皮下注射，トファシチニブ経口，ベドリズマブ点滴静注，ウステキヌマブ点滴静注（初回のみ），シクロスポリン持続静注療法* ※アザチオプリン，6-MP*の併用を考慮する（トファシチニブ以外） ※改善がなければ手術を考慮

寛解維持療法

非難治例	難治例
5-ASA 製剤（経口剤，注腸剤，坐剤）	5-ASA 製剤（経口剤，注腸剤，坐剤） 免疫調節薬（アザチオプリン，6-MP*），インフリキシマブ点滴静注**，アダリムマブ皮下注射**，ゴリムマブ皮下注射**，トファシチニブ経口**，ベドリズマブ点滴静注**，ウステキヌマブ皮下注射**

*：現在保険適応には含まれていない，**：それぞれ同じ薬剤で寛解導入した場合に維持療法として継続投与する

5-ASA 経口剤（ペンタサ®顆粒/錠，アサコール®錠，サラゾピリン®錠，リアルダ®錠），5-ASA 注腸剤（ペンタサ®注腸），5-ASA 坐剤（ペンタサ®坐剤，サラゾピリン®坐剤）

ステロイド注腸剤（プレドネマ®注腸，ステロネマ®注腸），ブデゾニド注腸フォーム剤（レクタブル®注腸フォーム），ステロイド坐剤（リンデロン®坐剤）

※（治療原則）内科治療への反応性や薬物による副作用あるいは合併症などに注意し，必要に応じて専門家の意見を聞き，外科治療のタイミングなどを誤らないようにする。薬用量や治療の使い分け，小児や外科治療など詳細は本文を参照のこと

（難治性炎症性腸管障害に関する調査研究（鈴木班）：潰瘍性大腸炎・クローン病診断基準・治療指針，令和 2 年度改訂版．p14，厚生労働科学研究費補助金難治性疾患等克服研究事業　令和元年度分担研究報告書，2020．より）

図6 潰瘍性大腸炎の合併症

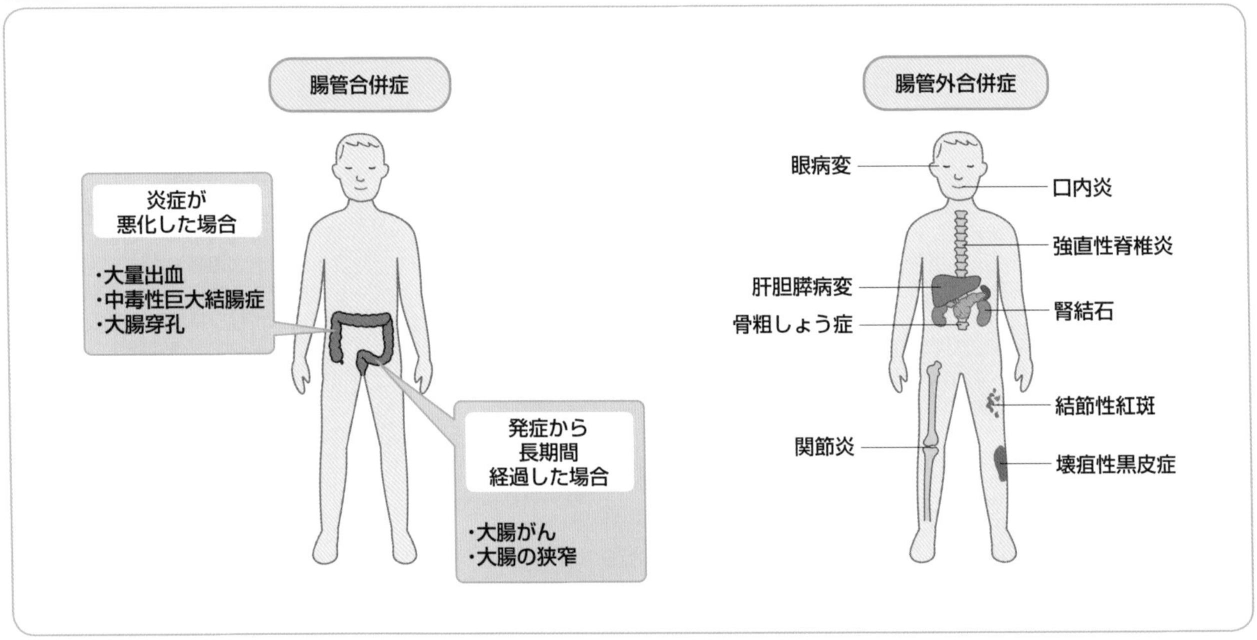

（国崎玲子：腸管外合併症．日比紀文監・他編，チーム医療につなげる！ IBD 診療ビジュアルテキスト，pp61-65，羊土社，2016．より）

表4 合併症の症状

口内炎	●口腔粘膜に円形有痛性の浅い潰瘍による口内炎ができる ●腸管ベーチェト病に好発する
眼病変，虹彩毛様体炎	●ぶどう膜の炎症で羞明，眼痛，視力低下を自覚する ●腸管ベーチェト病に好発する
結節性紅斑	●発熱，関節痛などに続き，下肢に左右対称性に皮下硬結を伴う紅斑である ●数週間で徐々に消失する ●気道感染，結核，サルコイドーシスなどの感染症に伴う皮膚反応である
壊疽性膿皮症	●自己免疫疾患により，主に下肢に湿潤性紅斑，水疱，膿疱，結節が起こり，急速に潰瘍化する ●潰瘍性大腸炎，クローン病，大動脈炎症候群などの合併症に多くステロイド投与が著効である
肝胆膵病変，原発性硬化性胆管炎	●胆管壁炎症により，結合織増殖が出現し，壁の硬化，内腔狭小化をみる胆管炎がなくなる ●黄疸が悪化し胆汁性肝硬変，肝不全に至る

⑤食事療法の知識不足に関連して低栄養状態になりやすい
⑥易疲労性によるセルフケア不足
⑦薬物の副作用による骨粗鬆症の不安から活動を制限する可能性がある
⑧治療の長期継続に伴うストレスがある
⑨病状の不確かさに対する患者・家族の不安がある
⑩疾患に対する理解が周囲から得られないため，治療継続が困難になる

3. 潰瘍性大腸炎患者の看護目標

❶腹痛，下血，下痢による身体的苦痛が緩和され，症状が改善される
❷異常の早期発見により合併症を予防できる
❸食欲不振が軽快し，栄養状態が改善される
❹疾患を理解し日常生活の留意点を理解できる
❺ストレスや不安を最小限にとどめ，精神的に安定した状態で治療を受けることができる
❻薬物療法の必要性と副作用について理解し，副作用出現時にはすぐに対処できる

4. 潰瘍性大腸炎患者の看護ケア

1）症状の有無と程度の観察

経過中には症状の増悪がみられ，大出血や中毒性巨大結腸症，穿孔の合併症が出現する可能性もあるため，腹部症状やバイタルサイン，腹部単純撮影などに注目しながら症状を注意深く観察する。

2）食事・栄養に対するケア

下痢，腹痛に対しては，蠕動運動を抑制し腸管の安静を保つために絶食となる。絶食の期間中は水・電解質の補正もしくは栄養補給の目的で，経静脈栄養が行われる。

血液データを確認し，水分バランスに注意しながら栄養管理を行う。また，絶食などの食事制限に対する苦痛の訴えを傾聴する。

3）セルフケアに対する援助

排便状況（排便回数，量，色，性状など）を観察しその随伴症状がADLにどのような影響があるかを確認する。頻繁な下痢や粘血便があり絶食を強いられると，患者は身体的にも精神的に苦痛を伴うため，身体的な安静と精神的安静に配慮する。

治療における安静度，活動量の疲労の程度を観察しセルフケア不足の状況にある場合は，それに応じたセルフケア内容を考え援助を行う。

4）排泄に対するケア

下痢が続くと肛門周囲の皮膚に発赤やびらんを生じる。肛門周囲の疼痛の有無やスキントラブルを把握し，清潔を保ちワセリン®を塗布するなど予防的なケア方法を指導する。

排泄後は肛門周囲を優しく洗浄し，刺激にならないように清拭を行い，清潔の保持に努める。患者の自尊心に配慮しながらケアを行う。

5）睡眠に関するケア

下痢や腹痛などにより睡眠障害が起こる可能性があるため，睡眠時間が確保できるように，訪室時間や回数の工夫などの環境調整を行う。下痢や腹痛などの苦痛の軽減とともに不安やストレスには共感的にかかわり，不眠の緩和を行う。

6）副作用の観察と異常の早期発見

薬物療法として，抗炎症薬であるメサラジン（ペンタサ®），副腎皮質ステロイドであるプレドニゾロン（プレドニン®），免疫抑制薬であるアザチオプリン（イムラン®）などを組み合わせて治療を行う。

寛解期に入っても薬剤は長期にわたって服用しなくてはならないため，薬物の効果や副作用，継続して服用する必要性などについて説明する。

さらに副腎皮質ステロイドが投与されている場合には，その副作用（骨粗鬆症，神経症状，易感染，消化器性潰瘍など）についても観察し，異常の早期発見に努める（**図7**）。

7）患者指導

治療の長期継続に関するストレスや生活の不安に関しては，病気と治療の理解を図るための心理教育や患者指導による不安を軽減する。また，就労に向けての日常生活指導を行い，継続的な指導を行う。

［松村あゆみ］

図7

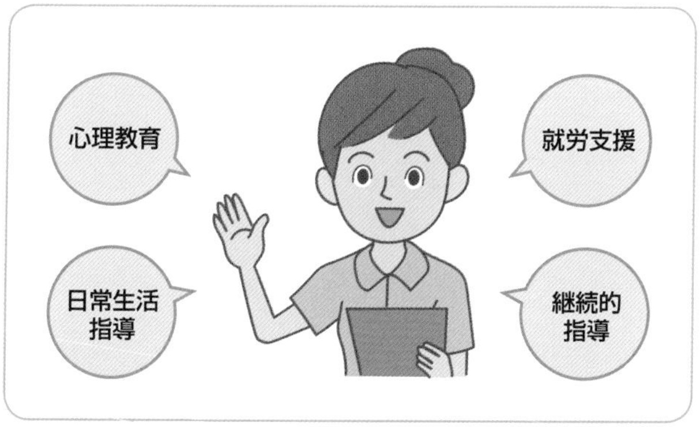

《文献》

1）井上智子，窪田哲郎編：病期・病態・重症度からみた疾患別看護過程＋病態関連図，第３版．医学書院，2016.
2）前本篤男：潰瘍性大腸炎の診断基準と分類．日比紀文監，横山薫・他編，チーム医療につなげる！ IBD診療ビジュアルテキスト．pp44-48，羊土社，2016.
3）難治性炎症性腸管障害に関する調査研究（鈴木班）：潰瘍性大腸炎・クローン病診断基準・治療指針，令和２年度改訂版．p14，厚生労働科学研究費補助金難治性疾患等克服研究事業　令和元年度分担研究報告書，2020.
4）国崎玲子：腸管外合併症．日比紀文監，横山薫・他編，チーム医療につなげる！ IBD診療ビジュアルテキスト．pp61-65，羊土社，2016.

20 肝硬変

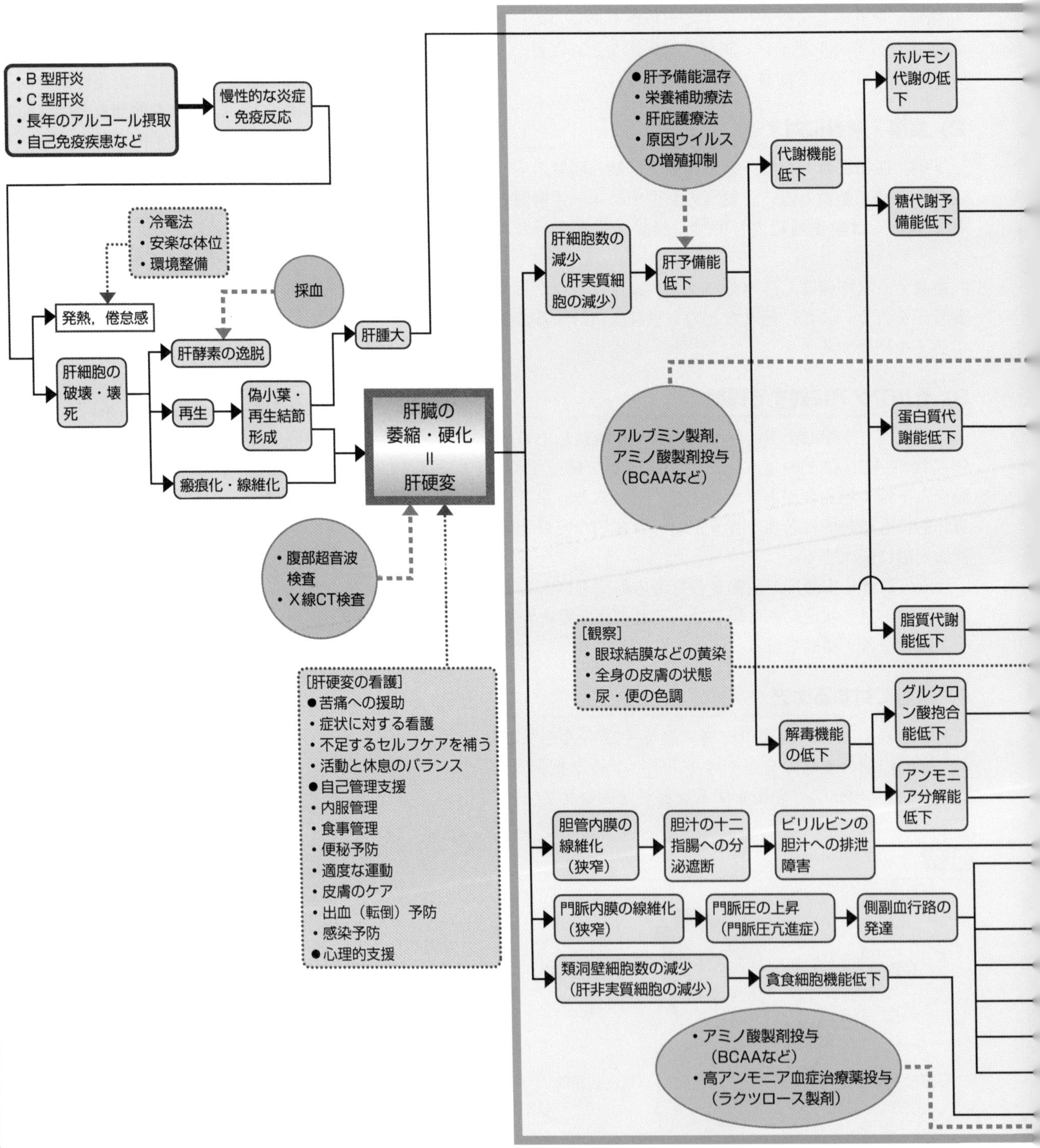
・B 型肝炎
・C 型肝炎
・長年のアルコール摂取
・自己免疫疾患など
慢性的な炎症・免疫反応
・冷罨法
・安楽な体位
・環境整備
発熱，倦怠感
採血
肝細胞の破壊・壊死
肝酵素の逸脱
再生
偽小葉・再生結節形成
瘢痕化・線維化
肝腫大
肝臓の萎縮・硬化 ＝ 肝硬変
・腹部超音波検査
・X線CT検査
[肝硬変の看護]
●苦痛への援助
・症状に対する看護
・不足するセルフケアを補う
・活動と休息のバランス
●自己管理支援
・内服管理
・食事管理
・便秘予防
・適度な運動
・皮膚のケア
・出血（転倒）予防
・感染予防
●心理的支援
●肝予備能温存
・栄養補助療法
・肝庇護療法
・原因ウイルスの増殖抑制
肝細胞数の減少（肝実質細胞の減少）
肝予備能低下
代謝機能低下
ホルモン代謝の低下
糖代謝予備能低下
アルブミン製剤，アミノ酸製剤投与（BCAAなど）
蛋白質代謝能低下
脂質代謝能低下
[観察]
・眼球結膜などの黄染
・全身の皮膚の状態
・尿・便の色調
解毒機能の低下
グルクロン酸抱合能低下
アンモニア分解能低下
胆管内膜の線維化（狭窄）
胆汁の十二指腸への分泌遮断
ビリルビンの胆汁への排泄障害
門脈内膜の線維化（狭窄）
門脈圧の上昇（門脈圧亢進症）
側副血行路の発達
類洞壁細胞数の減少（肝非実質細胞の減少）
貪食細胞機能低下
・アミノ酸製剤投与（BCAAなど）
・高アンモニア血症治療薬投与（ラクツロース製剤）

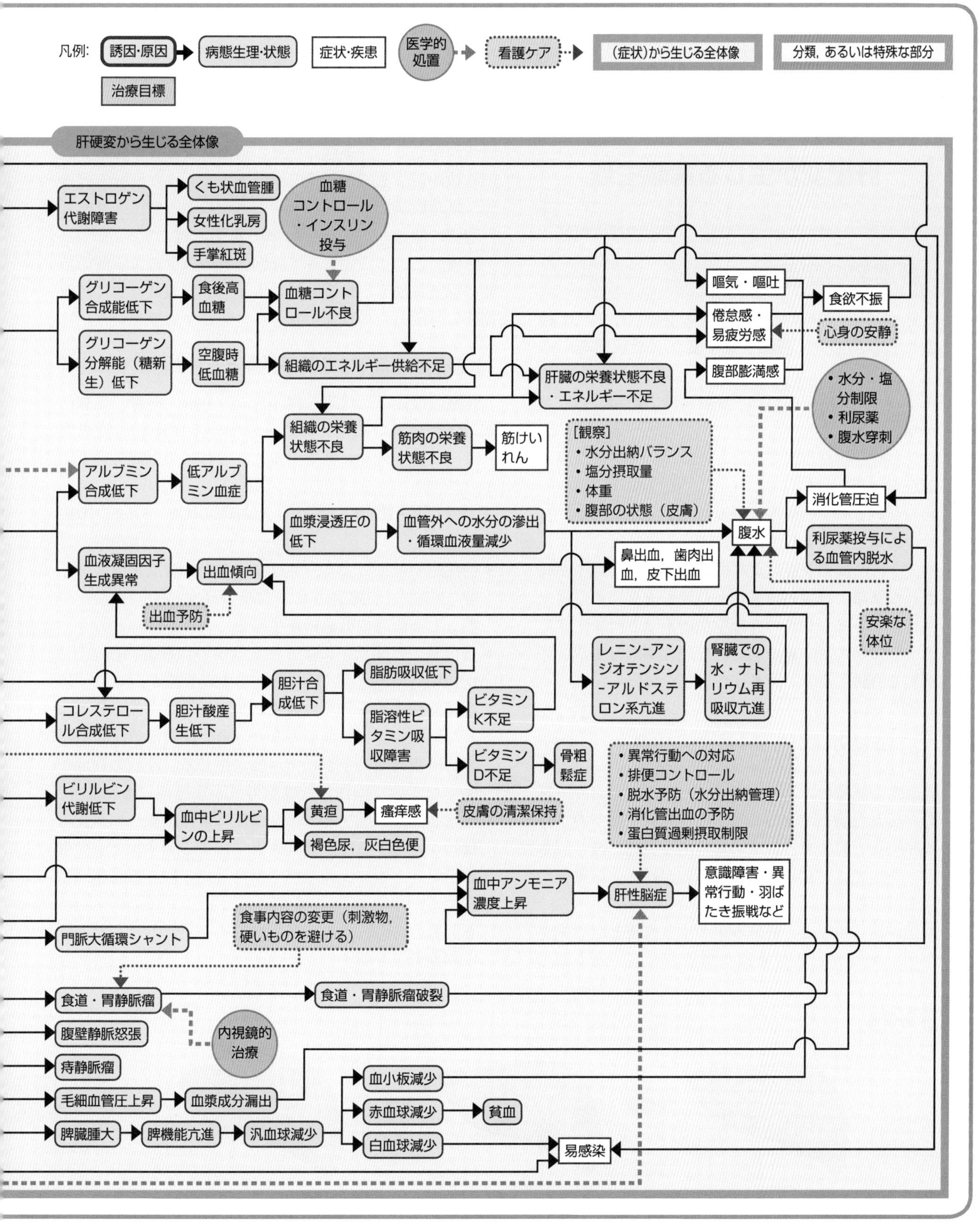
凡例:
誘因·原因
病態生理·状態
症状·疾患
医学的処置
看護ケア
(症状)から生じる全体像
分類，あるいは特殊な部分
治療目標
肝硬変から生じる全体像
エストロゲン代謝障害
くも状血管腫
女性化乳房
手掌紅斑
血糖コントロール・インスリン投与
グリコーゲン合成能低下
食後高血糖
血糖コントロール不良
グリコーゲン分解能（糖新生）低下
空腹時低血糖
組織のエネルギー供給不足
嘔気・嘔吐
食欲不振
倦怠感・易疲労感
心身の安静
肝臓の栄養状態不良・エネルギー不足
腹部膨満感
・水分・塩分制限
・利尿薬
・腹水穿刺
組織の栄養状態不良
筋肉の栄養状態不良
筋けいれん
[観察]
・水分出納バランス
・塩分摂取量
・体重
・腹部の状態（皮膚）
アルブミン合成低下
低アルブミン血症
消化管圧迫
血漿浸透圧の低下
血管外への水分の滲出・循環血液量減少
腹水
利尿薬投与による血管内脱水
血液凝固因子生成異常
出血傾向
鼻出血，歯肉出血，皮下出血
出血予防
安楽な体位
レニン-アンジオテンシン-アルドステロン系亢進
腎臓での水・ナトリウム再吸収亢進
胆汁合成低下
脂肪吸収低下
コレステロール合成低下
胆汁酸産生低下
脂溶性ビタミン吸収障害
ビタミンK不足
ビタミンD不足
骨粗鬆症
・異常行動への対応
・排便コントロール
・脱水予防（水分出納管理）
・消化管出血の予防
・蛋白質過剰摂取制限
ビリルビン代謝低下
血中ビリルビンの上昇
黄疸
瘙痒感
皮膚の清潔保持
褐色尿，灰白色便
血中アンモニア濃度上昇
肝性脳症
意識障害・異常行動・羽ばたき振戦など
門脈大循環シャント
食事内容の変更（刺激物，硬いものを避ける）
食道・胃静脈瘤
食道・胃静脈瘤破裂
腹壁静脈怒張
内視鏡的治療
痔静脈瘤
毛細血管圧上昇
血漿成分漏出
血小板減少
赤血球減少
貧血
脾臓腫大
脾機能亢進
汎血球減少
白血球減少
易感染

20 肝硬変

Ⅰ 肝硬変が生じる病態生理

1. 肝硬変の定義

肝硬変（liver cirrhosis）とは，正常の肝細胞が壊れて線維組織に置き換わり，**肝臓が硬く変化した状態をいう（図1）**。

肝臓は沈黙の臓器といわれ，肝臓に障害が起こっても症状が現れにくい。

黄疸などの症状が現れてきたときには，すでに肝臓の障害がかなり進行している。

- 症状のないもの：代償性肝硬変
- 症状のあるもの：非代償性肝硬変

このように肝臓の炎症により肝細胞の壊死と再生が繰り返された結果，肝臓の線維化と結節形成を認める病変であり，さまざまな程度の肝細胞機能不全と門脈圧亢進症を示す肝障害の終末像である。肝硬変が進行すると肝細胞がんを合併しやすく，やがて肝不全に陥る。

2. 肝硬変の病態メカニズム

肝臓は生命維持のための重要な機能を担っており，再生能力の優れた臓器である。しかし，肝炎や長年のアルコール摂取などにより，肝臓の慢性的な炎症が繰り返されると，再生できずに壊死する肝細胞が増え，線維化が進行する（**図2**）。

線維化が進行すると，肝臓本来の小葉構造と血管系が破壊され，偽小葉と再生結節が形成される。偽小葉では，肝臓内の血流が阻害されることでさらなる肝細胞の壊死が起こる。肝細胞の壊死が高度になると，正常な肝細胞数が減少し，肝予備能が低下する。また肝臓の線維化，構造改築は，類洞の血流障害からの門脈圧亢進や肝内胆管の胆汁の排泄障害（遮断）を引き起こす。

肝硬変とは，このように肝細胞数の減少による肝予備能の低下に加え，構造改築による門脈圧亢進，胆汁排泄遮断に付随した多様な症状を引き起こす病態をいう。

1）肝硬変で低下する肝予備能とそれに付随する症状

肝臓の機能は，代謝，胆汁合成，分解・解毒，生体防御の4つに分けて考えることができる（**表1**）。肝硬変によって肝予備能が低下すると，これらの機能も低下する。

1 代謝（糖・蛋白質・脂質の3大栄養素の代謝，ホルモン代謝）の低下

- 糖代謝の低下により，グリコーゲンの合成・貯蔵，分解（糖新生）が障害され，食後の高血糖や，夜間・早朝など空腹時の低血糖が生じる
- 蛋白質の代謝低下により，血液中の血液凝固因子（プロトロンビンやフィブリンなど）の生成異常が起こり，出血傾向が生じる。また血漿アルブミン合成能の低下により低アルブミン血症となり，血漿膠質浸透圧の低下から細胞外液の量が増え浮腫が生じる。浮腫の程度が強くなると，増加した細胞外液が腹腔内にもたまり，腹水となる。低アルブミン血症により組織への栄養の供給が不足すると，糖代謝異常によるエネルギーの供給不足とともに，倦怠感や易疲労感といった症状が増強する
  ▶肝臓への栄養・エネルギー供給不足は，さらなる肝機能低下を招く

図1　肝硬変

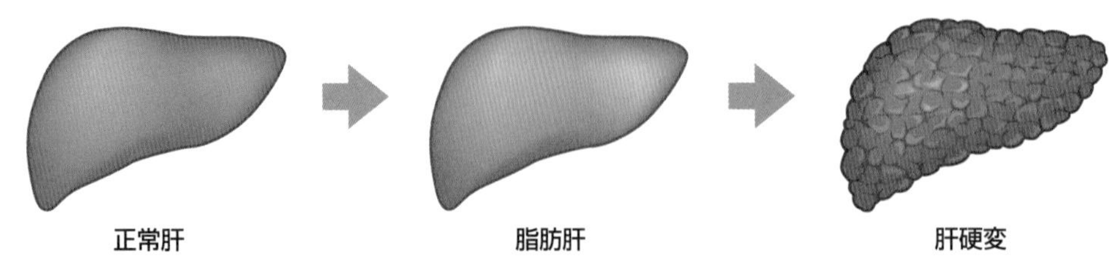

図2 肝硬変とは

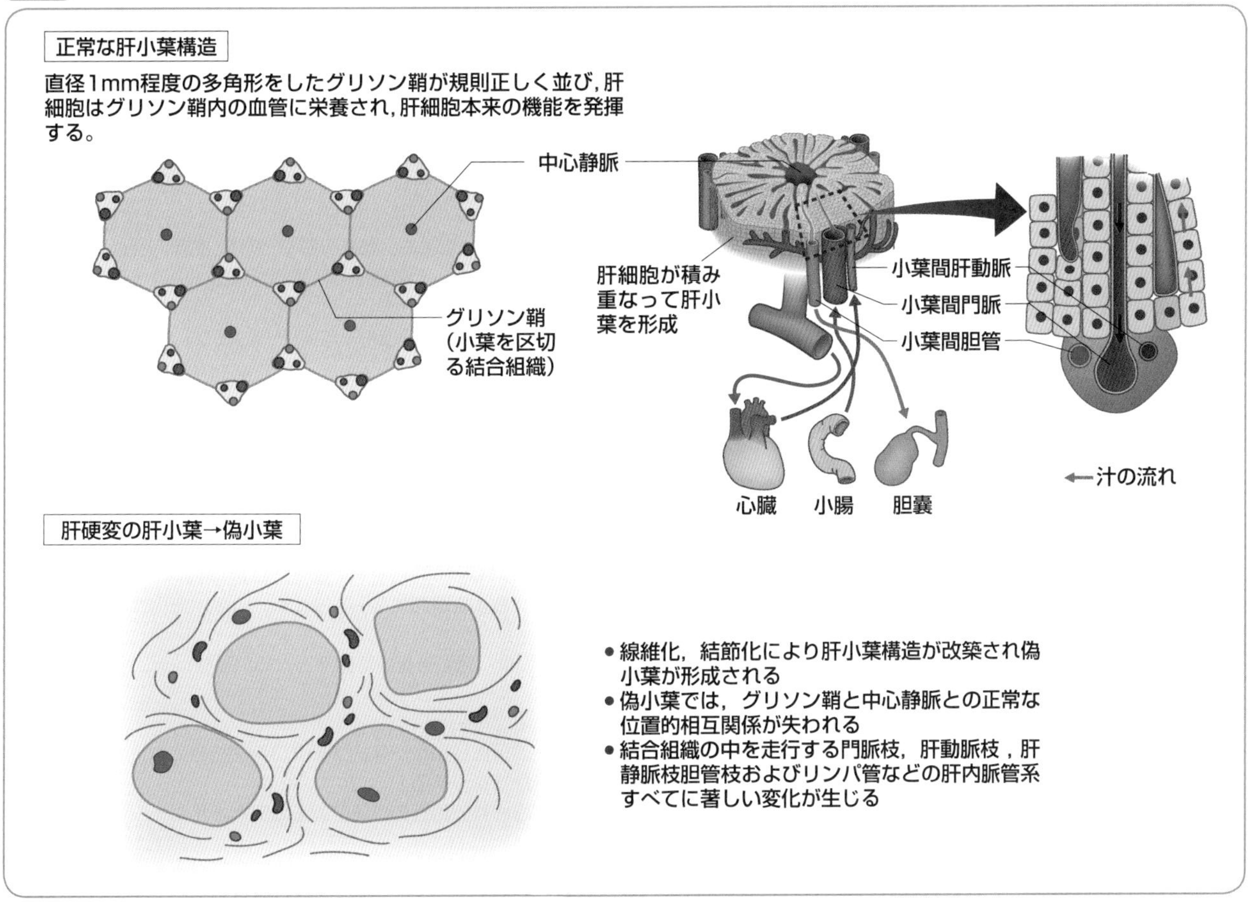

- 脂質の代謝低下により，コレステロールやリポ蛋白質の合成が障害される。
- ホルモン（特に女性ホルモン）代謝低下により，女性化乳房や手掌紅斑，クモ状血管腫などの皮膚症状が生じる

2 胆汁合成・分泌の低下

胆汁合成・分泌低下により，胆汁の働きである脂肪の吸収が低下し，脂溶性ビタミン（A，D，E，K）も含めた脂肪の吸収障害が生じる。長期の脂肪（特に脂溶性ビタミン）吸収障害では，ビタミンD吸収障害による骨粗鬆症やビタミンK吸収障害による出血傾向が生じる。

3 有害物質の分解・解毒の低下

- ビリルビンの分解・解毒の低下（＝グルクロン酸抱合能の低下）により，ビリルビンが血液に蓄積（高ビリルビン血症（Bil）＞2mg/dL以上）し，黄疸，褐色尿，灰白色便が生じる
- アンモニアの分解・解毒の低下で，血中アンモニア濃度が上昇し，高アンモニア血症（NH3＞80μg/dL）による肝性脳症（意識障害，異常行動，はばたき振戦など）が生じる
- 薬物の分解・解毒の低下により，薬剤の副作用症状が生じる
  - ▶肝硬変では薬物代謝の障害により，オピオイド（医療用麻薬）や一部の抗不安薬や睡眠薬などは，使用中止や，通常より少ない用量での慎重投与となる

4 生体防御機能の低下

肝内血流障害により，類洞のクッパー細胞をはじめとする類洞壁細胞による免疫機能が低下し，易感染状態となる。

2）肝硬変に伴う門脈圧亢進に付随する症状

門脈は，腸間膜静脈と脾静脈が合流してできる静脈である。肝硬変に伴う門脈圧亢進症では，本来肝臓に流れる血流が阻害されることで，門脈を迂回するための食道静脈経路，臍傍静脈経路，直腸静脈（痔静脈）経路の3つの側副血行路が発達する。また，門脈に流れ込む脾静

表1　肝臓の機能

代謝	三大栄養素の代謝	糖代謝	●腸管で吸収され門脈を経て肝臓に運ばれたブドウ糖や果糖などを分解し，グリコーゲン（動物性の貯蔵糖質）として再合成し貯蔵する ●血液中のグルコース濃度（血糖値）が低下すると，膵臓から分泌されるグルカゴンに反応し，貯蔵糖質であるグリコーゲンを分解し，血中グルコース濃度を維持する（糖新生） ●血液中のグルコース濃度が上昇すると，膵臓から分泌されるインスリンに反応し，血液中のグルコースを取り込みグリコーゲンとして貯蔵し血糖を調節する
		蛋白質代謝	●腸管内で蛋白質から分解され，門脈を経て肝臓に運ばれたアミノ酸を分解し，筋肉，皮膚，毛髪，爪，臓器，神経などの細胞組織の成分となるアミノ酸（蛋白質）として再合成し，類洞へ放出，血液を通して各組織に届ける ●これら肝臓で再合成されるアミノ酸（蛋白質）には，血液凝固因子，血漿アルブミン，免疫グロブリン，ホルモンなども含まれる
		脂質代謝	●腸管で吸収されリンパ管を経て，血液中に取り込まれ肝臓に運ばれた脂質を分解し，リポ蛋白質を再合成し，類洞へ放出，血液を通して各組織に届ける ●脂肪代謝産物から身体の機能を調節するホルモンの材料となるコレステロールを合成する。また，合成したコレステロールから胆汁の主成分となる胆汁酸を生合成する
	ホルモン代謝		●エストロゲン（女性ホルモン）などのホルモンを分解し不活化する。また，不足しているホルモンの分泌を促し，適正なホルモン濃度が体内で維持されるよう調節する
胆汁合成・分泌			●脂肪の消化・吸収を助ける胆汁を合成し，肝内胆管，総胆管を経て膵液とともに腸管（十二指腸開口部）へ分泌する
有害物質の分解・解毒			●ヘモグロビンの代謝産物で毒性のある脂溶性の間接ビリルビンを，グルクロン酸抱合により水溶性の直接ビリルビンに変換し，胆汁の成分として胆管から排泄する ●腸管で蛋白質がアミノ酸に分解されたときに生成される毒性のあるアンモニアをオルニチン回路で無害な尿素に変換し，腎臓から尿として排泄する ●薬物やアルコールなどを代謝し，胆汁の一部として消化管から排泄したり，血液を経由し尿から排泄する
生体防御			●類洞の貪食能を有する樹状細胞などが，細菌など体内に侵入してきた異物を分解する。またそれらは抗原提示により獲得免疫への橋渡しを行い，感染防御を行う ●大腸がんや胃がんなど門脈を経由して肝臓に転移しやすいがん細胞や，肝臓に発生する肝細胞がんの処理を，ナチュラル・キラー（NK）細胞が行う。その他，クッパー細胞や単球由来マクロファージなども有害物質や異物処理，抗原提示などにより生体防御を行う

脈の血液もうっ滞し，脾腫と脾機能亢進が生じる。

1 側副血行路の発達（図3）

①**食道静脈経路**：胃上部～食道粘膜下層を走る静脈の経路。この経路の血管は細く，側副循環の血流をカバーできず，胃・食道静脈瘤が生じるが，門脈圧に抵抗できなくなると破裂する

②**臍傍静脈経路**：胎児循環の臍静脈を復活させて臍から体表面の表在静脈を使って戻す経路。側副循環により臍部の表在静脈の怒張し，いわゆるメデューサの頭と呼ばれる腹壁静脈怒張が生じる

③**直腸静脈（痔静脈）経路**：内腸骨静脈から下大静脈に戻す経路。側副循環により静脈瘤（痔核）が形成されることがある

2 脾腫・脾機能亢進

門脈圧亢進により脾静脈の血液がうっ滞すると，脾腫・脾機能亢進をきたす。

脾腫・脾機能亢進では，汎血球減少による症状（血小板減少による出血傾向，赤血球減少による貧血，白血球減少による易感染など）が現れる。

3. 肝硬変の分類

肝硬変は臨床的に，肝不全症状の有無によって❶代償性肝硬変，❷非代償性肝硬変の２つに分類される。

図3 側副血行路

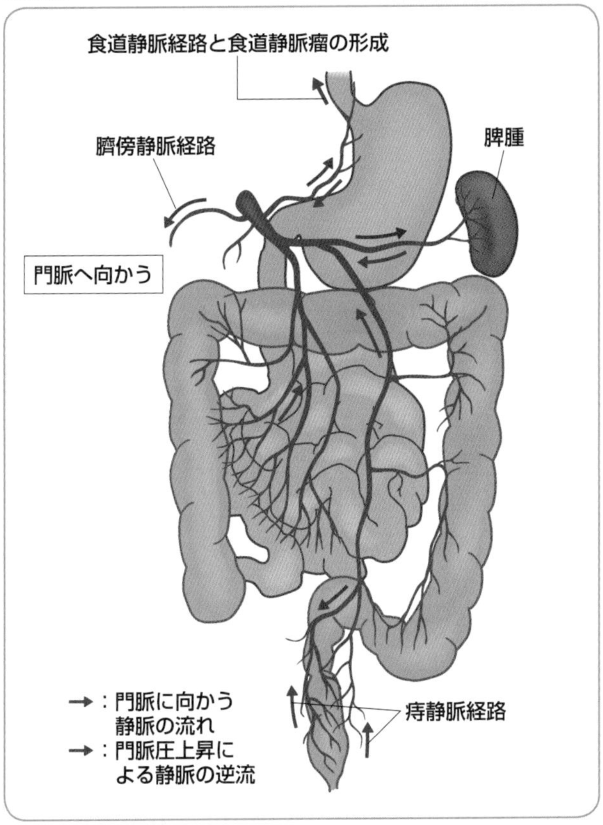

代償性肝硬変とは，腹水・浮腫・黄疸・肝性脳症などの肝機能の低下・門脈圧亢進症による症状がいずれも認められない場合をいい，非代償性肝硬変とはそれらの症状のいずれかが認められる場合をいう。

肝硬変の重症度の評価については，**Child-Pugh 分類**が用いられ，これをもとに治療方針が決定される（**表2**）。

4. 肝硬変の主な症状

代償期の肝硬変では症状に乏しいが，病状が進行し非代償期となると，肝細胞数の減少に伴う肝予備能の低下による症状のほか，肝臓の線維化に伴う門脈圧亢進に付随する症状が複雑に絡み合い多様な症状が認められる（**表3**）。

1 浮腫・腹水

低アルブミン血症による膠質浸透圧の低下，門静圧亢進による毛細血管内圧上昇により生じる。また，レニン‐アンジオテンシン‐アルドステロン系のホルモンバランスの崩れによる水の再吸収亢進も影響する。

表2 Child-Pugh 分類

判定基準	1点	2点	3点
血清アルブミン（Alb）（g/dL）	3.5 以上	2.8 ～ 3.5	2.8 未満
血清ビリルビン（Bil）（mg/dL）	2.0 未満	2.0 ～ 3.0	3.0 以上
腹水	なし	軽度（コントロール可能）	中等度以上（コントロール困難）
肝性脳症（度）	なし	Ⅰ～Ⅱ度	Ⅲ度以上
プロトロンビン活性（%）	70 以上	40 ～ 70	40 未満

＊各項目のポイントを加算してその合計点で分類する
＊ Child-Pugh A：5 ～ 6 点，Child-Pugh B：7 ～ 9 点，Child-Pugh C：10 ～ 15 点

表3 肝硬変の主な症状

	代償期	非代償期
肝予備能	㊂高	㊀低 → 肝不全
症状	倦怠感・易疲労感 ＊自覚症状乏しい	●浮腫，腹水 ●出血傾向 ●肝性脳症（羽ばたき振戦，異常行動，意識障害） ●高血糖，低血糖（血糖コントロール不良） ●女性化乳房，くも状血管腫，手掌紅斑 ●黄疸，褐色尿，眼球結膜の黄染，瘙痒感 ●食道・胃静脈瘤（消化管出血）

2 出血傾向（鼻出血，歯肉出血，下肢出血など）

血液凝固因子の生成の障害，ビタミンKの吸収障害，門脈圧亢進による脾腫，それに伴う血小板減少などにより生じる。

3 肝性脳症（羽ばたき振戦，異常行動，意識障害）

アンモニアの解毒作用の障害（血中アンモニア濃度上昇），また門脈圧亢進に伴う門脈‐大循環間の側副血行路が形成（本来肝臓で代謝されるべきアンモニア濃度の高い血液が肝臓を経由せず直接脳に流れ込む）により生じる。

便秘や消化管出血，脱水などが誘因となる。

● **便秘**：腸内蛋白質分解亢進による高アンモニア血症▸▸▸

肝性脳症

- **消化管出血**：血液そのものが蛋白質▸▸▸高アンモニア血症▸▸▸肝性脳症
- **脱水**：血液の濃縮▸▸▸アンモニア濃度上昇▸▸▸肝性脳症

4 高血糖，低血糖（血糖コントロール不良）

グリコーゲンの合成・貯蔵・分解（糖新生）の障害，門脈圧亢進による門脈 - 大循環間の側副血行路が形成門脈（肝臓で糖代謝を受けない血液が直接末梢に流入する）により生じる。

5 女性化乳房，クモ状血管腫，手掌紅斑

女性ホルモンの分解・代謝障害により生じる。

6 黄疸，褐色尿，灰白色便，眼球結膜の黄染，瘙痒感

ビリルビンの解毒・排泄障害によって生じる。

7 食道，胃静脈瘤（消化管出血）

門脈圧亢進による側副血行路（食道静脈経路）の発達により生じる。破裂すると吐血，下血（黒色便）などの大出血をきたす。

5. 肝硬変の検査・診断

臨床的には，血液検査や画像検査による肝機能の程度の評価から肝硬変が診断される。正確な肝硬変の進展度の診断が必要な場合は，肝生検が行われる。食道・胃静脈瘤の診断には，上部内視鏡検査が行われる。

1 血液検査（肝硬変で特徴的な検査所見）

①血液一般検査

- **汎血球減少**：Plt（血小板）減少，WBC（白血球）減少，RBC（赤血球）減少

②血液生化学検査

- **肝細胞の障害**：AST（アスパラギン酸アミノトランスフェラーゼ）（GOT/ アスパラギン酸アミノ基転移酵素）上昇，ALP（アルカリフォスファターゼ）上昇（AST>ALT）
  ＊ただし，正常肝細胞の減少により AST，ALT の上昇は軽度にとどまる。
- **物質合成能の障害**：Alb（アルブミン）減少，ChE（コリンエステラーゼ）減少，PT（プロトロンビン時間）延長
- **解毒機能の障害**：NH_3（アンモニア）上昇，T-Bil（総ビリルビン）
- **その他**：A/G 比（アルブミン / グロブリン比）（Alb/Glb 比）＜ 1，AFP（肝細胞がん腫瘍マーカー）上昇
  ▶肝硬変では 1 ～ 2 カ月に 1 度 AFP を検査し，値の変動から肝がんの発生を評価する。

2 腹部超音波（エコー）検査，腹部 CT 検査

- 肝実質の変化（肝表面の凹凸，内部構造の粗さ，左葉の相対的腫大など），側副血行路，脾腫，腹水を確認する
- 肝細胞がんの診断も可能である

3 腹腔鏡肝生検

肝臓の炎症の程度，線維化の程度を把握する。

4 上部消化管内視鏡検査

食道胃静脈瘤の存在を確認する。

6. 肝硬変の治療

肝硬変では，根治的治療ができないため対症療法と致死的な状況を回避するための予防的治療が中心となる。

主な治療の目的は，❶肝予備能の温存，❷腹水，門脈圧亢進症，食道静脈瘤，肝性脳症などの合併症の早期発見・治療，❸肝細胞癌の予防である。

重症度や原因等によって治療法は異なるが，一般的には，食事・栄養療法と薬物療法が中心となる。その他，肝硬変によって生じるさまざまな症状に対しては，対症療法が実施される。

1）食事・栄養補助療法

1 代償期

- 食事制限はない。適正エネルギー量および良質な蛋白質を含んだバランスのよい食事とする
- 飲酒は肝障害を悪化させるため禁酒とする

2 非代償期

- 高アンモニア血症（肝性脳症）の発症時には，植物性蛋白質を主体とした低蛋白食とする
- 血液中のアルブミン（Alb）や BCAA（BTR：総分岐鎖アミノ酸 / チロシンモル比）が低下していれば，BCAA 製剤（リーバクト®顆粒，アミノレバン®EN，ヘパン ED®など）を使用する
- 浮腫・腹水がある場合は，塩分制限（3 ～ 6g/ 日）を行う
- 蛋白エネルギー低栄養（protein energy malnutrition：PEM）がある場合は，LES（late evening snack）を用い，夜間のエネルギー不足を補う
- 食道静脈瘤がある場合には，刺激の強いものや硬い食べものを避ける

2）薬物療法

- 肝機能が低下し，AST，ALT が持続的に高値を示す場合は，肝庇護薬（グリチルリチン製剤（強力ネオミノファーゲンシー®，グリチロン®など），ウルソデオキシコール酸（ウルソ®など）が投与される

- 浮腫・腹水に対しては，利尿薬（アルダクトンA®，ラシックス®など），アルブミン製剤（血清アルブミン（Alb）値が2.5g/dL未満のとき）が使用される
- 肝性脳症の便通対策としてラクツロースやラクチトールを投与し，大腸内のpHを低下させ，アンモニアの産生や吸収を抑制し，排便を促進させる。また，腸管内におけるアンモニアや芳香族アミノ酸を抑制するため，抗菌薬（リファキシミン）や分岐鎖アミノ酸（BCAA）が投与される
- 肝性糖尿病（高血糖）に対しては，インスリンが投与される
  ▶肝硬変では肝臓における薬物代謝が障害されるため，原則，経口血糖降下薬ではなくインスリンが使用される。

3）その他

- 症候性腹水（腹囲増大や体動困難などの症状を伴う腹水）に対し腹水穿刺が行われる
- 食道・胃静脈瘤に対して内視鏡的治療が行われる。ただし，効果は一時的であるため反復して実施するが必要ある
  ①**内視鏡的静脈瘤硬化療法（EIS）**：内視鏡で静脈瘤を確認しながら注射針で穿刺し，硬化剤を注入し血栓化させて静脈瘤を固める方法
  ②**内視鏡的静脈瘤結紮術（EVL）**：内視鏡の先端にO-リングという輪ゴムを装着し，静脈瘤を吸引しながら根部をゴムで縛り，血流を途絶させる方法。緊急時の止血術に多用される。EISと併用されることが多い。全身状態が安定していれば実施可能。全身状態が不安定な場合は，バルーンタンポナーデ法（S-Bチューブによる圧迫止血）が行われる。

Ⅱ 肝硬変の看護ケアとその根拠

1. 肝硬変の観察ポイント

ケアにつなげるため，以下について把握する。

- 症状（浮腫，腹水，黄疸，出血傾向，肝性脳症，食欲不振，倦怠感など）や検査データの推移を確認しつつ，肝機能の程度や状態を把握する
- 病気の進行や治療に関連する不安など，心理・社会的側面の状態を把握する

2. 肝硬変の看護目標

1 代償期

❶肝臓の負担をできるだけ軽減し，細胞の修復を助けるための行動をとることができる
❷疾患と治療の必要性について理解し，治療を継続することができる

2 非代償期

❶苦痛症状が緩和される
❷致死的な病態に至る徴候を予防・早期発見し，対処することができる
❸予後への不安などの心理的葛藤をコントロールすることができる

3. 肝硬変の看護ケア

1）代償期

疾患の受け止め方，治療への理解度，生活環境について把握し，肝臓の負担をできるだけ軽減し細胞の修復を助けるための自己管理支援を行う。また治療を継続できるよう支援する。

- 正しい病識の獲得のため，適時説明を行う
- 食事指導：禁酒・禁煙を守り，適正エネルギーでバランスよく摂取するよう指導・支援する
- 適度な運動の継続指導・支援する
- 定期受診，処方薬内服を確実に行うよう指導・支援する

2）非代償期

症状緩和を中心とした苦痛への援助，肝性脳症や食道・胃静脈瘤など，致死的な状況を回避するためのケアを行う。

1 全身倦怠感・疲労感への援助

- 著しい全身倦怠感・疲労感がある場合は，安楽な体位による臥床を促す
- 不足するセルフケアを補いつつ，必要な活動が行えるよう援助する
- 利尿薬の投与等は，夜間に排尿が増え睡眠が妨げられないように，薬の作用発現時間を考慮する
- 利尿薬投与中は，頻回な排尿に備えてベッドサイドに

ポータブルトイレを用意したり，トイレに近い病室を配慮する
- 必要以上の安静は筋力低下を招き，筋肉における糖代謝・アンモニア代謝機能障害による倦怠感・疲労感を助長するため行わない
- 筋肉量を維持し，糖代謝・アンモニア代謝機能を維持するため，無理のない範囲内で活動できるよう援助する

2 浮腫・腹水に対する援助
- 臥床の際，浮腫のある部位を挙上する。また入浴時にマッサージし，リンパ液や血液の循環を促す
- 浮腫のある部位は皮膚が伸展して脆弱になっているので爪などで傷つけないよう注意する
- 腹水がある場合は，腹壁の緊張をとり，横隔膜を下げ胸郭を広げ呼吸が安楽にできるよう，ファーラー位またはセミファーラー位とする
- 寝衣は腹部が圧迫しないものを選択する
- 塩分制限の指示があれば，塩分制限食を継続できるよう指導・援助する（食欲不振を助長しないよう塩以外の調味料で味付けをし，食事摂取量が低下しないようにするなど）
- 利尿薬を確実に投与し，効果を評価する（体重測定，腹囲測定，自覚症状の変化など）
- 転倒の危険が避けられ，動きやすい環境を整える
- 腹腔穿刺が行われる場合は，腹腔内圧の急激な低下によるショック症状の予防・早期発見に努める。処置中は安楽な体位を工夫し，不安や緊張をほぐす声かけなどを行う

3 瘙痒感に対する援助
- 血清ビリルビン（Bil）値が高く黄疸がある場合は，瘙痒感が生じないよう室温・湿度を適切に保つとともに，皮膚の乾燥を予防する
- 寝衣は皮膚への刺激が少ないものを選択し，清拭時は，瘙痒感軽減のために炭酸水素ナトリウムなどのアルカリ性薬品を用いることも検討する

4 食道静脈瘤破裂に対する援助
- 食道・胃静脈瘤の破裂を予防するために，極端に熱いもの，冷たいもの，固いものは食べないよう指導する
- 食物はよく噛んでから嚥下し，魚の骨や硬いせんべい，粉っぽくむせやすい食品など，静脈瘤を刺激する危険性のある食物の接種は控えてもらう
- 胸腔内圧が急激に上昇するような動作（重い荷物を持つ，激しい咳嗽など）を避けてもらう
- 吐物や便に血液が混入している場合は，出血を起こしている徴候のため，速やかに報告するよう指導する
- 排便時の怒責により食道静脈瘤破裂を起こす可能性もあるため，便通を整える
- 内視鏡的静脈瘤硬化療法（EIS）や内視鏡的静脈瘤結紮術（EVL）実施する場合は，操作に伴う出血とそれによる肝性脳症の誘発リスクを考慮し，バイタルサインや全身状態の観察とともに，下血の有無や意識レベ変化に注意する
- 吐血時は誤嚥を防ぐため，側臥位にするか顔を横に向ける。吐物は速やかに処理する。吐物により不快感や再嘔吐を誘発するため，含嗽や口腔内清拭を実施する。同時に患者の不安を軽減する
- 緊急処置としてEVLやS-Bチューブ挿入が行われる場合はその看護を行う

5 肝性脳症に対する援助
- 蛋白質摂取を制限する。摂取する場合は植物性蛋白質を摂取する。蛋白質はアンモニアの原料となり肝性脳症を悪化させるためできる限り控える
- 腸管内におけるアンモニアや芳香族アミノ酸を抑制するため，抗菌薬（リファキシミン）や分岐鎖アミノ酸（BCAA）を投与する
- 便秘予防のため，繊維の多い食品（ごぼう，セロリ，キャベツ等）を多く摂取してもらう
- 食事でコントロールできない場合は緩下薬（ラクツロース）投与を考慮する
- 昼夜逆転しないよう生活リズム整える（肝性脳症で昼夜逆転する）
- 意識障害により，点滴や尿道カテーテルの自己抜去や転倒・転落，外傷の危険性があるため，ベッドサイドの環境整備を行う。頻繁に訪室し，患者の安全を確認する
- 精神面での安静を図るため，声かけや環境整備，家族への援助も必要である

6 出血傾向に対する援助
- 血小板数の減少や血液凝固機能が低下している場合は，深爪をしない，鼻を強くかまない，歯ブラシは柔らかいものを使用する，など出血するような刺激を避けるよう指導する
- 転倒しないよう環境整備する

7 高血糖・低血糖予防
- 1度に大量に食べない，糖質の大量摂取に注意してもらうよう援助する
- 空腹時間を長くしない，少量ずつ頻回にとるように援助する

［田場真理］

《文献》

1）北村聖総編：臨床病態学２巻，第２版．ヌーヴェルヒロカワ，2013．
2）松田明子・他：系統看護学講座専門分野Ⅱ　消化器　成人看護学５，第14版．医学書院，2017．
3）日本消化器病学会：肝硬変診療ガイドライン2015（改定第２版）．〈https://www.jsge.or.jp/files/uploads/kankohen2_re.pdf〉（2021年６月閲覧）

Column　自己管理

「自己管理」とは，「個人の症状，治療，身体的・心理的な影響を管理し，生来の生活スタイルを慢性の状態とともに変えていく能力」と定義している[1]。

慢性疾患では，患者が主体的に「自己管理」をして病気をコントロールすることが求められる。しかし患者は，治療に必要な薬を正しく飲むことや，指示された食事療養や運動療法等を実施しなければならないこと，定期的な受診が必要であることを知ってはいるが，詳しい理由や内容・方法まで知っているとは限らないし，知っていても，実行できるとは限らない。

患者の「自己管理」能力を高め，適切な行動がとれるように支援するには、患者の状況に即した患者教育が必要で，実際の医療や療養の場では看護師がその役割を担うケースが多い。したがって，看護師には，患者教育に関する知識や技術が求められている。

1．自己管理のための患者教育

さまざまな方法で患者教育を受けて退院した患者が，コントロール不良となって入退院を繰り返した場合，多くの医療者は患者のせいだと責めたり，「自己管理ができない困った患者」とレッテルを貼ってしまったり，反対に躍起になって「さらに教育を」と提案してしまうことがある。

一方の患者は，身体の苦痛と併せて「自分はできない，情けない」と悩み，将来を悲観して，自己管理のモチベーションまで低下するといった負のスパイラルに陥る可能性がある。

このような場合には，なぜ，自己管理ができないのか，どうすれば望ましい行動に変容するのか，について的確にアセスメントをして効果的な患者教育が実施できれば，回避可能になると考えられる。

患者教育を行ううえでの重要ポイントは，❶患者自身が自己管理に必要な知識や技術を習得することに意味があると思えること，❷起こっている事柄を自分の問題としてとらえて，解決したいと思えること，❸自分は“解決のための能力をもっている”という自信がもてることである。

看護では，❶～❸についての情報収集・アセスメントをした上で到達目標をあげて介入し，その達成度から評価をして次の段階につなげていくが，この過程で活用可能なモデルを以下に紹介する。

2．変容ステージモデル

1980年代前半に，禁煙プログラムのために開発されたモデル[1]だが，現在は，食事や運動をはじめ健康上の問題行動に対する変化をテーマとして幅広く研究と実践が進められており，患者のアセスメントや患者教育にも活用できる。

このモデル[2]では，「変容ステージ」「意思決定のバランス」「自己効力感」「変容プロセス」を主要概念として，人が行動を変えて維持できるようになるには，❶無関心期，❷関心期，❸準備期，❹実行期，❺維持期の５つの変容ステージを通ると考えている。各ステージには，行動変容に至るための課題があり，その課題を達成したときに次ステージに進むが，何らかの理由でその達成が妨げられたときには，逆戻りする場合もある。

患者がどのステージにいるのかは，**図１の「変容ステージ」**の「行動を変え」を「目標とする具体的な行動」に置き換えることで判定が可能となる。

次のステージに進むには，患者の言動（情報）を収集・アセスメントをし，患者の「健康上の問題行動」と患者の現在の「変容ステージ」を判断し，次のステージへの移行に有効な「変容プロセス」と「意思決定のバランス」と「自己効力感」を確認したうえでの働きかけが必要となる。

図1　変容ステージモデル

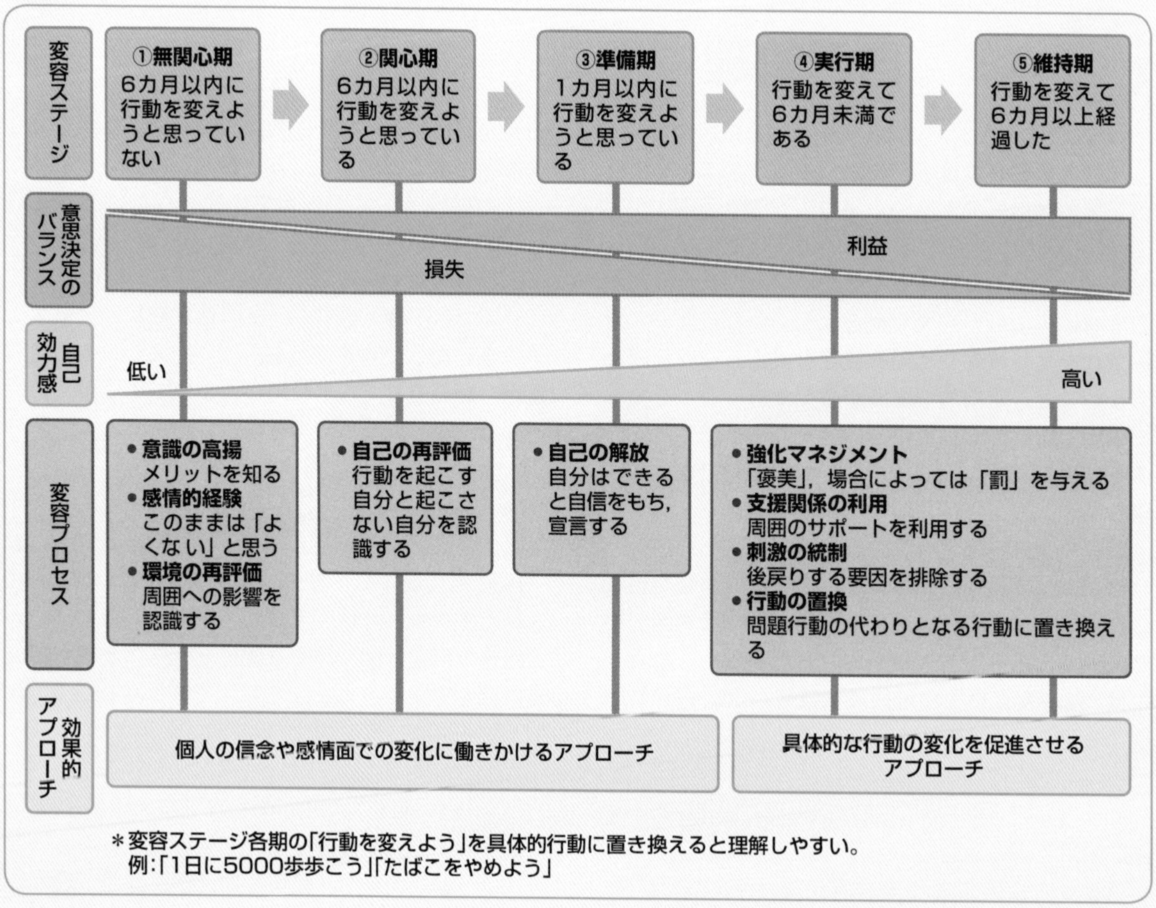

「意思決定のバランス」とは，行動変容に伴って患者自身が知覚する利益と損失のバランスのことで，変容ステージが低い段階では利益よりも損失のほうを強く感じ，ステージが進むに従って損失を感じなくなり，利益を強く感じるようになる。

「自己効力感」は，後述するが，「自分にはできる」という自分の可能性を認識している程度のことで，変容ステージが低い段階では低い傾向にある。

「変容プロセス」は，変容ステージを進むために用いる活動を指している。

3．自己効力理論

自己効力感は，心理学者アルバート・バンデューラが提唱した概念で，セルフエフィカシー（self-efficacy）ともいわれ，個人の行動遂行能力に対する確信の程度と定義している[3)]。簡単にいえば，患者自身が自己管理に必要な行動を実行して，「やり遂げることができる」といった自信や信頼，有能感である。

自己効力感が低い患者は，「自分にはできないだろう」との思いが強く，やる気や行動する気力も低下する。逆に自己効力感が高い患者はモチベーションも高くなり，より積極的な行動をとる。つまり自己効力感を高めれば，自己管理能力を高めることができる。

図2 行動変容のプロセス

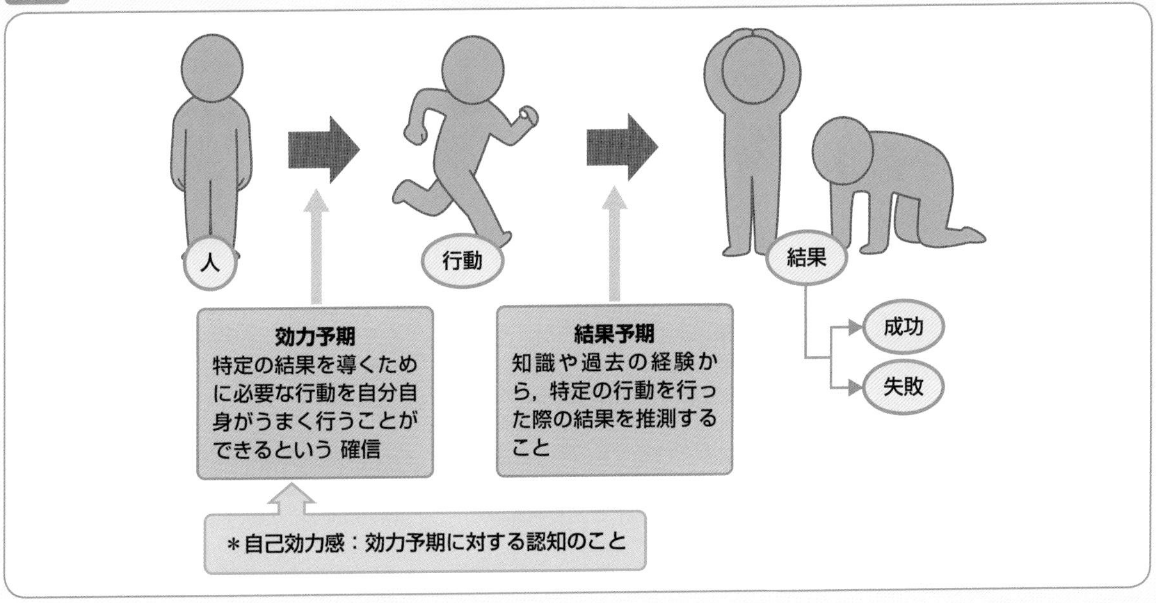

この理論では，人の行動のプロセスには**「効力予期」**と**「結果予期」**の2つの機能があり。特に，自己の「効力予期」に対する認知を自己効力感と称し、重要な役割を果たすとしている**（図2）**[3]。

実際の患者教育では，「必要であるにもかかわらず，行われない行動」に着目する必要がある．しかし，「結果予期」と「効力予期」は，どちらも行動を決定する要因ではあるが，それぞれの予期の対象は異なるため，区別して働きかけていく。

たとえば，アルコール摂取制限や禁酒では「禁酒すると家族が喜ぶだろう」「禁酒すると倦怠感が軽減する」などと思えるかどうかが**「結果予期」**であり，そのために「自分は禁酒生活を頑張れる，お酒を飲みたくなっても我慢できる」と思えるかどうかが**「効力予期」**となる。

この**「結果予期」**と**「効力予期」**の2つを強く思うことができれば，自己効力感が高まり，自己管理能力も高まる。

1）アセスメント

図2に示したように，人の行動のプロセスには「自己効力感（効力予期）」と「結果予期」の2つの機能が必要である。前述した「必要であるにもかかわらず，行われない行動」の原因は，❶自己効力感がないか低下している，❷自己効力感があっても結果予期がない，❸自己効力感も結果予期もないか低下しているが考えられ，原因は必ずしも1つではない。

次に，結果予期と自己効力感（効力予期）のアセスメントについて述べる。

1 結果予期のアセスメント

行動を起こさない・起こせない原因は，1つではない。患者の話に耳を傾けて，結果予期が十分にあるのかを情報収集して，アセスメントにつなげる。不足している場合は，患者の行動と結果が結びついているかを確認し，結びついていない・結びつきが弱い場合には，その理由を情報収集・アセスメントをして，介入につなげる。

2 自己効力感（効力予期）のアセスメント

バンデューラが提唱している自己効力感に影響を与える4つの情報源[3]と，さらに江本が明らかにした6つの要因[4]を**表**に示した。情報源の1つひとつ

表　自己効力感の認識に影響を与える情報源と介入

	情報源	内容と例	介入例
バンデューラが提唱する4つの情報源[3]	①成功体験 ※最も影響力がある	●患者自身が何かを達成したり成功した経験がある ・例：禁煙に成功しているのだから，休肝日も続けられる	●成功体験に関する情報収集をして，実行が可能かを検討して具体的な計画を立案する。 ●低いレベルから徐々に高いレベルの目標設定を行い，成功体験を積み重ねていく。シェイピング法も活用である
	②代理体験	●患者以外の人が何かを達成したことを見たり聞いた結果，自分もやれそうだ」と思う ・例：職場の同僚がジョギングを続けている ・例：あの人ができるのなら，私もできる	●同じ課題をもっている人の体験から学ぶ機会を設けたり，モデルとなる対象を探して交流をもち，その体験を見聞きする
	③言語的説得	●客観的な判断ができる人や信頼できる人から言葉での励ましを得ること ・例：「あなたならできる」と言われる	●助言や説得を受け入れ可能か，どのような相手ならば受け入れられるかについての情報を収集し，介入する
	④生理的・情緒的状態	●その行動をとった結果，身体に起こる変化が心地良いと思えること ・例：体重が減ったら，階段の上り下りが楽になった気がする	●その行動をとった結果，患者が自覚した変化をどのようにとらえているかをアセスメントする ●ポジティブな場合は強化する
江本が示した6つの要因[4]	**要因**	**内容**	**介入例**
	①行動に対する意味づけや必要性	●行動を行う意味づけや必要性を認識すること ●これに価値を置いているほど自己効力感が高くなる	●その意味を患者自身が考える機会を設ける
	②行動の方略	●課題を達成するための方法を知っていて活用できる	●具体的な方法を患者とともに考えたり，提案する
	③原因の帰属	●成功や失敗の原因を明らかにする	●成功や失敗が自分の努力の結果と考えるよりも，自分の能力の結果と考えるほうが自己効力感を高く保てる傾向がある ●物事の原因を内省したり，ともに考える
	④ソーシャルサポート	●活用できるソーシャルサポートがある	●活用可能なソーシャルサポートを多く認識できるようにする ●具体的なソーシャルサポートを示す
	⑤認知能力	●過去や未来の自分を関連づけたり，自分自身を振り返る	●過去・現在・未来を含めた自己に気づけるきっかけをつくる
	⑥健康状態	●自身や家族の健康状態が影響する	●健康状態を可能な限り良好に保つ

図3　自己効力感を高める看護計画の例

O-P（観察計画）

1. バイタルサインや病気の症状
2. 食事の内容と摂取量
3. 運動習慣とその程度
4. 生活上の習慣とその程度
5. 言動や表情
6. 家族の状況（家族構成・キーパーソン等）
7. ソーシャルサポートの有無と種類
8. 患者の認知能力
9. 自己管理に関する知識や技術の理解度や習得度

［計画立案の根拠］

バイタルサインや病気の症状の観察，日常生活に関する情報収集によって健康状態を把握し，さらに患者や家族（キーパーソン）の認知能力や理解度を把握して自己効力感を高めるアプローチにつなげる。

T-P（ケア計画）

1. 自己管理を遂行している他者と接する機会を設ける
2. （信頼できる他者として）励ます
3. 利用可能なソーシャルサポートを紹介する
4. 自己管理できない原因を共に考える（家族も含める）
5. 小さい目標を立てて，達成感を感じる機会を増やす
6. 自分の症状や気持ち等を記録してもらう
7. 取り組みやすい方法を提案する
8. 患者会や疾患の教室を紹介する

［計画立案の根拠］

患者自身が成功体験を積み重ねて，自己効力感を高めることができるようなケアを実践する。患者会やソーシャルサポートを紹介して，代理体験や言語的説得を得る機会をつくったり，自己の生理的・情緒的状態を客観視することで自己効力感を高める。

E-P（教育計画）

1. 多職種と協働した食事療法の指導
2. 多職種と協働した運動療法の指導
   ※家族を含めた指導を行う
3. 自己管理の重要性を説明する
4. 家族（キーパーソン）にも自己効力感について説明し，高めることの重要性や工夫を伝えて協力を得る

［計画立案の根拠］

具体的な療養生活の指導だけでなく「なぜ自己管理が必要なのか」の意味づけや必要性の理解も重要である。多職種と協働した教育によって，新たな信頼できる他者の獲得も期待できる。病気によっては，合併症や感染症予防など多くの指導が必要になるが，自己効力感が高まり自己管理が遂行できれば他の看護計画も介入しやすくなる。

＊疾患より当てはまらない項目もある

について情報収集・アセスメントをして，介入につなげる。

必要とされる行動が実施できない原因が自己効力感にあると考えられる場合には，患者の自己効力感に関する発言や態度，行動から探っていく。

疾患の自己管理ができていない患者の看護計画の例を**図3**に挙げる。看護目標は「疾患の自己管理ができるようになる」とする。

患者の自己管理が成功するには，自己効力感を向上させるアプローチと同時に，ソーシャルサポートも重要となる。「頑張っていますね」「うまくいっていますね」と行動を見ていつも褒めてくれる人がいるといった周囲の人々のサポートによって，自己効力感は高まる。看護師はサポートをしてくれる人として患者から認められる存在にならなければならない。

［梅田尚子］

《文献》

1) Barlow J, Wright C, Sheasby J, et al: Self-management approaches for people with chronic conditions: a review. Patient Educ Couns 48: 177, 2002.
2) Prochaska JO, Velicer WF: The Transtheoretical model of health behavior change. Am J Health Promo 12(1): 38-48, 1997.
3) Bandura A 著，原野広太監訳：社会的学習理論―人間理解と教育の基礎．金子書房，2012.
4) 江本リナ：自己効力感の概念分析．日看科学会誌 20(2)：39-45, 2000.

21 肝がん

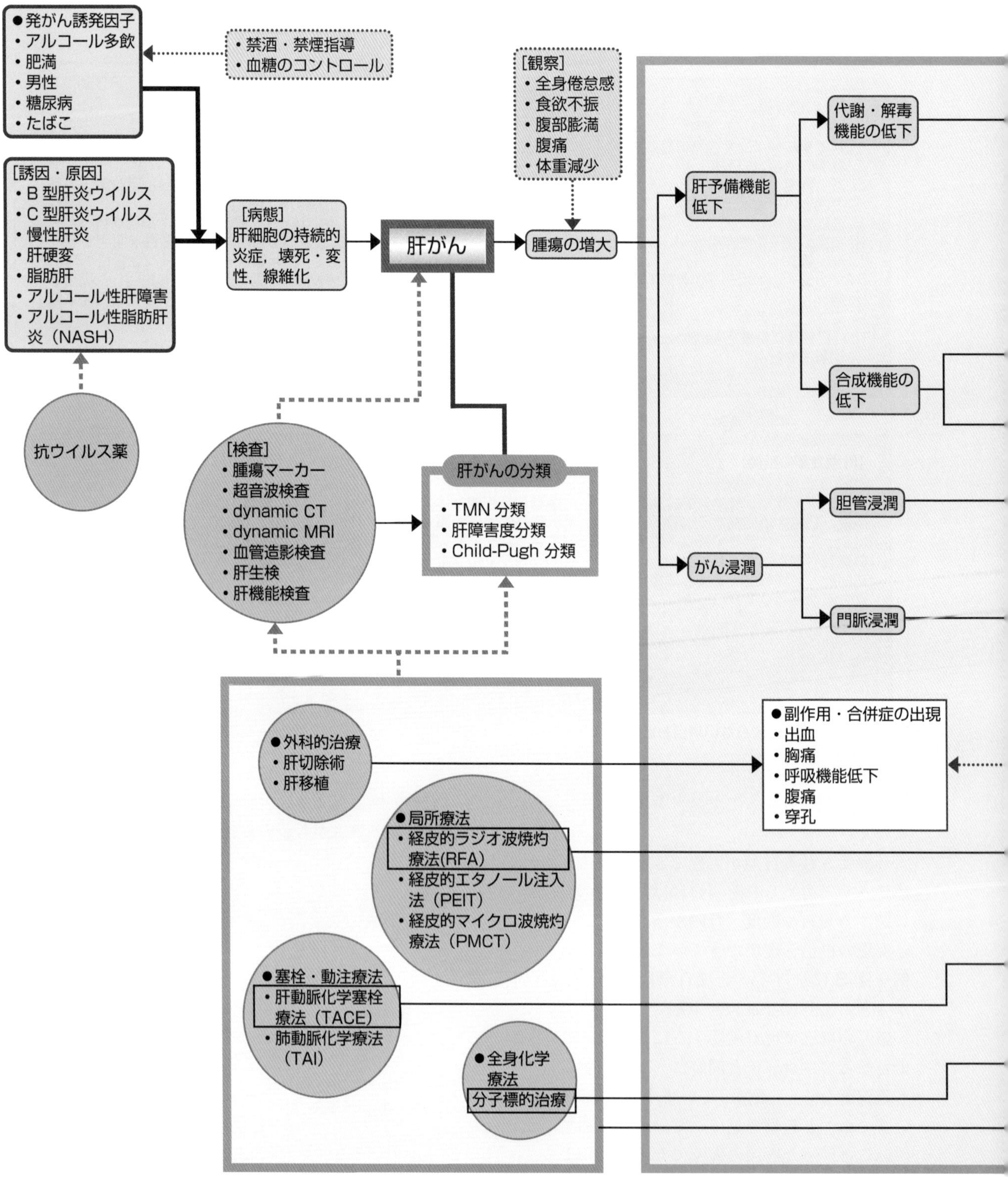
●発がん誘発因子
・アルコール多飲
・肥満
・男性
・糖尿病
・たばこ
・禁酒・禁煙指導
・血糖のコントロール
[誘因・原因]
・B 型肝炎ウイルス
・C 型肝炎ウイルス
・慢性肝炎
・肝硬変
・脂肪肝
・アルコール性肝障害
・アルコール性脂肪肝炎（NASH）
抗ウイルス薬
[病態]
肝細胞の持続的炎症，壊死・変性，線維化
肝がん
[観察]
・全身倦怠感
・食欲不振
・腹部膨満
・腹痛
・体重減少
腫瘍の増大
肝予備機能低下
代謝・解毒機能の低下
合成機能の低下
がん浸潤
胆管浸潤
門脈浸潤
[検査]
・腫瘍マーカー
・超音波検査
・dynamic CT
・dynamic MRI
・血管造影検査
・肝生検
・肝機能検査
肝がんの分類
・TMN 分類
・肝障害度分類
・Child-Pugh 分類
●外科的治療
・肝切除術
・肝移植
●局所療法
・経皮的ラジオ波焼灼療法(RFA)
・経皮的エタノール注入法（PEIT）
・経皮的マイクロ波焼灼療法（PMCT）
●塞栓・動注療法
・肝動脈化学塞栓療法（TACE）
・肺動脈化学療法（TAI）
●全身化学療法
分子標的治療
●副作用・合併症の出現
・出血
・胸痛
・呼吸機能低下
・腹痛
・穿孔

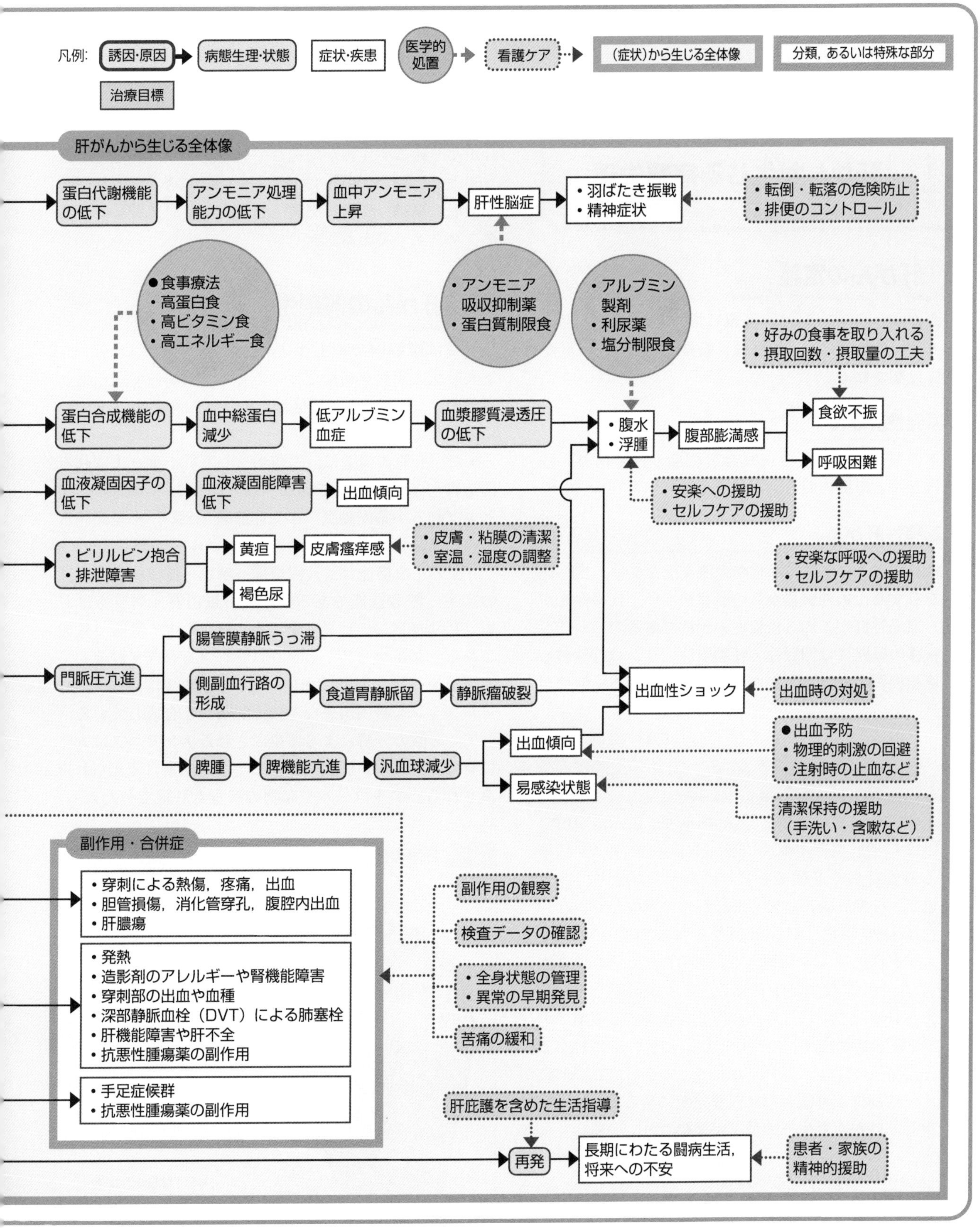
凡例:
誘因・原因
病態生理・状態
症状・疾患
医学的処置
看護ケア
（症状）から生じる全体像
分類，あるいは特殊な部分
治療目標
肝がんから生じる全体像
蛋白代謝機能の低下
アンモニア処理能力の低下
血中アンモニア上昇
肝性脳症
• 羽ばたき振戦
• 精神症状
• 転倒・転落の危険防止
• 排便のコントロール
●食事療法
• 高蛋白食
• 高ビタミン食
• 高エネルギー食
• アンモニア吸収抑制薬
• 蛋白質制限食
• アルブミン製剤
• 利尿薬
• 塩分制限食
• 好みの食事を取り入れる
• 摂取回数・摂取量の工夫
蛋白合成機能の低下
血中総蛋白減少
低アルブミン血症
血漿膠質浸透圧の低下
• 腹水
• 浮腫
腹部膨満感
食欲不振
呼吸困難
血液凝固因子の低下
血液凝固能障害低下
出血傾向
• 安楽への援助
• セルフケアの援助
• ビリルビン抱合
• 排泄障害
黄疸
皮膚瘙痒感
• 皮膚・粘膜の清潔
• 室温・湿度の調整
褐色尿
• 安楽な呼吸への援助
• セルフケアの援助
門脈圧亢進
腸管膜静脈うっ滞
側副血行路の形成
食道胃静脈瘤
静脈瘤破裂
出血性ショック
出血時の対処
脾腫
脾機能亢進
汎血球減少
出血傾向
易感染状態
●出血予防
• 物理的刺激の回避
• 注射時の止血など
清潔保持の援助
（手洗い・含嗽など）
副作用・合併症
• 穿刺による熱傷，疼痛，出血
• 胆管損傷，消化管穿孔，腹腔内出血
• 肝膿瘍
• 発熱
• 造影剤のアレルギーや腎機能障害
• 穿刺部の出血や血種
• 深部静脈血栓（DVT）による肺塞栓
• 肝機能障害や肝不全
• 抗悪性腫瘍薬の副作用
• 手足症候群
• 抗悪性腫瘍薬の副作用
副作用の観察
検査データの確認
• 全身状態の管理
• 異常の早期発見
苦痛の緩和
肝庇護を含めた生活指導
再発
長期にわたる闘病生活，
将来への不安
患者・家族の精神的援助

21 肝がん

Ⅰ 肝がんが生じる病態生理

1. 肝がんの定義

肝がん（liver cancer）は，肝臓に原発する「原発性肝がん」と，他臓器のがんが肝臓に転移する「転移性肝がん」に分類される。

1）原発性肝がん

日本の原発性肝がんの95％は肝細胞がんであり，残りのほとんどを肝内胆管がんが占める[1]。

2）転移性肝がん

肝臓は門脈と肝動脈の二重の血流支配を受け，広い血管床を有するため他臓器からの転移が多い。転移性肝がんは，原発性肝がんの３倍程度の頻度である。

肝転移の経路には門脈性・肝動脈性・リンパ行性のものと直接浸潤があり，胃がんと大腸がんの経門脈転移が多い。

2. 肝がんの疫学

日本では，B型肝炎ウイルス（hepatitis B virus：HBV）あるいはC型肝炎ウイルス（hepatitis C virus：HCV）感染による慢性肝炎や肝硬変を背景に肝がんが生じてきたが，近年，C型肝炎に起因した肝がんは減少している。

これは1990年代にC型肝炎ウイルス（HCV）のスクリーニング開始により新規発生が制御され，それによりHCVのキャリア数が減少に転じたことが関連していると考えられる。さらに近年，B型肝炎に対する核酸アナログ（逆転写酵素阻害薬）の長期内服，C型肝炎に対する直接作用型抗ウイルス薬（direct acting antiviral：DAA）にてウイルス制御が可能となり，肝硬変に至る症例は大幅に減少し，肝がん発生率の低下が期待されている。

一方，ウイルス肝炎の既往がない脂肪肝やアルコール性肝障害やアルコールを摂取していないにもかかわらず，進行性の肝病態である非アルコール性脂肪肝炎（nonalcoholic steatohepatitis：NASH）を起こし，その過程で肝がんを起こす症例が増加している。

50〜60歳代の男性（女性の2〜3倍）に多く，アルコール摂取，高齢，喫煙，肥満，糖尿病などが発がんのリスクファクターである。

3. 肝がんの解剖生理

肝臓は腹腔内で最も大きな臓器（重量1〜1.5kg）で，下大静脈と胆嚢を結んだカントリー線によって，左葉と右葉の２つの葉，４つの区域，８つの亜区域（S１〜S８）に分かれている（**図1**）。

また，肝臓の構造は，六角形をした肝小葉とよばれる構造物が多数集まって構成され，グリシン（Glisson）鞘とよばれる小葉間動脈，小葉間静脈（門脈），小葉間胆管が通る結合組織で，小葉の六角形の角に存在する。

肝臓の主な機能は，代謝機能，解毒・排泄機能，胆汁の産生，貯蔵機能である。糖質，蛋白質，脂質をはじめ，ビリルビンやビタミン，ホルモンなども肝臓で代謝される。グルコースからグリコーゲンを合成・貯蔵して血糖値を維持したり，血中アミノ酸濃度の調節を行い，アルブミンや凝固因子などの血漿蛋白を合成している。

アミノ酸の分解によって生成されたアンモニアは人体に有害であるが，肝臓で毒性の少ない尿素に変えられ排泄される。アルコールや薬物の解毒も肝臓で行われる。

図1　肝臓の区域

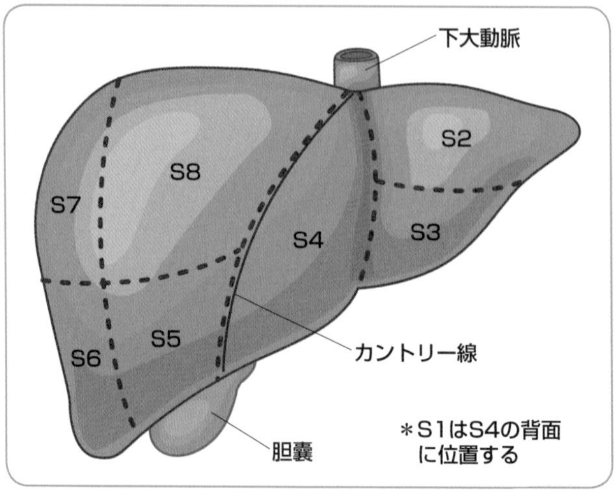

また，赤血球の破壊で生じる間接ビリルビンをグルクロン酸抱合して直接ビリルビンに変えて，胆汁に分泌する。

4. 肝がん発生のメカニズム

DNA ウイルスである HBV は，肝細胞の核内に侵入し，リボ核酸（RNA）を中間体として自身がもつ逆転写酵素を用いて遺伝子を複製する。肝細胞の遺伝子に肝炎ウイルスの遺伝子を組み込み増殖して発がんを促す。

HCV はウイルスに持続感染することで，炎症と修復を繰り返して慢性肝炎となり，やがて線維化して肝硬変となり，がん化する細胞が出現すると考えられている。

5. 肝がんの分類と症状

1）肝がんの症状

初期症状は，**全身倦怠感，食欲不振，腹部膨満感，腹痛，体重減少**などであるが，慢性肝炎や肝硬変の経過の中で，小さな腫瘤として発見されることが多く，腫瘍が小さい場合は特有の症状はあまりなく，**無症状**のことが多い。

近年の抗ウイルス治療薬の進歩や非ウイルス性の肝がんの増加に伴って，肝予備能の良好な肝がんの症例が増えてきているが，いまだ肝がんの再発率は高く，**肝硬変**を合併している場合も多い。

病気の進行に伴い肝機能障害では，ビリルビン代謝低下による**黄疸**，蛋白合成能低下による**低アルブミン血症**やそれに伴う血漿膠質浸透圧に関連した**腹水**などの症状がみられるようになる。

さらに腫瘍の増大による門脈浸潤や門脈うっ血による門脈圧亢進症状として，**食道胃静脈瘤**の形成，脾腫に関連した汎血球減少による**血小板数の低下**などがある。さらに肝予備機能の悪化により解毒機能障害にて**肝性脳症**が出現する。

よって，肝がんの主な死因は，食道静脈瘤破裂による出血性ショック，肝不全の増悪である。これらのことから，肝がん再発の早期発見のみならず，肝機能維持のため，肝炎や肝硬変のコントロールをはじめとした全身状態の管理も必要である。

2）肝がんのステージの分類

肝がんのステージの分類には，❶腫瘍進行度としての

表1 Child-Pugh 分類

項目＼ポイント	1点	2点	3点
脳症	ない	軽度	ときどき昏睡
腹水	ない	少量	中等量
血清ビリルビン値 (mg/dL)	2.0 未満	2.0～3.0	3.0 超
血清アルブミン値 (g/dL)	3.5 超	2.8～3.5	2.8 未満
プロトロンビン活性値 (%)	7.0 超	4.0～7.0	40 未満

各項目のポイントを加算してその合計点で分類する

Child-Pugh 分類	A：5～6 点
	B：7～9 点
	C：10～15 点

注：Child分類ではプロトロンビン活性値の代わりに栄養状態（優，量，不良）を用いている。

（泉並木・他「肝癌の治療：総論」日本肝臓学会編『肝癌診療マニュアル第 4 版』2020 年，p91，医学書院）

TMN 分類，❷肝予備能の分類などがある。

肝がんに限らず，その進行度を示す TMN 分類が古くから確立されてきた。しかし，肝がんに関しては治療方針決定や予後の予測において肝予備能の評価も重要である。肝予備能分類には国際的に古くから使用されている「Child-Pugh 分類」（**表1**）と日本肝癌研究会の定める「肝障害度分類」（**表2**）がある。

日本肝臓学会編『肝癌診療ガイドライン 2021 年度版補訂版』（以下『ガイドライン 2021 年版』）では，肝性脳症や腹水を有する末期の症例も広く包括して評価する Child-Pugh 分類を用いているが，肝切除を考慮する場合は，ICG15 分停滞率を使用した評価を推奨しているため，ここではこれら 2 つの分類を掲載した。

6. 肝がんの検査・診断

1）腫瘍マーカー

肝がんの腫瘍マーカーは AFP（α フェトプロテイン），

表2　肝障害度分類

臨床所見，血液生化学所見により3度に分類する。各項目別に重症度を求め，そのうち2項目以上が該当した肝障害度をとる。

項目＼肝障害度	A	B	C
腹水	ない	治療効果あり	治療効果少ない
血清ビリルビン（Bil）値（mg/dL）	2.0未満	2.0～3.0	3.0超
血清アルブミン値（g/dL）	3.5超	3.0～3.5	3.0未満
ICG R15（%）	15未満	15～40	40超
プロトロンビン活性値（%）	80超	50～80	50未満

注：2項目以上の項目に該当した肝障害度が2カ所に生じる場合には高いほうの肝障害度をとる。
例えば，肝障害度Bが3項目，肝障害度Cが2項目の場合には肝障害度Cとする。また，肝障害度Aが3項目，B，Cがそれぞれ1項目の場合は2項目相当以上の肝障害と判断して肝障害度Bと判断する。

（島田光生・他「肝切除：総論」日本肝臓学会編『肝癌診療マニュアル第4版』2020年，p102，医学書院）

PIVKA-Ⅱ（ビタミンK欠乏蛋白Ⅱ），AFP-L3分画の3種類が有用で，いずれもその進行度に伴い上昇する。

AFPは肝がんの腫瘍マーカーとして使用されているが，慢性肝疾患においても上昇を示す場合があり，特異性に欠けることがある。

AFP-L3分画は，AFPの複合型糖鎖のがん性変化の1つをとらえたものでAFPの特異性を高めている。

PIVKA-Ⅱは凝固活性のない以上プロトロンビンであり，肝がんで上昇する（AFP：200ng/mL以上の上昇，PIVKA-Ⅱ：40mAU/mL以上の上昇，AFP-L3分画：15%以上の上昇）。

2）画像所見

肝がんの診断は，腫瘍マーカーや腹部超音波（エコー）検査を主体としたスクリーニング（3～6カ月間隔）を実施する。

超音波（エコー）検査において，結節性病変が新たに指摘された場合や腫瘍マーカーの上昇を認めた場合，dynamic CTあるいはdynamic MRI検査を撮影し，鑑別診断を行う。dynamic CTとは造影剤を急速に静脈に注入した後，臓器の血行動態を意識したタイミングで複数回（動脈相・肝実質相・平衡相の3回）撮影する方法である。

dynamic CT，dynamic MRIの動脈相で高吸収域とし

表3　肝機能を調べる血液検査（肝機能検査項目一覧）

	検査項目	基準値	障害時の動向
肝細壊死を反映する項目	AST（アスパラギン酸アミノトランスフェラーゼ）	10～35U/L	上昇⬆
	ALT（アラニンアミノトランスフェラーゼ）	5～30U/L	
	LDH	120～220U/L	
肝細胞の合成能障害を反映する項目	アルブミン（Alb）	4.0～5.0g/dL	低下⬇
	コリンエステラーゼ（ChE）	200～450U/L	
	凝固因子（プロトロンビン時間：PT）	10～12秒（sec）	延長
肝臓の代謝・排泄障害を反映する項目（ICGR15%）	直接ビリルビン（D-Bil）	0.4mg/dL未満	上昇⬆
	ICG試験15分値（ICGR15%）	10%未満	低下⬇
肝線維化を反映する項目	血清Ⅳ型コラーゲン	150ng/mL以下	上昇⬆
	血清ヒアルロン酸	50ng/mL以下	

（医療情報科学研究所編：病気がみえるvol.1　消化器，第6版．p268，メディックメディア，2020．を一部改変）

て描出され，そのほかの相で周囲肝実質と比較して，相対的に低吸収域として描出された場合が，典型的肝細胞がん像である。

3）血液検査による肝機能評価

肝臓は多くの機能を有する臓器であり，肝障害時にはそれぞれの機能に応じた項目が異常値となる（**表3**）。

7. 肝がんの治療

肝がんの治療には，肝切除術の外科的治療のほかに，経皮的局所療法の1つであるラジオ波焼灼療法（radiofrequency ablation：RFA）や，カテーテルを用いた血管内治療である肝動脈化学塞栓療法（transcatheter arterial chemoembolization：TACE）などがある。

一方，肝切除や局所療法が行えない進行肝がんに対して，肝予備能が良好な場合は，分子標的治療法が選択され，肝がんおよび肝硬変などの併存肝疾患の両者に対して根治が期待される肝移植がある。

すべての治療が適応にならない末期では，腹水による呼吸困難，黄疸や瘙痒感，浮腫，疼痛などの対症療法と緩和ケアが中心となる。

これらの治療方法を選択するためには，肝予備能評価と腫瘍進展度の両者を考慮して選択される（『肝癌ガイドライン 2021 版』の肝細胞がん治療アルゴリズム（**図2**）参照）。

1）肝切除術

肝切除術とは，肝臓にできた腫瘍に対して，病変とその周囲の肝臓の一部を切除する治療法である。肝予備能が良好であれば，肝切除術が第一に選択される。大腸がんなど他臓器からの転移性肝がんにおいても，切除可能であれば，肝切除が標準治療とされる。

肝切除の術式は，（左または右）葉切除，（前・後・内側・外側）区域切除，亜区域切除という血流支配域を切除する「系統的肝切除術」と，病変とその周囲のみを切除する「非系統的肝切除術」に分けられる。

図2 肝細胞がん治療アルゴリズム

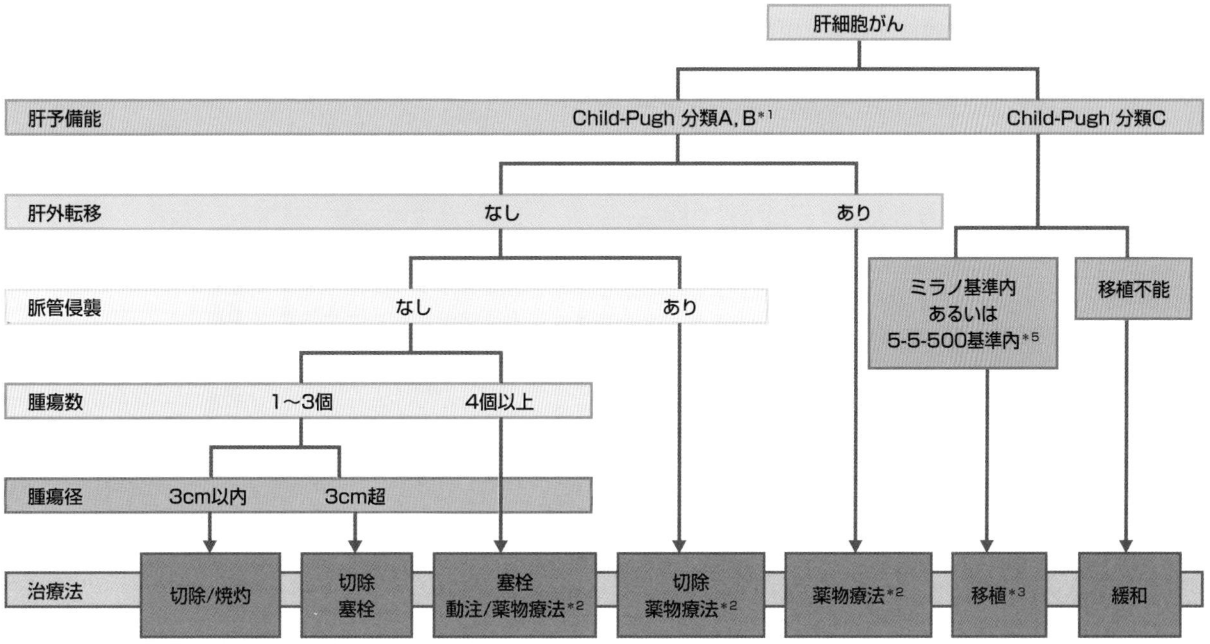

治療法について，2段になっているものは上段が優先される。スラッシュはどちらも等しく推奨される。
*1：肝切除の場合は肝障害度による評価を推奨
*2：Child-Pugh分類Aのみ
*4：患者年齢は65歳以下
*5：遠隔転移や脈管侵襲なし，腫瘍径5cm以内かつ腫瘍数5個以内かつAFP500ng/mL以下

（日本肝臓学会編「肝癌診療ガイドライン 2021 年版」2021 年，p76，金原出版）

肝切除術の合併症には，術後肝不全，術後出血，胆汁漏，腹腔内膿瘍，術後漏出性の腹水，細菌性腹膜炎などがある。**肝不全**は生命に直結するため，最も注意すべき合併症であり，**胆汁漏**は最も高頻度に起こりやすい合併症である。

2）腹腔鏡下肝切除術

腹腔鏡手術は，数カ所の小さな穴（5～12mm程度）を開けて，腹腔鏡（カメラ）や鉗子を挿入して，モニター下で行う手術である。

開腹下肝切除術に比べて術中出血量が少ないこと，腹水等の合併症が少ないこと，術後の回復が早いことなどメリットがあり，現在急速に普及している。

3）経皮的ラジオ波焼灼療法（RFA）

経皮的ラジオ波焼灼療法（radiofrequency ablation：RFA）**（図3）**は，超音波（エコー）検査で肝臓内の腫瘍を確認しながら，局所麻酔下に皮膚を小切開して，経皮的に電極針を挿入し，460～480kHzの高周波（ラジオ波）の電流によって熱を発生させ，腫瘍を壊死させる治療法である。

特殊な方法として，横隔膜直下に病変が存在し肺の空気により病変が超音波で確認できない場合に，胸腔内にブドウ糖を注入する人工胸水下RFA（人工胸水法）を用いる。

また腫瘍が消化器に接している場合は，腹腔内にブドウ糖を注入し，熱損傷を避ける人工腹水RFA（人工腹水法）を行う場合がある。

図3　経皮的ラジオ波焼灼療法（RFA）

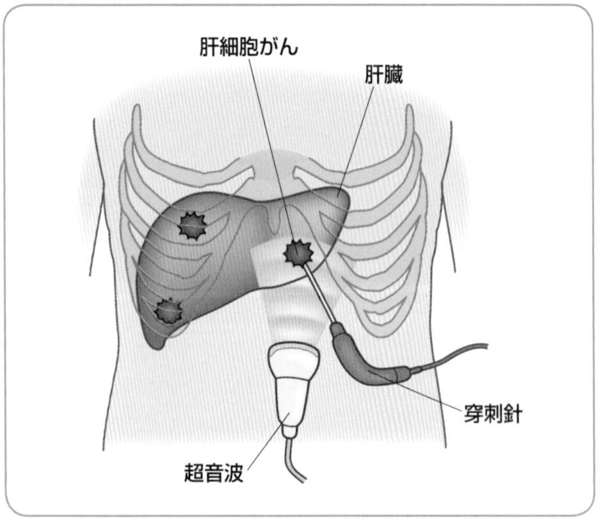

RFAの合併症は，**穿刺による熱傷**，**疼痛**，**出血**で，穿刺時に胆管や消化管を損傷してしまうと**胆管損傷**，**消化管穿孔**を起こしたり，肋間から穿刺した場合に**気胸**を発症する場合がある。また，肝壊死組織に感染を起こすと**肝膿瘍**のおそれがある。

以前は経皮的マイクロ波凝固療法（PMCT）が行われてきたが，熱を発生し腫瘍組織を凝固壊死させる範囲が1.5～2.0cmと狭いため，現在はRFAが経皮的治療の第一選択となっている。

4）肝動脈化学塞栓療法（TACE）

図4に示す肝動脈化学塞栓療法（transcatheter arterial chemoembolization：TACE）は，大腿動脈から穿刺したカテーテルを用いて，血管造影により肝がんの栄養動脈を同定し，そこからヨードを含んだ油性造影剤と抗がん薬，血管塞栓物質を注入。抗悪性腫瘍薬と塞栓物質による阻血効果で腫瘍を壊死させる治療法である。

図4　肝動脈化学塞栓療法（TACE）

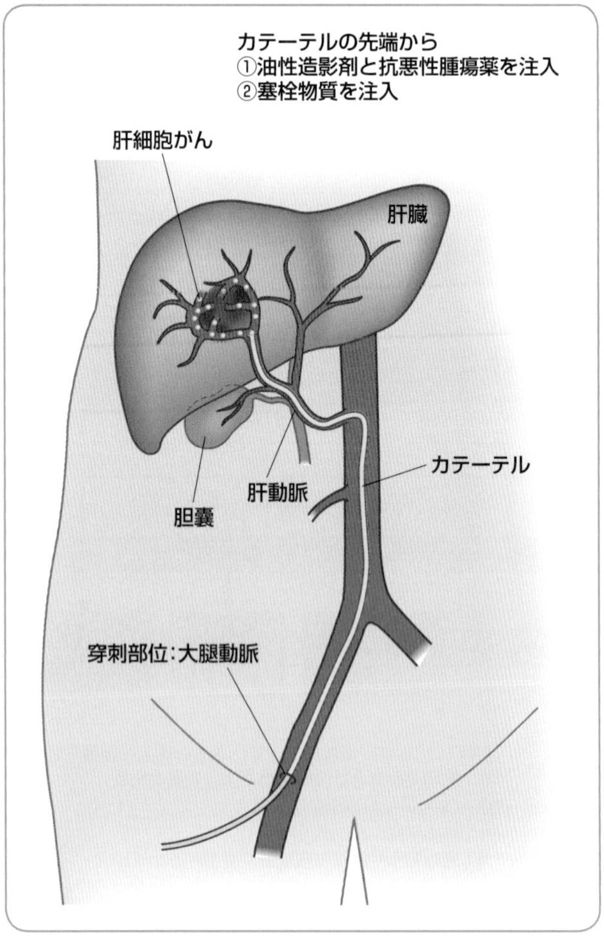

肝臓は肝動脈と門脈の２本の血管から栄養されているが，肝がんは動脈のみ栄養を受けているので，その栄養血管を塞栓すれば，がんのみ死滅させることができる。しかし，肝がんの栄養動脈は主に肝動脈であり，その周囲の左右下横隔動脈などからも栄養を得ている場合があるため，透視下で血管造影を行い栄養血管を同定し，腫瘍の大きさや存在する部位，肝予備能により塞栓する範囲を検討しなければならない。

利点としては，肝がんに抗悪性腫瘍薬を直接注入するため，全身的な副作用が少なく，腫瘍の大きさや個数にかかわらず行える治療である。

合併症には，血管造影剤による**薬剤アレルギー**や**腎障害**，**穿刺部の出血や血腫**，**肺塞栓**などがある。また，最も注意が必要なのは肝機能障害や肝硬変を併発している患者の場合，**肝不全**に陥ることがある。

これまで，肝動注化学療法（TAI）という肝がんの栄養動脈にカテーテルの先端から抗悪性腫瘍薬を注入する治療法も行われてきたが，近年，全身化学療法として分子標的治療薬が登場したため減少している。

5）全身化学療法（分子標的治療）

長年，肝がんの薬物療法は局所療法にとどまっていたが，経口の分子治療薬（ソラフェニブ，レゴラフェニブ，レンバチニブ，ラムシルマブ）が保険適用となり，分子標的薬を使用するのが標準治療となった。肝切除術や RFA，TACE が行えない進行肝がんに対して，肝機能が良好に保たれている場合に適応となる。

これらの薬剤はいずれも血管新生を阻害するため，高血圧，手足の皮膚が赤く腫れたり，角質が厚くなるなどの**手足症候群**という特徴的な副作用がある。それ以外に，倦怠感，食欲不振，下痢，肝機能障害，腎機能障害，骨髄抑制などさまざまな副作用がある。

6）肝移植

日本では脳死ドナーがほとんどないため，血縁者の部分肝を移植する生体部分肝移植が多い。成人の場合は，ドナーから肝右葉あるいは左葉クラフトを摘出し，患者の同所性（障害肝があった同じ箇所）に置き，肝静脈や門脈を再建し血流を流し，肝動脈，胆管を再建する。

生体肝移植はドナーの手術と患者の移植を並行して行うことができる利点があるが，使用できるのが部分肝であるため，術後に肝機能障害が長引くことがあり，生体ドナー側にも侵襲を負わせる医療であることが短所である。

肝移植の合併症は，移植肝は虚血に弱く，**肝動脈血栓症**や**門脈合併症**（門脈狭窄・門脈血栓症）を発症しやすい。また，患者は術前から肝不全状態であるため，凝固障害による**術後出血**を起こしやすい。その他には胆汁漏，拒絶反応，感染症などがある。

Ⅱ　肝がんの看護ケアとその根拠

肝がんはさまざまな治療法が確立されてきたが，いずれも患者にとって身体的に大きな苦痛を伴う治療である。納得して治療が受けられるように配慮する必要があり，治療による副作用や合併症の予防と早期発見に努めるとともに，苦痛を緩和することが重要である。

また，肝がんは根治的に治療が行われても再発率が高く，長期にわたって治療を受けてきたにもかかわらず，病状は悪化の一途をたどることも多く，将来への不安をいだく場合もあり，精神的ケアとともにその人らしい生活を支える援助が必要である。

1．肝がんの観察ポイント

1 全身症状・局所症状

全身倦怠感，腹水，浮腫，黄疸，瘙痒感，肝性脳症，食欲不振，嘔気，発熱，出血傾向，疼痛の有無・程度を把握する。

2 基礎疾患・合併症，他の治療歴

B 型肝炎・C 型肝炎，肝硬変，食道静脈瘤の有無，糖尿病を把握する。

3 検査データ

①**血液検査**：腫瘍マーカー（AFP，PIVAKA-Ⅱ，AFP-L 3 分画），AST（アスパラギン酸アミノトランスフェラーゼ），ALT（アラニンアミノトランスフェラーゼ），アルブミン（Alb），ビリルビン（Bil），ALP（アルカリフォスファターゼ），γ-GTP（ガンマグルタミルトランスペプチダーゼ），総コレステロール（TC），プロトロンビン時間（PT），ICG R15（15 分血中停滞率），血清アンモニア，血液一般検査（赤血球数（RBC），白血球数（WBC），血小板数，ヘモグロビン（Hb），ヘマトクリット（Ht）などを把握する

②**画像所見**：腹部超音波（エコー）検査，CT，MRI，血

管造影などを把握する
③**肝予備能**：肝障害度，Child-Pugh 分類のスコアを把握する
④**その他の検査結果**：肝生検を把握する

4 日常生活について

活動・休息（睡眠状況），食事内容・摂取量，排尿と排便の回数・性状，飲酒，喫煙，内服状況を情報収集する。

5 社会的背景

家庭や職場の役割などを情報収集する。

6 病気に対する認識

病気や治療に対する理解度，ストレスの程度，不安の有無などを把握する。

2. 肝がんの看護目標

❶治療に伴う身体的苦痛が軽減できる
❷疾患に対する治療が理解でき，納得して治療を継続することができる
❸不安が言葉で表現でき，精神的に安定した状態で闘病生活を送ることができる
❹苦痛が緩和されて安楽に過ごすことができる

3. 急性期：肝がんの治療後の看護ケア

急性期の治療後のケアとして，ここでは主な治療である肝切除，経皮的ラジオ波焼灼療法（RFA），肝動脈化学塞栓療法（TACE）について記す。

1）肝切除（区域・部分）

1 肝切除術後の全身状態の管理

術後患者の多くは肝機能が低下しているため，重篤な合併症を引き起こすおそれがある。術後 24 時間までは，バイタルサイン・体液バランスなどのモニタリングが必要である。脱水状態になれば，肝臓への血流が低下すると肝不全に陥る危険性がある。

耐糖能が低下している場合は，高血糖になるため，インスリンにて血糖のコントロールが必要である。挿入されているドレーンの排液の観察とバイタルサインを測定して，血圧低下や頻脈の出現に注意する。

①ドレーンの観察

排液の正常と量に注意する。術後 2 日以降も血性で量が増える場合は，術後出血と考えられ，すぐに医師に報告する。黄色調で胆汁性の排液は，胆汁漏が疑われる。排液量が急に減った場合は，ドレーンのねじれや閉塞がないかを確認する。

②術後肝不全の観察

黄疸・腹水・肝性脳症の出現，見当識障害，意識障害，精神症状に注意が必要である。アンモニアの産生を抑えるために，適宜緩下薬を投与し排便を促す。術後，肝臓は十分な酸素と栄養が必要であるため，血中酸素濃度を維持するとともに血圧が低下しないように，肝血流量の維持とブドウ糖液の投与が必要である。

③早期離床

呼吸状態の回復，腸蠕動運動促進だけでなく，筋肉量を維持し，代謝機能を低下させないために早期離床を促す。

2 肝切除後の退院指導について

C 型・B 型肝炎の患者には抗ウイルス療法が勧められる。肝庇護にも努める必要があり，アルコール摂取の禁止と規則正しい生活を心がけ，便秘や疲労を避ける。

また，肝切除後はホルモン代謝の低下により高アルドステロン状態のためナトリウムが貯留しやすく，腹水や浮腫の増悪を防ぐために塩分制限が必要である。

2）経皮的ラジオ波焼灼療法（RFA）

1 経皮的ラジオ波焼灼療法（RFA）後の全身状態の管理

RFA 後のケアは，治療による副作用や合併症について観察するとともに，苦痛を緩和することが重要である。

①穿刺部

皮下出血があればマーキングをして，その範囲が広がっていないか観察する。また止血機能が低下している患者では，腹腔内出血や，さらに頻脈，血圧低下や顔面蒼白などがみられる場合は，出血性ショックの可能性が考えられ，早急に医師に報告する必要がある。

②腹部・胸部

激しい腹痛を伴う場合は，消化管損傷や穿孔腹膜炎の可能性が考えられ，早急な対処が求められる。胸痛や呼吸困難が生じた場合は，呼吸状態，チアノーゼの有無と経皮的動脈血酸素飽和度（SpO_2）を観察し，異常がないか観察をする。

2 経皮的ラジオ波焼灼療法（RFA）後の退院指導

退院後に発熱が出現して長期間持続する場合は，肝膿瘍を疑う。また，突然急激な腹痛が起こった場合は穿孔性腹膜炎が疑われ，両者ともに発症の際はすぐに病院に連絡するよう説明する。

3）肝動脈化学塞栓療法（TACE）

1 肝動脈化学塞栓療法（TACE）後の全身状態の管理

治療後は，ベッド上安静にて穿刺部を圧迫用テープで固定し止血をする。バイタルサインや全身状態の観察とともに，皮下出血の有無など定期的に確認をする。止血機能が低下している患者は，特に注意が必要である。

一方，長時間圧迫するため，皮膚の色や足背・後脛骨動脈の拍動をチェックして，下肢の血流障害がきたしていないか確認する。

患者の状態にもよるが，治療終了後4～5時間に医師が止血の確認をして，バイタルサインや全身状態に異常がなければ安静度がアップする。

がん死滅による免疫反応により，発熱や嘔吐，疼痛を訴えることがある。その際は指示の解熱薬や消炎鎮痛薬などを使用して苦痛の緩和に努める。

2 肝動脈化学塞栓療法（TACE）後の退院指導

全身の抗悪性腫瘍薬の濃度を低く抑えるので，副作用出現の頻度が低いとされている。しかし，治療数日後または退院後に皮膚黄染やアンモニア臭，腹水・浮腫，体重増加，意識混濁などがみられた場合は，肝不全の可能性があるので，すぐに病院に連絡するよう家族にも指導する。

4. 終末期：肝がんの緩和ケア

多くの肝がんの患者は再発と治療を繰り返し，徐々にがんの増大と肝機能の低下をきたし，肝不全状態に陥る。そのような長い闘病生活の中で，回復しない病状に対して身体的・精神的苦痛を抱えている。

よって，患者とそれを支える家族に対し，よりよい人間関係を築き，苦痛症状の緩和と最期まで安楽な日々を送れるよう努めなければならない。

[山﨑陸世]

《引用文献》

1）日本肝臓学会編：肝癌診療マニュアル，第4版．p11，医学書院，2020.

《参考文献》

1）坂井建雄：系統看護学講座　専門基礎分野　解剖生理学　人体の構造と機能1，第10版．医学書院，2020.

2）南川雅子，永田博司，宮島伸宜・他：系統看護学講座　専門分野Ⅱ　消化器　成人看護学5，第15版．医学書院，2020.

3）道又元裕監：関連図と検査で理解する疾患病態生理パーフェクトガイド．総合医学社，2017.

4）島田光生監：特集／どでかい図解でカンタイスイスイはやわかり 肝胆膵の治療とケアQ＆A．消化器外科ナーシング22（秋季増刊）：12-105，2017.

5）医療情報科学研究所編：病気がみえる vol.1　消化器，第6版．メディックメディア，2020.

NOTE

22 胆石症

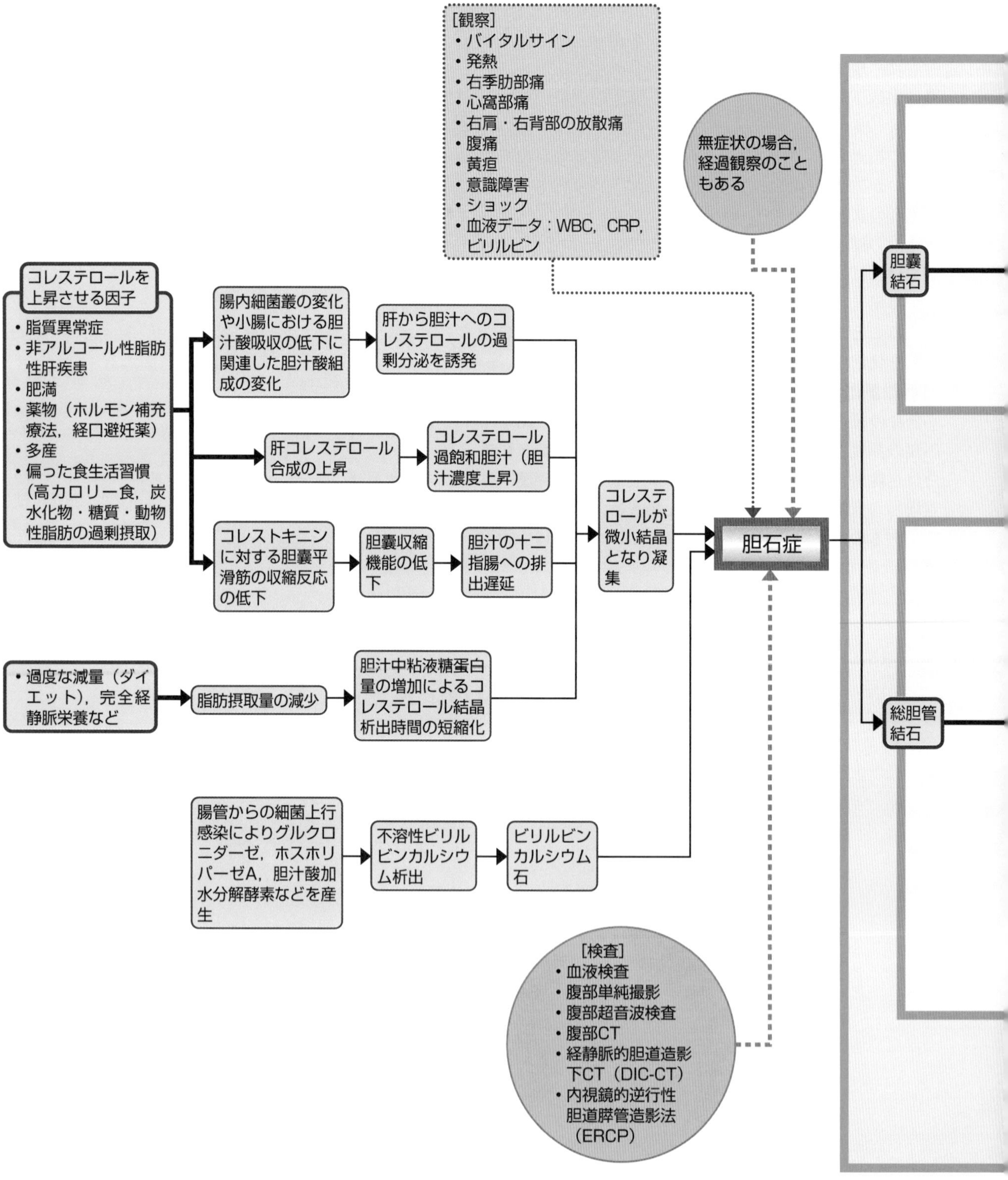
[観察]
• バイタルサイン
• 発熱
• 右季肋部痛
• 心窩部痛
• 右肩・右背部の放散痛
• 腹痛
• 黄疸
• 意識障害
• ショック
• 血液データ：WBC，CRP，ビリルビン
無症状の場合，経過観察のこともある
コレステロールを上昇させる因子
• 脂質異常症
• 非アルコール性脂肪性肝疾患
• 肥満
• 薬物（ホルモン補充療法，経口避妊薬）
• 多産
• 偏った食生活習慣（高カロリー食，炭水化物・糖質・動物性脂肪の過剰摂取）
腸内細菌叢の変化や小腸における胆汁酸吸収の低下に関連した胆汁酸組成の変化
肝から胆汁へのコレステロールの過剰分泌を誘発
肝コレステロール合成の上昇
コレステロール過飽和胆汁（胆汁濃度上昇）
コレストキニンに対する胆嚢平滑筋の収縮反応の低下
胆嚢収縮機能の低下
胆汁の十二指腸への排出遅延
コレステロールが微小結晶となり凝集
胆石症
胆嚢結石
総胆管結石
• 過度な減量（ダイエット），完全経静脈栄養など
脂肪摂取量の減少
胆汁中粘液糖蛋白量の増加によるコレステロール結晶析出時間の短縮化
腸管からの細菌上行感染によりグルクロニダーゼ，ホスホリパーゼA，胆汁酸加水分解酵素などを産生
不溶性ビリルビンカルシウム析出
ビリルビンカルシウム石
[検査]
• 血液検査
• 腹部単純撮影
• 腹部超音波検査
• 腹部CT
• 経静脈的胆道造影下CT（DIC-CT）
• 内視鏡的逆行性胆道膵管造影法（ERCP）

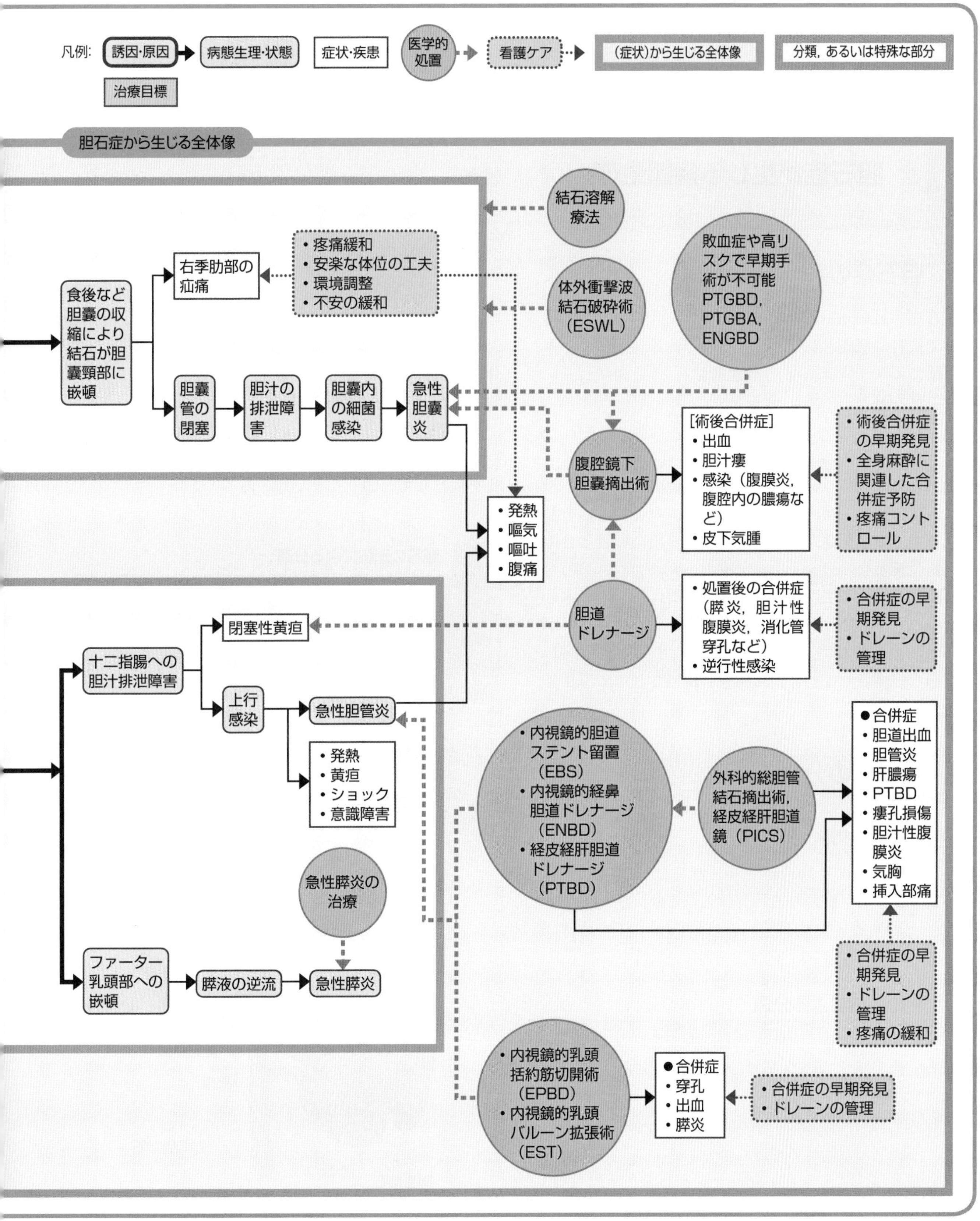
凡例:
誘因・原因
病態生理・状態
症状・疾患
医学的処置
看護ケア
(症状)から生じる全体像
分類，あるいは特殊な部分
治療目標
胆石症から生じる全体像
結石溶解療法
体外衝撃波結石破砕術（ESWL）
敗血症や高リスクで早期手術が不可能 PTGBD, PTGBA, ENGBD
食後など胆嚢の収縮により結石が胆嚢頸部に嵌頓
右季肋部の疝痛
・疼痛緩和
・安楽な体位の工夫
・環境調整
・不安の緩和
胆嚢管の閉塞
胆汁の排泄障害
胆嚢内の細菌感染
急性胆嚢炎
腹腔鏡下胆嚢摘出術
[術後合併症]
・出血
・胆汁瘻
・感染（腹膜炎，腹腔内の膿瘍など）
・皮下気腫
・術後合併症の早期発見
・全身麻酔に関連した合併症予防
・疼痛コントロール
・発熱
・嘔気
・嘔吐
・腹痛
胆道ドレナージ
・処置後の合併症（膵炎，胆汁性腹膜炎，消化管穿孔など）
・逆行性感染
・合併症の早期発見
・ドレーンの管理
閉塞性黄疸
十二指腸への胆汁排泄障害
上行感染
急性胆管炎
・発熱
・黄疸
・ショック
・意識障害
・内視鏡的胆道ステント留置（EBS）
・内視鏡的経鼻胆道ドレナージ（ENBD）
・経皮経肝胆道ドレナージ（PTBD）
外科的総胆管結石摘出術，経皮経肝胆道鏡（PICS）
●合併症
・胆道出血
・胆管炎
・肝膿瘍
・PTBD
・瘻孔損傷
・胆汁性腹膜炎
・気胸
・挿入部痛
・合併症の早期発見
・ドレーンの管理
・疼痛の緩和
急性膵炎の治療
ファーター乳頭部への嵌頓
膵液の逆流
急性膵炎
・内視鏡的乳頭括約筋切開術（EPBD）
・内視鏡的乳頭バルーン拡張術（EST）
●合併症
・穿孔
・出血
・膵炎
・合併症の早期発見
・ドレーンの管理

22 胆石症

Ⅰ 胆石症が生じる病態生理

1. 胆石症の定義

胆石症（cholelithiasis）とは，胆道系に胆汁の成分が固まって結石が形成される疾患の総称である。結石ができる部位により「胆嚢結石」「総胆管結石」「肝内結石」に分類される。

2. 胆石症の解剖生理

胆嚢は肝門の下面の右前方にあるナスのような形をした臓器で，細く伸びた胆嚢管が肝臓から出た肝管と合流して総胆管となる。

胆嚢は肝臓で産生される胆汁を一時的に貯蔵し，水分を吸収して濃縮する。食事をとるとコレシストキニンが小腸粘膜から分泌され，胆嚢を収縮，オッディ（Oddi）括約筋を弛緩させて胆汁が総胆管に排出され，十二指腸内に分泌される。

3. 胆石症の分類と症状

1）胆石の部位による分類（表1）

前述したように，結石ができる部位によって胆嚢結石，総胆管結石，肝内結石に分けられるが，胆嚢結石が約70％と最も多く，総胆管結石は約14％，肝内結石は3.5％と少ない[1]（図1）。

2）胆石の組成による分類

コレステロール結石と色素結石に大別される。日本人の胆石症患者は，コレステロール結石が約60％を占める[1]。

①コレステロール結石は「純コレステロール石」「混成石」「混合石」に分けられる

②色素結石は「ビリルビンカルシウム石」と「黒色石」に分けられる

胆嚢結石においてはコレステロール混成石と黒色石が増加傾向にあり，総胆管結石ではビリルビンカルシウム石が多い。

4. 胆石症のメカニズム

胆石症のリスクファクターとして，年齢，肥満，家族歴があげられてきた。中年肥満女性の発症が多いといわれていたが，男女比は胆嚢結石，肝内結石で逆転し，全体でも男性に多くなっている[1]。

1 コレステロール結石の成因

胆汁中のコレステロールの濃度の上昇（過飽和）と，胆嚢収縮機能が低下することで，コレステロールの結晶化を促進してしまうことで起こる。

表1　胆石の部位による分類

種類	胆嚢結石	総胆管結石	肝内結石
頻度	71.0％	14.1％	3.5％
胆石の組成	コレステロール結石が多い	ビリルビンカルシウム結石が多い	

（日本胆道学会学術委員会：胆石症に関する2013年度全国調査結果報告．胆道 28(4)：612-617，2014．より作成）

図1　胆石の部位

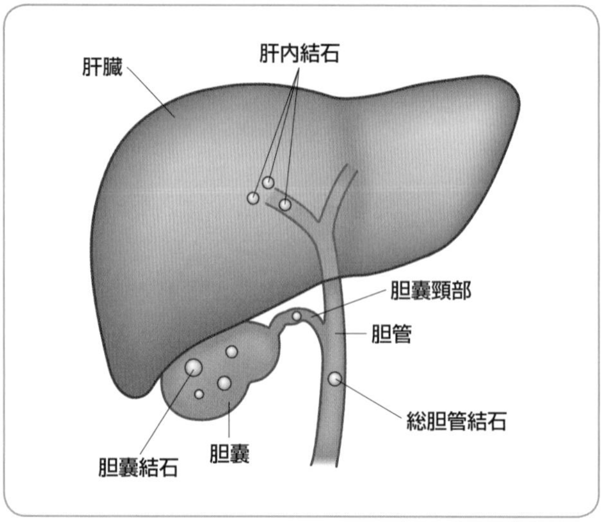

①コレステロールを上昇させる因子

- 脂質異常症
- 非アルコール性脂肪性肝疾患：肝コレステロール合成の上昇や腸管における胆汁酸吸収の異常を起こす
- 肥満
- 薬物：ホルモン補充療法，経口避妊薬
- 多産
- 食生活習慣：高カロリー食，炭水化物・糖質・動物性脂肪の過剰摂取

②胆嚢の収縮機能の低下に関連する因子

- 妊娠
- 肥満，糖尿病
- 完全静脈栄養
- 急激な体重減少：脂肪摂取量の減少に関連した胆嚢収縮機能の低下を引き起こす
- コレステロールの結晶化：過剰コレステロールが微小結晶となり凝集する

③腸管機能の低下

食物の腸管通過時間の遅延は，腸内細菌叢の変化や小腸における胆汁酸吸収の低下に関連した胆汁酸組成の変化を引き起こし，肝から胆汁へのコレステロールの過剰分泌を誘発する。

2 ビリルビンカルシウム石の成因

細菌感染による不溶性ビリルビンカルシウム析出が関与していると考えられている。細菌感染はグルクロニダーゼ，ホスホリパーゼ A_2，胆汁酸加水分解酵素などを産生する。その酵素による産生物から不溶性ビリルビンカルシウムを析出する。

3 黒色石の成因

黒色石の黒色色素の成分はビリルビンとカルシウムと考えられるが，成因はまだ十分解明されていない。

主原因は，溶血性疾患あるいは腸疾患による非抱合型ビリルビンの再吸収増加による，非抱合型高ビリルビン血症であると考えられている。

5. 症状

無症状胆石も多い。病態や発生部位によりさまざまな症状を呈する。

1）胆嚢結石

心窩部痛や右季肋部にかけての絞られるような強い痛み（**疝痛**）が生じる（**胆石発作**ともいう）。食後に胆嚢が収縮した際，胆嚢の頸部に結石が嵌頓すると強い痛みが生じる。右肩や右背部の**放散痛**が起こることもある。

胆汁の排泄障害に細菌感染を伴うと，急性胆嚢炎や急性閉塞性胆管炎などを起こし，発熱や嘔気・嘔吐もみられる。

腹痛，発熱，黄疸を**シャルコー（Charcot）の三徴**と呼び，急性胆嚢炎の所見の1つである。

2）総胆管結石

● 原因

①胆嚢からの結石の落下，②総胆管内での結石の生成，③肝内結石の落下に分けられる。

胆石が胆管に嵌頓すると胆嚢管を閉塞することもある。炎症がひどくなると胆嚢壁が壊死して穿孔し，胆汁性腹膜炎を起こすこともある。

胆管結石により胆汁の流れが悪くなると，黄疸や肝機能障害などの原因となる。急性閉塞性胆管炎を起こすと発熱や黄疸が出現し，進行すると意識障害やショックなど重篤な状況に移行することもある。

胆嚢内に胆汁が滞っていると細菌感染を起こし，胆嚢炎になることもある。

● ミリッツィ（Mirizzi）症候群（→㉓胆嚢炎参照）

胆嚢頸部や胆嚢管に嵌頓した胆石により炎症が波及し，胆管の狭窄をきたすことにより，胆汁うっ滞や閉塞性黄疸を引き起こすことである。

● マーフィー（Murphy）徴候（→㉓胆嚢炎参照）

胆石症，胆嚢炎の腹部所見である。吸気時に右季肋部を押さえると，痛みのために呼吸が止まることである。

6. 胆石症の検査・診断

腹部超音波（エコー）検査が第一選択である。

①腹部超音波検査（腹部エコー検査）

- 音響陰影（acoustic shadow）を伴う高エコー像が認められる。音響陰影とは石灰化や結石は強エコー（真っ白）に，その後方は黒く影のように描出されることである。

②血液検査

肝・胆道系酵素（γ-GTP（ガンマグルタミルトランスペプチダーゼ），ALP（アルカリフォスファターゼ），総ビリルビン（Bil），AST（アスパラギン酸アミノトランスフェラーゼ），ALT（アラニンアミノトランスフェラーゼ）など）の上昇がないかを調べる。

③腹部単純撮影

カルシウム含量の多い色素胆石はX線陽性結石として

認められる。コレステロール胆石は写らない。

④**腹部 CT**

CT では，カルシウム含量の多い胆石は高吸収像として描出される。純コレステロール結石は描出されない。総胆管結石や肝内結石は胆管内の陰影として描出される。

⑤**経静脈的胆道造影下 CT（DIC-CT）**

- 肝臓から胆道へ排泄される造影剤を点滴して CT を撮影する
- 胆囊は造影剤で白く映り，結石は黒く描出される

⑥**内視鏡的逆行性胆道膵管造影法（ERCP）**

口から内視鏡を十二指腸下行部まで挿入し，ファーター乳頭からカテーテルを挿入し，造影剤を用いて膵管や胆管を造影する。

⑦ **MRI**

胆管結石は腹部超音波（エコー）検査でわかりにくいことがあり，MRI，MRCP などで診断する。

▶検査は原則，空腹時に行う。食後は胆囊が収縮して内腔が観察しにくい。消化器のガスが増え描出できない範囲が多くなる。

- MRCP（磁気共鳴胆管膵管像）：胆囊・胆管は液体を含む腔に，胆石や総胆管結石は水を含まないため，無信号域として描出される。

⑧**経皮経肝胆道造影法（PTC）**

X 線透視下または超音波ガイド下で体表から直接に肝内胆管を穿刺して撮影する。肝管より上の肝内胆管末梢部にカテーテルを挿入して，造影剤を注入する[9]。

7. 胆石症の治療

1）内科的治療

薬物による胆石の溶解を期待する治療や内視鏡的採石術など，以下のような治療法がある。

- 薬剤による胆石溶解療法：胆汁酸利胆薬（ウルソデオキシコール酸：UDCA）等の内服により，コレステロールが胆汁に溶解することを期待する。
- 体外的衝撃波結石破砕療法（ESWL）：体外から衝撃波で結石を破砕する治療法である。
- 内視鏡的乳頭バルーン拡張術（EPBD）または乳頭括約筋切開術（EST）：総胆管結石に対する標準治療法である。

  EPBD と EST は，内視鏡的逆行性胆道膵管造影法（ERCP）の手技を応用して十二指腸乳頭から胆管内にアプローチする。EPBD は乳頭部にバルーンカテーテルを挿入しバルーンを拡張，EST は乳頭部を切開し結石を除去する方法である。内視鏡手術の合併症は，穿孔や出血，膵炎がある。
- 経皮経肝胆道ドレナージ（PTCD）を留置し，その瘻孔を利用して胆道鏡を挿入し，バスケットカテーテルで結石を摘出する。大きな結石は小さく破砕してから摘出する。総胆管結石や肝内結石に対して行われる。
- 急性胆囊炎を合併している場合は，うっ滞した感染胆汁の排泄や排膿，胆道閉塞の減圧を目的に，経皮経肝胆囊ドレナージ（PTGBD），経皮経肝胆囊吸引穿刺法（PTGBA），内視鏡的経鼻胆囊ドレナージ（ENGBD）などを行う。

2）外科的治療

根本的な治療法は，胆囊摘出術である。最近は，腹腔鏡下胆囊摘出術（**図2**）が一般的である。

胆囊摘出は，胆囊管の切離，胆囊動脈の切離，肝臓からの剝離が必要となる。総肝管と胆囊管と肝下面で形成される三角の中を胆囊動脈が走行している。この三角を，**Calot（カロー）の三角**（**図3**）と呼び，胆囊動脈の位置を把握しておくための重要な指標である。

術後合併症には，出血，胆管損傷，胆汁漏，腹腔内膿瘍などがあり，徴候（血圧低下，頻脈，腹痛，ヘモグロビン（Hb）低下，発熱，炎症反応の上昇など）がないか観察する必要がある。

図2 腹腔鏡下胆囊摘出術

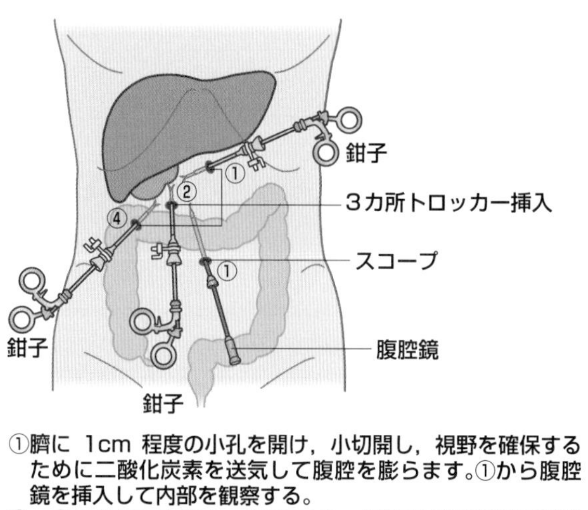

①臍に 1cm 程度の小孔を開け，小切開し，視野を確保するために二酸化炭素を送気して腹腔を膨らます。①から腹腔鏡を挿入して内部を観察する。
②〜④から鉗子を挿入してモニターを見ながら胆囊を切除し，臍の穴から摘出する。

図3 Calotの三角

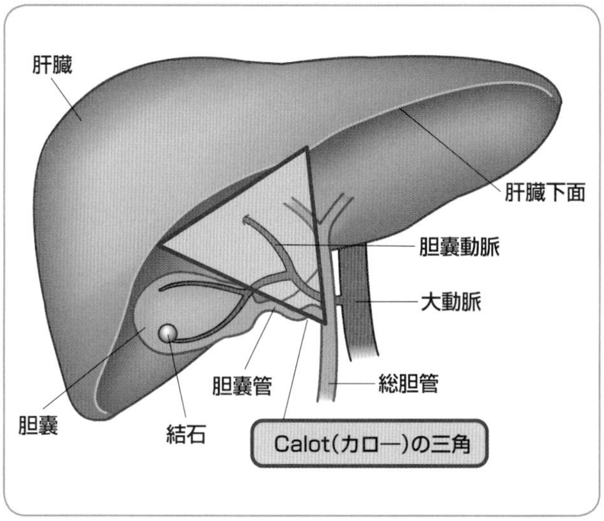

Ⅱ 胆石症の看護ケアとその根拠

1. 胆石症の観察ポイント

胆石症は無症候な場合も多いが，食後に胆嚢が収縮した際，胆嚢の頸部に結石が嵌頓すると，強い痛みが生じる。**右季肋部痛**や**心窩部痛**，**右肩**や**右背部の放散痛**など多様である。

胆汁の排泄障害に細菌感染を伴うと急性胆嚢炎を起こし，**腹痛**，**発熱**，**黄疸**の症状が出現する。また，胆石が胆管に嵌頓すると閉塞性黄疸や肝機能障害の原因となる。

胆管炎を起こすと，発熱や黄疸が出現し，進行すると**意識障害**や**ショック**など重篤な状況に移行することもある。そのため，症状の早期発見が重要である。

2. 胆石症の看護目標

❶疼痛などの症状による苦痛が最小限となる
❷異常を早期に発見し，合併症を予防する
❸患者・家族の不安が軽減する

3. 胆石症の看護ケア

1）疼痛など症状の緩和

急性期は食後や夜間にかけて疝痛発作を生じることが多く，食欲低下や不眠となりやすい。疼痛の部位や程度，性状，持続時間，放散痛の有無などを観察し，疼痛を緩和する安楽な体位の工夫を行う。

また，疼痛が自制不可能な場合は，鎮痛薬を効果的に使用する。術前胆嚢炎を併発している場合は絶食とし胆嚢の安静を図る。

2）異常の早期発見のための観察

細菌感染による胆嚢炎や胆管炎や，胆嚢穿孔による胆汁性腹膜炎，閉塞性黄疸などの合併症は重篤な状況に移行するため，症状の悪化や，白血球数（WBC），C反応性蛋白（CRP）などの炎症所見，黄疸（ビリルビン（Bil）値の上昇），肝機能障害の有無などの検査データ，循環動態や意識レベルなどを観察する。

3）ドレナージしている場合の看護

閉塞性黄疸を生じている場合，胆汁のうっ滞による胆道内圧上昇の減圧を図るためや，感染胆汁を体外へ排出するために胆汁ドレナージを実施する。

ドレーン・チューブが抜けないよう固定するとともに，ドレーン・チューブの圧迫，屈曲，捻転がないか観察する。胆汁の量，性状，色の変化など流出状況を観察し，効果的にドレナージされているか確認する。

ドレーンの排液ボトルは逆行感染を予防するために，腰より低い位置にする。胆汁の体外への排出により電解質バランスが変化するため，検査データに留意する。

4）セルフケアへの支援

疝痛発作や嘔気・嘔吐，閉塞性黄疸に伴う瘙痒感などの症状は，活動制限やADLを低下させる。安楽な体位の工夫により腹壁の緊張を緩和させ，疼痛の軽減を図り，また十分な睡眠・休息が確保できるよう援助する。

5）術後合併症予防

内視鏡手術の合併症は十二指腸穿孔や出血，膵炎などを起こすリスクがある。

腹腔鏡下胆嚢摘出術の場合は，全身麻酔に関連した術後合併症や，腹腔鏡下胆嚢摘出術に関連した合併症の観察を行う。皮下気腫，胆管損傷による胆汁瘻，胆汁の腹腔内漏出による創感染，腹腔内膿瘍，後出血の徴候を観察し，異常を早期に発見する。腹膜炎徴候，白血球数（WBC），C 反応性蛋白（CRP）などの炎症反応から腹膜炎徴候や，血清ビリルビン（Bil），アミラーゼ，リパーゼ値から術後胆管炎や膵炎徴候がないかを確認する。

創部の観察として，発赤，腫脹，熱感，圧痛，膿性滲出液，悪臭などの有無，ドレーンの観察は排液の性状，色，量の経時的な観察を行う。

6）退院後の生活の自己管理

胆石は生活習慣と関連があるため，生活習慣の見直しが必要である。

1 食事について

手術後は消化吸収機能の低下はないとされており，基本的に食事制限はないが，しばらくは腸肝循環の回数が増加し，糞便中の水分が増加し下痢をすることもある。

規則正しい生活，適度な運動を心がける。食生活習慣も見直し，コレステロールや脂肪分の多い食事を控える。水溶性の食物繊維はコレステロールの吸収を抑え，コレステロールを含んだ胆汁の排泄を促進するため胆石を予防する。胆汁酸の合成に不可欠なビタミン C の摂取も推奨する。

肥満はコレステロール過飽和胆汁の産生につながり胆石の原因となるため体重コントロールを行う。

2 退院後体調管理について

胆嚢を摘出した後に，術前と同様な症状が持続したり，術前にはなかった腹部症状が現れることがある。創部の感染徴候などとともに，異常徴候が現れたらすぐに受診する。

［小林由里］

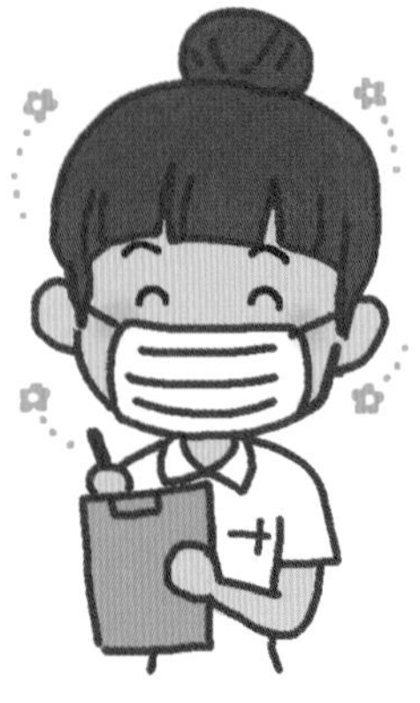

《引用文献》

1）日本胆道学会学術委員会：胆石症に関する 2013 年度全国調査結果報告．胆道 28(4)：612-617，2014.

2）三好広尚・他：経皮経肝胆道鏡による結石治療のコツ．Gastroenterol Endosc 53(7)：1818-1827，2011.

《参考文献》

1）日本消化器病学会編：胆石症診療ガイドライン 2016，改訂第 2 版．pp2-99，南江堂，2016.

2）浅野之夫，堀口明彦：胆道．消化器外科ナーシング 21（秋季増刊）：156-171，2016.

3）手島伸江，有木美由紀・他：腹腔鏡下胆嚢摘出術．消化器外科ナーシング 23（秋季増刊）：119-122，2018.

4）下條暢子，林智香・他：胆管切開切石術．消化器外科ナーシング 23（秋季増刊）：123-126，2018.

5）奥野のぞみ：内視鏡的経鼻胆道ドレナージ術・内視鏡的胆道ステント留置術．消化器外科ナーシング 23（秋季増刊）：206-211，2018.

6）奥野のぞみ：経皮経肝胆道ドレナージ・経皮経肝胆嚢ドレナージ．消化器外科ナーシング　23（秋季増刊）：218-221，2018.

7）三ツ井圭子：系統看護学講座　専門分野Ⅱ　消化器　成人看護学 5，第 15 版，pp418-421，医学書院，2019.

Column 鏡視下手術

1. 鏡視下手術とは

鏡視下手術とは，腹腔内や胸腔内に内視鏡ビデオスコープを挿入し，モニターに映し出された内部の映像を見ながら，専用の鉗子や縫合器・吻合器を用いて行う手術である。

手術できるスペースを確保するために，胸腔内や腹腔内に二酸化炭素（炭酸ガス）を送ることを気腹といい，気腹が呼吸や循環に影響を及ぼすため，気腹圧は15mmHg を越えないように，通常8～12mmHg 程度とされている。二酸化炭素は，無色，無臭，助燃性（それ自体は燃えないが，燃えやすくする性質）がない，血液溶解度が高い性質がある。

鏡視下手術のメリットは，開腹手術と比べて手術創が小さく，痛みが少ないため早期離床ができることであるが，モニターに映し出される部位しか見れないことや少量の出血でも視野が得られないデメリットもある（**表1**）。

表1 鏡視下手術のメリットとデメリット

	メリット	デメリット
患者	●傷が小さいため術後の痛みが軽く美容に優れている ●術後イレウスの発症が少ない ●手術創の感染が少ない ●手術侵襲が小さい ●早期離床ができ，入院期間を短縮できる	●手術の種類により開腹手術より手術時間が長い ●開腹手術に移行する可能性がある
医療者	●手術映像が記録できるため，偶発症の原因などを検討できる	●モニターに映しだされる部位しか見ることができない（視野が狭い） ●長尺の器具を介した手術操作のため，技術を要する ●少量の出血でも視野が得られなくなる

2. 腹腔鏡手術による身体への影響

1 呼吸

気腹による腹腔内圧の上昇により，横隔膜や肺が胸腔側に押し上げられるため，気道内圧の上昇，肺コンプライアンスの低下，機能的残気量の低下などから低酸素血症をきたすことがある。

また，腹腔内圧が上昇すると気管分岐部が頭側に偏移し，気管支挿管になることがある。二酸化炭素が血中に溶け動脈血二酸化炭素分圧（$PaCO_2$）が上昇し，高二酸化炭素血症を生じると呼吸性アシドーシスを起こす。

2 循環

気腹による腹腔内圧の上昇により，腹腔内の臓器血流量は低下する。前述の $PaCO_2$ が上昇することにより，交感神経系が刺激され，血圧の上昇・心拍数増加・心拍出量の増加が生じる。また気腹圧が上昇すると，下大静脈がうっ滞し，深部静脈血栓症（DVT）や肺塞栓症（PE）などの合併症を引き起こす危険性がある。

3 体温

全身麻酔の手術では，患者の体温調節能が抑制され末梢血管が拡張するため，体温が下がりやすい。また腹腔鏡手術では，体温より温度が低い二酸化炭素（温度24～25℃，湿度0％）を使用するため，腹腔内で蒸散による熱喪失が起こり開腹手術より体温が低下しやすい。

3. 術後合併症

1 ガス塞栓

手術中に傷ついた血管から二酸化炭素が，血管内に流入することにより生じる。しかし二酸化炭素は血液溶解度が高く，組織への拡散が増強するため，可能性は低い。

2 皮下気腫

腹腔鏡手術では，内視鏡ビデオスコープや専用の鉗子を入れる孔にトロッカー（**図1**）という筒状の器具を挿入する。そのトロッカー挿入部から流入した二酸化炭素が，皮下組織あるいは筋層内に侵入し貯留することにより生じる。皮膚に触れると握雪感《あくせつかん》（圧迫したときにプチプチした感触）がある。皮下気腫が頸部にまで及んでいる場合は，抜管後に気道狭窄をきたす可能性があるため注意する。

3 気胸

手術操作による横隔膜の損傷や大動脈・食道裂孔部などの脆弱な部位を介して，縦隔や胸腔内へガスが流入することにより生じる。また気道内圧の上昇により，ブラ（肺嚢胞）が破裂して気胸を生じることがある。気胸が生じた場合は，術後に胸腔ドレーンが必要な場合がある。

4 無気肺

気腹により腹腔内圧が上昇し，横隔膜が頭側に押し上げられ，肺のコンプライアンスが低下し，機能的残気量が減少することにより生じる。しかし腹腔鏡手術後は，早期に離床するため強い影響を残さないが，肥満患者や高齢者，呼吸器疾患患者には注意が必要である。

4. 体位に伴う身体への影響

1 頭低位（トレンデレンブルグ位）（図2）が必要な手術（直腸がん手術や子宮がん手術）

- **呼吸系への影響**：気腹による腹腔内圧の上昇に加えて，腹腔内の臓器が横隔膜を押し上げ，肺や胸郭のコンプライアンスがさらに低下し，気管支挿管のリスクが増す。また長時間頭低位を保持している場合は，咽頭や舌などの浮腫による上気道狭窄が生じる可能性があるため，抜管時に注意が必要である。
- **循環系への影響**：循環血液量の正常な患者は，中心静脈圧（CVP）が上昇し，心拍出量も増加する。また眼圧や頭蓋内圧も上昇するため，緑内障患者や頭蓋内病変のある患者には慎重な判断が必要で

図1 鏡視下手術

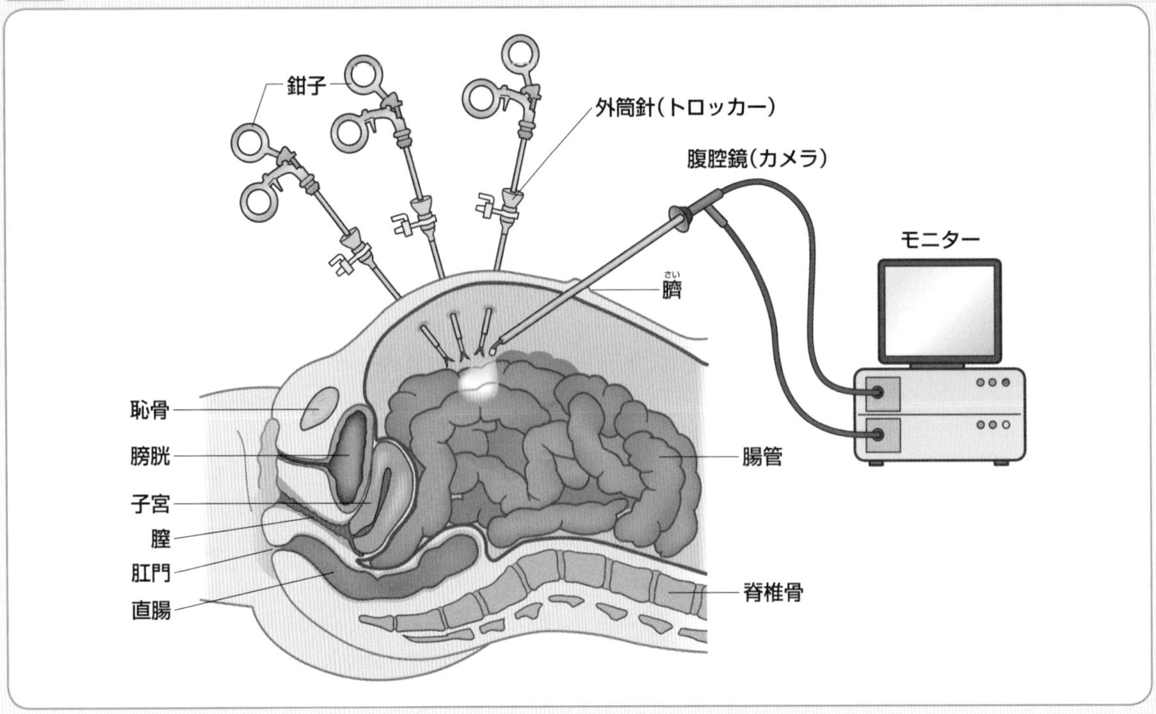

ある。

- **骨・関節系への影響**：上肢の過伸展や固定具による頸部や肩関節の圧迫により，腕神経叢麻痺を起こす可能性がある。また長時間の砕石位では，下肢のコンパートメント症候群のリスクがある。

2 頭高位（逆トレンデレンブルグ位）が必要な手術（胃がん手術や胆嚢手術）

- **呼吸系への影響**：横隔膜の下降により，機能的残気量や肺血流量など肺の含有量が増加するため，肺に対しては有害な影響を与えず肺機能を改善する。
- **循環系への影響**：静脈還流量が減少するため，心拍出量の減少や血圧低下が生じる。また下肢の血液がうっ滞し，DVT や PE の危険性が高くなる。

5. ロボット支援下内視鏡手術とは

ダヴィンチ・サージカルシステムは，外科医が操作するサージョンコンソール，複数のロボットアームがある患者側のペイシェントカート，高解析度の画像があるビジョンシステムから構成されている。術者は，患者から数メートル離れた場所にあるサージョンコンソールに座り，3D カメラによる立体映像を見ながら手術を行う。

ロボット支援下内視鏡手術のメリットは，ロボット支援手術用の鉗子が，従来の胸腔鏡や腹腔鏡で使用する鉗子よりも，自由度が高く，360 度以上に鉗子を動かすことができるため，狭い胸腔内や腹腔内で細かい操作がしやすい。また，ロボットアームに専用の鉗子や内視鏡ビデオスコープが固定されているため，手振れがなく安定した手術ができ，拡大視

図2 頭低位

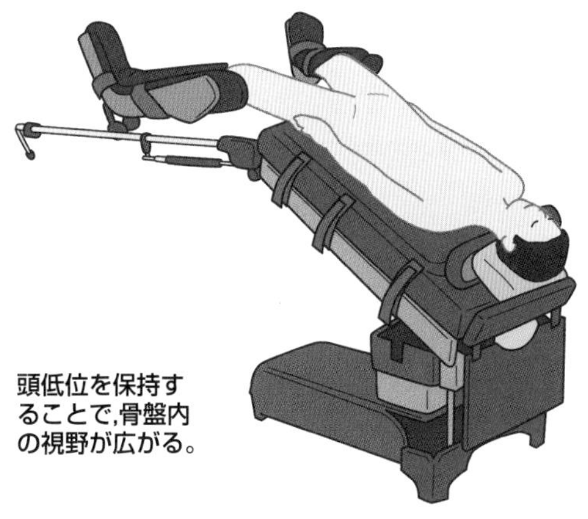

図3 ダヴィンチ・サージカルシステム

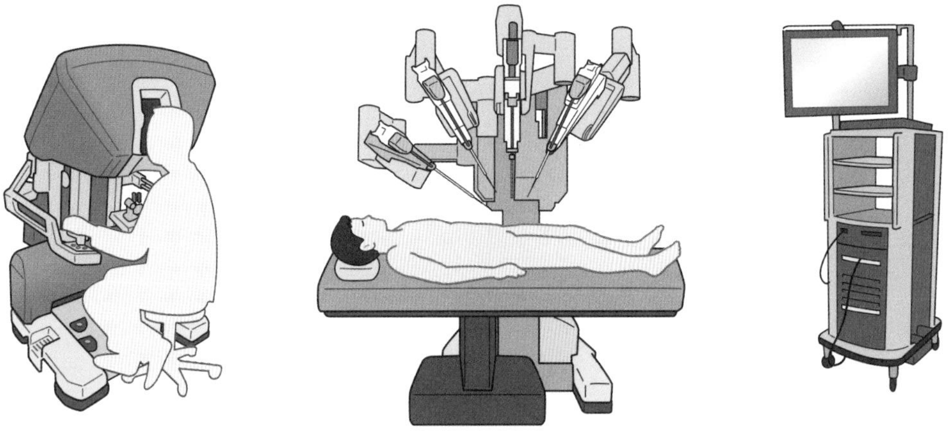

表2 保険適用のロボット支援下内視鏡手術

保険適用のロボット支援下内視鏡手術	保険適用時期
腹腔鏡下前立腺悪性腫瘍手術	2012年
腹腔鏡下腎悪性腫瘍手術	2016年
胸腔鏡下縦隔悪性腫瘍および 胸腔鏡下良性縦隔腫瘍手術	2018年
胸腔鏡下肺悪性腫瘍手術（肺葉切除）	
胸腔鏡下食道悪性腫瘍手術	
胸腔鏡下弁形成術	
腹腔鏡下胃切除・切断術	
腹腔鏡下子宮悪性腫瘍手術	
腹腔鏡下膣式子宮全摘術	2018年
腹腔鏡下膀胱悪性腫瘍手術	
胸腔鏡下肺悪性腫瘍手術（区域切除）	2020年
胸腔鏡下拡大胸腺摘出術	
縦隔鏡下食道悪性腫瘍手術	
腹腔鏡下腎盂形成手術	
腹腔鏡下仙骨膣固定術	
腹腔鏡下膵体尾部切除術	
腹腔鏡下膵頭部腫瘍切除術	

効果をもつ3D画像により，立体感を得られやすい。

2012年より前立腺悪性腫瘍手術が保険適用となり，保険適用の術式が徐々に拡大されている（**表2**）。

［羅本由佳］

《引用文献》

1）真下節監，谷上博信編：麻酔管理ハンドブック；合併症患者の術前・術中・術後のポイント22．pp284-295，メディカ出版，2002.
2）太城力良，上農喜朗，辻本三郎監訳：麻酔科シークレット，第3版．pp480-486，メディカル・サイエンス・インターナショナル，2005.
3）北島政樹監，土田明彦，宇山一郎編：消化器ダヴィンチ手術のすべて．pp3-8，医学図書出版，2013.
4）日本麻酔科学会・周術期管理チーム委員会編：周術期管理チームテキスト，第4版．pp707-708，日本麻酔科学会，2021.

《参考文献》

1）Ronald D. Miller，武田純三日本語版監：ミラー麻酔科学，メディカル・サイエンス・インターナショナル，2007.
2）草柳かほる，久保田由美子，峯川美弥子編：手術室看護術前術後をつなげる術中看護．医歯薬出版，2011.
3）今本治彦編：術式別でわかりやすい！内視鏡外科手術実践マニュアル．OPE NURSING 秋季増刊，メディカ出版，2014.

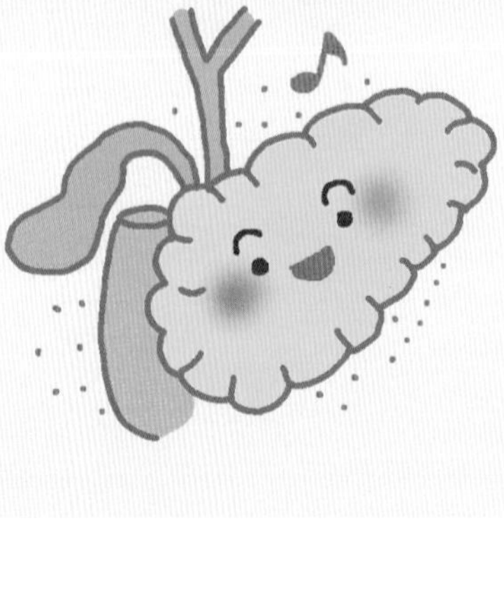

NOTE

23 胆嚢炎

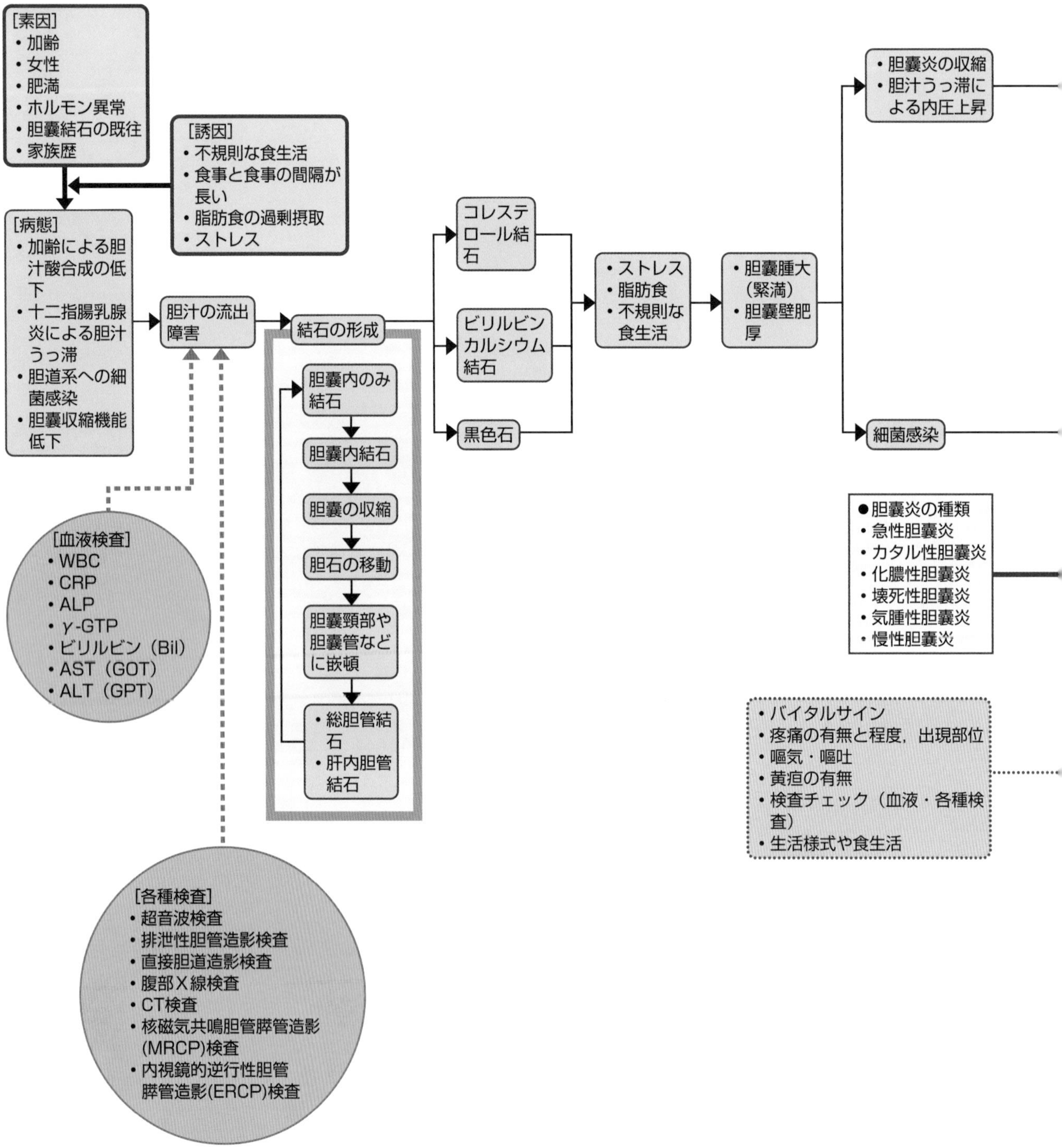
[素因]
・加齢
・女性
・肥満
・ホルモン異常
・胆嚢結石の既往
・家族歴
[誘因]
・不規則な食生活
・食事と食事の間隔が長い
・脂肪食の過剰摂取
・ストレス
[病態]
・加齢による胆汁酸合成の低下
・十二指腸乳腺炎による胆汁うっ滞
・胆道系への細菌感染
・胆嚢収縮機能低下
胆汁の流出障害
結石の形成
胆嚢内のみ結石
胆嚢内結石
胆嚢の収縮
胆石の移動
胆嚢頸部や胆嚢管などに嵌頓
・総胆管結石
・肝内胆管結石
コレステロール結石
ビリルビンカルシウム結石
黒色石
・ストレス
・脂肪食
・不規則な食生活
・胆嚢腫大（緊満）
・胆嚢壁肥厚
・胆嚢炎の収縮
・胆汁うっ滞による内圧上昇
細菌感染
●胆嚢炎の種類
・急性胆嚢炎
・カタル性胆嚢炎
・化膿性胆嚢炎
・壊死性胆嚢炎
・気腫性胆嚢炎
・慢性胆嚢炎
[血液検査]
・WBC
・CRP
・ALP
・γ-GTP
・ビリルビン（Bil）
・AST（GOT）
・ALT（GPT）
・バイタルサイン
・疼痛の有無と程度，出現部位
・嘔気・嘔吐
・黄疸の有無
・検査チェック（血液・各種検査）
・生活様式や食生活
[各種検査]
・超音波検査
・排泄性胆管造影検査
・直接胆道造影検査
・腹部X線検査
・CT検査
・核磁気共鳴胆管膵管造影(MRCP)検査
・内視鏡的逆行性胆管膵管造影(ERCP)検査

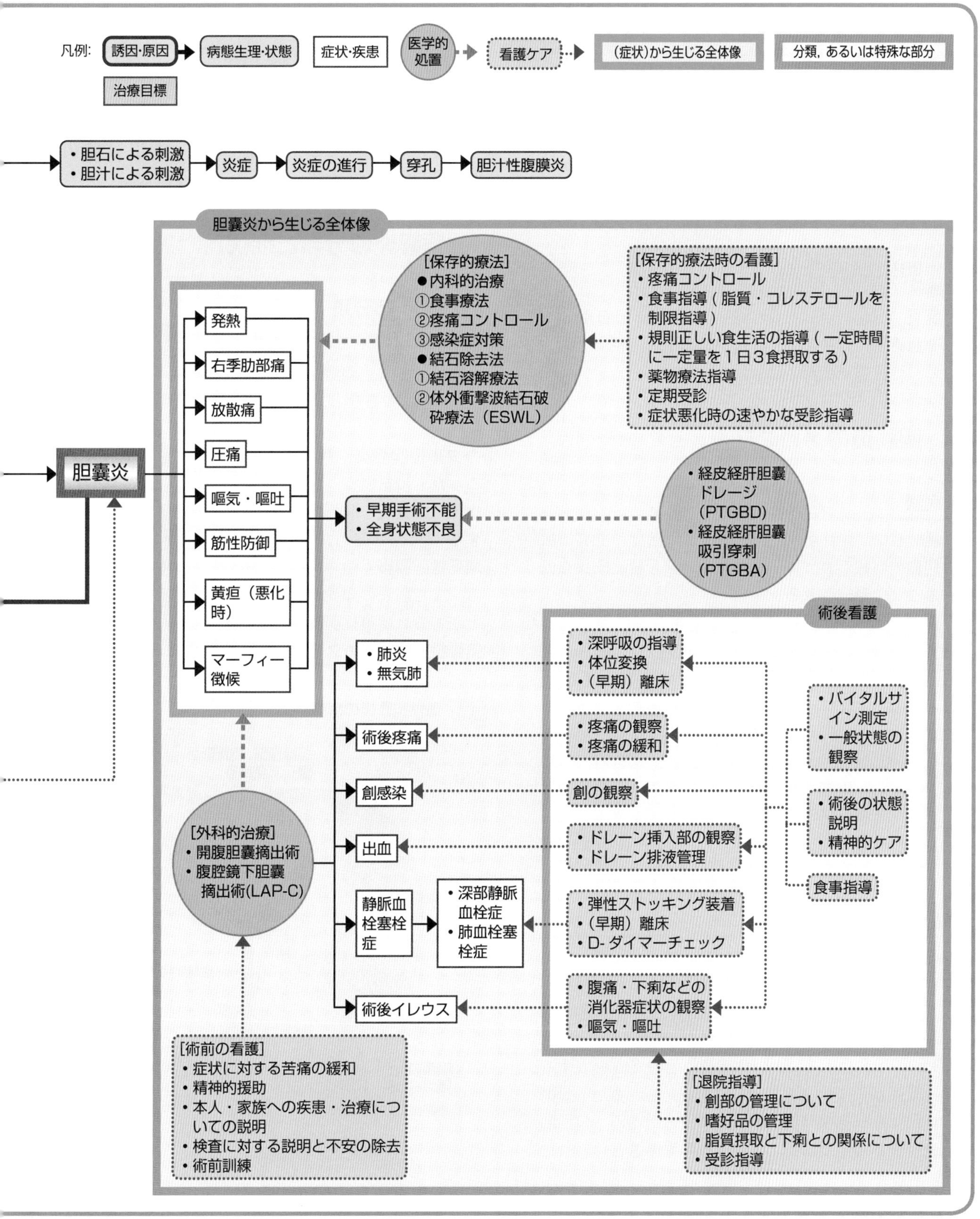
凡例:
誘因・原因
病態生理・状態
症状・疾患
医学的処置
看護ケア
(症状)から生じる全体像
分類，あるいは特殊な部分
治療目標
・胆石による刺激
・胆汁による刺激
炎症
炎症の進行
穿孔
胆汁性腹膜炎
胆嚢炎から生じる全体像
胆嚢炎
発熱
右季肋部痛
放散痛
圧痛
嘔気・嘔吐
筋性防御
黄疸（悪化時）
マーフィー徴候
[保存的療法]
●内科的治療
①食事療法
②疼痛コントロール
③感染症対策
●結石除去法
①結石溶解療法
②体外衝撃波結石破砕療法（ESWL）
[保存的療法時の看護]
・疼痛コントロール
・食事指導（脂質・コレステロールを制限指導）
・規則正しい食生活の指導（一定時間に一定量を１日３食摂取する）
・薬物療法指導
・定期受診
・症状悪化時の速やかな受診指導
・早期手術不能
・全身状態不良
・経皮経肝胆嚢ドレージ（PTGBD）
・経皮経肝胆嚢吸引穿刺（PTGBA）
術後看護
・肺炎
・無気肺
術後疼痛
創感染
出血
静脈血栓塞栓症
・深部静脈血栓症
・肺血栓塞栓症
術後イレウス
・深呼吸の指導
・体位変換
・（早期）離床
・疼痛の観察
・疼痛の緩和
創の観察
・ドレーン挿入部の観察
・ドレーン排液管理
・弾性ストッキング装着
・（早期）離床
・D-ダイマーチェック
・腹痛・下痢などの消化器症状の観察
・嘔気・嘔吐
・バイタルサイン測定
・一般状態の観察
・術後の状態説明
・精神的ケア
食事指導
[外科的治療]
・開腹胆嚢摘出術
・腹腔鏡下胆嚢摘出術(LAP-C)
[術前の看護]
・症状に対する苦痛の緩和
・精神的援助
・本人・家族への疾患・治療についての説明
・検査に対する説明と不安の除去
・術前訓練
[退院指導]
・創部の管理について
・嗜好品の管理
・脂質摂取と下痢との関係について
・受診指導

23 胆嚢炎

Ⅰ 胆嚢炎が生じる病態生理

1. 胆嚢炎の定義

胆嚢炎（cholecystitis）とは，胆嚢に生じた結石が胆嚢頸部や胆嚢管に嵌頓し，胆嚢管が閉塞され，胆汁うっ滞が生じ，細菌感染症が発症した状態をいう。

2. 胆嚢炎のメカニズム

1）病態

胆嚢結石は，胆汁中のコレステロール濃度の上昇に加え，胆嚢の収縮不良により胆汁がうっ滞し結晶成長を促進することで形成される。

胆嚢の中で胆石が形成され，その胆石が胆嚢頸部や胆嚢管に嵌頓し，胆汁がうっ滞することで，内圧が上昇し，石による刺激と胆汁に含まれる化学物質（胆汁酸）による刺激で炎症が起こり，粘膜障害を起こす。その結果，さらに細菌感染によって胆嚢炎を発症する。

結石の種類として，コレステロール石，黒色石，ビリルビンカルシウム石が代表的である。胆嚢結石には，コレステロール石，黒色石が多く，ビリルビンカルシウム石は肝内胆管結石，総胆管結石など胆管結石に多い（図1）。

2）原因

胆嚢炎の直接的原因のほとんどは，結石が影響しているといわれている。中年以降，加齢とともに胆石保有率は高くなり，国内の胆石保有率は近年1000万人といわれ，10％を超えるとみられている。男女比は，1：1.6と女性に多い[1]。食生活において脂質などを多く摂取するなど，食生活の変化も要因の1つといえる。また不規則な生活に伴い，食事時間も不規則になったため，規則的に胆嚢が働かなくなったことも影響しているといわれている。

胆嚢結石の多くは無症状のことが多いが，時に，脂質の多い食事を摂取した後に胆嚢が収縮し，胆石が胆嚢頸部や胆嚢管に嵌頓することで，胆汁がうっ滞し，胆嚢内圧が上昇し疼痛をきたす。

3. 胆嚢炎の分類と症状

1）状態による分類

1 急性胆嚢炎

急性胆嚢炎は，その90～95％に胆石症を合併している[2]。炎症の強さなどで，下記のように分類することができる。

①**カタル性胆嚢炎**：胆嚢の内側の表面に軽い炎症が起こったものをいう

②**化膿性胆嚢炎**：胆嚢内の胆汁が濁り，胆嚢の壁が腫大する

③**壊死性胆嚢炎**：強い炎症により，胆嚢の組織が壊死する。また胆嚢の穿孔がみられ，胆汁が腹腔に漏れることがある。壊疽性胆嚢炎とも表現する

④**気腫性胆嚢炎**：ガスを発生する細菌による特殊な胆嚢

図1　急性胆嚢炎の病態

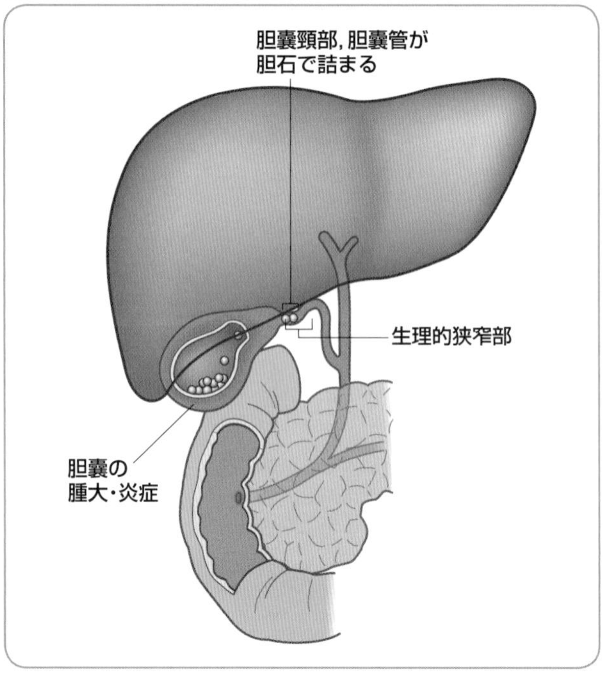

炎で，胆嚢の壁とその内外にガスを生じる。一般の胆嚢炎より症状が強く出現する

急性胆嚢炎の重症度は**表 1** にあげた 3 期に分類できる[3)]。

2 慢性胆嚢炎

急性胆嚢炎の繰り返しにより胆嚢の壁が厚くなり，線維状に硬くなることで胆嚢が縮み，機能低下が起こる。一般的に，症状は急性胆嚢炎より軽い。

2）胆石症の合併の有無による分類

「**胆石性胆嚢炎**」と「**無石胆嚢炎**」に分類できる。

3）症状

代表的な症状としては，**疼痛**である。軽い場合は数分のこともあるが，場合によっては数時間，数日間も続くことがある。多くは右肩や右背部に痛みが放散する。この痛みは胆道が炎症のために詰まったり，胆石がはまり込み，胆汁が通過しにくくなるのに対して，胆嚢がこれを通過させようと収縮するために起こると考えられている。また発作的にくる激痛を「**疝痛**」と表現する。

発熱も症状の 1 つであり，時に 40℃を超える発熱がみられる場合もある。

腹部診察では，圧痛，筋性防御，マーフィー（Murphy）徴候（**図 2**），肝臓の叩打痛を認める（ただし肝臓の叩打痛は，急性肝炎，肝腫瘍でも生じるため，診断基準とはしない）。

4. 胆嚢炎の検査・診断

先述の症状に加え，検査を行い判断する。

1 血液検査

炎症や感染症が起こっていると，白血球数（WBC）や CRP（C 反応性蛋白）が上昇する。胆道系酵素の上昇（ALP（アルカリフォスファターゼ）↑，LAP（ロイシンアミノペプチノーゼ）↑，γ-GTP（ガンマグルタミルトランスペプチダーゼ）↑，ビリルビン（Bil）↑）等を認める。

肝臓に炎症が波及した場合などには，AST（GOT），ALT（GPT）が上昇する。

2 腹部超音波（エコー）検査

胆管炎や膵炎の合併の確認や，全身状態の把握にも有用である。超音波（エコー）を体外から当てるため，疼痛も伴わず身体への負担が少ない。臓器の大きさや形だけでなく，内腔の様子や壁の性状なども確認できる（**図 3**）。

表 1　TG18/TG13 急性胆管炎重症度判定基準

重症急性胆管炎（Grade Ⅲ）

急性胆管炎のうち，以下のいずれかを伴う場合は「重症」である。
- 循環障害（ドーパミン 25 μg/kg/min，もしくはノルアドレナリンの使用）
- 中枢神経障害（意識障害）
- 呼吸機能障害（PaO_2/FiO_2 比＜ 300）
- 腎機能障害（乏尿，もしくは Cr ＞ 2.0mg/dL）
- 肝機能障害（PT-INR ＞ 1.5）
- 血液凝固異常（血小板＜ 10 万 /mm^2）

中等症急性胆管炎（Grade Ⅱ）

初診時に，以下の 5 項目のうち 2 つ該当するものがある場合には「中等症」とする。
- WBC ＞ 12,000，or ＜ 4,000/mm^2
- 発熱（体温 39℃）
- 年齢（75 歳以上）
- 黄疸（総ビリルビン≧ 5mg/dL）
- アルブミン（＜標準値× 0.73g/dL）

上記の項目に該当しないが，初期治療に反応しなかった急性胆管炎も「中等症」とする。

軽症急性胆管炎（Grade Ⅰ）

急性胆管炎のうち，「中等症」「重症」の基準を満たさないものを「軽症」とする。

注 1）肝硬変，慢性腎不全，抗凝固療法中の患者については別途参照。
注 2）急性胆管炎と診断後，診断から 24 時間以内，および 24 ～ 48 時間のそれぞれの時間帯で，重症度判定基準を用いて重症度を繰り返し評価する。（Cholangitis Bundle #3）

（急性胆管炎・胆嚢炎診療ガイドライン改訂出版委員会：急性胆管炎・胆嚢炎診療ガイドライン 2018―TG18 新基準掲載．p74，医学図書出版，2018．より）

3 腹部 X 線検査

胃や腸の穿孔や，腸閉塞など胆嚢炎以外の疾患と区別するのに有用である。

4 CT 検査

X 線を利用した検査で，身体の断面を画像でみることが可能のため，胆嚢の穿孔や，腹腔の中に膿が広がっている場合などの診断が可能である。

5 MRI 検査

磁気を利用した検査で，身体の断面を画像でみることができ，胆嚢やその周囲への炎症の広がりを確認することができる。

図2 マーフィー徴候

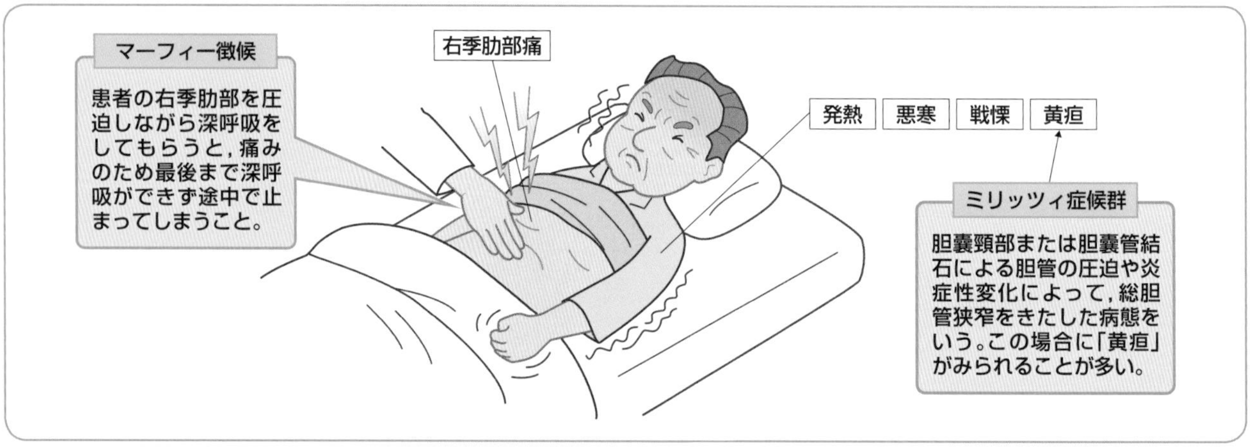

図3 腹部超音波（エコー）検査像

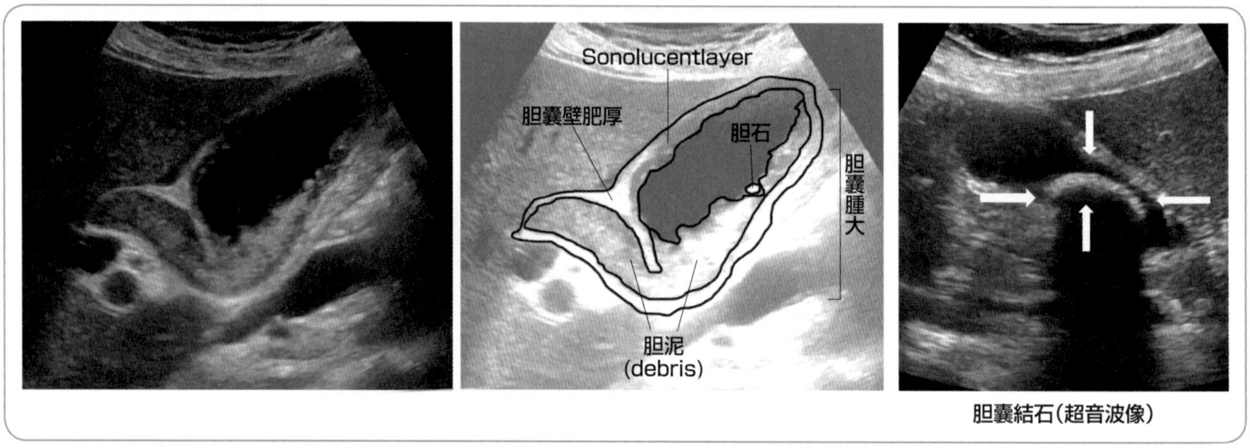

6 MR胆管膵管造影（MRCP）検査

胆石が胆嚢の出入り口に詰まっていたり，総胆管に落ちて詰まっている様子を，造影剤を使用せずに画像でとらえることが可能である。

7 内視鏡的逆行性胆管膵管造影（ERCP）検査

内視鏡を用いて十二指腸にある総胆管の出口から造影剤を注入し，X線で撮影を行う。胆嚢や総胆管の様子や胆石の有無などを調べることが可能である。

5. 胆嚢炎の治療

1）内科的治療

基本的にはまず全身状態の改善に努める。基本は以下の3つである。

①疼痛コントロールを主とした症状の緩和

②感染症対策

③食事療法

疼痛などの苦痛の除去に努め，点滴や内服により抗生物質を投与し感染をおさえ，全身状態を平常に戻す。併せて胆嚢炎は結石が影響しているので，脂肪分の多い食事を控えることなど，食事療法の指導を行う。

2）外科的治療

胆石性の胆嚢炎の場合は，胆嚢炎を何度も繰り返すことがあるので，胆石と共に胆嚢を摘出することが根本的な治療であり，標準的な治療として広く実施されている。

1 腹腔鏡下胆嚢摘出術

現在，胆嚢摘出術の主流となっている手術方法である。腹部に1～2cmの傷を3～4カ所開けて **(図4)**，二酸化炭素ガスで腹部を膨らませた後，腹腔鏡という専用器具を小さな穴から挿入して，テレビモニターで観察しながら胆嚢を切除する手術である。

切除した胆嚢は，臍の少し上部に開けた傷口から取り出す。手術傷が小さくてすみ，手術後の痛みが開腹術よりも少なく回復も早いために，手術後２～５日で退院が可能である。

2 開腹胆嚢摘出術

胆嚢の炎症が強い場合や，過去に胃など上腹部の手術を行っている場合などに，この手術が選択される。腹腔鏡下胆嚢摘出術より傷が大きく（**図4**），手術後の痛みも強い。しかし，実際に腹部の中を広く観察して，周囲の臓器や血管を確認しながら手術を行える利点がある。

通常は，手術後５～７日で退院が可能である。

Ⅱ 胆嚢炎の看護ケアとその根拠

1. 内科的治療の際の看護ケア

1）内科的治療の観察ポイント

❶バイタルサイン
❷疼痛の有無と程度，出現部位
❸嘔気・嘔吐
❹黄疸の有無
❺検査チェック（血液・各種検査）
❻生活様式や食生活の把握

2）内科的治療の看護の目標

❶胆嚢の安定が保たれ，疼痛が軽減できる
❷二次感染と合併症を予防することができる

3）内科的治療の看護ケア

1 症状緩和に向けてのケア

胆嚢炎の場合は時に疝痛などの激痛がみられることもある。また激痛ではなくても，疼痛が繰り返される場合もある。疼痛時には我慢せず処方された鎮痛薬を服用する。

薬物療法を行っている場合は，飲み忘れがないように指導する。

2 不安の除去

日常生活において突然の疼痛出現は生活に支障をきたしやすく，また同じような疼痛が起こるのではないかと，患者は非常に不安である。そうした不安な思いを傾聴し，対応方法を助言するなど精神面の支援を行う。

疾患についての理解が不十分であれば，より不安が増強するため，医師の説明の後に，わからないことはないかなど声をかけ，疑問点は解決できるように支援する。

3 日常生活指導

食生活が症状の出現につながるので，以下の指導を行う。

①脂肪分の多い食事は控える
②暴飲暴食は避ける
③食事の時間をできるだけ一定にし，規則的な食生活を送る（１日３食摂取する）
④適度な運動を行う

図4 腹腔鏡下胆嚢摘出術と開腹胆嚢摘出術における手術創の比較

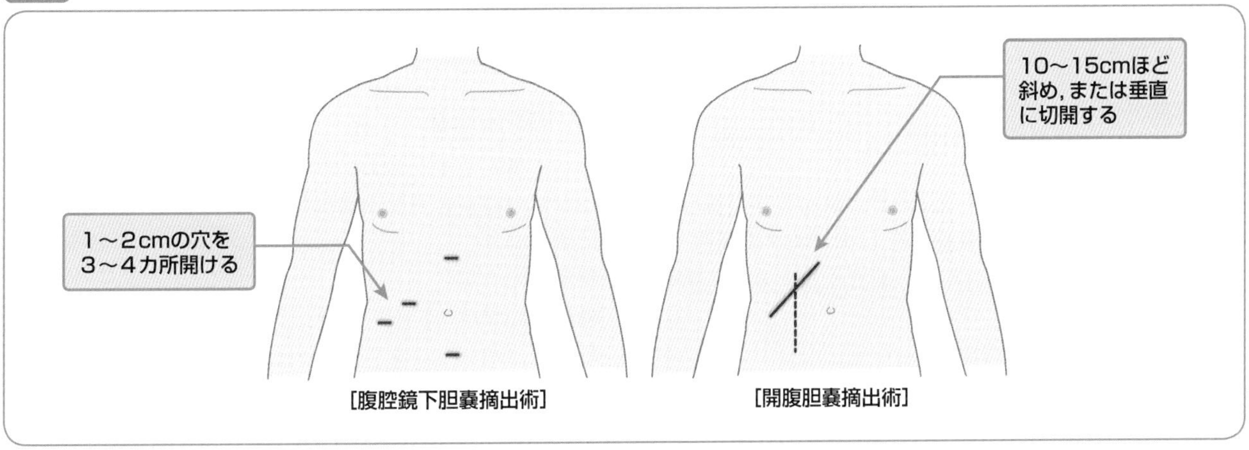

4 検査がスムーズに受けられるような支援

診断確定において，さまざまな検査や特殊検査が必要となる。検査の内容や目的を十分に説明し，納得してもらって検査が受けられるよう支援する。検査の際に疼痛等の症状が出現することも予想されるので，速やかな苦痛の除去に努める。

5 家族へのケア

急激な疼痛や繰り返す症状に家族も不安になることがあるので，家族への説明も十分に行い，不安の除去に努める。

患者が治療に積極的に向き合えるよう，定期受診や内服管理など家族からの声かけを行ってもらうなど，家族の協力を得る。

2. 外科的治療の際の看護（手術前）

1）術前の観察ポイント

❶バイタルサイン
❷疼痛の有無と程度，出現部位
❸嘔気・嘔吐
❹黄疸の有無
❺水分摂取状況
❻感染症の有無
❼薬物アレルギー
❽検査データ（血液・各種検査）
❾手術に対する患者・家族の不安や受け入れ状態，手術前後における理解状況

2）術前の看護目標

❶手術を受けるまでに，症状のコントロールを行い，手術に向けて全身状態を最善に保つことができる
❷手術にむけて必要性を理解し，落ち着いて手術に臨むことができる

3）術前の看護ケア

1 症状緩和に向けてのケア

術前に症状が出現した際は，適時，鎮痛薬等を使用し早めに対応する。本人にも我慢をしないように説明し，薬物療法を行っている場合は飲み忘れがないように指導する。

2 手術に向けての不安の除去

手術の説明の際，医師の説明には専門用語も多いので理解しにくい場合もある。手術についての理解が不十分であれば，より不安が増強するので，医師の説明の後にわからないことはないかなど声をかけ，疑問点は解決できるように支援する。

手術をすると決意したものの，手術に対する不安はすぐに消えるものではない。手術の術式等内容についての疑問には丁寧に対応する。手術を受けることの不安については，その不安な気持ちを察し，しばらく話を聴くなど，できるだけ思いを表出してもらう。過去の成功例など少しでも気持ちが落ち着くような話をする。

手術は全身麻酔のため，麻酔に対する不安もあるので，安心できるような説明と声かけを行う。

3 日常生活指導

開腹手術の場合は，手術前に数日間入院を必要とするので，その際に病院食以外の食品は持ち込まないなど食生活に気をつけるよう指導する。

近年，腹腔鏡下胆嚢摘出衛の場合は，手術当日に入院となることもあるので，手術前の生活については外来看護師が丁寧な説明を行う。

4 検査がスムーズに受けられるような支援

手術の種類により，術前の入院の時期は異なるが，手術に向けての検査については，入院後，あるいは外来で行うことになる。検査の内容や目的が十分理解できるよう丁寧にかかわる。

特に検査には絶食を伴う場合もあるので，間違いのないように，パンフレットに日時を書いて渡すなどの工夫をする。

5 家族へのケア

手術を受けるにあたり，家族も不安になることがあるので，家族への説明も十分に行い，不安の除去に努める。経済的な不安なども聞き取り，担当者を紹介するなど，安心して手術が受けられるように支援する。

3. 外科的治療の際の看護（手術後）

1）術後の観察ポイント

❶バイタルサインおよび意識レベル
❷疼痛の有無と程度，出現部位
❸嘔気・嘔吐
❹黄疸の有無
❺創部の状態：出血の有無，色調，臭い
❻水分出納バランス：尿量，ドレーンからの排液量，創部からの出血量，補液量
❼ドレーン・チューブ類のトラブルの有無

❽検査データ：血液検査
❾手術時間，麻酔時間，手術中の経過の把握
❿合併症の有無と程度（詳細は 3)「術後の看護ケア」参照）
⓫精神状態

2）術後の看護目標

❶術後合併症を起こさずに回復過程をたどることができる
❷日常生活を見直し，セルフマネジメントができるようになる

3）術後の看護ケア：術後合併症の予防

1 肺炎や無気肺などの呼吸器合併症の予防

できるだけ早期から深呼吸を促し，含嗽や喀痰喀出支援を行う。時間を決めて体位変換を行う。術後１日目から離床を行い，呼吸器合併症の予防に努める。すべての術後合併症において，バイタルサイン測定を必要時行い，異常の早期発見に努める。

2 術後疼痛の緩和

疼痛の程度・部位を観察し，疼痛は無理に我慢しないように説明する。我慢できない疼痛に対しては鎮痛薬を使用する。積極的に疼痛緩和に努め離床を進める。

3 創感染

ドレーンからの滲出液の性状や創部の熱感や発赤の有無，または疼痛の観察に努める。あわせて発熱の有無に注意する。

4 腹腔内感染

腹腔鏡下胆囊摘出術の場合，肉眼で術野を見るのではなく，モニター画面で観察しながらの手術のため，組織損傷を起こしやすい。また組織損傷による出血，胆汁漏，消化液の漏れなどによる腹腔内感染に注意する必要がある。バイタルサインをはじめ，腹痛，嘔気・嘔吐などの腹部症状の観察を行う。

ドレーンの排液が暗赤色の場合は出血，黄土色や乳白色の場合は胆汁や膵液の漏れ，膿汁の場合は腹腔内感染が考えられる。ドレーンの排液の性状は重要な指針になるので適切に観察を行う。

5 静脈血栓塞栓症（VTE）

術中の体位は頭部高位で行われることと，気腹操作も行われるため，下肢静脈血のうっ滞を起こしやすく，下肢深部静脈血栓症（DVT）ならびに肺血栓塞栓症（PE）を起こす危険がある。

予防的看護ケアとして，手術当日から足趾の運動や足関節の底背屈運動を行う。下肢の静脈血のうっ滞を予防するために，手術当日から意識的に足趾や足関節の底背屈運動を実施する。

また，間欠的空気圧迫器や弾性ストッキングを装着し，血液のうっ滞を減少させ，血栓を予防する。脱水になると血液の濃縮が起こり，血液が凝固し血栓が生じやすいため，術後飲水許可が出たら，積極的に水分摂取を促す。

観察項目として，下肢の腫脹，疼痛，表在静脈の怒張，ホーマンズ（Homans）徴候（下腿筋を圧迫すると疼痛が出現）を確認する。また，呼吸困難や胸痛など胸部症状にも注意する。自覚症状以外に，D-ダイマーの値もチェックする必要がある。

6 術後イレウス

腹部の手術のため，術後は一時的に腸管の蠕動運動が減弱・消失する。この状態が遷延した状態を術後イレウスといい，回復の妨げになる。

看護のポイントとしては，早期離床が重要である。併せて経口摂取することにより，腸の蠕動運動も活発になるので，食事摂取への支援も必要である。

4）退院後に向けての生活指導

胆囊を摘出すると，肝臓から送られた胆汁の貯蔵・濃縮ができなくなり，肝臓から直接，濃度の低い胆汁が十二指腸に送り込まれることなる。この結果，便が軟便になることがある。

また，一度に多くの脂質を摂取すると消化不良を引き起こす。そのため下痢になることがある，ともいわれている。ただし，徐々に身体が順応するため，特に大きな問題となることはないので心配する必要がないことを伝える。

胆囊は摘出したものの，その後の食生活により再度胆石が形成され，総胆管など新たな部位に出現する可能性がある。引き続き規則正しい食生活を送るよう指導する。また，退院後に発熱や腹部症状がみられたときは，速やかに受診するよう指導する。

創部は徐々に乾燥して剝離していくので触らないことや創部の発赤や疼痛，発熱がみられたら定期受診以外でも早めに受診することを指導する。

特別な症状がない場合でも，必ず退院後の定期受診を忘れないように指導を行う。

［杉島優子］

《引用文献》

1）宮澤光男：胆石症．松田明子・他，系統看護学講座 専門分野Ⅱ 消化器 成人看護学５，第 14 版．p247，医学書院，2015.
2）医療情報科学研究所編：病気がみえる vol.1 消化器，第５版．pp366-367，メデックメディア，2017.
3）急性胆管炎・胆嚢炎診療ガイドライン改訂出版委員会編：急性胆管炎・胆嚢炎診療ガイドライン．p109，医学図書出版，2013.

《参考文献》

1）浅野嘉延，吉山直樹編：看護のための臨床病態学，改訂４版．pp264-266，南山堂，2017.
2）メヂカルフレンド社編集部編：看護学生のための疾患別看護過程２（ナーシングプロセス），第２版．pp116-135，メヂカルフレンド社，2017.
3）山口瑞穂子・他監：疾患別看護過程の展開，第５版．pp309-320，学研

Column 胆管炎

1．病態

胆管炎とは胆管の狭窄や閉塞によって胆汁の流れが悪くなり，そこに細菌が感染することによって起こる胆管の炎症である。原因は胆管結石，良性胆管狭窄，悪性腫瘍が多い。

起炎菌として，腸内細菌のグラム陰性桿菌である大腸菌，クレブシエラ菌，グラム陽性球菌のエンテロコッカスが多い。

経過により急性胆管炎と慢性胆管炎に分類される。重症になると急性化膿性閉塞性胆管炎となり，意識障害・ショックを伴い死に至ることもある。また急性胆管炎は放置すると，感染胆汁が肝臓を介して全身性に広がり，敗血症にまで進展する可能性があるので，早期診断・早期治療介入が重要である。

2．症状

上腹部痛・発熱・黄疸の症状がみられることがあり，これを**シャルコー（Charcot）の三徴**といい，この３つが揃うと胆管炎を考える。これに加え意識障害と血圧低下が加わると，**レイノルズ（Reynolds）の五徴**という。レイノルズの五徴まで生じると危険な状態である。

3．検査と診断

検査としては，採血と腹部の超音波検査や腹部 CT 等の検査を行う。診断は，シャルコーの三徴に加え，以下の血液検査や画像結果で判断される。

胆道系酵素（ALP，γ-GTP）の高値と血清の直接ビリルビンの高値など，胆道閉塞所見に加えて，白血球数の増加や血沈亢進，CRP 高値等の炎症反応がみられる。

腹部超音波検査では胆管の拡張と壁の肥厚をみる。造影 CT は，急性胆管炎において，閉塞の原因・部位の検索に有用である。また総胆管結石は MRCP（磁気共鳴胆道膵管撮影）で判断がつくことが多い。

4．治療

原則として，胆道ドレナージを前提として重症度に応じて治療が開始される。

①初期治療として，原則的に絶食・輸液療法に加え抗生物質の投与を行う。重症例については，ショック，播種性血管内凝固症候群（DIC）などの治療も並行して行う

②胆道ドレナージ：急性胆管炎と診断された場合，できるだけ早い時期に胆道ドレナージを行う。状況に応じて，内視鏡的経鼻胆道ドレナージ（ENBD），胆管ステント留置・経皮経肝胆道ドレナージ（PTBD）の中から選択して行う。ただし，幽門側胃切除術後や胃全摘後であると，内視鏡的ドレナージが難しいことが多いといわれている

③状態が落ち着いたら，内視鏡的乳頭切開術（EST）や内視鏡的乳頭バルーン拡張術（EPBD）を行い，結石を摘出する

5．看護アセスメントのポイント

- 生活背景（食生活や生活習慣など），自覚症状（腹痛

メディカル秀潤社，2020.
4）黒田裕子編：成人看護学，第2版．pp275-289，医学書院，2013.
5）中麻規子：大動脈瘤．森山美知子・他編，エビデンスに基づく循環器看護ケア関連図，pp120-127, 中央法規出版，2019.
6）川上和美：腸閉塞（イレウス）．工藤綾子・他編，エビデンスに基づく老年看護ケア関連図，pp164-172, 中央法規出版，2019.
7）高木永子監：看護過程に沿った対症看護，第5版─病態生理と看護のポイント．pp688-707，学研メディカル秀潤社，2018.
8）Kiriyama S, Kozaka K, Takada T, et al : Tokyo Guidelines 2018 : diagnostic criteria and severity grading of acute cholangitis (with videos). J Hepatobiliary Pancreat Sci 25 : 17–30, 2018.
9）工藤篤，明石惠子：胆嚢炎・胆石症．井上智子，窪田哲朗編，病気・病態・重症度からみた疾患別看護過程＋病態関連図，第3版．p519，医学書院，2016.

など），他覚的所見（黄疸や発熱をはじめとするバイタルサイン等），検査結果（血液検査，画像検査）などを統合してアセスメントを行う
- 重症度により治療や看護の内容も変わってくるので，重症度を考慮する
- 状況により敗血症やショックを起こす可能性のある疾患のため，重篤化を常に意識してアセスメントを行う
- 治療として胆道ドレナージを行っている場合，チューブ挿入に伴う身体面の苦痛や精神面の苦痛も配慮する

6．看護ケア

- 重症度によって治療方法も異なり，重症な場合急速に重篤な状態になることがあるので，初期の介入の際から十分な観察を行い，早期診断と治療につなげることが必要である
- 敗血症やショックを起こすことのある疾患のため，異常の早期発見および重症化の予防に努める
- 腹痛をはじめとした苦痛の緩和を行う
- 抗生物質などの薬物の正確投与と輸液管理を行う
- 症状の出現に伴い精神面の混乱や不安があるので，精神面のケアを行う
- 胆道ドレナージを行っている場合は，排液の量や性状の観察，ドレーンチューブ挿入に伴う合併症への注意が重要である。ドレーン挿入部の出血や排液量の増加，排液の性状やバイタルサインの変化がみられたら，早急に医師に状況を報告する
- 退院後の生活を見据えて，患者の生活や食生活を把握し再発予防につながる生活指導を行う

［杉島優子］

《参考文献》

1）浅野嘉延，吉山直樹編：看護のための臨床病態学．p26，南山堂，2017.
2）松田明子・他：系統看護学講座　専門分野Ⅱ　成人看護学5　消化器，第14版．p251，医学書院，2017.
3）井上智子，窪田哲朗編：病期・病態・重症度からみた 疾患別看護過程＋病態関連図 第3版．pp518-533，医学書院，2016.
4）医療情報科学研究所編：病気がみえるVol.1消化器，第5版．pp366-375，メデックメディア，2017.
5）山口瑞穂子，関口恵子監：疾患別看護過程の展開，第5版．pp309-320，学研メディカル秀潤社，2016.
6）堤康一郎，河本博文，山本和秀：急性胆管炎・胆嚢炎の診療ガイドラインについて．岡山医学会雑誌 122(3)：243-247，2010.
7）三浦文彦，佐野圭二，天野穂高・他：東京ガイドライン 2013（TG13）による急性胆管炎・胆嚢炎診療．胆道 29(4)：762-768，2015.

24 胆管がん

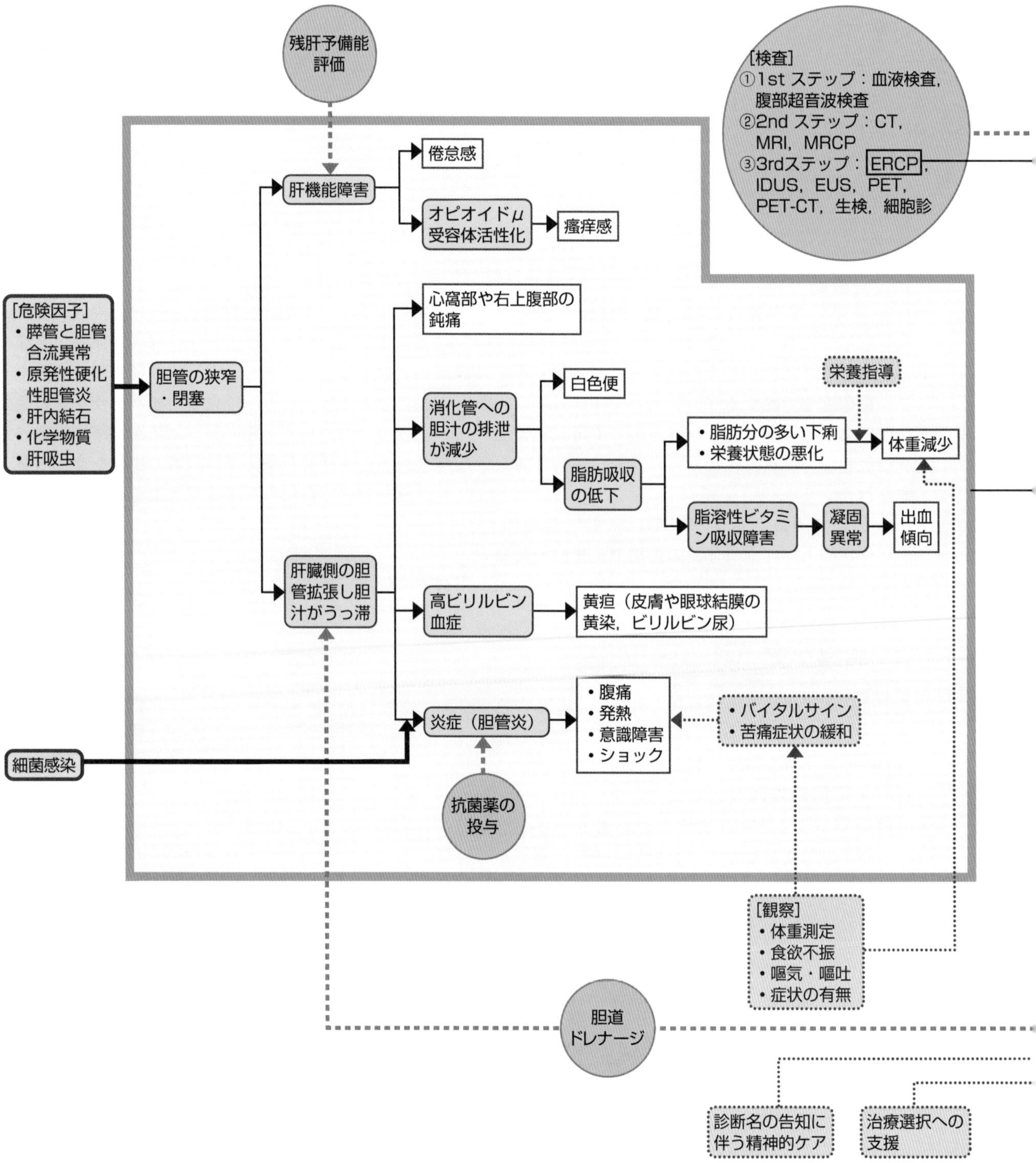
残肝予備能評価
[検査]
①1st ステップ：血液検査，腹部超音波検査
②2nd ステップ：CT，MRI，MRCP
③3rdステップ：ERCP，IDUS，EUS，PET，PET-CT，生検，細胞診
[危険因子]
・膵管と胆管合流異常
・原発性硬化性胆管炎
・肝内結石
・化学物質
・肝吸虫
胆管の狭窄・閉塞
肝機能障害
倦怠感
オピオイドμ受容体活性化
瘙痒感
心窩部や右上腹部の鈍痛
消化管への胆汁の排泄が減少
白色便
脂肪吸収の低下
・脂肪分の多い下痢
・栄養状態の悪化
栄養指導
体重減少
脂溶性ビタミン吸収障害
凝固異常
出血傾向
肝臓側の胆管拡張し胆汁がうっ滞
高ビリルビン血症
黄疸（皮膚や眼球結膜の黄染，ビリルビン尿）
炎症（胆管炎）
・腹痛
・発熱
・意識障害
・ショック
・バイタルサイン
・苦痛症状の緩和
細菌感染
抗菌薬の投与
[観察]
・体重測定
・食欲不振
・嘔気・嘔吐
・症状の有無
胆道ドレナージ
診断名の告知に伴う精神的ケア
治療選択への支援

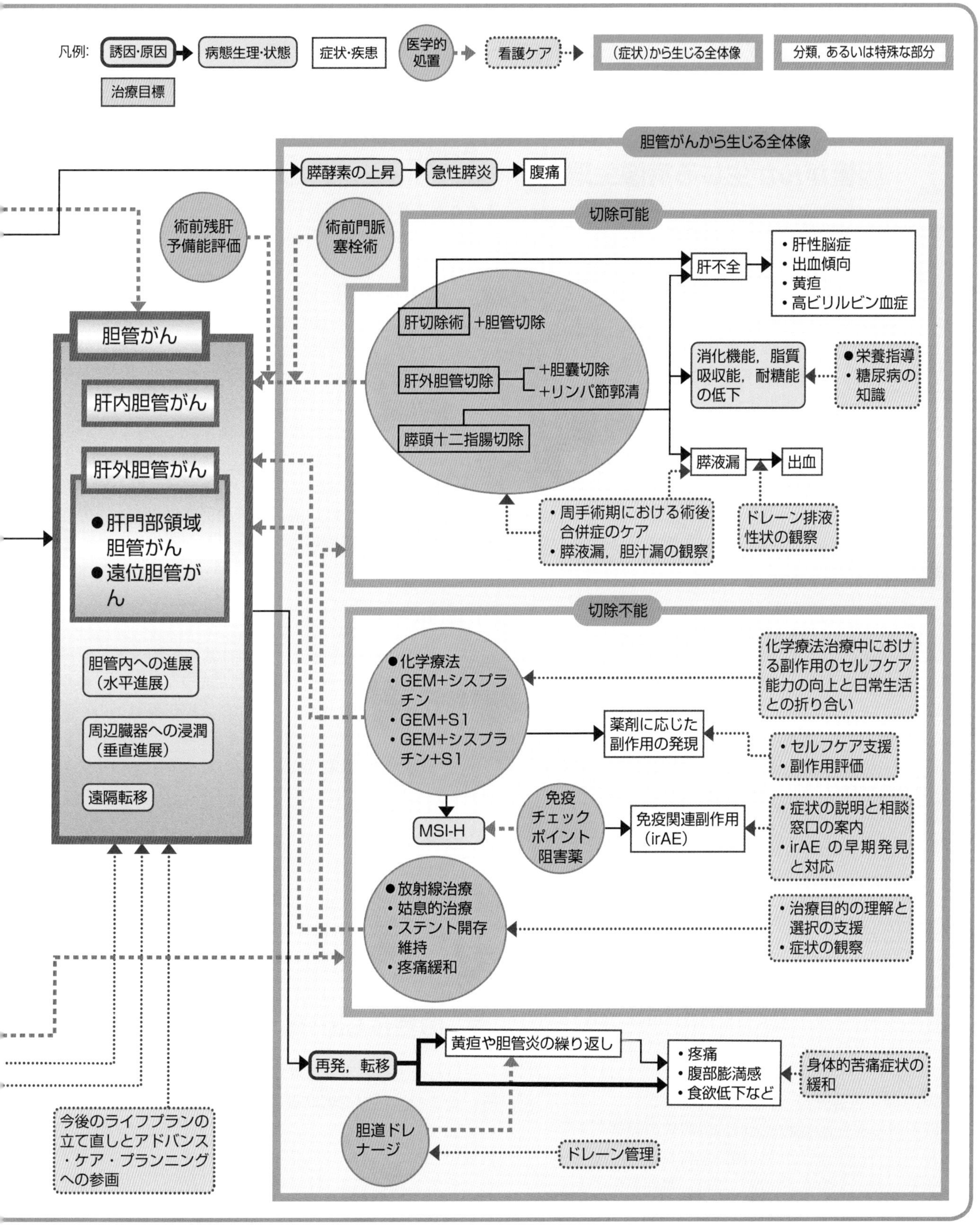
凡例:
誘因・原因
病態生理・状態
症状・疾患
医学的処置
看護ケア
(症状)から生じる全体像
分類，あるいは特殊な部分
治療目標
胆管がんから生じる全体像
膵酵素の上昇
急性膵炎
腹痛
術前残肝予備能評価
術前門脈塞栓術
切除可能
肝切除術 +胆管切除
肝外胆管切除 +胆囊切除 +リンパ節郭清
膵頭十二指腸切除
肝不全
・肝性脳症
・出血傾向
・黄疸
・高ビリルビン血症
消化機能，脂質吸収能，耐糖能の低下
●栄養指導
・糖尿病の知識
膵液漏
出血
・周手術期における術後合併症のケア
・膵液漏，胆汁漏の観察
ドレーン排液性状の観察
胆管がん
肝内胆管がん
肝外胆管がん
●肝門部領域胆管がん
●遠位胆管がん
胆管内への進展(水平進展)
周辺臓器への浸潤(垂直進展)
遠隔転移
切除不能
●化学療法
・GEM+シスプラチン
・GEM+S1
・GEM+シスプラチン+S1
化学療法治療中における副作用のセルフケア能力の向上と日常生活との折り合い
薬剤に応じた副作用の発現
・セルフケア支援
・副作用評価
MSI-H
免疫チェックポイント阻害薬
免疫関連副作用(irAE)
・症状の説明と相談窓口の案内
・irAE の早期発見と対応
●放射線治療
・姑息的治療
・ステント開存維持
・疼痛緩和
・治療目的の理解と選択の支援
・症状の観察
再発，転移
黄疸や胆管炎の繰り返し
・疼痛
・腹部膨満感
・食欲低下など
身体的苦痛症状の緩和
胆道ドレナージ
ドレーン管理
今後のライフプランの立て直しとアドバンス・ケア・プランニングへの参画

24 胆管がん

I 胆管がんが生じる病態生理

1. 胆管がんの定義

胆管がん（cholangiocarcinoma）は胆管の上皮から発生する悪性腫瘍であり，その発生した胆管の部位により「肝内胆管がん」と「肝外胆管がん」に分けられる。さらに後者は「肝門部領域胆管がん」と「遠位胆管がん」に分けられる[1～3]。

なお，肝内胆管がん（胆管細胞がんともいう）は肝臓に発生するため「原発性肝がん」として『肝癌取扱い規約』で扱い，肝外胆管がんは胆嚢がん，および十二指腸乳頭部がんを合わせた「胆道がん」として『胆道癌取扱い規約』で扱われている。

2. 胆管がんのメカニズム

肝細胞から分泌された胆汁が，十二指腸に流れるまでの経路の総称を，胆道という。胆道は胆汁の通り道である胆管，胆嚢，十二指腸乳頭部からなる。

肝臓でつくられた胆汁は，肝臓内の胆管（肝内胆管）から肝門部領域胆管を通り，胆嚢にいったん蓄えられ，遠位胆管から乳頭部を通り，十二指腸へ流れ込む。胆汁は，肝臓でつくられる黄褐色の消化液で，脂肪の分解と吸収に重要な役割を担っている。

1）胆管がんの危険因子[4]

1 膵管と胆管合流異常

解剖学的に膵管と胆管が十二指腸壁外で合流する先天性の形成異常である。Oddi 括約筋の作用が，膵管と胆管の合流部に及ばないために，膵液と胆汁の相互逆流が生じ，それによる胆道上皮障害が発がんの原因となる。

2 原発性硬化性胆管炎

原因不明の進行性疾患で，肝内外胆管の線維化を伴った狭窄・拡張に伴う胆汁うっ滞，胆管炎から肝硬変へと進行する。発がんの原因に関しては，慢性炎症によるがん化が想定される。原発性硬化性胆管炎の診断から1年以内に胆管がんを合併する頻度が高い。

3 肝内結石

胆道粘膜への持続的な刺激，慢性炎症が発がんに関与すると考えられている。日本の疫学研究では，肝内結石の1.3～5.9％が肝内胆管がんを合併している[4]。

4 化学物質

印刷会社の従業員に多数の胆管がん患者が発生していたことが明らかになり，ジクロロメタン，1，2-ジクロロプロパンの曝露が原因と考えられている。発がんのメカニズムは肝臓内で代謝されたジクロロメタンが活性化されて，DNA 損傷を引き起こすと推測されている。ジクロロプロパンも同様の機序と推測されている。

5 肝吸虫

肝吸虫感染は東南アジア，西太平洋地域の風土病である。淡水魚を介して経口的に胆管内に感染するが，慢性胆管炎から癌化を引き起こすことから危険因子とされている。

2）胆管の構造

胆管は，内側から粘膜層，線維筋層，漿膜下層，漿膜の4層からなる。粘膜筋板と粘膜下層がないため，炎症の波及やがんの浸潤が起こりやすい。周辺臓器への浸潤（垂直進展），胆管に沿って進展（水平進展）するため，正確な診断により切除範囲など治療方針を立てていく必要がある。

3）疫学

罹患率は50歳以上から加齢とともに高くなる。年齢調整率でみた年次推移は近年では減少傾向である。5年相対生存率は25％前後であり，膵がんや肺がんなどとともに低い群に入る[5]。

3. 胆管がんの分類と症状

先述したように胆管は肝内胆管と肝外胆管に分けられる。ここでは『胆道癌取扱い規約』で扱われる後者について記すが，肝外胆管は，肝門部～胆嚢管までの肝門部領域胆管，胆嚢管～十二指腸乳頭部の手前までの遠位胆管に分類される（**図1**）。

表1　組織型分類

a. 腺がん（高分化型，中分化型，低分化型）
b. 粘液がん
c. 腺扁平上皮がん
d. 扁平上皮がん
e. 未分化がん
f. 分類不能腫瘍
g. その他（絨毛がん，がん肉腫，肉腫様がん，ヘパトイドがん，AFP 産生がん，印環細胞がん，低凝集性がん，明細胞がん，髄様がんなど）

（日本肝胆膵外科学会編：臨床・病理　胆道癌取扱い規約，第7版．pp61-63，金原出版，2021．を参考に作成）

1）組織型分類（表1）

胆管がんの多くは腺がんである。

2）進行度分類

肝門部領域胆管がんと遠位胆管がんのそれぞれに規定されている（**表2・3**）。

3）症状

初発症状は胆道閉塞の症状である黄疸が約9割と多く，続いて体重減少が約35%，腹痛が約30%といわれる[4]。ほかに，心窩部や右上腹部の鈍痛，白色便，全身倦怠感，食欲不振，発熱，瘙痒感がある。ここでは，黄疸と急性胆管炎について記す。

1 黄疸

最も多くみられる症状である。胆管にがんができることで胆汁が流れにくくなり，胆汁が血液中に逆流することで，血液中の胆汁成分であるビリルビン濃度が高くなる（**閉塞性黄疸**）。ビリルビンは黄色い色素をもっているため，皮膚や眼球結膜が黄染される。

胆汁の流れが高度に障害されると，腸内に胆汁が流れず，白色便になったり，褐色尿（**ビリルビン尿**）になる。また，胆汁は脂肪吸収を促す消化液の役割があるが，この流れが悪くなることで，脂肪分が多い下痢を認めることがある。瘙痒感を伴うこともある。

2 急性胆管炎[6]

胆道閉塞（胆汁うっ滞）と胆汁中の細菌増殖（胆汁感染）により起こる。胆道内圧が上昇することで胆汁内の細菌やエンドトキシンが血液中・リンパ流中へ移行し，敗血症から急速に重篤な状態へ悪化することがあり，死亡率は2.7～10%といわれる[6]。

急性胆管炎の成因のうち悪性疾患が占める割合は約10～30%と報告されている[6]。なお，急性胆管炎は後述する**ERCP（内視鏡的逆行性胆管造影）**や胆道ステントが閉塞することでも起こり得る。

血液検査では，炎症反応の増強（白血球増多，CRP高値），高ビリルビン血症，胆道酵素（ALP（アルカリフォスファターゼ），γ-GTP（ガンマグルタミルトランスペプチ

図1　胆管がんの分類

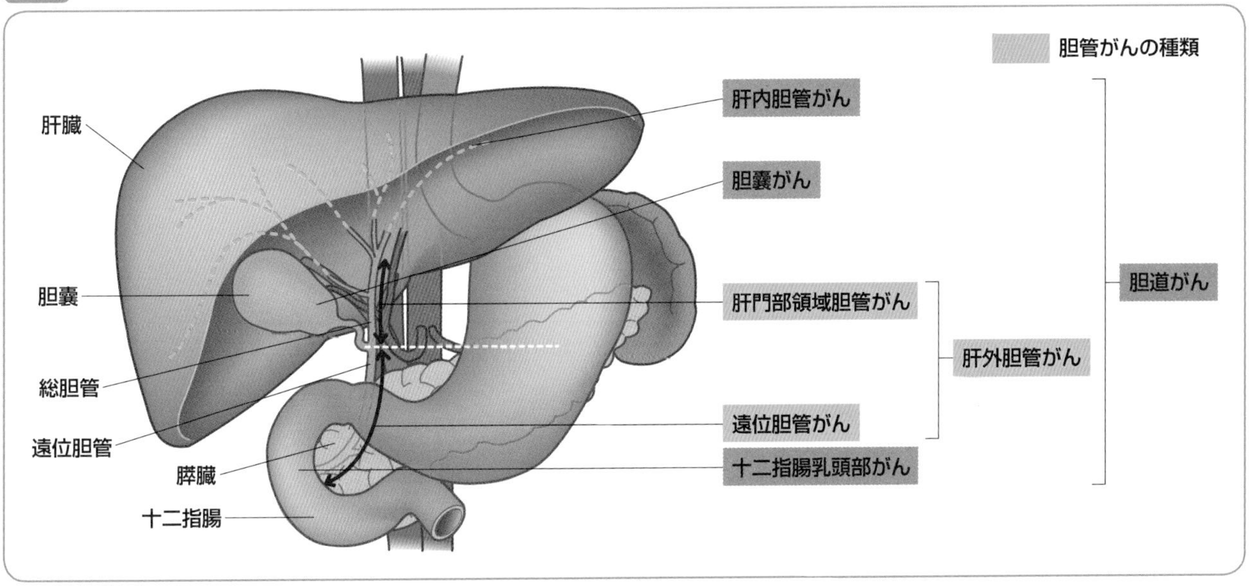

［国立がんセンターがん情報サービス：胆管がん〈https://ganjoho.jp/public/cancer/biliary_tract/about.html〉（2021年10月閲覧）を参考に作成］

表2　肝門部領域胆管がんの臨床進行度分類（Stage 分類）

		N：領域リンパ節			M：遠隔転移
T	原発腫瘍	N0（領域リンパ節転移なし）	N1（1～3個の領域リンパ節転移）	N2（4個以上の領域リンパ節転移）	M1（遠隔転移あり）
Tis	上皮内がん	0			
T1	胆管壁までの浸潤（T1a 粘膜層までの浸潤，T1b 線維筋層までの浸潤）	Ⅰ	ⅢC	ⅣA	ⅣB
T2a	胆管壁をこえるが他臓器への浸潤なし	Ⅱ			
T2b	肝実質浸潤				
T3	胆管浸潤優位側の門脈あるいは肝動脈浸潤	ⅢA			
T4	門脈本幹あるいは左右分枝（両側）への浸潤：左右肝動脈（両側），固有肝動脈，総肝動脈浸潤；浸潤が片側肝内胆管二次分枝に及び，対側の門脈あるいは肝動脈に浸潤	ⅢB			

＊肝実質：肝臓の中で血管と胆管以外の部分。肝細胞

（日本肝胆膵外科学会編：臨床．病理　胆道癌取扱い規約，第７版．pp3-4，39 金原出版，2021．を参考に作成）

表3　遠位胆管がんの臨床進行度分類（Stage 分類）

		N：領域リンパ節			M：遠隔転移
T	原発腫瘍	N0（領域リンパ節転移なし）	N1（1～3個の領域リンパ節転移）	N2（4個以上の領域リンパ節転移）	M1（遠隔転移あり）
Tis	上皮内がん	0			
T1	胆管壁に深さ 5mm 未満で浸潤	Ⅰ	ⅡA	ⅢA	Ⅳ
T2	胆管壁に５～ 12mm までの間で浸潤	ⅡA	ⅡB		
T3	胆管壁に 12mm をこえて浸潤	ⅡB			
T4	腹腔動脈，上腸間膜動脈，総肝動脈，門脈に浸潤	ⅢB			

（日本肝胆膵外科学会編：臨床・病理 胆道癌取扱い規約，第７版．pp6-7，39，金原出版，2021．を参考に作成）

ダーゼ），LAP）の上昇，肝障害をきたすと肝酵素（AST，ALT）が上昇する。そして発熱，悪寒，腹痛，嘔気・嘔吐，黄疸，意識障害の症状うち１つでも認める場合は疑いをもって診断を進め，重症度を判定する（**表4・5**）。

4. 胆管がんの検査・診断

診断までの流れ[4]を**図2**に示す。

表 4　TG18/TG13 急性胆管炎診断基準

A. 全身の炎症所見
A-1. 発熱（悪寒戦慄を伴うこともある） A-2. 血液検査：炎症反応所見
B. 胆汁うっ滞所見
B-1. 黄疸 B-2. 血液検査：肝機能検査異常
C. 胆管病変の画像所見
C-1. 胆管拡張 C-2. 胆管炎の成因：胆管狭窄，胆管結石，ステントなど
疑診：A のいずれか，ならびに B もしくは C のいずれか 確診：A のいずれか＋ B のいずれか＋ C のいずれか
注：A-2：白血球数の異常，血清 CRP 値の上昇，他の炎症を示唆する所見 B-2：血清 ALP，γ-GTP（GGT），AST and ALT 値の上昇 他に，急性期管炎の診断に有用となる所見として，腹痛（右上腹部（RUQ）もしくは上腹部痛）と胆道疾患の既往（胆嚢結石の保有，胆道の手術歴，胆道ステント留置など）があげられる。一般的に急性肝炎では，高度の全身炎症所見がみられることはまれである。急性肝炎との鑑別が困難な場合にはウイルス学的，血清学的検査が必要である。

（高田忠敬編：急性胆管炎・胆嚢炎診療ガイドライン 2018－TG18 新基準掲載，第 3 版．p58，医学図書出版，2018. より）

1）ファーストステップ

1 血液検査

黄疸の指標であるビリルビン（Bil）や胆汁うっ滞の指標である ALP（アルカリフォスファターゼ），γ-GTP などの数値が上昇する。診断の補助的な役割となる CA19-9，CEA といった腫瘍マーカーも頻用されるが CEA の感度は低く，CA19-9 と比べるとその有用性は少ないとされている。

2 腹部超音波（エコー）検査

画像診断として低侵襲で比較的簡単に行える検査である。診断能が高いことからも必須とされている。肝臓，胆嚢，胆管の異常の有無，胆汁閉塞が疑われるかなどを評価する。ただし，超音波が届く範囲のみの診断であり，がんのある場所や体型により評価が困難な場合もある。

表 5　TG18/TG13 急性胆管炎重症度判定基準

重症急性胆管炎（Grade III）
急性胆管炎のうち，以下のいずれかを伴う場合は「重症」である。 ● 循環障害（ドーパミン 25 μg/kg/min，もしくはノルアドレナリンの使用） ● 中枢神経障害（意識障害） ● 呼吸機能障害（PaO_2/FiO_2 比＜ 300） ● 腎機能障害（乏尿，もしくは Cr ＞ 2.0mg/dL） ● 肝機能障害（PT-INR ＞ 1.5） ● 血液凝固異常（血小板＜ 10 万 /mm^2）
中等症急性胆管炎（Grade II）
初診時に，以下の 5 項目のうち 2 つ該当するものがある場合には「中等症」とする。 ● WBC ＞ 12,000，or ＜ 4,000/mm^2 ● 発熱（体温 39℃） ● 年齢（75 歳以上） ● 黄疸（総ビリルビン≧ 5mg/dL） ● アルブミン（＜標準値× 0.73g/dL） 上記の項目に該当しないが，初期治療に反応しなかった急性胆管炎も「中等症」とする。
軽症急性胆管炎（Grade I）
急性胆管炎のうち，「中等症」「重症」の基準を満たさないものを「軽症」とする。
注 1）肝硬変，慢性腎不全，抗凝固療法中の患者については別途参照。 注 2）急性胆管炎と診断後，診断から 24 時間以内，および 24 ～ 48 時間のそれぞれの時間帯で，重症度判定基準を用いて重症度を繰り返し評価する。（Cholangitis Bundle #3）

（高田忠敬編：急性胆管炎・胆嚢炎診療ガイドライン 2018 － TG18 新基準掲載，第 3 版．p74，医学図書出版，2018．より）

2）セカンドステップ

1 コンピュータ断層撮影（CT）

血液検査や腹部超音波（エコー）検査で胆管がんが疑われた場合に行う。CT（computed tomography）は簡便性，普及度，コスト面などからセカンドステップとして行うことが強く推奨されている。1 回の撮影でさまざまな角度からの映像を作成でき，造影剤の使用により鮮明な画像となり，がん病巣の場所，広がり，門脈や肝動脈の位置関係，浸潤の有無が評価できる。検査前に造影剤アレルギーの有無を確認することは重要である。

なお，胆道ドレナージ施行後は胆管に炎症性変化が

図2 胆管がんの診断までの流れ

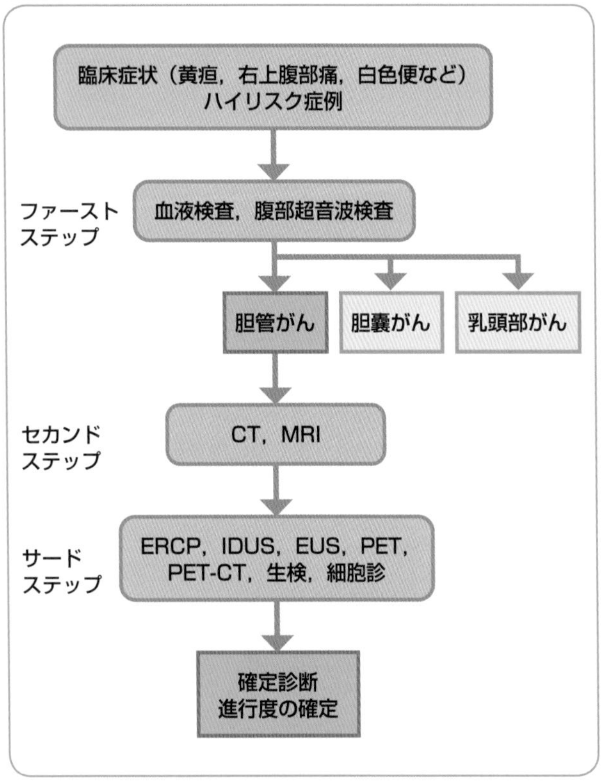

（日本肝胆膵外科学会　胆道癌診療ガイドライン作成委員会編：エビデンスに基づいた胆道癌診療ガイドライン，改訂第3版．p8，医学図書出版,2020．を参考に作成）

加わり，がんによる壁肥厚との鑑別が困難となるため，CT は胆道ドレナージ前に行うべきとされている

2 磁気共鳴断層撮影（MRI），磁気共鳴胆管膵管撮影（MRCP）

MRI（magnetic resonance imaging） と MRCP（magnetic resonance cholangiopancreatography）は，造影剤を使用しなくても胆管の抽出が可能である。放射線被曝がなく，また病変やリンパ節転移の診断に有用だが，造影を行わない場合には血管浸潤の判定が困難であること，検査時間が長いことはCTに劣るところである。なお，CT同様に造影剤を使用する際は検査前に造影剤アレルギーの有無を確認する。

また，胆道ドレナージ後は胆管壁にカテーテルによる炎症性変化が加わり，がんによる壁肥厚との鑑別が困難となるため，胆道ドレナージ前に行うべきとされている。

3）サードステップ

1 内視鏡的逆行性胆管造影（ERCP），管腔内超音波（エコー）検査（IDUS）

ERCP（endoscopic retrograde cholangiopancreatography）は，MRCP（intraductal ultrasonography）に比べて胆管がんの水平方向進展度診断に有用であり，胆管がんを疑う場合には推奨される。また，胆汁細胞診やブラシ細胞診，X線透視下生検が可能である。IDUSは，胆管がんの壁深達度，血管浸潤や壁内進展の診断に有用である。

2 超音波内視鏡（EUS）

EUS（endoscopic ultrasonography）は質的診断および壁内進展，血管浸潤の診断に有用である。また，胆管原発腫瘍か膵や胆嚢などの周辺臓器からの浸潤なのかの鑑別診断にも有用である。ただし，診断能が術者の技量に依存することが問題となる。

3 PET，PET-CT

PET（positron emission tomography）は，遠隔転移やリンパ節転移の診断，術後再発の診断に有用である。

5. 胆管がんの治療[4)]

胆管がんでは外科的治療のみが根治を期待できる治療法である。遠隔転移を認める場合は切除不能とされるが，ほかにも患者要因として外科的切除に耐えられない全身状態，肝切除を要する場合の肝予備能の低下もある。

外科的治療が適応にならない場合は，化学療法や放射線治療となる。

ただし，局所進展の場合は化学療法などにより腫瘍縮小を認め切除可能性が変化することもあるとされている。

病期別の治療戦略を**図3**に示す。

以下に主な治療概要を説明する。

1）切除可能の場合

がんができた場所により術式が異なる。また，胆管がんは比較的高齢者に多く，**サルコペニア**になったり，臨床症状で体重減少や痩せ等がみられ，**低栄養**を呈することが少なくない。手術侵襲が加わることによる二次性サルコペニアも考慮して外科的治療や術式，周手術期管理などが求められる[7)]。また，術後はその侵襲性から**感染性合併症**を生じやすい。

胆管がんの多くは閉塞性黄疸を認めており，**バクテリアルトランスロケーション**（bacterial translocation：BT）（腸管内細菌が粘膜バリアを通過して体内に移行する状態）[8)]を発症しやすいことから，周手術期の栄養管理の重要性がいわれている[9]。

1 術前処置，術前評価

①胆道ドレナージ

胆管がつまり胆汁の流れが滞ることで閉塞性黄疸や胆管炎を生じていることが多いため，切除の可否による治療にかかわらず黄疸を改善（**減黄術**）し，胆管炎をコントロールしていく必要がある。減黄術には，たまった胆汁をチューブにより鼻や腹部から出す外瘻と，胆汁が本来流れる十二指腸へ流す内瘻があり，それぞれ内視鏡的と経皮的の２つのアプローチ法がある（**図4**）。

経皮的胆道ドレナージは術後の瘻孔播種を発生させ，腹膜播種（がん性腹膜炎）再発の発生頻度を上昇させることが示され，内視鏡的胆道ドレナージと比較して，術後の生存率が優位に悪化することが判明したため[10]，内視鏡的胆道ドレナージが第１選択とされている。

なお，胆管炎を併発している場合は，速やかな抗菌薬の投与が行われる。

②術前門脈塞栓術

肝臓全体の50～60％以上の広範囲を切除する場合は，術後の肝不全の発生を予防する目的で，切除予定側の肝の門脈枝を術前に塞栓しておく処置である。残す側の肝臓の血流を増やすことにより，残す側の肝臓を大きくする。

胆管がんの場合，肝腫瘍における肝切除に比べて，胆管切除とリンパ節郭清が施され，手術侵襲がより高度となる。また胆管がんの多くは，発症時に閉塞性黄疸を生じていることから，正常肝ではなく障害されている肝臓として扱われることが多い。

図3　病期による治療戦略

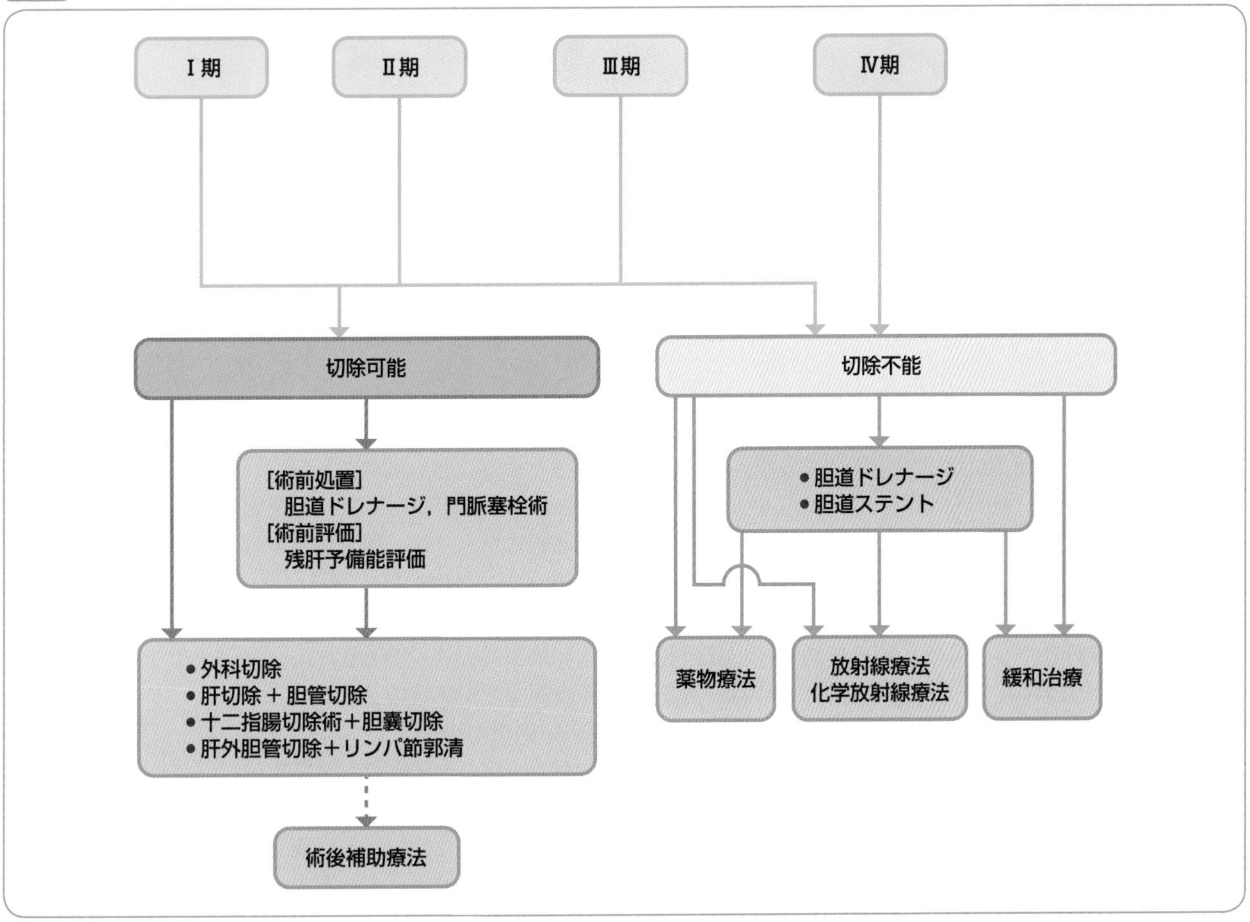

（日本肝胆膵外科学会　胆道癌診療ガイドライン作成委員会編：エビデンスに基づいた胆道癌診療ガイドライン，改訂第３版．p14，医学図書出版，2020．を参考に作成）

図4　胆道ドレナージ：内視鏡的アプローチと経皮的アプローチ

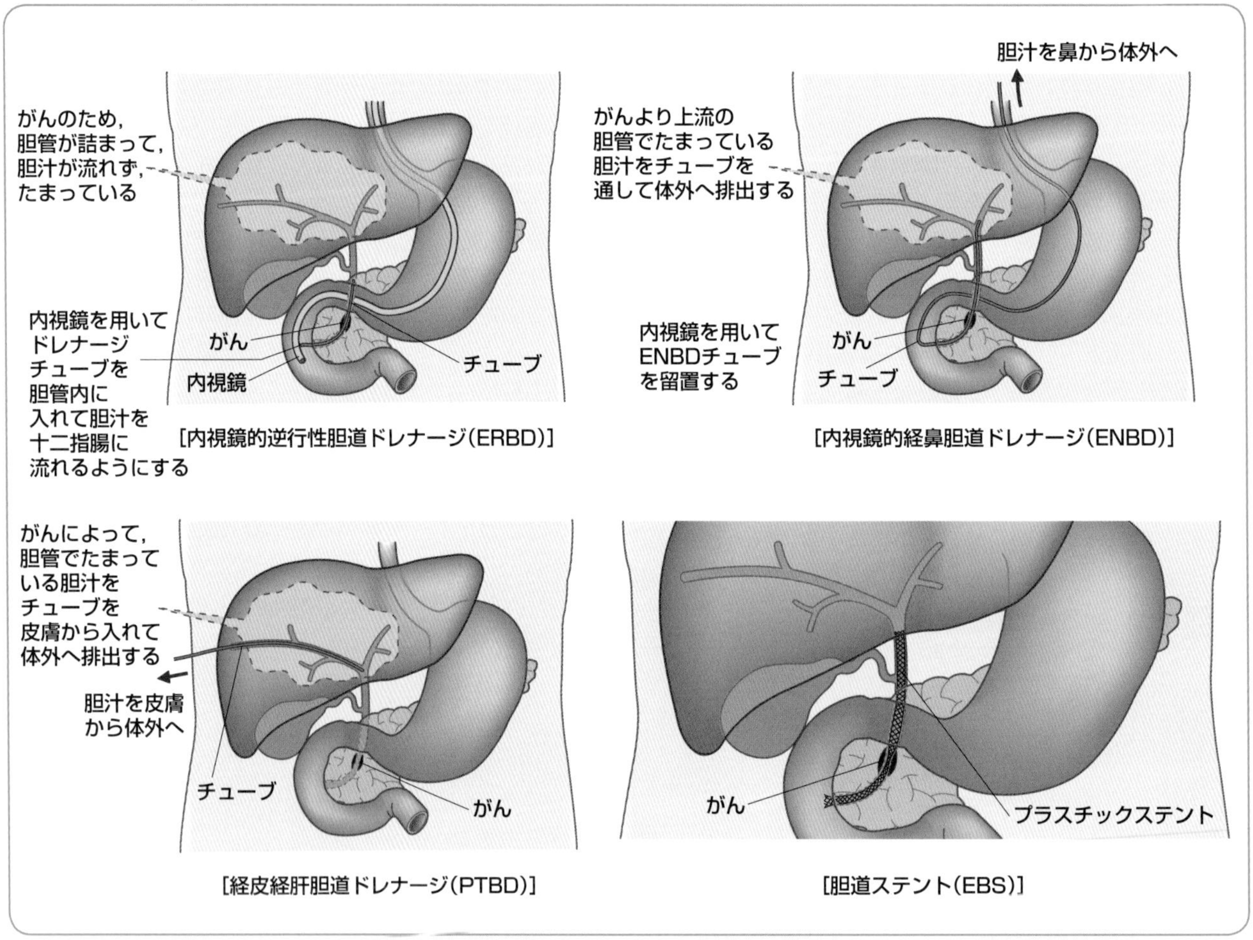

［がん情報サービス：胆道ドレナージさらに詳しく〈https://ganjoho.jp/public/cancer/bile_duct/diagnosis.html〉(2020年8月閲覧）を参考に作成］

③術前残肝予備能評価

胆管がんで肝切除を行う場合，肝機能のみならず肝容積を考慮した指標が必要であり，CTによる予定残肝容積の測定と，減黄後，かつ胆管炎が存在しないもとでのICG（indocyanine green）試験が有用な指標となる。

2 外科的治療

①肝門部領域胆管がん

「**肝葉・区域切除**」もしくは「**肝部分切除術＋肝外胆管切除**」が選択される。肝門部領域胆管がんでは，近傍の門脈や動脈に容易に浸潤をきたすため，がんの進展範囲により，切除範囲が決定される。

ただし，病変が局所あるいは肝機能が十分でない患者では，肝臓の中央から下の区域だけを切除する場合もある。

②遠位胆管がん

膵頭十二指腸切除術が適応になる。切除範囲が広く膵管，胆管，消化管の再建が必要になり，合併症の発症率も高い。胆管がんが広範囲に及ぶ場合は，同時に肝切除も行われることもある。

なお，胆管がん切除後の予後因子については，肝門部領域胆管がんでは，胆管切離断端および剝離面のがんの遺残，リンパ節転移，神経周囲浸潤，組織学的分化度，主要血管への浸潤などがあげられる。遠位胆管がんも胆管切離断端および剝離面のがんの遺残，リンパ節転移，膵浸潤などが予後因子となる。

3 術後補助療法

根治切除した場合でも再発率は高いことから，有効な補助療法の開発が求められるが，現時点では，術後補助化学療法の有用性を示した報告はないが，行うことを考慮してもよいとされている[4]。

2）切除不能の場合

1 胆道ドレナージ

前述の「切除可能の場合」の①「胆道ドレナージ」参照。

2 薬物療法

薬物療法は切除不能の胆管がんの標準治療である。治療目的は多くは，がんの進行を抑えることである。

ファーストラインは，**ゲムシタビン＋シスプラチン併用療法**（GC 療法），**ゲムシタビン＋S-1 併用用法**（GS 療法），**ゲムシタビン＋シスプラチン＋S-1 併用療法**（GCS 療法）である。

セカンドラインとして延命効果が証明された標準治療は確立しておらず，臨床試験が進められているが，フルオロピリミジン系抗がん薬が広く使われている。

なお，ペムブロリズマブは 2018 年 12 月に「がん化学療法後に憎悪した進行・再発のマイクロサテライト不安定性の高い（MSI-High）を有する固形癌（標準的な治療が困難な場合に限る）」[11] に対して適応が拡大されたことから，MSI-H を有する胆管がんに対しても標準的な治療が困難な場合に検討される。

なお，閉塞性黄疸を生じている場合，総ビリルビン（Bil）値が少なくとも 3.0mg/dL 以下に改善した状態での開始が望ましい。

3 放射線治療

放射線治療の目的は，がんの進行を抑えること，胆管閉塞に挿入されたステントの開存性の維持，減黄，疼痛緩和などである。

一般的には外照射が行われ，通常分割照射では総線量 45 ～ 50Gy 程度が用いられる。腔内照射では胆管炎や消化管障害などに注意が必要だが，国内での施行数は減少している。

近年 CT を用いた 3 次元治療計画が一般的になり，強度変調放射線治療（intensity body radiation therapy：IMRT）や体幹部定位照射や粒子線治療なども行われている。

治療選択の際，生存期間のみならず，放射線治療による局所制御としてのステント開存性の維持や疼痛緩和などが期待できることから，根治切除不能で高齢のため化学療法の適応にならない場合は放射線治療について説明すべきとされている [4]。

化学放射線治療については，近年，化学療法による放射線増感効果・照射野以外の転移制御，転移病巣の制御を目的に行われる。期待される治療法ではあるが標準的なレジメンはなく研究段階である。

Ⅱ 胆管がんの看護ケアとその根拠

1. 胆管がんの観察ポイント

胆管がんでは診断時，検査，胆道ドレナージ，再発・転移といったがんの進行のすべての経過の中で，特に黄疸と胆管炎の観察がポイントになる。

2. 胆管がんの看護目標

1）検査

検査の目的を理解して必要な検査を受けられる。そして検査による合併症を起こさない（早期に発見され対処される）ことが目標になる。また，すでに黄疸などの症状を有していることが多く，不確かな中で不安を生じている可能性を考えてケアすることも忘れない。

❶検査目的の理解を促し，必要な検査を受けられるような支援
❷不安などの心理的支援
❸検査に伴う合併症の症状観察と早期発見

2）診断時

黄疸や胆管炎など身体症状をきたしていることが多いが，確定診断により病名が伝えられることで，衝撃を受けることが予測される。先述したとおり根治を目指せる治療は，外科的切除のみであり，外科的治療の適応がないとされた場合は死を意識することもあるだろう。薬物療法においてはセカンドラインとして確立されたものはまだなく，再発，転移しやすいことからも精神心理的，スピリチュアルな苦痛に対するケアが求められる。

患者が治療について理解しイメージすることで，メリット・デメリット，自分の生活状況に照らして同意・選択できるように支援することが大切である。

❶処置や治療に対する合意形成に向けた支援
❷病名・進行度を告げられたことによる心理過程をふまえた精神心理的支援
❸患者の求めに応じた人生計画の再考とアドバンス・ケア・プランニングへの参画

3）治療期

外科的切除では，術前は胆道ドレナージや胆汁返還など必要性の理解と対応が行えるように，管理や支援が大切である。術後は合併症が起こらずに制御されることである。

切除不能の化学療法では，副作用について理解することでセルフケア能力を高め，日常生活と折り合いをつけながら治療を受けられることを目指していく。

❶処置の必要性と自己管理に向けた支援

1 外科的治療の場合

❶術後合併症の早期発見

❷疼痛をはじめ術後侵襲による苦痛緩和

2 薬物療法の場合

❶使用する薬剤の特徴に応じた副作用評価とセルフケアへの支援

❷治療継続に向けた心理支援

3. 胆管がんの看護ケア

1）検査，診断期

1 ERCP後膵炎

ERCPはファーター乳頭からカテーテルを入れ，胆管や膵管状態をみる検査である。ERCPの際にチューブやステントによる胆道ドレナージを行うことがある。ファーター乳頭が刺激を受けることで，膵管の急性膵炎を生じる可能性があるため，検査後の腹痛の持続や膵酵素（血清アミラーゼ，リパーゼ）の上昇がないことを確認する。

2 閉塞性黄疸，急性胆管炎

閉塞性黄疸では胆道ドレナージが行われる。外瘻法であるPTBD（経皮経肝胆道ドレナージ），ENBD（内視鏡的経鼻胆道ドレナージ）は管が体外に出ているため，事故（あるいは自己）抜去を防ぐため固定方法の工夫が必要である。他にもチューブの逸脱や閉塞がないか排液の色，性状，量を観察することが大切である。

内瘻法である胆道ステント（EBS）では体外にチューブが出ないため生活に支障はないが，排液の観察ができないため，詰まりがないか血液データの推移や黄疸など症状の観察は特に進行がんでは大切になる。

なお，胆汁の腸胆循環を保ち，消化管の免疫機能が維持されることは生体にとって重要である。そのため，広範囲肝切除など侵襲が大きな手術が予定されている場合，外瘻法では術前に胆汁返還が有用とされている。回収した胆汁をガーゼろ過し冷蔵保尊して飲用してもらうことがある。

急性胆管炎では，致死的になることもあり（p309参照），バイタルサインの経時的な観察が重要となる。なお，がん疼痛に対する非ステロイド性鎮痛薬や医療用麻薬といった鎮痛薬を使用している場合は，胆管炎の痛みや発熱の症状が覆われてしまうことがあるため，注意が必要になる。医師とともに徴候をとらえ，重症度判定を行う。抗菌薬の投与や胆道ドレナージ施行時には確実に行えるようにする。発熱等の苦痛へのケアや絶食管理になるが，口腔ケアはそれにかかわらず行えるようにするなど，日常生活の介助を行う。

2）外科的治療における看護

周手術期ではさまざまな合併症に注意が必要である。胆管がんの手術では，胆道再建を伴い，また肝切除術や周囲血管の浸潤があっても，局所にがんが留まっている場合は，拡大手術が行われるため合併症の発生率は高い。

たとえば発熱については，術後侵襲によるものもあり，症状の出現時期やその他の症状，術式と合併症の発生リスクに照らして注意深い観察が必要になる。

1 ドレーン管理

①縫合不全

胆管・小腸吻合部や，遠位胆管がんに対する膵頭十二指腸切除術における膵空腸吻合部の縫合不全を起こしやすい。

②胆汁漏

肝門部領域胆管がんでは，肝切除による肝臓の切離面や胆管・小腸吻合部の縫合不全により漏れることがある。

③膵液漏

遠位胆管がんに対する膵頭十二指腸切除術での膵空腸吻合部の縫合不全により，膵液が漏れることがある。膵液は脂肪や蛋白の分解作用があるため，血管が溶けて出血することがあり，門脈穿破を起こすと大量出血で生命の危険が高まる。

④胆管炎

胆管空腸吻合では腸内細菌を含んだ腸液が胆管へ逆流することで生じる（逆流性胆管炎）。

⑤肝不全

特に広範囲な切除を要した場合は，肝機能障害に陥ることがある。術後の肝不全を予防するため，術前に門脈塞栓術を行うが，術後は血液データとともに，黄疸や腹水，意識障害などの徴候を念頭に観察していくことが重要である。

2 感染

創部感染のほかに，胆汁漏や膵液漏に伴う膿瘍の形成があり腹腔内洗浄などが必要になる。

3 門脈閉塞・門脈圧亢進症

門脈の合併切除や再建，切除しない場合も，門脈が閉塞したり，門脈圧が高くなることがある。

3）薬物療法における看護

胆管がんの標準治療は，先述したように，GC療法，GS療法，GCS療法である。

看護師は患者へセルフケアのための説明と支援を行い，『有害事象共通用語基準v5.0日本語訳JCOG版』（Common Terminology Criteria for AdverseEvents：CTCAE）を用いて副作用を評価する。一般的な副作用と発現時期については**図5**を参照とする。薬剤別に生じやすい副作用については免疫チェックポイント阻害薬であるペムブロリズマブを含めて以下に記す。

1 ゲムシタビン

ゲムシタビンによる薬剤性の間質性肺炎であり，発熱や咳，息苦しさの出現はないか観察する。症状を認めた場合は速やかに医師に連絡できるよう，患者自身も症状を気にかけられるよう説明していく。

2 シスプラチン

シスプラチンは強い腎毒性を有する。腎障害予防のためシスプラチン投与の前後でハイドレーション（hydration）することが定められている[12]。経口水分摂取量と尿量の確保が重要であり，尿量やむくみに留意する。

そのほかに，吃逆や長期投与により難聴や末梢神経障害を生じることがある。

3 S-1

皮膚や爪の色素沈着や手足症候群，下痢や口内炎といった粘膜障害がある。また，かすみ目，涙目，涙道閉塞，角膜炎や結膜炎といった目の症状が特徴である。

4 ペムブロリズマブ

免疫チェックポイント阻害薬であり，がん細胞によって抑制されていた免疫機能が再び活性化されることで自己免疫疾患様症状が出現することがある。免疫関連有害

図5 細胞障害性抗悪性腫瘍薬の副作用と発現時期

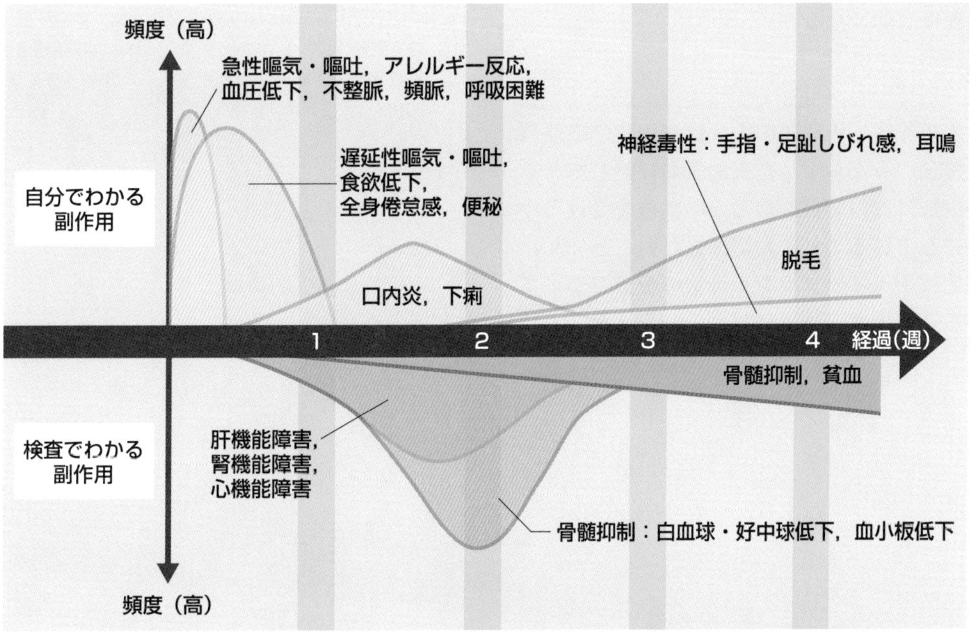

あくまで一般的な目安であり，実際の発現頻度／程度，時期については個人差がある。

［がん情報サービス：細胞障害性抗がん薬の副作用と発現時期.〈https://ganjoho.jp/public/dia_tre/treatment/drug_therapy/dt02.html〉（2021年9月閲覧）より］

図6 症状の説明

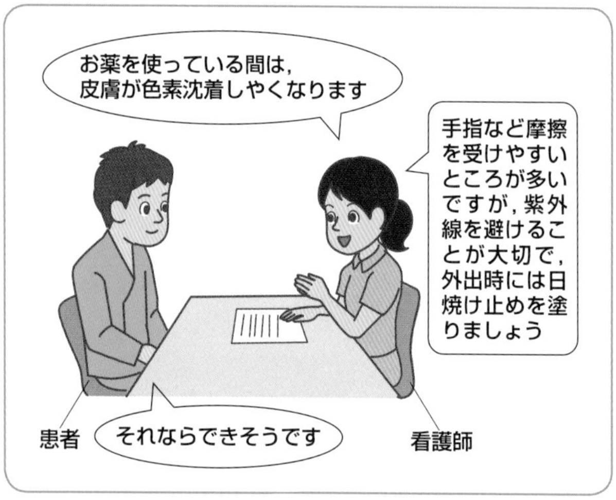

事象（irAE：Immune-related Adverse Event）といわれ，症状は多岐にわたり発現時期は多様であるため，多職種，多部門の連携により早期発見・迅速な対応が必要である。

患者へは生じうる症状の説明（**図6**）とともに，連絡窓口を明示することが大切である。

4）栄養指導

胆管がんでは外科的治療や化学療法のいかんにかかわらず，栄養管理は大切になる。

5）緩和ケア

診断時の身体的苦痛，治療期の術後疼痛，化学療法による副作用の緩和のみならず，全人的苦痛に対してケアしていく。治療期においては，何らかの治療を受ける中で自分が大切にしていること・大切にしたいこと（QOL）に照らして，治療やライフプラン，今後の療養について考えをすすめることできるように対話し，支えることは重要である。

［渡邉直美］

《文献》

1）日本肝胆膵外科学会編：臨床・病理　胆道癌取扱い規約，第7版．金原出版，2021．
2）日本肝胆膵外科学会ホームページ：市民のみなさまへ　病気の種類と治療について「胆管がん」．〈http://www.jshbps.jp/modules/public/index.php?content_id=9〉（2020年8月閲覧）
3）国立がん研究センターがん情報サービス：胆道がん　1.胆道について．〈https://ganjoho.jp/public/cancer/biliary_tract/about.html〉（2021年10月閲覧）
4）日本肝胆膵外科学会　胆道癌診療ガイドライン作成委員会編：エビデンスに基づいた胆道癌診療ガイドライン，改訂第3版．医学図書出版，2020．
5）国立がん研究センターがん情報サービス：がん統計，がん種別統計情報，胆のう・胆管．〈https://ganjoho.jp/reg_stat/statistics/stat/cancer/9_gallbladder.html〉（2021年10月閲覧）
6）高田忠敬編：急性胆管炎・胆嚢炎診療ガイドライン2018―TG18新基準掲載，第3版．医学図書出版，2018．
7）海道利美：術前サルコペニア評価と栄養サポート．胆と膵41(7)：627-632，2020．
8）日本救急医学会ホームページ：医学用語解説集　バクテリアルトランスロケーション．〈https://www.jaam.jp/dictionary/dictionary/word/1120.html〉（2021年9月閲覧）
9）中川茂樹，高木久美，高橋祐：胆管がんにおける周手術期栄養管理およびリハビリテーション．消化器外科43(2)：199-205，2020．
10）江畑智希，水野隆史，横山幸浩・他：胆道癌診療ガイドライン第3版改訂のポイント．胆道33(5)：40-43，2019．
11）厚生労働省：最適使用推進ガイドライン　ペムブロリズマブ（遺伝子組換え）（販売名：キイトルーダ点滴静注20mg，キイトルーダ点滴静注100mg）－高頻度マイクロサテライト不安定性（MSI-High）を有する固形癌―平成30年12月．〈https://www.mhlw.go.jp/content/12404000/000468385.pdf〉（2020年8月22日閲覧）
12）日本腎臓学会，日本癌治療学会，日本臨床腫瘍学会・他編：がん薬物療法時の腎障害診療ガイドライン2016．ライフサイエンス出版，2016．

NOTE

25 膵炎

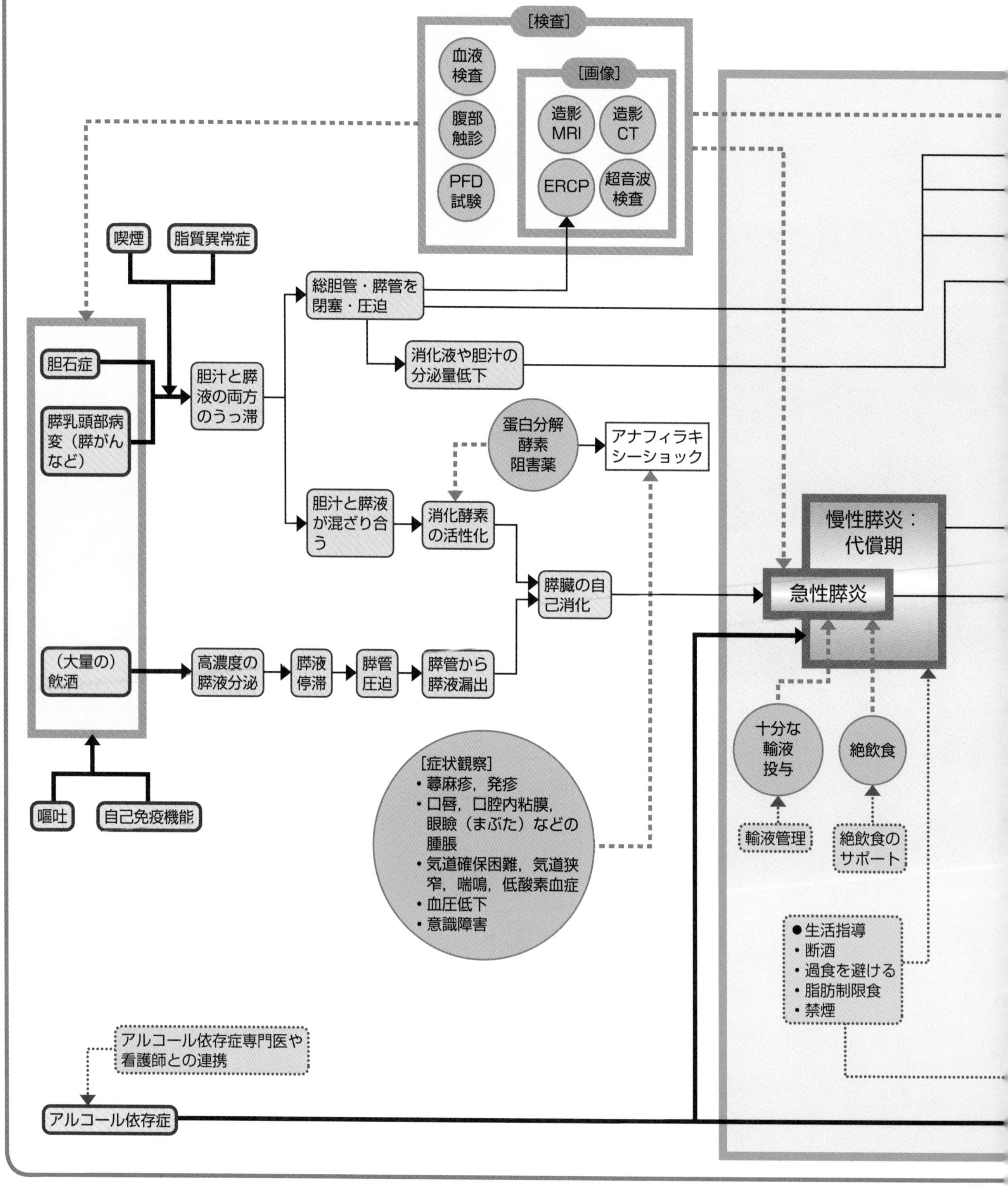
［検査］
血液検査
腹部触診
PFD試験
［画像］
造影MRI
造影CT
ERCP
超音波検査
喫煙
脂質異常症
胆石症
膵乳頭部病変（膵がんなど）
（大量の）飲酒
嘔吐
自己免疫機能
胆汁と膵液の両方のうっ滞
総胆管・膵管を閉塞・圧迫
消化液や胆汁の分泌量低下
蛋白分解酵素阻害薬
アナフィラキシーショック
胆汁と膵液が混ざり合う
消化酵素の活性化
膵臓の自己消化
高濃度の膵液分泌
膵液停滞
膵管圧迫
膵管から膵液漏出
［症状観察］
・蕁麻疹，発疹
・口唇，口腔内粘膜，眼瞼（まぶた）などの腫脹
・気道確保困難，気道狭窄，喘鳴，低酸素血症
・血圧低下
・意識障害
慢性膵炎：代償期
急性膵炎
十分な輸液投与
絶飲食
輸液管理
絶飲食のサポート
●生活指導
・断酒
・過食を避ける
・脂肪制限食
・禁煙
アルコール依存症専門医や看護師との連携
アルコール依存症

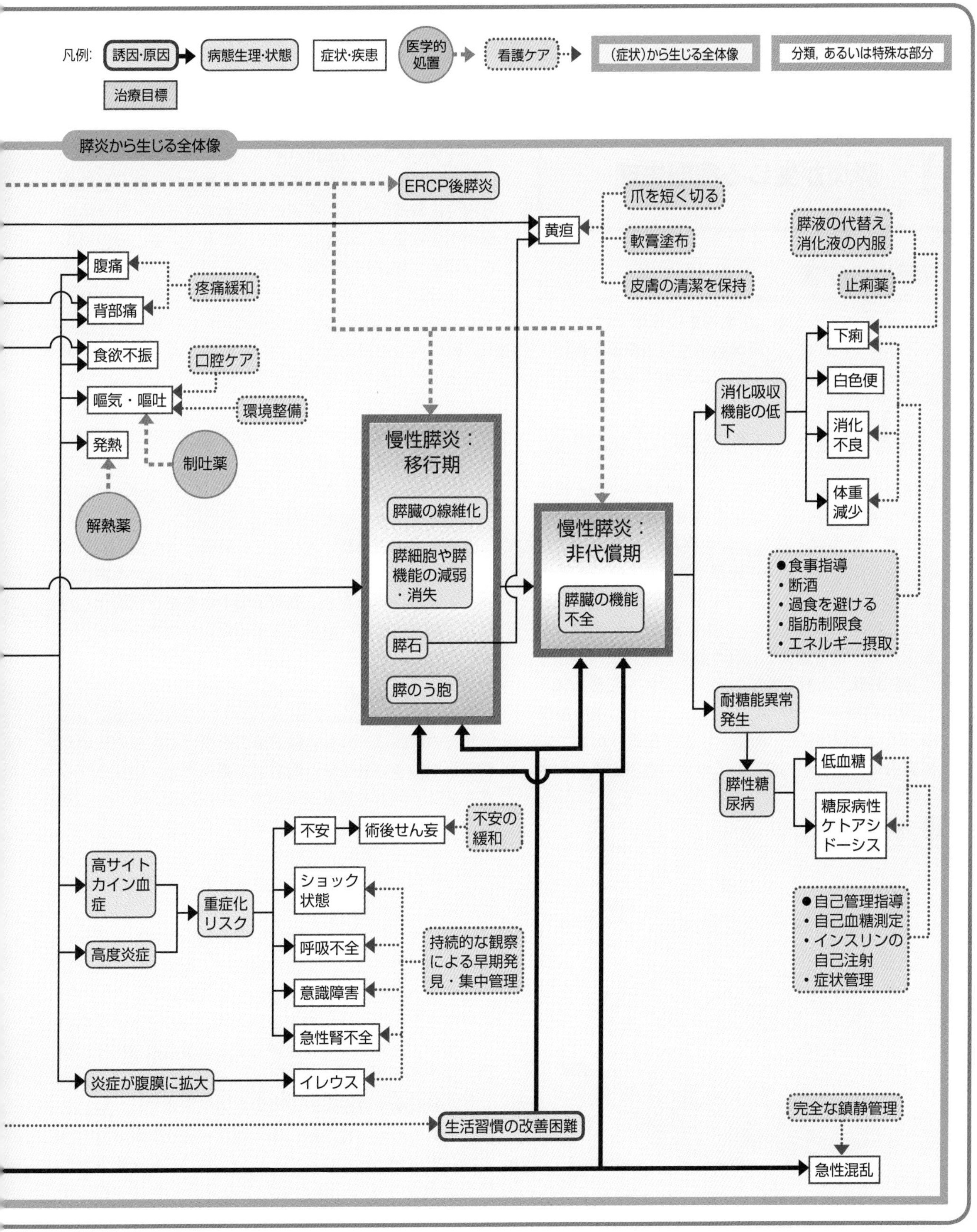
凡例:
誘因·原因
病態生理·状態
症状·疾患
医学的処置
看護ケア
(症状)から生じる全体像
分類，あるいは特殊な部分
治療目標
膵炎から生じる全体像
ERCP後膵炎
黄疸
爪を短く切る
軟膏塗布
皮膚の清潔を保持
膵液の代替え
消化液の内服
止痢薬
腹痛
背部痛
疼痛緩和
食欲不振
口腔ケア
嘔気・嘔吐
環境整備
発熱
制吐薬
解熱薬
慢性膵炎：
移行期
膵臓の線維化
膵細胞や膵機能の減弱・消失
膵石
膵のう胞
慢性膵炎：
非代償期
膵臓の機能不全
消化吸収機能の低下
下痢
白色便
消化不良
体重減少
●食事指導
・断酒
・過食を避ける
・脂肪制限食
・エネルギー摂取
耐糖能異常発生
膵性糖尿病
低血糖
糖尿病性ケトアシドーシス
●自己管理指導
・自己血糖測定
・インスリンの自己注射
・症状管理
不安
術後せん妄
不安の緩和
高サイトカイン血症
高度炎症
重症化リスク
ショック状態
呼吸不全
意識障害
急性腎不全
持続的な観察による早期発見・集中管理
炎症が腹膜に拡大
イレウス
生活習慣の改善困難
完全な鎮静管理
急性混乱

25 膵炎

Ⅰ 膵炎が生じる病態生理

1. 膵炎の定義

膵炎（pancreatitis）とは，さまざまな原因によって膵臓内で膵酵素が活性化し，膵臓組織や周辺臓器を自己消化したことにより，炎症が発生した疾患である。

2. 膵炎（膵臓とその周辺臓器）の解剖生理

膵臓は胃の裏側に位置している。約15～20cm程度の長さで，十二指腸に近い部位を膵頭部，脾臓に近い部位を膵尾部，膵頭部と膵尾部の中間部分を膵体部と呼ぶ。正面から見ると長いが，腹部CTで見ると「へ」の字のような形である（**図1**）。

膵臓は，腹腔動脈から胃十二指腸動脈へと分岐した前・後上膵十二指腸動脈や，腹腔動脈から脾動脈へと分岐した後膵動脈，上腸間膜脈動脈から分岐した前・後下膵十二指腸動脈などから栄養を受け，膵十二指腸静脈や膵静脈などから門脈，肝臓へと血液を送り出している。膵臓内には膵管があり，いくつかの膵管が合流し主膵管となり，さらに総胆管と合流し，膵液を十二指腸のファーター乳頭から流出させる。

図1　膵臓の断面図

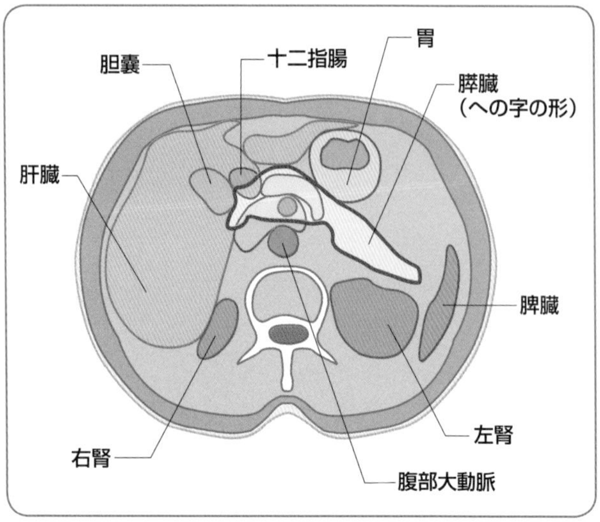

膵臓は分泌腺である。膵臓の生理機能は，外分泌機能と内分泌機能である。膵臓の外分泌機能とは，外分泌細胞が消化液を十二指腸に分泌することである。その消化液は膵液と呼ばれ，糖質を分解する膵アミラーゼや，蛋白質を分解するトリプシン，脂質の分解を助けるリパーゼなどが含まれている。

膵臓の内分泌機能とは，内分泌細胞が血中にホルモンを分泌し，それを標的細胞が受け取ることである。分泌されるホルモンは，ランゲルハンス島のα細胞（A細胞）から血糖値を上昇させるグルカゴンやβ細胞（B細胞）から血糖値を低下させるインスリン，δ（デルタ）細胞（D細胞）からインスリンとグルカゴンの分泌抑制分泌するソマトスタチンなどである。

膵臓は後腹膜臓器であり，その周囲には大血管や神経叢，リンパ節，十二指腸，総胆管，軟部組織が豊富に分布している。そのため，周辺臓器や血管を自己消化した場合，腹腔内膿瘍の形成や大量出血のリスクがある。

3. 膵炎のメカニズム

膵炎の原因は，膵臓組織が障害を受ける大量の飲酒や脂肪摂取の多い食生活，脂質異常症などと，胆汁のうっ滞を起こす胆石や膵乳頭部病変（膵がんなど）や，十二指腸液の膵管内の逆流を起こす嘔吐，自己免疫性などがある。

そのうち，飲酒によるアルコールの大量摂取は，高濃度の膵液分泌を引き起こす。

膵液の流れの停滞は，膵管を圧迫し，膵管から膵液が漏出する原因となる。膵液の漏出は，膵臓の自己消化につながり膵炎を発症する誘引となる（**図2**）。

持続的なアルコールの大量摂取は，このリスクを高めてしまう。アルコールが原因による膵炎発症は男性に多い。

また胆石症や膵がんなどの膵乳頭部病変では，胆汁と膵液の両方のうっ滞を起こす。胆汁と膵液が混ざり合うと消化酵素が活性化されてしまい，自己消化を促進させ膵炎を発生させる。胆石症による膵炎発症は女性に多い。

自己免疫性膵炎の原因は，自己免疫機能（IgG4）による膵臓の攻撃である。高齢男性に好発し，慢性的な経過をたどる。

4. 膵炎の分類と症状

膵炎は，大きく「急性膵炎」と「慢性膵炎」の2つに分けられる。

1）急性膵炎

急性膵炎は，アルコールや胆石症などの何らかの原因によって膵酵素が活性化し，膵臓の自己消化を起こす膵臓の急性炎症性疾患である。症状は，持続的で強い上腹部痛や腰背部痛，発熱，嘔気・嘔吐，食欲不振，鼓腸，イレウス，黄疸などである。

腹部痛はかなり多くの患者に観察される症状であり，前屈すると軽減するという特徴がある。

膵炎の症状は空腹時に軽減することがあり，アルコールや脂肪の多い食事の摂取，暴飲暴食などの数時間後に症状が増悪することが多い。

重症患者では，活性化した膵酵素や自己消化によって強い炎症が発生し，サイトカインなどの炎症物質により血圧低下・乏尿などのショック状態や，PaO_2 低下・頻呼吸などの呼吸不全，急性腎不全，意識障害などの症状が出現することがある。

図2　膵炎の起こるしくみ

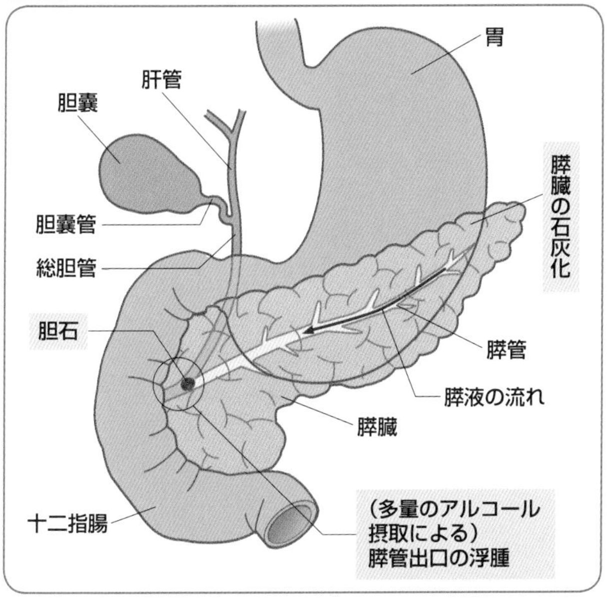

2）慢性膵炎

慢性膵炎は，膵臓の内分泌・外分泌機能が維持されている「代償期」と，膵臓の線維化が進行し徐々に膵細胞や膵機能が失われていく「移行期」，膵臓の機能不全状態になってしまった「非代償期」の3つに分類される。

5～10年程度の**代償期**の慢性膵炎では，長期間の炎症により膵管が細くなり，繰り返す腹痛や背部痛，アルコールや脂肪の多い食事の摂取後に悪化する圧痛，食欲不振，嘔気・嘔吐などがみられる。

移行期では，膵管の狭窄や閉塞，膵石や膵嚢胞，膿瘍などの合併症の発生から，代償期と非代償期の症状が混在してみられる。非代償期の慢性膵炎では，消化吸収機能の低下による下痢や白色便，糖尿病，消化・代謝障害による体重減少などが出現する。

慢性膵炎の**非代償期**における糖尿病は，膵性糖尿病とも呼ばれ，グルカゴンの分泌不足やインスリンへの過剰反応による低血糖，インスリン不足による糖尿病性ケトアシドーシスを起こしやすい。

5. 膵炎の検査・診断

1）急性膵炎

1 膵炎の診断

急性膵炎の診断基準（**表1**）[1]は，急性膵炎に特徴的な症状である上腹部の急性腹痛と圧痛，血中か尿中の膵酵素の上昇，画像検査による急性膵炎の異常所見について総合的に判断し，この3項目中2項目以上を満たすも

表1　膵炎の診断基準

1	上腹部に急性腹痛発作と圧痛があること
2	血中または尿中に膵酵素の上昇がある
3	超音波，CTまたはMRIで膵に急性膵炎に伴う異常所見があること

この3項目中2項目以上を満たし，他の膵疾患および急性腹症を除外したものを診断する。ただし，慢性膵炎の急性憎悪は急性膵炎に含める。

（武田和憲，大槻眞，北川元二・他：急性膵炎の診断基準・重症度判定基準最終改訂案　厚生労働科学研究補助金難治性疾患克服研究事業難治性膵疾患に関する調査研究，平成17年度総括・分担研究報告書．pp27-34，2006．より）

のとしている。

2 膵炎の検査

膵炎は，腹部のフィジカルアセスメントや血液検査値，造影CTや造影MRI，腹部超音波（エコー）検査（ultrasonography：US），胸腹部単純X線撮影などの画像検査を行い，診断や重症度を判定していく。

急性膵炎による腹痛は，多くの患者に観察される。これは必ずしも急性膵炎のみの症状ではない。そのため，他の急性腹症との鑑別が必要である。その方法として，腹部のフィジカルアセスメントでは，圧痛，筋性防御，腸蠕動低下の有無を観察する。

● 血液検査

血液検査では，血中リパーゼ値と血中アミラーゼ値を測定する。

血中リパーゼは膵酵素であり，急性膵炎時に異常高値の持続期間が血中アミラーゼよりも長いという特徴がある。また，膵炎疑いの患者を膵炎と診断できる感度が高く，膵炎の疑いのない患者を膵炎ではないと診断できる特異度も高い。特にアルコール性急性膵炎の診断に対しての感度が高い[2]。

血中アミラーゼは，感度も特異度も十分に高くない。感度の高くない原因としては，血中アミラーゼが慢性膵炎からのアルコール性急性膵炎や，脂質異常症による膵炎では上昇しないからである。さらに，急性膵炎時の異常高値の持続期間が，血中リパーゼよりも短いという特徴があるからでもある。そのため，発症から検査までの期間が長いと基準値内を示すことがある。特異度が高くない原因としては，血中アミラーゼは膵炎以外の疾患，たとえば耳下腺炎や唾液腺炎，卵巣がん，肺がん，異所性妊娠などでも上昇するからである。

このような理由から，血中アミラーゼ値のみでなく，血中リパーゼ値も検査する必要がある。ただし，血中アミラーゼ値や血中リパーゼ値が高値であっても，それが重症度を表すものではない点を注意しておく。

尿中トリプシノーゲンや尿中アミラーゼなどの尿中膵酵素の検査は，血中膵酵素検査に比べると急性膵炎の診断に有用性が低いため，現在ではあまり行われていない。

● 画像検査

画像検査では，造影CTが多く選択される。急性膵炎における造影CT所見としては，膵腫大や膵臓輪郭の不明瞭化，膵臓周囲の液体貯留，膵石，膵管拡張，膵辺縁の凹凸，膵仮性嚢胞形成，膵臓虚血や膵臓壊死による膵臓の造影不良，腸管瘻孔や壊死組織感染のガス発生による膵臓内・膵臓周囲のガス像などがみられる。

ただし，腎機能が悪い場合，造影剤によりさらに腎機能が悪化するため行われないことがある。

造影MRIは，胆道結石や出血を伴う膵臓壊死の診断に有益である。

USは，膵腫大や膵臓周囲の炎症性変化を確認でき，膵炎の診断に用いられる。またUSは，急性膵炎の原因や状態を確認できるだけでなく，総胆管の拡張や結石の有無，血管などの周辺臓器の状態も観察可能である。

内視鏡的逆行性胆道膵管造影（endoscopic retrograde cholangiopancreatography：ERCP）は，ERCP後膵炎のリスクを考慮して膵炎の診断そのものには用いられないが，胆石症性膵炎に対して治療目的に用いられる。

3 重症膵炎の診断

急性膵炎のうち約2割程度の患者は，ショックや多臓器障害（multiple organ dysfunction syndrome：MODS）などの重症化に至る。そのうち約1割は死亡するリスクがある。そのため，急性膵炎では重症者を早期発見し，治療していくことが重要である。

急性膵炎の重症度判断基準は，9つの予後因子と造影CT Gradeから判断し，予後因子が3点以上，または造影CT grade2以上の場合を重症膵炎と診断する[1]（**表2・3**）。

2）慢性膵炎

慢性膵炎の診断基準（**表4**）[3]は，アルコール性か非アルコール性（特発性・遺伝性・家族性など）かで分類され，画像所見と組織所見，慢性膵炎に特徴的な症状である「繰り返す上腹部痛と腰背部痛，血中・尿中の膵酵素上昇，膵外分泌障害，多量の飲酒歴，急性膵炎の既往」をもとに判断する。

特徴的な画像所見とは，膵管内の膵石や膵臓全体にみられる石灰化，主膵管の不規則な拡張などである。特徴的な組織所見とは，膵臓実質の脱落と線維化である。

慢性膵炎では，外分泌機能試験（pancreatic function diagnostic test：PFD試験）を行い膵臓の外分泌機能を評価する。PFD試験では，合成基質N-ベンゾイル-L-チロシル-p-アミノ安息香酸（BT-PABA）を経口から摂取する。本来であれば，BT-PABAはキモトリプシンによって加水分解されパラアミノ安息香酸（PABA）が遊離される。PABAは，小腸から吸収され尿中へ排出されるため，BT-PABA投与後のPABAの尿中排泄率を測定することで，膵臓の外分泌機能を評価できる。尿中PABAが71％未満と低値の場合，膵臓の外分泌機能が

表2 厚生労働省による急性の膵炎重症度の判断基準

予後因子（各1点とする）	
1	Base Excess (BE) ≦－3mEq/L，またはショック（収縮期血圧≦80mmHg）
2	PaO_2 ≦ 60mmHg（room air），または呼吸不全（人工呼吸管理が必要）
3	BUN ≧ 40mg/dL（or Cr ≧ 2.0mg/dL），または乏尿（輸液後も1日尿量が400mL以下）
4	LDH ≧基準値上限の2倍
5	血小板数≦10万/mm^3
6	総Ca値≦7.5mg/dL
7	CRP ≧ 15mg/dL
8	SIRS診断基準における陽性項目数 ≧ 3 SIRS診断基準項目： （1）体温＞38℃あるいは＜36℃ （2）脈拍＞90回/分 （3）呼吸数＞20回/分あるいは $PaCO_2$ ＜32 torr （4）白血球数＞12,000/mm^3もしくは＜4,000mm^3 または＞10％幼若球出現
9	年齢≧70歳

判定：原則として発症後48時間以内に判定する。予後因子は各1点とする。スコア2点以下は軽症。3点以上を重症とする。また，造影CT Grade2以上を，予後因子スコアにかかわらず重症とする。

［厚生労働科学研究費補助金難治性疾患克服研究事業，難治性膵疾患に関する調査研究　平成20年度総括・分担研究報告書．2009．〈https://www.nanbyou.or.jp/wp-content/uploads/kenkyuhan_pdf/houkoku1_10.pdf〉（2021年10月閲覧）より改変］

低下していることを意味する[3]。ただし，肝臓・腎臓・小腸の機能の影響を受けるため，総合的に評価するほうがよい。

6. 膵炎の治療

1）急性膵炎

急性膵炎の治療は，アルコール性などの胆石性膵炎以外の場合，呼吸・循環のモニタリング管理と絶飲食による膵臓の安静，十分な輸液投与，十分な除痛を行う。

表3 厚生労働省による急性膵炎の重症度判断基準：造影CTによるCT Grade分類（予後因子と独立した重症度判定項目）

膵外進展度／膵造影不良域	前腎傍腔	結腸間膜根部	腎下極以遠
各区域に限局している場合，または膵の周辺のみの場合（浮腫性膵炎を含む）	Grade 1	Grade 1	Grade 2
2つの区域にかかる場合	Grade 1	Grade 2	Grade 3
2つの区域全体をしめる，またはそれ以上の場合	Grade 2	Grade 3	Grade 3

膵造影不良域は，膵臓の造影域を便宜的に膵頭部・膵体部・膵尾部の3つの区域に分けて判定すること。

［厚生労働科学研究費補助金難治性疾患克服研究事業，難治性膵疾患に関する調査研究　平成20年度総括・分担研究報告書．2009．〈https://www.nanbyou.or.jp/wp-content/uploads/kenkyuhan_pdf/houkoku1_10.pdf〉（2021年10月閲覧）より改変］

表4 慢性膵炎の診断基準

1	特徴的な画像所見
2	特徴的な組織所見
3	反復する上腹部痛または背部痛
4	血中または尿中膵酵素値の異常
5	膵外分泌障害
6	1日60g以上（純エタノール換算）の持続する飲酒歴または膵炎関連遺伝子異常
7	急性膵炎の既往

慢性膵炎確診：a，bのいずれかが認められる
a. 1または2の確定診断の所見
b. 1または2の準確定診断所見と，3～5のうち2項目以上

慢性膵炎準確診：1または2の準確定診断所見が認められる

早期慢性膵炎：3～7のいずれか3項目以上と早期慢性膵炎の画像所見が認められる

（日本膵臓学会：慢性膵炎臨床診断基準2019．膵臓34：279-281，2019．より改変）

1 絶飲食

膵臓の外分泌機能を休ませることができ，膵臓の安静につながる。また，膵酵素の活性を抑える目的で蛋白分

解酵素阻害薬を使用する。蛋白分解酵素阻害薬は，抗凝固作用もあるため，急性膵炎が重症化した際に合併する播種性血管内凝固症候群（disseminated intravascular coagulation：DIC）の治療にも同時使用できる。

2 十分な輸液投与

脱水ではない患者に対して細胞外液である乳酸リンゲル液を130～150mL/時投与することである。ショックや脱水のある患者には，150～160mL/時で投与する。乳酸リンゲル液の投与は，体内のクロールイオンを過剰にせず，代謝性アシドーシスを防ぐことができる。

急性膵炎患者では，拡張期血圧＋（収縮期血圧－拡張期血圧）/3である平均動脈圧が65mmHg以上と，尿量が0.5mL/kg/時以上確保できたら輸液速度を下げる。胆石性膵炎で胆管炎や胆道通過障害がある場合，ERCPを実施する。

3 十分な除痛

非ステロイド性の消炎鎮痛薬（non-steroidal anti-inflammatory drug：NSAIDs）（ロキソニン®やボルタレン®など）やブプレノルフィン（レペタン®やノルスパン®など），ペンタゾシン（ソセゴン®やペンタジン®）を投与することで，持続的で激しい腹痛を緩和する。

ただし，モルヒネやペンタゾシンはオッディ（Oddi）括約筋を収縮させるため，弛緩作用のある硫酸アトロピンを同時に併用する。

重症膵炎では集中治療が必要となる。輸液管理に加え，臓器不全対策，感染予防，栄養管理などが必要となる。

2）慢性膵炎

慢性膵炎の治療は，代償期・移行期であれば薬物療法と生活指導が中心となる。

1 代償期・移行期

薬物療法では，腹痛対策のため一般的な鎮痛薬であるNSAIDsや，膵臓の外分泌機能を抑制する抗コリン薬や消化酵素薬，膵炎進行を抑える蛋白分解酵素阻害薬，オッディ括約筋を弛緩させ膵管の圧力を低下させる鎮痙薬などが用いられる。

生活指導は，アルコール性膵炎の場合では，断酒や過食を避け，脂肪摂取を減らし，禁煙などを実施してもらう。特に1日の脂肪摂取量を30～35gに抑える低脂肪食にする。ただし，腹痛のない場合は，制限が緩和・解除される。

膵炎と喫煙については，喫煙者では慢性膵炎の発症が早まることや，膵石や糖尿病などの合併症発症も早まることが指摘されており，慢性膵炎の進行予防には禁煙が重要であると説明する。

膵石が形成された場合，体外衝撃波結石破砕術（extracorporeal shock wave lithotripsy：ESWL）や，内視鏡による除石やステント挿入，膵切除術などの外科的治療が行われることがある。

2 非代償期

非代償期では，膵臓の外分泌機能補充のための薬物療法と糖尿病の治療，生活指導が中心となる。

薬物療法では，体重減少や白色便改善のための大量の消化酵素薬投与や胃酸による膵液失活抑制のための酸分泌抑制薬投与，脂溶性ビタミン薬投与などが行われる。

慢性膵炎の非代償期における糖尿病治療は，インスリン治療が中心となる。空腹時血糖値の目標は80～150mg/dL，食後2時間では150～250mg/dL，HbA1cは7.5％を目安とする[4]。

非代償期における生活指導は，今まで行われてきた断酒や過食を避けること，脂肪摂取を減らすこと，禁煙などの生活指導の実施状況を患者とともに評価し，今後も継続できるように改善点を検討する。加えて，1日の脂肪摂取量を40～60gに抑え，消化・代謝障害による栄養状態悪化や体重減少を改善するため30～35kcal×標準体重（kg）のエネルギー摂取を勧める。

ただし，腹痛のない場合は，脂肪摂取量の制限が緩和・解除される。非代償期では代償期と比べ，1日の脂肪摂取量が40～60gに増加した理由は，急性増悪における急性膵炎の発症のリスクが少ないからである。

II 膵炎の看護ケアとその根拠

1．膵炎の観察ポイント

1）急性膵炎

急性膵炎の観察のポイントは，❶膵炎の原因と重症度を判別すること，❷軽症者の重症化を早期発見し早期治療につなげること，❸治療の効果を観察すること，❹膵炎による生活への影響を評価することである。

そのため，バイタルサイン測定や呼吸・循環のモニタリング，血液検査や画像検査の結果の確認が重要である。特に発症初期は，膵臓外へ体液が漏出することで急速に循環血液量が喪失し，血管透過性の亢進をきたし，ショックや腎不全に至ることがあるので注意が必要である。そのため，バイタルサインの測定やIN/OUT（水分出納）バランスの確認が大切となる。

また血管透過性の亢進と肺胞毛細血管障害により，胸水貯留や肺水腫，急性呼吸促迫症候群（acute respiratory distress syndrome：ARDS）に至り呼吸不全を起こしやすい。そのため，呼吸数やSpO_2，胸部X線画像，呼吸音聴取などが必要である。

さらに腹膜に膵炎が波及すると麻痺性イレウスを合併するため，腸蠕動音聴取や排ガス・排便の観察を行う。

加えて，急性膵炎は，絶食の必要性を患者が理解し，遵守することが大切となる。そのため，患者の理解度の具合いと行動についても継続的に観察する必要がある。

2）慢性膵炎

慢性膵炎の観察のポイントは，❶膵炎の原因と膵臓機能の予備力を判別すること，❷膵炎による生活への影響を評価することである。

慢性膵炎の原因の多くは，アルコール摂取や脂肪の多い食生活であるため，入院前の生活習慣について問診を行う。膵臓機能の予備力は，膵臓の外分泌機能と内分泌機能をアセスメントしていく。

外分泌機能の低下では，持続的な下痢や白色便，体重減少などが観察される。

内分泌機能の低下では，高血糖・低血糖などの血糖値異常や，疲労感・頻尿・瘙痒感・倦怠感などの糖尿病症状が観察される。

膵機能の低下によって具体的に患者が感じている生活への影響や，今後予測される影響についてアセスメントする。

3）急性膵炎・慢性膵炎の共通のポイント

急性膵炎と慢性膵炎の両方に共通する観察のポイントは，**腹痛**の問診を十分に行うことである。部位やNumerical Rating Scale（NRS）やFace Pain Scale（FPS）などを用いた程度の観察，持続時間，出現するタイミングなどを念入りに問診し，生活への影響をアセスメントすることが大切である。腹痛は患者に不安や苦痛をもたらし，日常生活に大きな影響を及ぼすため，その影響を観察する。

また，膵炎進行を抑える蛋白分解酵素阻害薬は，アナフィラキシーショックや皮膚潰瘍，血管外漏出の副作用があるため，投与開始時は注意して観察する必要がある。

2. 膵炎の看護目標

1）急性膵炎

急性膵炎の看護の目標としては，大きく3つある。

❶急性膵炎によって出現している症状の発見とその緩和を行い，生活への影響を最小限にすることである
❷軽症者の重症化を早期発見し早期治療につなげることである
❸膵炎再発予防のための生活習慣改善と自己管理方法を習得し実施することである

2）慢性膵炎

慢性膵炎の看護の目標としては，大きく2つある。

❶慢性膵炎によって出現している症状の発見とその緩和を行い，生活への影響を最小限にすることである
❷慢性膵炎の急性増悪予防と，残存する膵臓機能を維持していけるようにするための生活習慣の改善と自己管理方法の習得・実施である

3. 膵炎の看護ケア

1）急性膵炎

1 全身状態管理

急性膵炎の看護は，重症化症状の早期発見のためのアセスメントのほかに，薬物療法に効果を観察すること，絶食の必要性の指導や不安・苦痛の軽減，疼痛緩和，点滴管理などが重要となる。急性膵炎では大量の輸液投与と薬物療法が行われる。

そのため，的確な指示量や指示薬剤，投与時間，副作用の観察などの看護が必要となる。

2 尿道カテーテルが挿入される場合

尿路感染のリスクが高まるため，観察・予防が大切である。重症化した場合，集中治療を必要とするため，必然的にセルフケアが低下しやすい。

セルフケアの低下は，清潔や排泄等の日常生活へ大きく影響し，患者のQOLを低下せるため，患者の希望を尊重しセルフケアを充足できる看護が必要となる（**図3**）。

図3　膵炎の患者

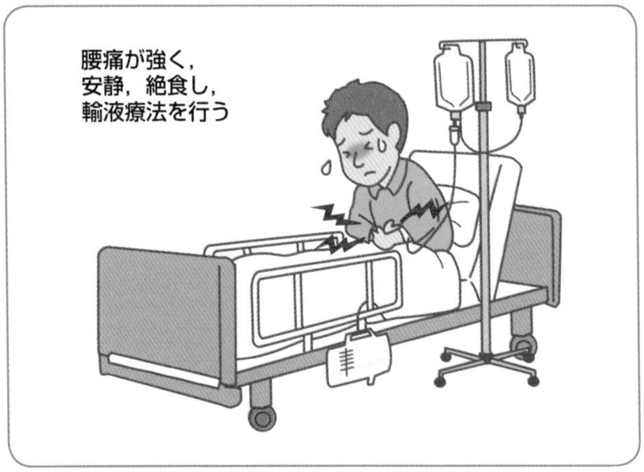

3 食事指導への注意点

多くの患者にとって，食事は楽しみの1つである。ほとんどの患者は，絶食の指示を遵守できるが，腹痛の緩和により間違って食事摂取してしまうことがないよう，膵臓を休ませるためという目的を説明し，患者の理解度の確認や気持ち・やる気を支えていくが大切である。

4 急性膵炎による腹痛

不安を増強させ患者を精神的に不安定にさせるため，積極的な鎮痛薬の使用が必要である。腹痛による苦痛や重症化への不安など，さまざまな精神的ストレスを感じているため，不安や苦痛の緩和を行い，十分な休息がとれるようにしていく。

5 せん妄

せん妄の発症にも注意していく。まれにではあるがアルコール性膵炎の場合，入院直前まで飲酒していた患者では興奮状態になるときがあるため，言動に注意する。

2）慢性膵炎

1 再発予防のための指導

慢性膵炎は，経過が長くなるため根気よく継続的に治療できるよう，再発予防のための定期受診，規則正しい生活習慣，食事療法などの指導が大切となる。規則正しい生活習慣や食事療法では，断酒や過食を避け，脂肪摂取を減らす，禁煙などの指導を行う（図4）。

2 アルコール性膵炎の患者の場合

アルコール依存症であることが多い。そのため，断酒を決意し長期間実施することは困難なことが多い。そのため，飲酒により慢性膵炎が進行・悪化すること理解し，家族と共にアルコール依存症の治療の専門医療機関を受診することも検討する。

図4　膵炎患者への支援

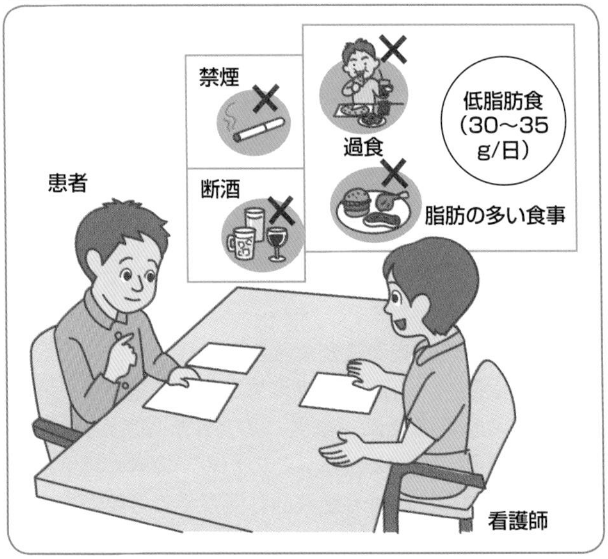

膵炎の進行を予防・遅くするためと，アルコール性膵炎の患者にはアルコール依存症の患者が多いことから，膵炎患者には飲酒量を調節する節酒ではなく，飲酒を断つ断酒が必要であることを指導する。

断酒に関しては，アルコール依存症専門医や看護師との連携が必要となる。そのため，情報提供・交換を行い，連携を図ることが大切である。

3 食生活

過食を避け，脂肪摂取を減らす，十分な栄養を摂取するなどの食生活については，管理栄養士との連携が必要となるため，情報提供・交換を行う。

4 喫煙

喫煙は，慢性膵炎の発症が早まることや，膵石や糖尿病などの合併症も発症が早まることを説明し，禁煙の重要性を説明し実施につなげる。禁煙への自信がない患者には，禁煙外来を受診できるように調整する。

5 合併症

胆石性膵炎や膵石形成では，ERCP や ESWL が行われる。そのため，ERCP 後膵炎や出血，穿孔などの合併症に注意する必要がある。

［中神克之］

《文献》

1）武田和憲，大槻眞，北川元二・他：急性膵炎の診断基準・重症度判定基準最終改訂案．厚生労働科学研究補助金難治性疾患克服研究事業難治性膵疾患に関する調査研究，平成 17 年度総括・分担研究報告書，pp27-34，2006.

2）Apple F, Benson P, Preese L, et al：Lipase and pancreatic amylase activities in tissues and in patients with hyperamylasemia. Am J Clin Pathol　96(5): 610-614，1991.

3）正宗淳，入澤篤志，菊田和宏・他：「慢性膵炎臨床診断基準 2019」の背景と概要 . 膵臓 34(6)：282-292，2019.

4）伊藤鉄，中村太一，藤森尚・他：治療．日内会誌 99(1)：56-61，2010.

NOTE

26 膵がん

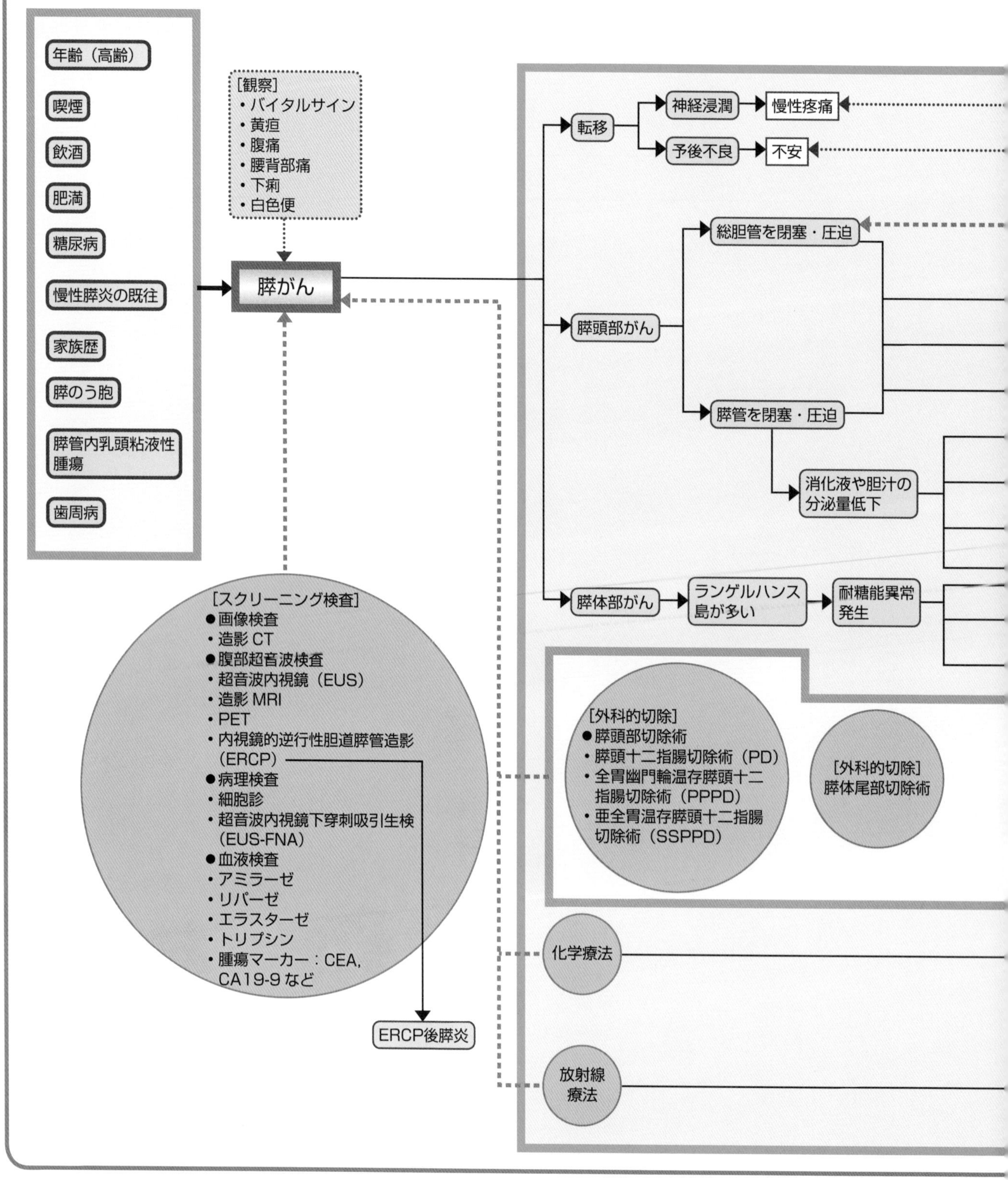
年齢（高齢）
喫煙
飲酒
肥満
糖尿病
慢性膵炎の既往
家族歴
膵のう胞
膵管内乳頭粘液性腫瘍
歯周病
[観察]
・バイタルサイン
・黄疸
・腹痛
・腰背部痛
・下痢
・白色便
膵がん
転移
神経浸潤
慢性疼痛
予後不良
不安
総胆管を閉塞・圧迫
膵頭部がん
膵管を閉塞・圧迫
消化液や胆汁の分泌量低下
膵体部がん
ランゲルハンス島が多い
耐糖能異常発生
[スクリーニング検査]
●画像検査
・造影 CT
●腹部超音波検査
・超音波内視鏡（EUS）
・造影 MRI
・PET
・内視鏡的逆行性胆道膵管造影（ERCP）
●病理検査
・細胞診
・超音波内視鏡下穿刺吸引生検（EUS-FNA）
●血液検査
・アミラーゼ
・リパーゼ
・エラスターゼ
・トリプシン
・腫瘍マーカー：CEA, CA19-9 など
ERCP後膵炎
[外科的切除]
●膵頭部切除術
・膵頭十二指腸切除術（PD）
・全胃幽門輪温存膵頭十二指腸切除術（PPPD）
・亜全胃温存膵頭十二指腸切除術（SSPPD）
[外科的切除]
膵体尾部切除術
化学療法
放射線療法

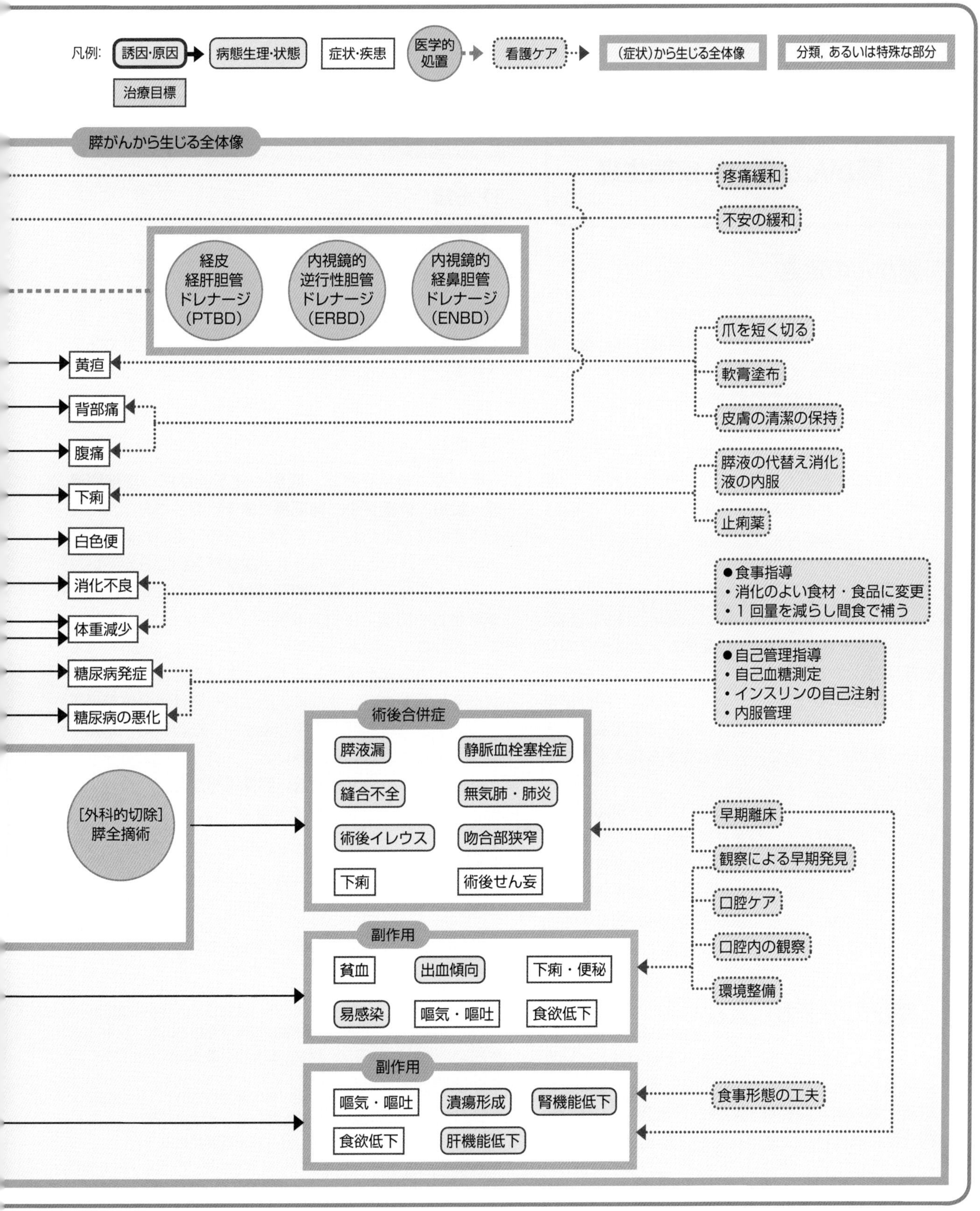
凡例:
誘因・原因
病態生理・状態
症状・疾患
医学的処置
看護ケア
(症状)から生じる全体像
分類，あるいは特殊な部分
治療目標
膵がんから生じる全体像
疼痛緩和
不安の緩和
経皮経肝胆管ドレナージ(PTBD)
内視鏡的逆行性胆管ドレナージ(ERBD)
内視鏡的経鼻胆管ドレナージ(ENBD)
爪を短く切る
軟膏塗布
皮膚の清潔の保持
黄疸
背部痛
腹痛
下痢
白色便
消化不良
体重減少
糖尿病発症
糖尿病の悪化
膵液の代替え消化液の内服
止痢薬
●食事指導
・消化のよい食材・食品に変更
・1回量を減らし間食で補う
●自己管理指導
・自己血糖測定
・インスリンの自己注射
・内服管理
術後合併症
膵液漏
静脈血栓塞栓症
縫合不全
無気肺・肺炎
術後イレウス
吻合部狭窄
下痢
術後せん妄
[外科的切除]膵全摘術
早期離床
観察による早期発見
口腔ケア
口腔内の観察
環境整備
副作用
貧血
出血傾向
下痢・便秘
易感染
嘔気・嘔吐
食欲低下
副作用
嘔気・嘔吐
潰瘍形成
腎機能低下
食欲低下
肝機能低下
食事形態の工夫

26 膵がん

Ⅰ 膵がんが生じる病態生理

1. 膵がんの定義

膵がん（pancreatic cancer）とは，膵臓に発生した悪性腫瘍（がん）である。膵臓にできる悪性腫瘍は，約8割以上は膵管にできる。そのため，膵がんは膵管にできた悪性腫瘍（膵管がん）を指すのが一般的である。

膵がんと診断される患者は，2018年の1年間で42,360人（男性50.9%，女性49.1%）で，5年生存率（2009～2011年）は8.5%と低く，予後の悪い疾患である[1]。罹患数や死亡数は年々増加傾向であり，60歳頃から増え，高齢になるほど増加していく[1]。

2. 膵がん（膵臓）の解剖生理

膵がんの約6～8割は膵頭部に発生し，約2～3割は膵体尾部に発生する[2,3]。膵がんの発生は，消化液を分泌する「外分泌組織」とホルモンを分泌する「内分泌組織」に分けられる。膵がんの約8割以上は消化液を分泌する外分泌腺の組織である「膵管上皮から発生する腺がん」である。

膵管は，粘膜下層や筋層などがないため，がんの浸潤が早いという特徴がある。つまり難治性のがんである。

また，後腹膜臓器である膵臓の周囲には大血管や神経叢，リンパ節，十二指腸，総胆管，軟部組織が豊富に分布している。そのため，周辺臓器や血管へ浸潤による血行性転移，リンパ節転移，腹膜播種を起こしやすい。

3. 膵がんのメカニズム

膵がんの発生原因は，まだはっきりと解明されていない。危険因子と考えられているものは，年齢や喫煙，飲酒，肥満，糖尿病，慢性膵炎の既往，家族歴，膵囊胞，膵管内乳頭粘液性腫瘍，歯周病などである。

4. 膵がんの分類と症状

1）分類

日本膵臓学会の定めた病期分類[4]では，膵がんの病期はステージ0，ステージⅠ，ステージⅡ，ステージⅢ，ステージⅣに分類される（**表1**）。

ステージは数値が上がるとがんの進行を意味する。約半数の膵がん患者は，遠隔転移があるステージⅣで発見される。すなわち，かなり進行した状態ということである。

2）症状

膵がんの初期症状は，**腹痛**や食事後早期の**腹部膨満感**，**黄疸**，**体重減少**，**背部痛**（**図1**）などである。ただし，進行膵がんであっても症状が出現しくいため，早期の膵がんではほとんどの患者で**症状がない**ことが多い。

膵がんの発生率の高い**膵頭部がん**（**図2**）では，がんが総胆管を閉塞・圧迫させ黄疸症状を伴うことが多い。また膵管の下流にあたるため，膵管の閉塞・圧迫による膵管の圧力上昇が発生しやすく，腹痛や背部痛などの症状が発生しやすい。さらに，消化液や胆汁の分泌量低下による下痢や白色便も発生しやすい。そのため，がんが早期に発見されることも多い。

逆に膵がんの発生率の低い**膵体尾部がん**（**図2**）では，がんが総胆管からやや遠く，膵管の上流にあたるため，

表1　膵がんの病期分類

ステージ0	非浸潤型のがんで，リンパ節転移がない
ステージⅠ	がんは膵臓内に限局していて，リンパ節転移がない
ステージⅡ	がんは膵臓以外に浸潤しているが，腹腔動脈や上腸間膜動脈に浸潤していない。もしくは，リンパ節転移がある
ステージⅢ	がんは膵臓以外に浸潤していて，腹腔動脈や上腸間膜動脈，もしくは総肝動脈に浸潤している。リンパ節転移がある
ステージⅣ	遠隔転移がある

図1 膵がん患者の症状

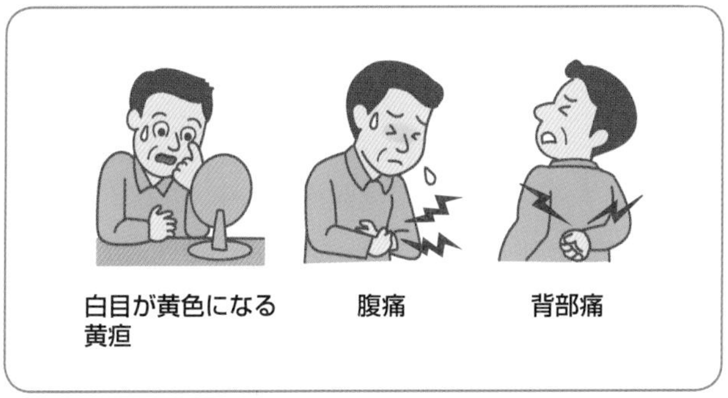

図2 膵がんの分類

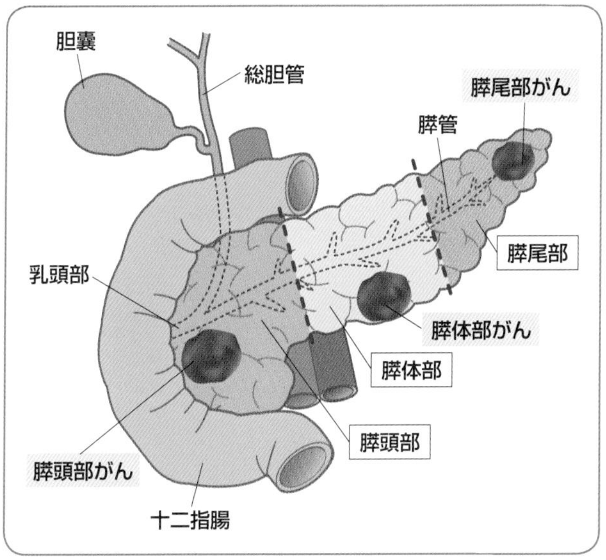

膵管の閉塞・圧迫による腹痛や背部痛などの症状が発生しにくい。そのため，発見時にはかなり進行していることが多い。

加えて，膵体部・膵尾部がんにランゲルハンス島が多いため，耐糖能異常による**体重減少**，**消化不良**，**糖尿病発症**等の症状が出やすい。特に膵がん患者の約半数に糖尿病が認められる。糖尿病の既往をもつ患者では糖尿病の悪化により発見に至ることもある。

5. 膵がんの検査・診断

膵がんは初期症状が乏しいため，早期診断が難しく発見時に進行していることが多い。そのため，危険因子を多くもつ患者へ定期的に血液検査や腹部超音波（エコー）検査（ultrasonography：US）などが行われ経過観察される。

膵がんの診断は，複数の危険因子や黄疸，腹痛，糖尿病の悪化などの臨床症状が認められる患者に対して，膵がんのリスクを予見した検査が必要となる。まず，CEA，CA19-9などの腫瘍マーカーや，血清アミラーゼ・エラスターゼ1などの血中膵酵素の血液検査，USなどのスクリーニング検査を行う。

ただし，血液検査はがんであっても高値を示さないこともあり，また他の疾患で上昇することもあるため，単独で確定診断に使用することは困難である。同様にUSは膵がんの疑いを拾い上げる点では効果的であるが，こちらも単独で確定診断に使用することは困難である。

膵がんの確定診断には，画像検査と病理検査が必要である。画像検査は，造影CTや造影MRI，超音波内視鏡（endoscopic ultrasonography：EUS），内視鏡的逆行性胆道膵管造影（endoscopic retrograde cholangiopancreatography：ERCP），ポジトロン断層造影（positron emission tomography：PET），USなどが多く用いられる。

最も一般的に使用されるのは，腫瘍の存在や質を評価することのできる造影CTである。造影MRIやEUSもCTと同様に有用であるが，造影MRIは設備，EUSは技師の熟練した技術が必要となる。ERCPは，後述する病理診断とともに用いられる。PETは膵がんの確定診断の後に用いられる。USは健康診断等で用いて膵がんの疑いを拾い上げることが期待できる。

このように膵がんの診断には画像診断が用いられるが，画像診断で膵がんが疑われた患者の多くに，外科的切除を受けた結果，良性腫瘍であったということがある。そのため，可能な限り病理診断を行うことが推奨されている。

病理診断には，腫瘤が認められる場合には超音波内視鏡下穿刺吸引生検（endoscopic ultrasonography-fine needle aspiration：EUS-FNA）が用いられ，腫瘤はないが膵管の異常がある場合はERCP下膵液細胞診などが用いられる。ただし，ERCP後膵炎のリスクを考慮して用いられる。

6. 膵がんの治療

主な膵がんの治療には，手術による外科的切除と化学療法による薬物療法，放射線療法の3つがある。これら3つのうち，膵がんの病期進行や患者の全身状態に応じて，1つ，もしくは複数を組み合わせて治療が行われる。

ステージ0とステージⅠ，ステージⅡまで（一部のステージⅢも可能）は，手術による外科的切除が可能である。しかし，多くのステージⅢとステージⅣでは切除が困難なため，放射線療法や化学療法が選択される（**図3**）。

現在までのところ，膵がんの治療では手術による外科的切除が唯一根治の期待できる治療法となる。化学療法や放射線療法のみでは，延命や症状緩和は可能であるが根治は難しい。

1）手術による外科的切除

手術による外科的切除では，膵頭部がんに対しては膵頭十二指腸切除術，膵体部がんに対しては膵体尾部切除術，膵全体にがんがある場合は**膵全摘術**（**図4-a**）などが行われる。

膵頭十二指腸切除術（pancreaticoduodenectomy：PD）（**図4-b**）は，がんのある膵頭部のほかにも，十二指腸や総胆管，胆嚢，胃の一部（胃の下部1/3～1/2程度）も切除する。近年では，幽門輪の口側で切除し，胃のほぼ全域を温存する**亜全胃温存膵頭十二指腸切除術**（subtotal stomach-preserving pancreaticoduodenectomy：SSPPD）や，幽門輪の肛門側で切除し，胃全域と幽門輪を温存する**全胃幽門輪温存膵頭十二指腸切除術**（pylorus-preserving pancreaticoduodenectomy：PPPD）が主流となってきている。

膵体尾部切除術（**図4-c**）は，がんのある膵体部のほかに，脾臓も切除する。膵全摘術は，膵臓全部のほか

図3 膵がん治療のアルゴリズム

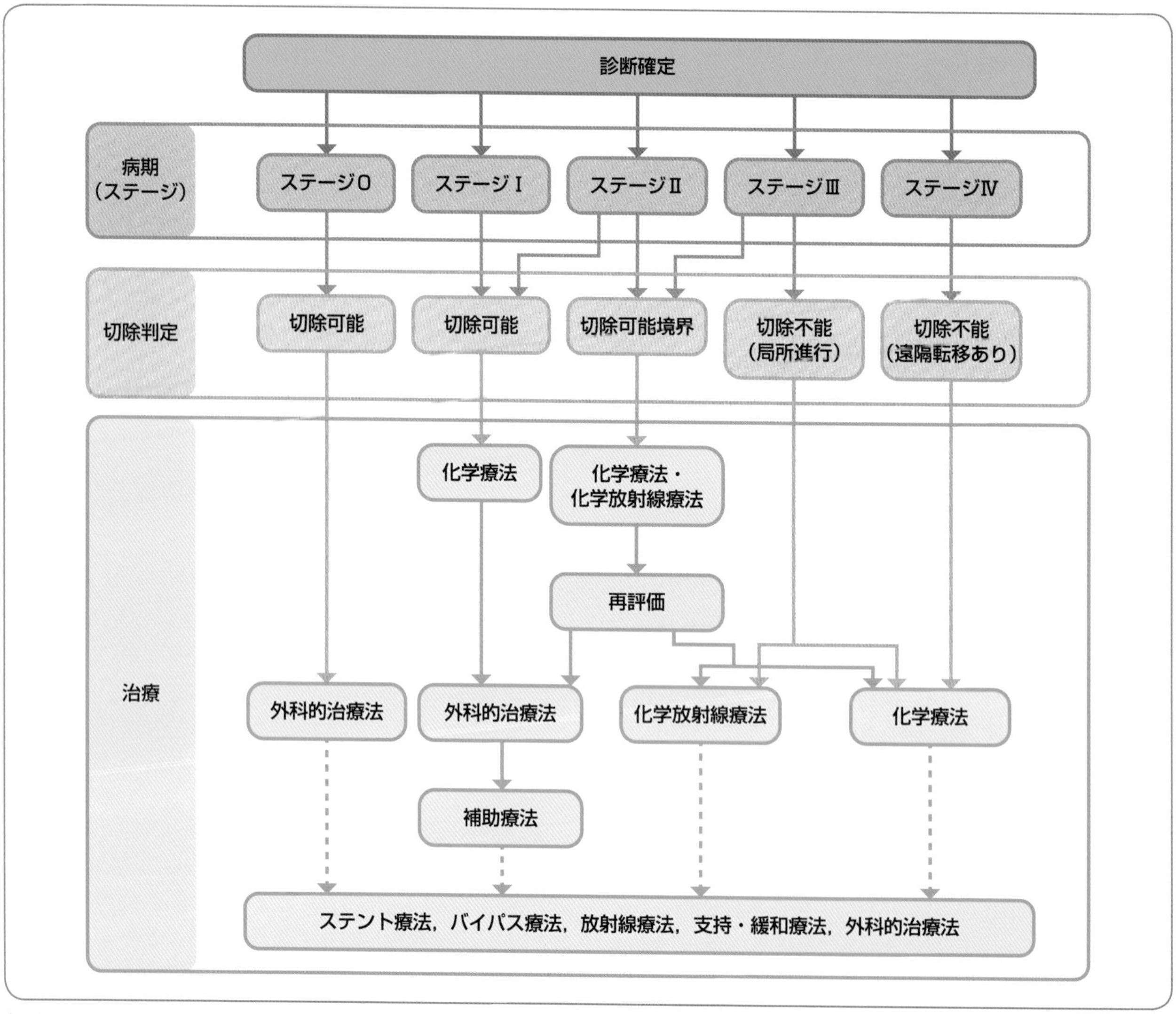

（日本膵臓学会膵癌診療ガイドライン改訂委員会編：膵癌診療ガイドライン2019年版，第5版．p93．〈http://www.suizou.org/pdf/guide2019_P93.pdf〉より引用，一部改変）

に，十二指腸や総胆管，胆嚢，胃の一部（胃の下部1/3～1/2程度），脾臓も切除する。がんのある膵臓以外の臓器まで広範囲に合併切除する理由について臓器ごとに以下に述べる。

- **十二指腸**：膵頭部の切除により十二指腸に栄養する胃・十二指腸動脈も消失し，十二指腸への血流がなくなるため
- **総胆管**：膵頭部の背面に位置し，最終的には膵管と合流しており，切除の必要があるため
- **胆嚢**：腸管吻合や迷走神経切離の影響で胆嚢炎が起こりやすいため。またリンパ節郭清により胆嚢と胆管に血流障害が生じるため
- **胃の一部（胃の下部1/3～1/2程度）**：胃酸の分泌を抑制するセクレチン（十二指腸S細胞）が少なくなり，消化性潰瘍が生じやすいため

切除後の消化管の再建方法としては，胆管，残膵，残胃の順に小腸と吻合する「Whipple法」と，残膵，胆管，残胃の順に小腸と吻合する「Child法」，残胃，残膵，胆管の順に小腸と吻合する「Cattell法」の3つに分類される。このうちChild法が最も多く用いられている。

2）化学療法による薬物療法

化学療法による薬物療法は，手術後や手術ができなかった場合に実施される。手術後に実施する目的は，再発予防と生存期間の延長である。手術ができなかった場合に実施する目的は，膵がんの症状緩和と生存期間の延長である。

図4 膵がんの外科的手術

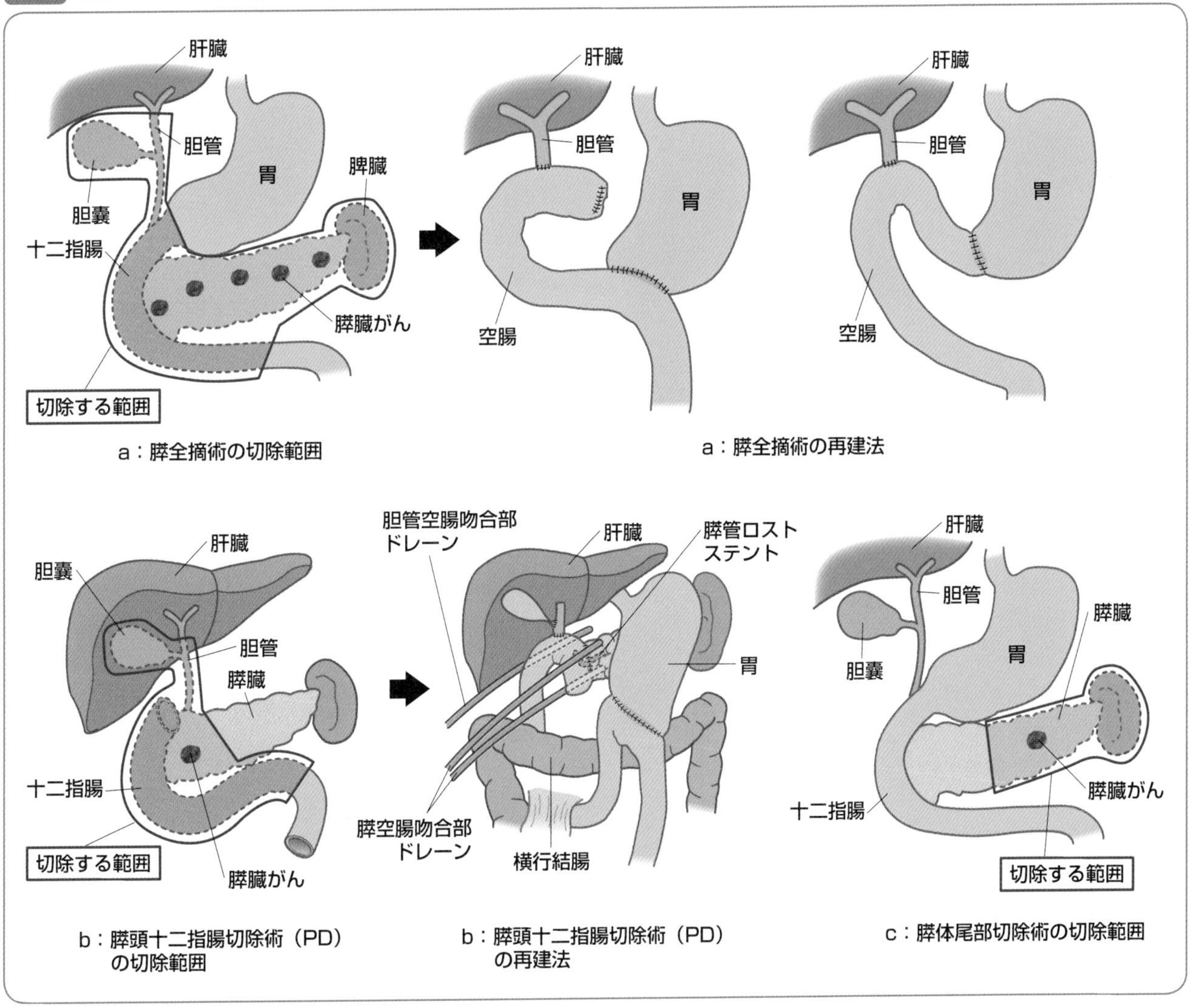

1 ステージⅠ

ステージⅠのような切除可能の場合に用いられる補助療法としての一次化学療法薬剤は，術前にはゲムシタビン塩酸塩（ジェムザール®）とテガフール・ギメラシル・オテラシルカリウム（TS-1，ティーエスワン®）の併用療法であり，術後はテガフール・ギメラシル・オテラシルカリウムの単独療法である（適さない場合はゲムシタビン塩酸塩の単独療法）。

2 ステージⅡ・Ⅲ

ステージⅡ・Ⅲのような切除可能境界の場合に用いられる補助療法としての一次化学療法薬剤は，特に決められていない。

ステージⅢのような切除不能（局所進行）の場合に用いられる一次化学療法薬剤は，ゲムシタビン塩酸塩の単独療法やテガフール・ギメラシル・オテラシルカリウムの単独療法，フルオロウラシル（5-FU®）とレボホリナート（アイソボリン®），オキサリプラチン（エルプラット®），イリノテカン（トポテシン®）によるFOLFIRINOX療法，ゲムシタビン塩酸塩とナブパクリタキセル（アブラキサン®）の併用療法である。

3 ステージⅣ

またステージⅣのような遠隔転移の場合に用いられる一次化学療法薬剤は，FOLFIRINOX療法やゲムシタビン塩酸塩とナブパクリタキセルの併用療法であり，この2つが適さない場合，テガフール・ギメラシル・オテラシルカリウムの単独療法やゲムシタビン塩酸塩とエルロチニブ塩酸塩（タルセバ®）の併用療法である。

3）放射線療法

膵がんへの放射線療法は，単独で行われることは少なく，多くの場合，化学療法と併用して用いられる（これは「**化学放射線療法**」と呼ばれる）。

近年，化学放射線療法の有効性が高まっているが，その背景には，放射線療法が2次元照射から3次元照射へと変化したことがある。2次元照射では，周辺の消化管や臓器への放射線照射料が多くなり効果低減と副作用発生の増大がみられていたが，3次元照射ではCT像を基に周辺の消化管や臓器への放射線照射量が低減し，集中的にがんへ照射できるようになったことで，効果増大と副作用発生の軽減が可能になったためである。

今後は，粒子線治療や線量を増加できる強度変調放射線治療（intensity m odulated radiation therapy：IMRT）も普及してくると思われる。

Ⅱ 膵がんの看護ケアとその根拠

1．膵がんの観察ポイント

膵がんによって出現している症状の観察が大切である。膵がんの症状は，腹痛や食事後早期の腹部膨満感，黄疸，体重減少，背部痛，耐糖能異常，糖尿病などである。これらの症状の出現は，患者の生活に大きな影響を及ぼす。そのため，どのような症状が，いつ，どの程度の時間や強さで出現しているのかを把握し，生活への影響をアセスメントすることが必要である。

外科的切除の場合，術後合併症の出現に注意する必要がある。術後合併症は，患者の回復を大きく遅延させる要因になるだけでなく，生活への影響も大きくなりQOLの低下にもつながっていくため，早期発見と予防が重要となってくる。

化学療法による薬物療法と放射線療法の場合，副作用の出現に注意する必要がある。

化学療法では，赤血球生成抑制による貧血や白血球生成抑制による易感染，血小板生成抑制による出血傾向などの副作用が出現しやすい。また，消化管粘膜の形成阻害による嘔気・嘔吐や食欲低下，下痢・便秘などの副作用も出現しやすい。

放射線療法における注意点としては，膵臓は上腹部の中央付近に位置しており，膵臓の近くには胃や十二指腸，肝臓，腎臓，脊髄，腹部大動脈，門脈，神経叢などの重要な臓器・組織が位置している。3次元照射でこれらの臓器への放射線照射量が低減しているとはいえ，影響を受ける患者もいる。

個人差はあるが，照射による副作用として胃炎や腸炎による嘔気・嘔吐，食欲低下，潰瘍形成，肝機能・腎機能低下などのリスクがあり観察が必要である。そして，これらの副作用は生活にも影響を及ぼすため，その影響についてアセスメントしていくことが大切である。

2．膵がんの看護目標

膵がんの看護目標は，以下に挙げるように大きく3つある。

❶膵がんによって出現している症状の発見とその緩和を行い，生活への影響を最小限にする

❷外科的切除の場合：手術による術後合併症がなく回復する。合併症が出現した場合も，早期発見・対処されることが望ましい。患者が術後順調に回復しているとする目安としては，クリニカルパスを参考にするとよい

❸化学療法による薬物療法と放射線療法の場合：副作用による症状の発見と生活への影響を少なくする

3. 膵がんの看護ケア

1）症状の把握と観察

膵がんによって出現している症状の発見のためには，症状の把握と観察が重要となる。膵がんの症状が観察される場合，患者の苦痛や生活への影響について十分にアセスメントし，安楽の障害や不自由な生活（生活の変化）は患者にとってQOLの低下につながっていくため，その緩和に努める。

1 膵がんにより腹痛やがん性疼痛が強い場合

身体的な疼痛緩和が大切である。また，患者の心理・社会・スピリチュアルな疼痛緩和にも取り組む必要がある。

2 食事後早期の腹部膨満感や体重減少がある場合

1回の食事量を減らし，少ない量でも十分な栄養が摂取できるような食事形態に変更することを検討する。

3 黄疸がある場合（図4）

原因物質であるビリルビンが末梢神経を刺激し，瘙痒感が出現する。そのため，患者は皮膚をかきむしることにより皮膚統合性障害を起こしやすい。

爪を短く切ることや皮膚の清潔を保持する，痒み止めの軟膏を塗布するなどの看護が必要である。

また，閉塞性黄疸に対して，経皮経肝胆管ドレナージ（percutaneous transhepatic biliary drainage：PTBD，percutaneous transhepatic cholangio drainage：PTCD．なおPTBDとPTCDは同義語と考えてよい）や，内視鏡的逆行性胆管ドレナージ（endoscopic retrograde biliary drainage：ERBD），内視鏡的経鼻胆管ドレナージ（endoscopic nasobiliary drainage：ENBD）が行われることがある。ERBDやENBDは，ERCPに随伴して行われるため，ERCP後膵炎や出血，穿孔などの合併症に注意する必要がある。

2）外科的切除の場合

1 手術による術後合併症の早期発見・予防

膵がんに対するPDやPPPD，SSPPDなどの外科的切除は，切除範囲が広範囲であるという特徴がある。広範囲に切除するということは，術中・術後出血のリスクが高く，吻合部も多くなるため縫合不全のリスクも高い。

一般的な膵頭部切除術の術後合併症としては，膵液漏や縫合不全，吻合部狭窄，下痢，術後イレウス，無気肺・肺炎，静脈血栓塞栓症（DVT），術後せん妄などのリスクがある。これらの術後合併症を予防するには早期離床が有効である。

2 膵液漏

膵切離面の断端から膵液が漏れ出ている状態で，膵液は蛋白質を消化するトリプシンが含まれるため，周辺組織や周辺血管を自己消化してしまい，腹腔内膿瘍の形成や大量出血のリスクのある危険な術後合併症である。

膵液漏の発見には，ドレーンからの排液の観察が重要である。膵液漏の排液は，暗赤色（赤ワインのような色）である。排液量が少なくとも，この色の排液は膵液漏のおそれがあるため，特に注意が必要である。

また，膵液漏の早期発見のために，術後にドレーン排液のアミラーゼ値を検査する。この排液アミラーゼ値が血清アミラーゼ値と比較し，3倍以上で術後3日以上持続する場合，ドレーン排液量にかかわらず，膵液漏を疑う[5)]。特に膵体尾部切除術では，切離面が小腸と吻合されていないため，膵液漏のリスクが高いので注意が必要である。膵全摘術では，膵切離面がないため膵液漏は発生しにくい。しかし，膵臓を全摘するため，術後生涯にわたりインスリン投与と膵酵素の補充が必要となる。

自己血糖測定やインスリンの自己注射の手技獲得，内服の自己管理を指導する。

3 下痢・ダンピング症候群

さらに，膵臓切除と上腸間膜動脈周囲の神経叢郭清による脂肪・蛋白質の吸収障害で難治性の下痢を起こしやすい。膵切除術後は，胃の切除部位により食生活への影響が異なる。

幽門輪を切除するPDやPPPDの場合，**ダンピング症候群（図5）**を起こすリスクがあるため注意が必要である。幽門輪を温存した術式であっても，消化管経路の変更により，退院後直ちに手術前と同じような食生活に戻ることは困難なことが多い。

食事開始後しばらくの間は，消化のよい食材・食品に変更することや，1回量を減らし間食で補うなどの工夫をするように指導するとよい。

ただし，多くの患者にとって食事は人生の楽しみの1つである。そのため，食事が苦痛とならないような指導

図5 ダンピング症候群の症状

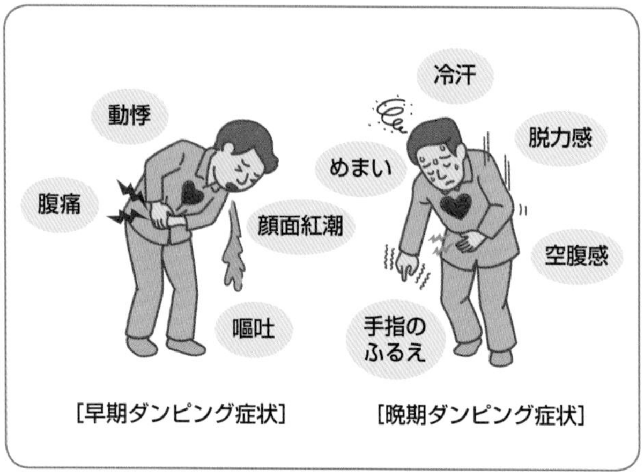

（中神克之：胃がん．明石惠子，嶌田理佳編，新体系 看護学全書　経過別成人看護学２　周術期看護，p332，メヂカルフレンド社，2017．より一部改変）

を心がけることが大切である。消化吸収障害のひどい場合は患者の精神的な負担も大きく，QOL の低下も招きやすい。その場合は医師・患者本人と相談し，膵液の代替え消化液の内服を検討する。

3）化学療法による薬物療法と放射線療法の場合

1 副作用

副作用による生活への影響を少なくしていけるよう看護していく。骨髄抑制は，生命の危機に影響を及ぼすおそれもあるため，感染徴候や出血傾向などの症状マネジメントや感染予防行動などの指導が必要である。

特に FOLFIRINOX 療法は，投与１週間以降に発熱性好中球減少症を起こしやすいため，バイタルサインの測定や発熱時の苦痛緩和などが大切である。

2 口腔内感染

また口腔内感染による味覚障害や嘔気・嘔吐，食欲低下などにより栄養状態が低下しやすいため，口腔内の観察や口腔ケア，患者の嗜好を取り入れた食事形態の工夫をしていくとよい。

たとえば，さっぱりした食事や酸味のある食事，口当たりのよい食事が好まれる。さらに，臭気に敏感になる患者もおり，環境整備も大切である。詳しくは，コラム「放射線療法」と「化学療法」を参照していただきたい。

［中神克之］

《文献》

1）国立がん研究センター がん情報サービス：がん種別統計情報 膵臓．〈https://ganjoho.jp/reg_stat/statistics/stat/cancer/10_pancreas.html〉（2021 年 10 月 8 日閲覧）
2）Sener SF, Fremgen A, Menck HR, et al : Pancreatic cancer: A report of treatment and survival trends for 100, 313 patients diagnosed from 1985-1995, using the National Cancer Database. J Am Coll Surg 189(1): 1-7, 1999.
3）日本膵臓学会：膵癌登録報告 2007．膵臓 22：e1-427，2007．
4）日本膵臓学会膵癌診療ガイドライン改訂委員会編：膵癌診療ガイドライン 2019 年版，第５版．p93，金原出版，2019．
5）Bassi C, Dervenis C, Butturini G, et al : Postoperative pancreatic fistula: An international study group (ISGPF) definition. Surgery 138(1): 8-13, 2005.

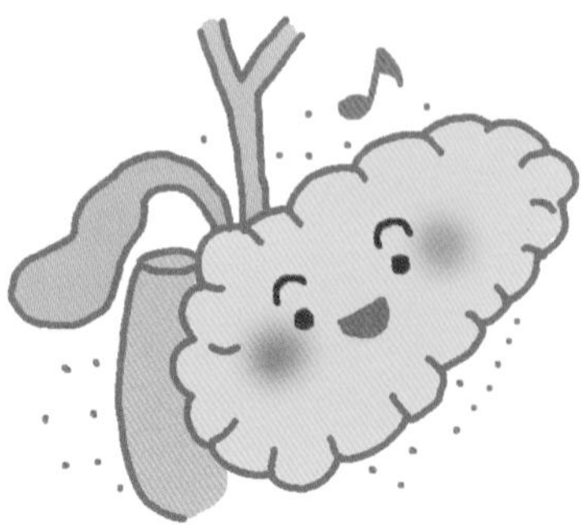

Column 五臓六腑

1. 解剖の歴史

世界ではじめて人体に解剖が実施されたのは紀元前320年エジプトであった。中国では16年に最初の解剖が行われたとあり，日本では459年が最初とされている。その後は，鎌倉時代に僧で医師でもある梶原性全が1303年に医書『頓醫抄』を著し，1315年に『萬安方』を書いて内臓図などを載せたとある。

また1754年には山脇東洋が解剖（腑分け＝観臓）した所見を『蔵志』**（図1）**として発表（実際に発表されたのは1759年）。続いて杉田玄白らが『ターヘル・アナトミア』を『解体新書』として翻訳し出版した。しかしこの時代，遺体を解剖（腑分け）したのは医師ではなく，実際は身分の低い人たちが執刀しそれを医師に指し示したようで，玄白の記述によると，身分の低い（江戸の長吏であった）虎松の祖父が人体解剖の技術をもっていたため，解剖しながら主要な臓器の名称やその位置まで説明したとある。

こうした実証的知識が，当時の医師たちには十分に得られていなかった西洋医学の基礎知識と完全に一致していたのである。腑分けと観臓を行うことができたのも被差別民（長吏）の技術と知識があればこそ成し得たものであり，その後の日本における医学教育に大きな影響を与えることとなる。

図1 『蔵志』

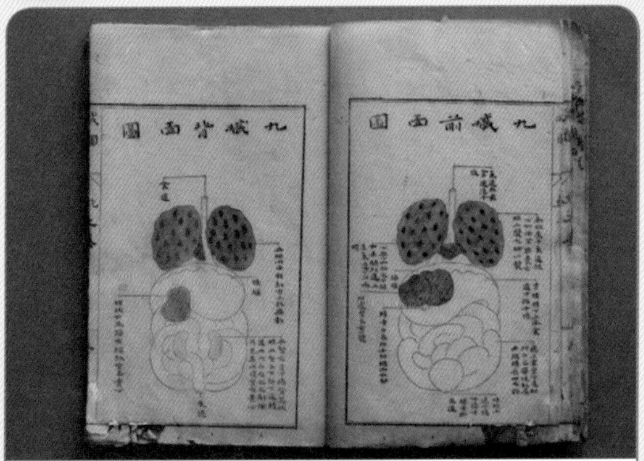

（内藤くすりの博物館より提供）

『蔵志』とは山脇東洋が観臓（内臓を観察すること）を行って，人体の構造を紹介した書物。

2. 五臓六腑とは

「五臓六腑」について触れてみよう。5つの「臓」と6つの「腑」から成り立っているこの四字熟語は中医学（つまり中国）に語源をもつもので，現代医学でもほとんど同じような名称なのだが，その意味が異なる。つまり五臓六腑は臓器としてだけでなく，それらに関連する機能も指す。

五臓とは肝臓・脾臓・腎臓・心臓・肺臓で，中身が詰まっている実質臓器のことをいう（お肉の塊みたいなもの）。六腑とは，胃・小腸・大腸・胆嚢・膀胱・三焦を指し，中身が詰まっていない袋状の管腔臓器のことをいう。しかし，五臓六腑の中には今では当たり前にある「膵臓」が入っていなかった。

日本の医学は初め中国から入ってきたため，中国医学の考え方である（五臓六腑）説をとっていたが，西洋医学（特にオランダ）の医学書である『ターヘル・アナトミア』を見て，医師たちは自身でも解剖してみたい，「知りたい」といった気持ち（知識欲）から解剖が行われるようになった。当時の常識である五臓六腑説が本当に正しいのかどうか，見たことがない人間の身体の中を自分の眼で確かめてみたいという欲求であった。しかし，当時の日本では解剖そのものが許されていなかったため，当時の殿様に頼み込んで解剖を許可してもらうことになっていたが，頼んだほうも許可したほうも当時としては大変な勇気がいることであったと思われる。

3. 日本の解剖の歴史で初めて出てきた「膵臓」の話

中医学の解剖書には五臓六腑の記載しかなく，そしてその五臓の中に膵臓は含まれていなかったそうである。1759年に日本の学者である栗山孝庵が実際に人体を解剖したとき，胃の後ろに剝離しがたい［あるモノ］を発見したようだが，当時の知識では，それが何であるか判断できなかったのである。

結局，日本において「膵臓」が登場するのは，1774年に出版された『解体新書』であり，その点では西洋医学のほうがかなり以前から膵臓の存在を先に認識していたことになる。

ところで「膵」という漢字は，他の多くの漢字と同じように中国を起源とした文字のように思い何ら違和感を感じないが，1805年に書かれた宇田川玄真の『医範堤綱』という書物で初めて登場したとある。このとき，「膵臓」“pancreas”を表現するときに，”pan（all）＋ creas（flesh）“を示す文字として考案したのが，「すべて（all）を表す［萃］＋肉（flesh）を表すもちづき［月］」という組み合わせで，［萃＋月＝膵］という文字ができたそうである。つまり，漢字は元来中国由来であるのだが，「膵」という漢字は日本人が考案した日本生まれの漢字（国字）といえる。

［植木奈美枝］

《文献》

1）伊藤恭子：近代医学への道をひらいた解体新書．内藤記念くすり博物館（もうひとつの学芸員室）2009.

2）大澤さおり：膵の歴史．大澤医院 HP，2016.〈http://osawa-clinic.com/sinryo/pg74.html〉（2021 年 8 月閲覧）

3）尾持昌次：解剖学用語の変遷．岩手歯誌 11：75-87，1976.

4）田昌信：解体新書—言語と概念の変容．日医史誌 49(2)：321-332，2003.

5）岡本喬：解剖事始め—山脇東洋の人と思想．同成社，1988.

6）杉田玄白著，緒方富雄校註：蘭学事始．岩波書店，2018.

7）杉田玄白著，長尾剛訳：新釈 蘭学事始．PHP 研究所，2004.

8）部落解放同盟東京連絡会：長吏．〈blltokyo.net/tkburaku/history/cyouri.html〉（2021 年 6 月閲覧）

9）中山清治：解剖学の先駆者山脇東洋の史跡を訪ねて．東京有明医療大学雑誌 1：129-132，2009.

10）諸星利男：[膵] という文字をめぐって．昭和医会誌 50(6)：585-590，1990.

11）養老孟司：解剖学教室へようこそ．ちくま文庫，2005.

索引

欧文

あ

い

う

え

お

か

き

く

け

こ

さ

し

す

せ

そ

た

監修・編集・執筆者一覧

[監修]

吉治仁志　（奈良県立医科大学医学部医学科消化器・代謝内科・教授）

西田直子　（京都先端科学大学健康医療学部看護学科・教授）

[編集]

松浦純平　（奈良学園大学保健医療学部看護学科・准教授）

[執筆者（五十音順）]

青池智小都（元福井大学大学院医学系研究科附属地域医療高度化推進センター）

植木奈美枝（平成まほろば病院）

梅田尚子　（福井大学）

大川滋美　（京都先端科学大学）

片山知美　（元姫路大学）

茅野友宣　（園田学園女子大学）

北村正美　（医療法人春秋会城山病院 / がん化学療法看護認定看護師）

小林由里　（奈良学園大学）

小柳貴子　（京都山城総合医療センター / 皮膚・排泄ケア認定看護師）

近藤直子　（東京女子医科大学八千代医療センター / 急性・重症患者看護専門看護師，集中ケア看護認定看護師）

佐々木新介（岡山県立大学）

嶌田理佳　（京都先端科学大学）

杉島優子　（京都先端科学大学）

田尻留美子（京都山城総合医療センター / 摂食嚥下障害看護認定看護師）

辰巳洋子　（奈良県総合医療センター / 摂食嚥下障害看護認定看護師）

田中美智子（宮崎県立看護大学）

田場真理　（奈良学園大学）

中神克之　（名古屋市立大学大学院）

花田正子　（東京女子医科大学病院 / がん看護専門看護師，皮膚・排泄ケア認定看護師）

久利衣子　（奈良県総合医療センター / クリティカルケア認定看護師）

福永稚子　（三重大学医学部附属病院 / がん看護専門看護師）

本田可奈子（滋賀県立大学）

松浦純平　（前掲）

松村あゆみ（奈良学園大学）

丸山真由　（医療法人高清会高井病院 / 皮膚・排泄ケア認定看護師）

水野　光　（医療法人錦秀会インフュージョン（点滴）クリニック / 関西医科大学大学院）

溝口みちる（奈良学園大学）

三原富美子（医療法人社団白羽会 / 救急看護認定看護師）

明神一浩　（新潟薬科大学）

森崎直子　（姫路大学）

山崎千草　（東京女子医科大学病院 / 急性・重症患者看護専門看護師）

山﨑陸世　（奈良学園大学）

山田祐子　（奈良県総合リハビリテーションセンター / 脳卒中リハビリテーション看護認定看護師）

吉川尚美　（四日市看護医療大学）

吉川有葵　（四天王寺大学）

羅本由佳　（大阪国際がんセンター / 手術看護認定看護師）

渡邉直美　（東京女子医科大学病院 / がん看護専門看護師）

エビデンスに基《もと》づく消《しょう》化《か》器《き》看《かん》護《ご》ケア関《かん》連《れん》図《ず》

初版発行……2022年2月1日
初版第2刷発行……2024年8月10日

監修者……吉《よし》治《じ》仁《ひと》志《し》，西《にし》田《だ》直《なお》子《こ》
編集者……松《まつ》浦《うら》純《じゅん》平《ぺい》
発行者……荘村明彦
発行所……中央法規出版株式会社
〒110-0016　東京都台東区台東3-29-1　中央法規ビル
TEL　03-6387-3196
URL　https://www.chuohoki.co.jp/

印刷・製本……図書印刷株式会社
編集協力……木野まり
装幀・本文デザイン……有限会社アースメディア
DTP製作・本文デザイン……イオック
表紙絵……ネモト円筆
本文イラスト……イオジン，藤田侑巳

ISBN 978-4-8058-8443-0
定価はカバーに表示してあります。
落丁本・乱丁本はお取り替えいたします。

本書の内容に関するご質問については，下記URLから「お問い合わせフォーム」にご入力いただきますようお願いいたします。
https://www.chuohoki.co.jp/contact/